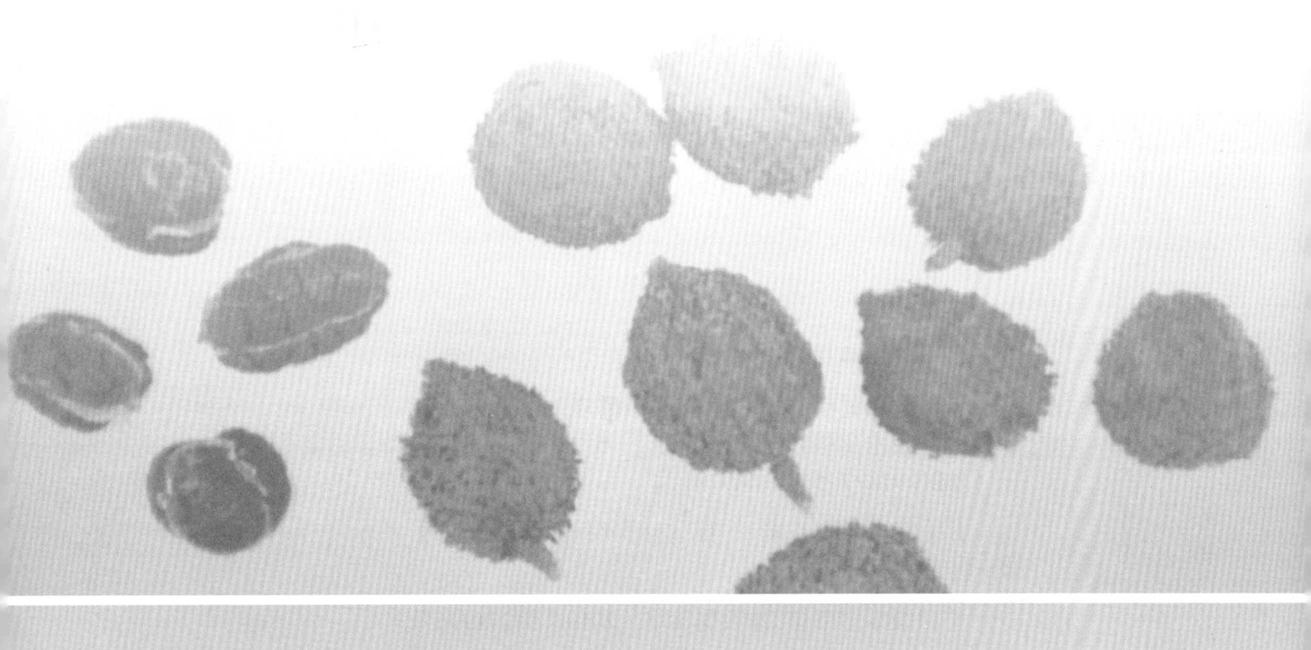

常用中药材历史产区地图考

主　编　黄璐琦

副主编　金　艳　袁　媛　彭华胜

　　　　杨　滨　司连法　胡红胜

上海科学技术出版社

常用中药材历史产区地图考

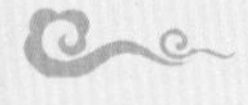

图书在版编目(CIP)数据

常用中药材历史产区地图考/黄璐琦主编. —上海：上海科学技术出版社，2020.1

ISBN 978-7-5478-4697-1

Ⅰ.①常… Ⅱ.①黄… Ⅲ.①中药材–产区–历史地图–研究 Ⅳ.①R282

中国版本图书馆CIP数据核字（2019）第271996号

审图号：GS（2020）4365号

本书出版得到以下课题资助：

科技基础性工作专项“常用道地药材及其产区的特征、标准及数字化”（2015FY111500）

常用中药材历史产区地图考

主编 黄璐琦

上海世纪出版（集团）有限公司
上 海 科 学 技 术 出 版 社 出版、发行

（上海钦州南路71号 邮政编码200235 www. sstp. cn）

浙江新华印刷技术有限公司印刷

开本 787×1092 1/16 印张 23 插页 3

字数 350千字

2020年1月第1版 2020年1月第1次印刷

ISBN 978-7-5478-4697-1 / R · 1980

定价：198.00元

内容提要

本书共制作地图320幅，以图文并茂的形式展现了道地药材产区的古今沿革与变迁。全书分为总论和各论两部分。总论选取不同历史时期15部具有重要影响力和代表性的本草古籍，介绍其关于药材产地记载方面的特点；又对其中6部不同朝代且药材产地记载颇具特色的古籍进行地名今释，并以地图标注方式反映在相应的历史地图上。各论以64种道地药材为例，梳理其古代产地沿革并标注在相应历史地图上，总结现代产区情况并考证古今产地名的变迁。

本书的出版将有益于道地药材产区"正本清源"，为进一步开展道地药材评价体系建设、道地药材认证奠定基础。本书可供中药专业人员和中药爱好者参考使用。

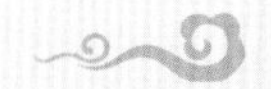

图 例

古内容

◎ 都城

路、道、州、省级驻所

郡、府、州级驻所

○ 其他居民点

中国各族活动范围

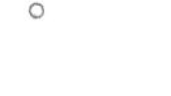

国界

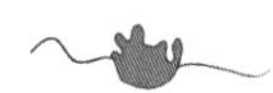

河流、湖泊

药材主产区

今内容

◎ 首都

省级驻地

地级驻地

○ 其他居民点

国界

河流、湖泊

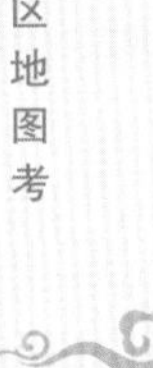

编委会

主　编

黄璐琦

副主编

金　艳　袁　媛　彭华胜　杨　滨　司连法　胡红胜

编　委（按姓氏音序排列）

卜其涛（中国人民解放军海军军医大学）
崔广林（重庆市中药研究院）
高建平（山西医科大学）
格小光（中国中医科学院中药资源中心）
胡红胜（中国地图出版社）
黄璐琦（中国中医科学院）
金　艳（中国中医科学院中药资源中心）
李安平（山西振东制药股份有限公司）
缪剑华（广西药用植物园）
牛志多（吉林省中医药科学院）
庞玉新（中国热带农业科学院热带作物品种资源研究所）
彭　成（成都中医药大学）
彭华胜（安徽中医药大学）
齐耀东（中国医学科学院药用植物研究所）
秦文杰（山西振东制药股份有限公司）
尚梅花（临沂市科技合作与应用研究院）
史志龙（解放军第三〇二医院全军中药研究所）

司连法（中国地图出版社）
孙艺琦（中国人民解放军海军军医大学）
王　钰（重庆市中药研究院）
王伽伯（解放军第三〇二医院全军中药研究所）
吴啟南（南京中医药大学）
熊　吟（昆明理工大学）
杨　滨（中国中医科学院中药研究所）
于福来（中国热带农业科学院热带作物品种资源研究所）
袁　媛（中国中医科学院中药资源中心）
詹志来（中国中医科学院中药资源中心）
张　磊（中国人民解放军海军军医大学）
张巧艳（中国人民解放军海军军医大学）
周　涛（贵州中医药大学）

前 言

道地药材是中药的精髓，是中医药文化的精粹。根据《中华人民共和国中医药法》，道地药材是指经过中医临床长期应用优选出来的，产在特定地域，与其他地区所产同种中药材相比，品质和疗效更好，且质量稳定，具有较高知名度的中药材。国家要建立道地药材评价体系，支持道地药材品种选育，扶持道地药材生产基地建设，加强道地药材生产基地生态环境保护，鼓励采取地理标志产品保护等措施保护道地中药材。

道地产区的考证及其变迁研究，对道地药材的评价、生产基地建设、地理标志产品保护等将发挥关键作用。长期以来，有关药材产地变迁的考证和梳理工作主要集中在对古代文献的整理，结果大多以文字描述的形式呈现。但古籍中有关药材产地的文字记载常因笔误、行政区域随朝代改变、缺乏明确地理信息等问题引起歧义。

在科技基础性工作专项“常用道地药材及其产区的特征、标准及数字化”的资助下，本书将古代文献整理与地图考证相结合，对道地药材的产地变迁进行梳理，称之“地图考”。具体步骤如下：① 选取从秦汉至民国不同历史时期具有重要影响力的代表性本草古籍，如《神农本草经》，东汉《名医别录》，南北朝《本草经集注》，唐代《千金翼方·药出州土》《新修本草》，北宋《本草图经》，明代《本草品汇精要》《本草纲目》《本草原始》，清代《本草备要》《本草求真》《本草从新》《本草述》，民国《药物出产辨》《增订伪药条辨》等15部，查找药材产地产区记载原文。② 利用中国地图出版社“中国历史地图数据库”，对本草古籍中记载的药材产地产区进行检索，并在本草古籍对应的不同历史时期地图上进行标注。③ 对药材产地变迁情况进行梳理和总结。

本书分为总论和各论。总论部分首先对上述提及的15部古籍有关记载产地方面的特点进行介绍，其次在6个朝代各选择了一本产地、产区记载颇具特色的古籍，如东汉《名医别录》、南北朝《本草经集注》、唐代《千金翼方·药出州土》、北宋《本草图经》、明代《本草品汇精要》、民国《药物出产辨》，对这6部古籍分别进行地图标注，几乎每一部古籍的所有地名都进行了标注，只有地名范围大、不明确的没有标注，如“茵陈蒿产江南”，“江南”没有标注。

各论部分按照品种分别进行考证，品种项下主要分为【中国药典基原】【古籍文献产地记载】【古籍文献产地图示】【古籍文献产地地理沿革】【现代产区情况】【古代产地对应现代地区考】六项内容。【中国药典基原】引用《中国药典》(2015年版)，注明药材品种来源;【古籍文献产地记载】以表格形式列出“古籍名称”“古籍时期”“古代地名”“古籍描述”，“古籍描述”是按照不同古籍、不同朝代把该品种有关文字描述罗列在此，产地提炼后清晰地列在“古代地名”中，古籍中有其他朝代地名引用的，在朝代处标注“*”;【古籍文献产地图示】即对“古代地名”进行地图标注;【古籍文献产地地理沿革】把品种的产地变迁概括性总结;【现代产区情况】结合第四次全国中药资源普查数据和实地考察，总结现代该中药材品种产地产区情况;【古代产地对应现代地区考】对品种涉及的地名进行考证，主要根据《中国历史大辞典》(历史地理卷)进行查找考证，引用该书词条，描述地名的变迁，不明确的地名单独列出。

本书的古籍文献整理分别由中国中医科学院中药资源中心、中国中医科学院中药研究所、中国人民解放军海军军医大学、广西药用植物园、中国医学科学院药用植物研究所、中国热带农业科学院热带作物品种资源研究所、安徽中医药大学、昆明理工大学、解放军第三〇二医院全军中药研究所、临沂市科技合作与应用研究院、南京中医药大学、重庆市中药研究院、贵州中医药大学、成都中医药大学、吉林省中医药科学院、山西医科大学、

山西振东制药股份有限公司等17家单位完成，产地的提炼和地图标注工作主要由中国中医科学院中药资源中心与中国地图出版社完成。

产地产区名称的提炼工作难度很大。首先，古籍中记载的地名千奇百怪、不易辨别，或存在一些不常见的地名，且容易与地形地貌相关词语混淆。其次，古籍中常出现引用前人文献的情况，或明确指出引用文字的参考古籍，或与前人文献中记载的文字完全相同，或在引用的基础上增加作者自己的观点，造成内容重复，干扰产地产区的提炼。对于引用文字相同的状况，本书仅对最早成书古籍中的产地产区名称进行提炼。

"地图考"的核心工作是对"古代地名"进行地图标注，由于古籍中产区产地记载不准确、引用文献标注多不规范，造成地图标注困难，主要表现在以下几个方面：

1. 部分古籍在引用前人文献记载的产地产区时，产地产区名称存在误抄误写的情况，如黄连在明代《本草纲目》记载："颂曰：今江、湖、荆、夔州郡亦有，而以宣城九节坚重相击有声者为胜，施、黔者次之……"清代《本草备要》云："……出宜州者粗肥，出四川者瘦小。"而《本草从新》记载："出宣州者粗肥，出四川者瘦小……"据考证发现，《本草备要》中"宜州"是错误的，应为"宣州"。

2. 产地产区存在描述不清的情况，如古籍中记载的"池州"，可能为"池州府"或"池州路"等。本书只能依据古籍成书朝代行政区名称进行标注，可能与原作者描述的产区产地位置略有不同。

3. 部分古籍内容为后人辑成，其所收集资料年代不清，涉及的产区产地可能随着朝代更迭发生位置变化，因此这类产区产地的标注可能存在偏差。

4. 因古文标点断句存在错误，会造成地名不准确。如民国《药物出产辨》记载人参："产奉天省，新开河地方为最好。其次松江、河头、道江等处均有出。"经对民国时期地图进行查找，发现无"松江、河头、道江"，却有"松江河""头道江"，推测前人对古文标点断句存在错误，民国时期产地为

“松江河”“头道江”。

以上情况在“对应现代地区考”中做了详细说明，并对正确的产地产区名称进行考证以及地图标注。

本书以古籍描述为依据，将药材古代产地产区标注在所处朝代地图上，本着“原汁原味、实事求是”的宗旨，通过古今对照，考证地名原始。在编写过程中，与中国地图出版社频繁沟通、反复校稿，但由于部分古籍记载地名含糊不清、考证难度大，书中不免出现错误，敬请读者沟通指正。

编委会

2019年12月

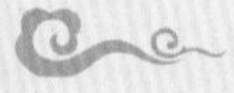

目 录

总 论

各 论

（按笔画排序）

总　论

主流本草论述

1《神农本草经》

作者不详。成书年代有学者认为成书于东汉末年。《神农本草经》是我国现存最早的本草著作，是我国本草学发展的基础，是中医药学经典之一。书中对365种药的名称、性味、功效、主治等均一一叙述，其记载的药物是经过长期临床应用的经验结晶，大多疗效确切，如麻黄止喘、大黄泻下、海藻治瘿、常山截疟、黄连止痢等。至今仍有200余种为中医所习用。

《神农本草经》序中强调："阴干暴干，采造时月生熟，土地所出，真伪新陈，并各有法。"其收载的药物名称中，一些药材名冠以地名以突出其产地，如阿胶、巴豆、蜀椒、秦椒、吴茱萸等，其中"阿"指现今山东东阿，迄今所产的阿胶被认为质量最好，奉为道地；"巴"和"吴"指四川和长江中下游的地区，目前也依然是巴豆与吴茱萸的道地产区。

这些药材名前冠以地名，虽与后世道地药材的称谓不一定完全对等，但至少说明药物与产地的联系非常密切，甚至可以说是道地药材的雏形。值得注意的是，一些各地均有分布的药物，在《神农本草经》中仍只记载一个产地，如干姜"生犍为川谷"等，也在一定程度上反映了《神农本草经》对道地药材的重视。

2《名医别录》

作者不详。本书为综合性本草。成于东汉末至两晋间（约公元300年），或有部分更早的资料，故非一人、一代的著作。梁代陶弘景曾为之整理编集。《名医别录》除从药品数目和内容方面进一步充实了《神农本草经》外，还增加了较多的药物别名、药物产地的具体郡县名称、采集时月及加工方式。

《名医别录》记载的产地区域分布很广，搜集药物资料的范围遍及南北。所记的药物采集时月、药用部分及加工比较简单，尤其加工方法多仅记"暴干""阴干""蒸干"等，少数药物也略载其形态及优劣标准，可见本书已重视药品质量。在若干药物项下注明了何地、何种土壤生长者佳，如谓地黄“生咸阳黄土地者佳”，说明《名医别录》已认识到优质药材以特定地区所产为佳品的重要特征。

3《本草经集注》

梁代陶弘景（456—536年）撰于公元500年前后。陶弘景根据《神农本草经》及其以后数百年的经验积累，并参考魏晋以来《名医别录》，著成《本草经集注》一书。该书是南北朝时期的本草学著作。

《本草经集注》全书分为序例（序录）和正文两部分。在序例部分，首先将《神农本草经》中药物总论文字予以解释和补充，其次较详细地记述了采药、制药方法，以及诸病通用药例，凡药不易入汤酒者，药有相制使者（有关配伍宜忌），等等。正文部分共收药物730种，分别辑自《神农本草经》和《名医别录》（各365种）。全书首次将药物按自然属性分为6类，即玉石类、草类、木类、虫兽类、果菜类、米食类。记述药物的方法是“朱墨分书”，即用朱书（红字）和墨书（墨字）分别书写《神农本草经》和《名医别录》原文；在各药项下用小字记出陶氏注文，注文中除广泛参考有关文献及药物调查的各种资料外，陶氏还提出个人见解，编撰体例比较严谨。

《本草经集注》已经非常重视道地性，并为当时一些道地药材没有得到重视而痛心：“且市人不解药性，惟尚形饰。上党人参，世不复售；华阴细辛，弃之如芥，且各随俗相竞。”该书记载了当时道地药材的生产、流通和鉴别经验，对40多种常用药材明确以何处所产为“第一”“最胜”“为佳”“为良”等记述，准确记载了当时的道地药材，也是现今确定道地药材的最早依据之一。

4《千金翼方》

唐代医学家孙思邈撰，约成书于唐永淳二年（683年）。

孙思邈集晚年近30年之经验，以补早期巨著《千金要方》之不足，故名翼方。孙思邈认为生命的价值贵于千金，而一个处方能救人于危殆，以千金来命名此书极为恰当。《千金翼方》是我国历史上最重要的中医药典籍之一。

全书30卷，计189门。合方、论、法共2 900余首。卷1～4论药物；卷5～6系妇人疾病；卷9～10论述伤寒；卷11为小儿病；卷12～15阐述养生长寿；卷16～25论述中风、杂十二症病证名；卷26～28系针灸；卷29～30为禁经。

“道地药材”中的“道”与《千金翼方》有密切关系。“道”在中国古代为行政区划单位。在唐代，“道”作为一级行政区划，始于贞观元年，唐太宗将全国依山川形胜分为

10道。孙思邈《千金翼方》中专设"药出州土",按"道"列出了各地所产的药材,"出药土地,凡一百三十三州,合五百一十九种。其余州土,皆有不堪进御,故不繁录",以强调"用药必依土地"。

5《新修本草》

苏敬(599—674年)编撰,于唐显庆四年(659年)完成。

苏敬于显庆二年(657年)上表朝廷请求修订本草,得到高宗李治的赞同,下诏由太尉长孙无忌领衔,后改由英国公李勣领衔,集中20余人参加编修,苏敬负责主纂。自显庆二年(657年)开始编纂,至显庆四年(659年)完成。

《新修本草》原书由本草正文、药图、图经三部分组成。本草正文20卷(其中序例2卷,各论18卷),目录1卷;"药图"25卷,目录1卷;"图经"7卷。本草正文主要记述各药的味、性、良毒、主治及用法、别名、产地等;正文之下,以小字略述形态。"药图"是根据药物形态描绘的图谱;"图经"则是"药图"的说明文,记述药物的形态、产地、采集及炮制。《新修本草》本草正文收药850种,计《神农本草经》药品361种,《名医别录》药品181种,有名未用药193种,新附品即《新修本草》所增者115种。在药物分类上由《本草经集注》的7类改分为玉石、草、木、禽兽、虫鱼、果、菜、米谷、有名未用等9类。《新修本草》较为系统地总结了唐以前的本草学成就,在《本草经集注》的基础上订正了药物品种名实混乱,增补了隋、唐时期的一些新药,修订了原有药物的功效主治,内容丰富,取材精要,结构严谨,问世后受到医家普遍重视,被奉为处方用药的指南。

《新修本草》编者对于药物的产地等十分重视,认为药物"动植形生,因方舛性;春秋节变,感气殊功。离其本土,则质同而效异;乖于采摘,乃物是而时非"。在所收录的850种药物中,除全文抄录了《神农本草经》和《本草经集注》原文中关于药物产地的记载外,还根据唐代实际情况进行了补充修订,"上秉神规,下询众议","详探秘要,博综方术。《本经》虽阙,有验必书;《别录》虽存,无稽必正。考其同异,择其去取"。

6《本草图经》

苏颂(1019—1101年)编撰,于北宋嘉祐六年(1061年)成书。

在嘉祐三年(1058年)修撰《嘉祐本草》时,因唐代《新修本草》的"药图"和"图经"在宋代已丧失殆尽,校正医书局的掌禹锡、苏颂、张洞等奏请朝廷,"本用永徽故事",于删定《新修本草》之外,别撰《本草图经》,与《嘉祐本草》并行,"图以载其形色,经以释其同异"。

《本草图经》全书收载药物814味，药图933幅，是中国现存最早的版刻图谱。该书体例为先图后文，所绘药图大多形态逼真，文字亦较为精当。凡品种不能分辨者，则兼收并存。对药物的产地、药用部位、形态性状、采收季节、炮制方法、药性、主治功用、单验方等内容，考释详尽，条理分明。如对药用植物的描述，一般按苗、茎、叶、花、果、实、根的次序，对花萼、子房、种子的形态也有不同程度的描述。又将药物与方剂有机结合起来，对常用药物均列出主药的重要配伍方剂。书中除收载有历代名医经验方外，还有大量的民间验方和单方。每药图之上，标以州、府、军产地，一药一图，或一药数图，反映北宋本草药品之分布道地与名实形态，为后世药物品种考证留下了珍贵的资料。注文长短、体例、内容并不完全一致。

《本草图经》正文中具有丰富的道地药材信息，在文中以“为胜”“为佳”等词进行描绘，正文记载了90个道地药材，但共出现115次，则表明有的药物并不只具有一个道地产区。但在《本草图经》中道地药材是以单个道地产地的居多(75.6%)，只有少数道地药材具有3个道地产地(4.4%)。同时，90个道地产区中有74个具体产区，16个泛指产地，但出现频率最高的为蜀(13次)。在正文中的道地产区与药图产地不一致的仅占有5.7%。

《本草图经》奏敕中记载：“欲望下应系产药去处，令识别人，仔细详认根、茎、苗、叶、花、实，形色大小，并虫、鱼、鸟、兽、玉石等，逐件画图，并一一开说，著花结实，采收时月，及所用功效……以凭照证画成本草图。”《本草图经》序曰：“其间玉石金土之名，草木虫鱼之别，有一物而杂出诸郡者，则参用古今之说，互相发明，其梗之细大，华实之荣落，虽与旧说相戾，并兼存之。”当时各州、府进献的药材中有混乱现象，注明了产地，一并收录在书中。对《本草图经》中所有产地进行统计，结果表明所记载的149个州、府分布在宋管辖的区域内，验证了《本草图经》的附图是根据各州、府进献的药材实物描绘。

《本草图经》附图根据药材实物进行描绘，很多药材形象逼真，不仅对药物基原考证发挥了巨大作用，而且对现代植物学、动物学和矿物学研究都具有重要参考价值。尤为突出的是《本草图经》附图还记载了药材的产地信息，是研究宋代药材产地分布的重要依据。

7《本草品汇精要》

明太医院刘文泰等奉孝宗敕命纂辑，参加编修的有太医院院判、御医、医士、儒士、画士、官员及太监等49人。明弘治十六年(1503年)八月议纂，至弘治十八年(1505年)三月完稿。该书为明代唯一的一部官修大型综合性本草。

该书在《重修政和经史证类备急本草》基础上，总结了宋代和金元诸家本草的成就，根据“删《证类》之繁以就简，去诸家之讹以从正”的要求，选本草之精要，按其性质，分别归入24项子目中，简化了旧本引文的重复累赘，使内容精简核要，检阅方便，可说是该书一大特点。有些药物，作者根据实践所得或别有见解者，则用“谨案”的方式，加以发挥，在一定程度上论证了前人之误讹，补充了旧本之不足。同时该书附有彩图1 358幅，是我国古代最大的一部彩色本草图谱。其中931幅系根据《重修政和经史证类备急本草》药图摹制敷色或另行彩绘。新增的图有427幅，有不少图是据实物写生绘制，工笔重彩，甚为精美。由于受历史条件的限制，该书也有许多不足之处。如对前代本草，整理总结，不够全面；引据本草注释，过于简略；文中标注时，每将唐宋注文，称作“别录”；有些药物的引文有误，失于考证；子目过繁，界限不明；个别药图，因未见实物，而仍据前人描述，想象为之，难免错误。

明代《本草品汇精要》一书中，在每味药专列“地”项，甚至“道地”项，以突出表明一些药材的“道地”产区。

8 《本草纲目》

李时珍（1518—1593年）编撰。为巨型综合性本草。自明嘉靖三十一年（1552年）至万历六年（1578年），历时26年完成。万历二十一年（1593年），书甫刻成。

李时珍针对先前本草文献的弊端、错误，立志重编部本草，他效仿朱熹《通鉴纲目》“以纲系目，纲举目张”，编辑《本草纲目》。《本草纲目》共52卷。第1、2卷为序例（上、下），主要辑录历代诸家本草序例；第3、4卷参照《证类本草》诸病通用药予以评述、补充。第5卷以后将药物按自然属性分为16部、62类，即该书正文，收药1 892种。李时珍吸收了自宋代唐慎微《证类本草》以来中外多民族的医药成就，新增药物374种。其中有103种是当时医家习用或流传于民间的有效药物，271种见录于前代文献，这些新增药大部分至今仍在沿用。附方11 096首，集旧方2 938首，新增方8 000多首。药图1 109幅，对药物鉴别有一定的参考价值。对每种药物按正名、释名、集解、正误、修治、气味、主治、发明、附方等项论述、展开。其中，释名对药物的多种名称予以解释，以正其名；集解主要解其产地、形状、采集；正误以辨疑、纠正错误；修治讲述药物的炮制；气味记录药物的性、味；发明对药物的功用、主治、药物特性予以阐述、发挥；附方主要介绍药物主治病症的应用处方。《本草纲目》成为我国有史以来被译成外文最多的医学著作之一。

《本草纲目》还搜集了许多有关药物州土的资料，在具体药物下，有他自己的一些见解，对反映明代“道地”药材世纪情况颇有裨益。李时珍在继承前人关于“道地”思想的基础上，对形成道地药材的水土因素论述尤为深刻：“性从地变，质与物迁……沧卤能盐，阿井能胶……将行药势，独不择夫水哉？”“水性之不同如此，陆羽烹茶，辨天下之水性美恶，烹药者反不知辨此，岂不戾哉。”

9《本草原始》

明代李中立撰，成书于明万历四十年（1612年）。

李中立少习儒，"博极秦汉诸书"，聪明多才。因见当时有些医家"谬执臆见，误投药饵，本始之不原而懵懵"，遂"核其名实，考其性味，辨其形容，定其施治"，且"手自书而手自图之"，著成《本草原始》。

《本草原始》，共12卷。无总论。分草、木、谷、菜、果、石、兽、禽、虫鱼、人10部。收药452种，有药图379幅。该书各药简述产地、基原形态、性味、主治；中间插入药图及解说；附以"修治"及附方，叙述简明扼要。有关临床用药的内容绝大多数取自《本草纲目》，但药图及注说主要与药材学内容有关，是为特色。《本草原始》是明代晚期本草史上第一部绘制药材图谱的著作，该书的药材图绘画精当，文字描述准确到位，至今仍被许多中药学家认为是开启药材学的第一部著作。

《本草原始》中名药体例是：每条药物的"原始"内容（包括药物产地、形态、释名等）均为大字，而药物的气味、主治、采摘、修治、附方等均为小字。从其体例可看出，在论药上基本是将《本草纲目》体例简化，并将《本草纲目》"主治"条改为小字；为突出药物产地等，以达推原药物本始目的，将药名下所记产地等内容改为大字，可见重点所在。《本草原始》对一些道地药材进行了论述，如橘皮"今天下多以广中来者为胜，江西者次之"。对了解明代道地药材的沿革与变迁、性状鉴别提供丰富的资料。

10《本草备要》

汪昂（1615—？年）编撰，撰年不详。清康熙年间初刊行。《本草备要》是清代流行最广的普及性本草著作。

汪昂年轻时习儒，因久困棘闱，乃弃举业而研医药，认为"医药之书，虽无当于文章巨丽之观，然能起人沉疴，益人神智……"因而广鉴医籍，潜心纂辑。该书乃汪氏晚年所作，其增补本刊行之时，已是八十高龄。

该书卷首有凡例15则，述体例及宗旨，后为"药性总义"16条，概括药物总论，节录前人部分理论，包括五味、功能、五色归经及炮制等。该书初刊收药400种，增订后收药478种。分草、木、果、谷菜、金石水土、禽兽、鳞介鱼虫、人等8部。每药之下，先以小字标明其主要功效，如人参（大补元气、泻火）、黄芪（益气、固表、泻火），然后另起一行，系统叙述气味、形色、经络、功用、主治禁忌等，间以小字注文，节引综述《本草纲目》《本草经疏》内容及金元各家学说。引文大多注明出处，作者自己的见解，则注明"昂按"。后世刊本增附475幅钱蔚起刊本《本草纲目》药图。该书编排得体，文字简练，通顺易读，因而刊刻次数较多，流传较广，对普及本草知识影响较大。

《本草备要》中非常注重对药物的道地性，并强调："药品稍近遐者，必详其地道形色。"

11《本草求真》

黄宫绣（1736—1795年）编撰，于清乾隆三十四年（1769年）撰成。

因鉴于以往本草"理道不明，意义不疏"，"况有补不实指，泻不直说；或以隔一隔二为附会，反借巧说以为虚喝"的现象，为力纠时弊，故撰成该书。对药物意义"无不搜剔靡尽"，"牵引混说，概为删除，俾令真处悉见"。

《本草求真》共载药品520种，附品272种，按功能分为补剂、收涩剂、散剂、泻剂、血剂、杂剂、食物等7部，各部下再分子目。如补剂分为温中、平补、补火、滋水、温肾类；收涩剂分温涩、寒涩、收敛、镇虚4类；各部每一子目之前有提要，概论本类药物的药性、功用、主治，并比较本类有关药物的异同，兼论病机与治则。卷前附图477幅，多转绘自《本草纲目》或《本草汇言》。各药名下除注以序号外，兼注《本草纲目》自然属性分类，如蔓草、山草等。正文药名下以小字注归经、别名、释名等。归经有专入、兼入，且有命门、肌表、皮肤、骨、筋骨、骨髓、经络、经络肌肉、经络皮里膜外、心下、诸窍、关窍、下部等多种提法，与传统归经有所不同。各论药物直叙性味、功能、主治、品质优劣、炮制、配伍、宜忌等。《本草求真》是第一部中药功效分类比较完善的临床中药学专著。

《本草求真》往往用"某某地产者良""某某地产者佳"字样推崇道地药材。如白术"出浙江于潜地者为于潜术，最佳"；白芍"出杭州者佳"；细辛"产华阴者真"；薄荷"苏产气芳者良"；薰香"出湖岭者佳"。

12《本草从新》

吴仪洛（1700—？年）编撰，于清乾隆二十二年（1757年）撰成。

当时吴仪洛对《本草备要》较为推许，认为该书收罗资料较多，对于学医者影响较大，但鉴于汪氏本非医家，"不临证而专信前人，杂采诸说，无所折衷，未免有承误之失"。故在《本草备要》基础上重加修订，"因仍者半，增改者半，旁掇旧文，参以涉历"，名为《本草从新》。

《本草从新》全书共18卷，共收药物720余种，较《本草备要》增加了约250种，分11部52类，多按《本草纲目》的分类方法排列，惟次序有所变更。每药述其性味、主治、功用、辨伪、修治等。每多结合作者经验，广泛总结历代医家的临床应用，如生地黄、熟地黄条充实了用于伤寒、温疫、感证等的内容。对于同一药物的不同品种也多区别其力量厚薄、性味优劣，指出功效上的差异，如野白术、种白术与江西白术俱细为分别。在其所增的药物中，有多种为该书首载，如燕窝、冬虫夏草、太子参、党参、西洋参等为清初常用新药，也有一些是民间日用之品。该书广搜博采，言简意赅，是清代流传较广的临床实用本草。

吴氏通过药物的产地来判断易作假、易混杂的药物，认为一些分布较广的药物可由自然条件不同，而药之质量也各异。如大戟“杭产紫者为上，北产白者伤人”。即使同种药因产地不同，药性各异，故不可混同。由此可以看出，吴氏对于药材产地的重视以及对药物道地性有更深刻的了解。

13《本草述》

刘若金（1585—1665年）编撰，于清康熙三年（1664年）撰成。

该书共收载501种药，分为水、火、土、五金、石、卤石、山草、芳草、隰草、毒草、蔓草、水草、石草、谷、菜、五果、山果、夷果、果之味、果之瓜、水果、香木、乔木、灌木、寓木、苞木、虫、鳞、介、禽、兽、人等32部。无总论，各论不分项，每药大致依次介绍其产地、形态、采制、药性、功用、附方、修治等项内容。药性多集金元诸家有关阴阳升降的学说，及其与脏腑经络的关系加以发挥；主治包括适应证、用药要点、药理探讨、用药方法、配伍等，附方多为简便方；并常以“愚按”表达个人见解。该书资料主要来源于《本草纲目》，并广采明末缪希雍、卢之颐、卢复、王绍隆、李中梓、张三锡、罗周彦诸家之说，各药以探讨药性理论及其临床应用为主，除引前人论说外，每附以自己的见解，详加阐述，有些药物剖析，很有见地，但有的药物则推衍烦琐，令人不得要领。

14《药物出产辨》

陈仁山编撰，刊于1930年。

陈仁山从事药业20余年，深慨中国药品之繁杂无章，而日被舶来品之侵略搀夺。窃尝大声疾呼，誓以振兴国药为前提，保存国粹为职志，思有以发扬而广大之。于此而欲求详细之考核，使国人一目了然，深知国产药品为全世界人类所不可缺者，故不能不为药物出产与真伪之辨别。

全书按土、金石、草、谷、菜、果、木、虫、鳞、介、禽、兽、人、器物、生草药等分为15类，每类下又分类，如金石类义细分成金、玉、石、卤石4类，兽类分为畜、兽、鼠类，共计46

类，加上文后所列《〈万国药方〉所用之中西药》，共记载了763种药物，当中以广东药材为多，具有鲜明的地方特色，每种药虽然论述简短，但内容翔实，每药主述产地，并性味、功能主治、形态、用法等，"俾识药性者既可考究其出产，考出产者又可兼识其药性"。

《药物出产辨》凡例："药无古今，地道有变。昔时此地出产最良，今则不良，或无出产者有之。此地向无出产，今则有出产，且最良者有之。"认为"医与药同不可须臾离者也。医之选药犹选将也，医之用药犹用兵也。兵不精将不良，不可以百战而百胜；然则药不精良又焉可以百发而百中哉"，故"药非地道，虽对症必无功，则选如不选，用如不用也"。可见，陈氏很重视药物的道地产区，认为药物产地的选择是保证药材质量的重要前提。

15《增订伪药条辨》

曹炳章（1877—1956年）在郑肖岩《伪药条辨》的基础上增补编写的一部集大成的鉴药专著，于1928年由绍兴"和济药局"刊印。

曹炳章出身于商贾家庭，通晓中医中药。1913年在绍兴发起创设"和济药局"，倡导药品改良。先后出任神州医药总会绍兴分会评议，中央国医馆名誉理事，热心发展中医事业，主编《中国医学大成》，著述亦多。于1927年编写成《增订伪药条辨》。

《增订伪药条辨》分为4卷，凝集了曹炳章和郑肖岩两位医学家的智慧与经验，书中共载药110种，分为山草、芳草、隰草、毒草、木、石、虫介、兽8部。在国内广泛流传，对药品的鉴别、采集、炮制等进行切合实际的论述，为鉴别药物的真伪优劣提供丰富的经验。对于提高医药人员鉴别药物能力，丰富药物知识，有着较大影响。

《增订伪药条辨》强调："诸药有天生地产之正所，则道地正品。"对道地药材的论述很多，如："附子以蜀地绵州出者为良，气味辛热有大毒……今陕西亦莳种附子，谓之西附，性虽辛温，而力稍薄，不如生于川中者土厚而力雄也。"这些道地药材论述对当代道地药材的认识产生深远的影响。

代表性古籍记载药材产地产区考证

本书选取每个历史时期一本最具代表性古籍，对其记载的道地产区、产地进行地名考证，并在相应的古代地图上进行位置标注。选取的古籍包括《名医别录》《本草经集注》《千金翼方》《本草图经》《本草品汇精要》《药物出产辨》。

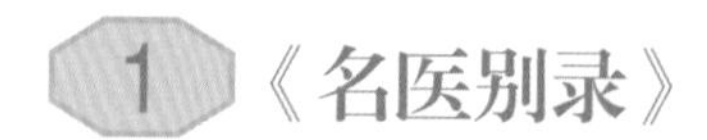

1《名医别录》

《名医别录》在《神农本草经》的基础上，增补了性味良毒、功效主治、药物别名，其填补空白的重要方面在于记载具体产地郡县名称，采集时月及加工方式。该书记载的地名众多，涉及的地域广泛，说明当时搜集药物资料的范围广阔，也表明药物已经在很大区域内交流。确切地说，《名医别录》所记载的药物产地信息不是严格意义的道地药材产区。但是作为传世文献中最早系统记载药材产地的本草著作，其产地信息对于认识今天的道地药材具有重要的意义。因此，对《名医别录》药物产地信息进行分析，以窥见魏晋时期药材的产地分布。

产　地	药材数目（个）	药材名称
蓝田（今陕西蓝田西部、灞河西岸）	5	玉屑、玉泉、别羇、青玉、白玉髓
符陵（今重庆合川、铜梁、大足，四川武胜等地）	2	丹沙、水银
益州（今四川成都）	18	空青、金屑、肤青、犀角、升麻、苦菜、白英、蔓荆实、竹叶、合欢、蛇全、戈共、麝香、朴消、消石、卢精、赤赫、恒山
越嶲山（今四川西昌）	2	空青、曾青
蜀中（今四川中部）	1	曾青
豫章（今江西南昌、樟树）	2	白青、石决明

（续表）

产　　地	药材数目（个）	药 材 名 称
朱崖（今广东徐闻南部）	2	扁青、女青
羌道（今甘肃舟曲）	1	石胆
太山（今山东泰安泰山）	47	木兰、麻子、生大豆、龙齿、大豆黄卷、伏翼、蛞蝓、泽漆、茵芋、藜芦、连翘、云母、紫石英、石钟乳、石硫磺、长石、青芝、赤箭、柏实、萎蕤、远志、石龙芮、防葵、茵陈蒿、景天、王不留行、徐长卿、秦椒、黄连、丹参、瞿麦、白石英、太一禹余粮、络石、慈石、松脂、桃核、赤石脂、白石脂、滑石、遂石、徐李、占斯、千岁蘽汁、玄石、茯苓、茯神
河西（今山西吕梁山以西黄河两岸）	7	矾石、大黄、肉苁蓉、紫参、羖羊角、石硫磺、甘草
赭阳（今河南方城）	1	滑石
华阴（今陕西渭南华阴）	6	白石英、细辛、石韦、石南草、草蒿、零（羚）羊角
齐区山（今地名不详）	1	青石脂
济南（今山东章丘）	1	赤石脂
射阳（今江苏扬州宝应射阳镇）	1	赤石脂
嵩山（今河南登封北部）	3	黄芝、白头翁、黄石脂
阳城（今河南登封）	1	黑石脂
颍川（今河南长葛）	3	黑石脂、榆皮、白僵蚕
东海（今江苏连云港）	13	禹余粮、马刀、贝子、雚菌、海藻、昆布、牡蛎、魁蛤、海蛤、文蛤、乌贼鱼骨、石硫磺、山茱萸
承县（今山东枣庄）	1	山茱萸
永昌（今云南保山、大理等地）	7	银屑、虎魄、木香、蘗木、榧实、彼子、犀角
武都（今四川西和县西南部）	10	雄黄、雌黄、蜀椒、石蜜、白蜡、蜂子、扁青、消石、矾石、石流青
赵国（今河北邯郸西南部）	1	殷孽
梁山（今陕西韩城西部，接合阳界）	2	殷孽、孙公孽
南海（今广东、海南）	13	殷孽、龙眼、牡桂、香蒲、槟榔、石决明、鮀鱼甲、龟甲、豆蔻、水蕲、鸩鸟毛、鲛鱼皮、珂
丹阳（今江苏南京）	2	鳖甲、菟枣

（续表）

产　　地	药材数目（个）	药材名称
慈山（今河北磁县）	1	慈石
常山（今河北唐县西北部）	12	卷柏、枸杞、续断、狗脊、大戟、款冬花、石肝、封石、离楼草、合玉石，神护草、凝水石
恒山（今河北曲阳北部）	2	黑芝、蜀漆
中水县（今河北献县西北部）	1	凝水石
邯郸（今河北邯郸）	7	凝水石、白垩、防风、紫菀、薇衔、大盐、紫加石
齐山（今山东济南）	3	石膏、阳起石、五味子
齐庐山（今山东诸城）	2	石膏、云母
鲁蒙山（今山东蒙山）	1	石膏
琅琊（今山东临沂、青岛一带）	6	阳起石、秦椒、防风、山茱萸、柳华、云母
云山（今山东济南历城区）	1	阳起石
阳起山（今山东济南历城区）	1	阳起石
汉中（今陕西汉中）	27	理石、牡丹、腐婢、梅实、雀翁、虎掌、木虻、栾华、五茄、雷丸、女菀、防已、假苏、礜石、术、杜仲、干漆、屈草、辛夷、黄芪、山茱萸、蘖木、薇衔、爵床、白菀、恒山
蜀汉（今四川）	1	蜀漆
卢山（今山东诸城）	1	理石
长子（今山西长子西南部）	1	长石
临淄（今山东淄博临淄镇北部）	3	长石、防葵、蛇床子
牧羊（今地名不详）	2	铁落、石硫磺
枋城（今河南浚县淇门村）	1	铁落
析城（今山西阳城析城山）	1	铁落
蜀郡（今四川成都）	15	铅丹、青琅玕、船虹、夏枯草、黄环、金牙、菖蒲、黄芪、黄连、营实、蜀羊泉、白附子、药实根、羊实、赤涅
方山（今地名不详）	1	方解石
西城（今陕西安康）	2	苍石、特生礜石
齐国（今山东淄博东北部）	1	代赭
河东（今山西）	10	酸枣、蒲黄、姑活、麻黄、蠡实、花叶、䗪虫、斑蝥、大枣、大盐

（续表）

产　　地	药材数目（个）	药材名称
河东盐池（今山西运城南部）	1	卤咸
西羌（今西藏及甘肃、青海、四川、云南各藏族聚居地区）	2	戎盐、消石
酒泉福禄城东南角（今甘肃酒泉）	1	戎盐
胡盐山（今地名不详）	1	戎盐
桂阳（今广东连州）	3	铜镜鼻、桂、牛扁
中山（今山西大同）	3	石灰、白蒿、甘遂
云中山（今山西忻州西北部）	1	蔓椒
云中（今山西大同西部）	2	白胶、悬蹄
霍山（今安徽霍山南天柱山）	2	赤芝、卫矛
华山（今陕西华山）	2	白芝、陵石
高夏（今地名不详）	1	紫芝
陈仓（今陕西宝鸡东部渭水北岸）	1	赤箭
雍州（今陕西关中平原、甘肃东南部、宁夏南部及青海黄河以南的一部分地区）	10	赤箭、独活、熊脂、菴蕳子、麝香、蘼芜、白棘、皂荚、莨菪子、菊花
少室（今河南登封北部）	10	赤箭、石钟乳、礜石、防葵、蓍实、楮实、冬葵子、封石、天雄、贯众
衡山（今湖南衡山）	2	猪苓、白蔹
济阴（今山东曹县西北部）	1	猪苓
洪农（今地名不详）	2	柴胡、栝楼根
宛朐（今山东曹县西北部）	31	远志、龙胆、柴胡、蘼芜、牡荆实、吴茱萸、黄芩、桔梗、厚朴、玄参、沙参、山茱萸、秦皮、杜若、白鲜、薇衔、莽草、蚤休、鬼臼、地榆、五茄、紫参、贯中、牙子、白及、虎掌、柒紫、陆英、猪苓、贯众、蓬藟
奉高（今山东泰安东北部）	1	狼毒
郑山（今陕西渭南华州）	1	术
南郑（今陕西汉中东部）	1	术
咸阳（今陕西咸阳、西安）	6	菥蓂子、石长生、商陆、衣鱼、生地黄、荛花
上洛（今陕西商洛）	1	菖蒲
严道（今四川荥经）	1	菖蒲

（续表）

产　地	药材数目（个）	药材名称
汝南（今河南上蔡）	5	泽泻、泽兰、藕实茎、苦参、王孙
上郡（今陕西北部及内蒙古乌审旗等地）	1	甘草
上党（今山西长治）	6	人参、杜仲、菴蔄子、胡麻、款冬花、疥栢
辽东（今辽宁大凌河以东地区）	2	人参、合新木
六安（今安徽六安）	2	石斛、葈耳实
梁州（今陕西汉中东部）	1	石龙蒭
石山（今四川遂宁）	1	络石
齐朐（今江苏连云港西南部锦屏山侧）	1	龙胆
临朐（今山东临朐一带）	1	牛膝
河内（今河南黄河以北地区，安阳滑县以西地区）	9	牛膝、蓝实、知母、枳实、梓白皮、樗鸡、飞廉、蛴螬、沙参
交趾（泛指今越南中部、北部）	2	菌桂、厚朴
桂林（今广西柳江、来宾、柳城、宜州、融水、融安、罗城、三江等地）	1	菌桂
上虞（今河南）	1	杜仲
陇西南安（今甘肃陇西）	1	独活
陇西（今甘肃陇西附近）	6	消石、徐长卿、当归、大黄、葡萄、黄护草
山阴地（今浙江绍兴）	1	栝楼根
嵩高（今河南登封）	6	防葵、翘根、桔梗、白瓜子、瓜蒂、署预
河南（今河南洛阳）	2	槐实、荛花
中台（今甘肃灵台东部、达溪河两岸）	2	麝香、苏合香
南山（今陕西秦岭山脉）	2	橘柚、麋脂
淮海（今跨江苏、山东、河南、安徽四地）	1	麋脂
江南（今江苏、安徽、江西）	7	橘柚、雁肪、蜈蚣、旷石、荻皮、厉石华、陟厘
真定（今河北石家庄藁城、正定等地）	4	薏苡仁、车前子、萆薢、紫菀
朝鲜（今地名不详）	3	菟丝子、鸡白橐、卵中白皮
海滨（今地名不详）	2	茺蔚子、莨菪子
荆州（今湖北荆州）	5	地肤子、百合、积雪草、干姜、蛇蜕

（续表）

产　地	药材数目（个）	药 材 名 称
中原（指黄河流域）	1	青蘘
代郡（今山西阳高、浑源以东）	4	五味子、兰茹、蔄茹、肉苁蓉
雁门（今山西河曲、五寨、宁武以北，恒山以西，内蒙古黄旗海、岱海以南地区）	1	肉苁蓉
乔山（今山西襄汾东南部）	2	漏芦、茜根
豫州（今河南汝南）	1	旋花
平原（今山东平原西南部，包括陵县、禹城、齐河、临邑、商河、惠民、阳信等地）	2	天名精、白薇
河间（今河北献县、河间、青县及泊头一带）	3	云实、玄参、牡荆实
平寿（今山东昌乐东南部）	1	牡荆实
秦岭（今陕西中部）	1	秦椒
武陵（今湖南常德）	2	女贞实、杜若
弘农（今河南灵宝）	1	桑上寄生
巴西（今四川阆中）	1	蕤核
函谷（今河南新安东北部）	2	蕤核、麦门冬
沙苑（今陕西大荔东南四十余里）	1	防风
上蔡（今河南上蔡西南部）	1	防风
飞乌（今地名不详）	1	秦艽
白水（今四川青川东部、广元西北部）	1	黄芪
上谷（今北京延庆）	3	吴茱萸、白鲜、莽草
秭归（今湖北秭归）	1	黄芩
巫阳（今重庆巫山北部）	1	黄连
龙门（今陕西西安西北部）	1	决明子
中岳（即嵩山，今河南登封北部）	1	芍药
武功（今陕西武功及扶风南部、乾县西北部）	1	芎䓖
斜谷（今陕西眉县西南部）	1	芎䓖
西岭（今地名不详）	1	芎䓖
崇山（今河南登封北部）	1	藁本

（续表）

产　地	药材数目（个）	药材名称
晋地（今山西）	6	麻黄、贝母、芜荑、龙齿、牛黄、苦瓠
汶山（即岷山，今四川西北部）	3	葛根、鹿藿、地胆
桐柏山（今河南与湖北交界处桐柏山）	1	丹参
桐柏（今河南桐柏固县镇）	2	桐叶、地榆
般阳续山（今山东淄博西南部淄川）	1	沙参
犍为（今四川彭山东部）	3	桑耳、干姜、附子
熊耳山（今河南卢氏）	1	松萝
熊耳（今河南卢氏）	2	陆英、蠮螉
石城（今地名不详）	2	通草、雷丸
山阳（今河南焦作东南部）	8	通草、紫葳、蚤休、女菀、相乌、蜀格、白菀、山慈石
江夏（今湖北武汉）	3	败酱、蜚虻、蜗离
庐江（今安徽庐江城关镇）	1	秦皮
河东（今山西西南部）	2	白芷、斑蝥
零陵（今湖南永州）	2	木兰、营实
安陆（今湖北安陆、云梦、应城等地）	1	菓耳实
楚地（今湖北）	2	茅根、紫草
楚荆（今湖北）	1	酸浆
上郡（今陕西榆林东南部）	1	淫羊藿
南阳（今河南南阳）	5	栀子、马先蒿、射干、牡荆实、练石草
西海（今地名不详）	1	紫葳
砀山（今河南永城东北部）	1	紫草
房陵（今湖北房县）	2	紫菀、粪蓝
交州（今广东、广西及越南横山、班杜一线）	1	白兔藿
海西（今江苏连云港灌南）	1	王孙
鲁地（今山东）	1	王瓜
鲁山（今地名不详）	3	薤、恶实、蕙实
雷泽（今山东菏泽东北部）	4	水萍、水蛭、鸡头实、蓼实
扬州（今江苏南京）	1	干姜

（续表）

产　地	药材数目（个）	药 材 名 称
巴郡（今四川、重庆北部嘉陵江北岸）	5	五色符、蜀椒、巴豆、牡丹、巴戟天
藁城（今河北藁城）	1	葶苈
淮源（今河南桐柏西部）	1	芫花
会稽东野（今浙江绍兴）	1	钩吻（钓吻）
寒石山（今江苏苏州西部）	1	钩吻（钓吻）
傅高（今地名不详）	1	钩吻（钓吻）
秦亭（今甘肃清水东北部、张家川东部）	1	狼毒
九真（今越南清化省清化）	2	鬼臼、水苏
东莱（今山东龙口、莱阳等以东地区）	1	萹蓄
朗陵（今河南确山南部）	3	射罔、乌喙、乌头
广汉（今四川广汉）	1	附子
太行山（今太行山）	1	羊踯躅
淮南山（今安徽寿县）	2	羊踯躅、蘘草
九疑（今湖南宁远南部）	1	鸢尾
鲁邹县（今山东邹城东南部）	1	皂荚
荆山（今地名不详）	3	楝实、石龙子、蓬虆
江林山（今地名不详）	1	蜀漆
槐里（今陕西兴平西部）	1	半夏
下邳（今江苏睢宁西北部）	1	巴戟天
渤海章武（今河北黄骅西南部）	1	藋茵
玄山（今地名不详）	1	贯众
淮南（今安徽当涂、芜湖、繁昌、南陵、铜陵等地）	2	牙子、襄草
北山（今地名不详）	1	白及
越山（今地名不详）	1	白及
陈留（今河南开封东南部陈留城）	1	羊蹄
冤句（今山东曹县西北部）	1	陆英
青衣（今四川名山北部）	1	荩草
掘耳（一作熊耳山）（今河南卢氏南部）	1	溲疏

（续表）

产　　地	药材数目（个）	药 材 名 称
丹水（今河南淅川）	1	鼠姑
东平郡（今山东东平西北部）	1	阿胶
石城山（今地名不详）	1	零羊角
平阳（今山西临汾西南部金殿）	1	石龙子
牂牁（今贵州黄平旧州镇）	2	露蜂房、蠮螉
颍州（今安徽阜阳中南部）	1	白僵蚕
九江（今安徽淮河以南，瓦埠湖以东，巢湖以北地区）	2	鲤鱼胆、蠡鱼
伊洛（今河南伊河）	1	蟹
江汉（今湖北长江以北汉水下游地区）	1	石蚕
魏郡（今河北临漳西南部）	1	鼠妇
阶地（今地名不详）	1	萤火
东城（今安徽定远）	1	蝼蛄
长沙（今湖南长沙）	1	蜣螂
山都（今湖北襄阳襄州区西北部）	1	鼺鼠
晋阳（今山西太原西南部晋源镇）	2	蜚蠊、淮木
朱提（今云南邵通）	1	扁青
羌里句青山（今甘肃南部）	1	石胆
石门（今湖南石门）	1	矾石
掖北白山（今山东龙口、莱阳等以东地区）	1	滑石
卷山（今河南原阳旧原武镇西北部）	2	滑石、白肌石
敦煌山（今甘肃敦煌西部）	3	雄黄、雌黄、葡萄
五原（今地名不详）	1	葡萄
隐蕃（今地名不详）	1	石脾
广焦国（今河南陕县）	1	白肌石
杜陵（今陕西西安长安区东伍村北部）	1	龙石膏
黄陵（今湖北宜昌西陵区）	1	地防
冯翊（今陕西大荔）	1	蒺藜子
大吴（今江苏、上海大部分地区和安徽、浙江的一部分地区）	2	兰草、蜈蚣

（续表）

产　地	药材数目（个）	药材名称
五原（今内蒙古乌拉特前旗）	1	葡萄
鸡山（今山东章丘）	1	鸡
如桐（今地名不详）	1	黄秫
平陵（今陕西咸阳）	1	麻伯
晋平阳（今山西临汾）	1	城裹赤柱
楚山（今江西萍乡）	1	猬皮
漠中（今内蒙古沙漠地区）	1	梅实
方谷（今地名不详）	1	冬灰
中牟（今河南中牟）	2	紫石华、荛花
液北乡北邑山（今地名不详）	2	白石华、黄石华
弗其劳山（今地名不详）	1	黑石华
玄菟（今辽宁新宾）	1	马陆
晋山（今地名不详）	2	杏核、芜荑
都乡（今河南新野）	1	牡荆实
淮阳（今河南淮阳）	1	苋实
陵阴（今地名不详）	1	终石
龙西山谷（今地名不详）	1	石下长卿

注：表格中“产地”项下“今地名不详”字样者和国外产地，在地图中未标注。后同。

2《本草经集注》

《本草经集注》系统地整理了南北朝以前散乱的药学资料，创造了药物按自然属性来分类的方法，建立了新的编写体例，并对药物基原进行了第一次广泛而深入的探求。陶弘景对药物补充的资料涉及面也很广泛，重点是药物品种和产地的讨论。该书不仅解释了古地名所在，还介绍了当时的药物产地、生长环境。该书对40多种常用药材明确了以何处所产为“第一”“最胜”“为佳”“为良”等，是迄今追溯道地药材历史的最早依据之一。因此，本书重点对《本草经集注》记载具有“第一”“最胜”“为佳”“为良”等道地性信息的产区进行分析，以探究南北朝时期道地药材的分布状况。

产　地	道地药材数目（个）	道地药材名称
蓝田（今陕西西安蓝田）	1	玉屑
南阳（今河南南阳）	1	玉屑
疏勒（今新疆喀什）	1	玉屑
武陵（今湖南，湖北长阳、五峰、鹤峰、来凤等地）	2	丹沙、赤石脂
西川（今四川成都平原及其以北、以西地区和雅砻江以东地区）	2	丹沙、葶苈
广州临漳（今广西浦北）	1	丹沙
符陵（即涪州接巴郡南，今重庆合川、铜梁、大足，四川武胜等地）	1	水银
庐山（今江西九江庐山）	1	云母
太山（即泰山）	3	紫石英、柏实、甘遂
建平（今福建建阳）	3	赤石脂、厚朴、零羊角
吴郡（今江苏苏州）	1	黑石脂
武都（今甘肃西和县西南部）	1	雌黄
石门（今四川平武东南部、剑阁剑门关）	1	雄黄
始兴（今广东始兴北部）	2	雄黄、石钟乳
河东（今山西）	1	食盐
扶南（今柬埔寨）	1	石硫磺
林邑（今越南）	1	石硫磺
南康（今江西赣州）	1	礐石、葛根
彭城（今江苏徐州）	8	礐石、干地黄、桑上寄生、防风、黄芩、麻黄、葶苈、茵芋
洛阳（今河南洛阳东北部）	1	礐石
蒋山（今江苏南京钟山）	2	术、芍药
白山（今江苏南京东部）	2	术、芍药
茅山（今江苏句容）	4	术、黄精、芍药、禹余粮
嵩山（今河南登封北部）	1	黄精
江宁板桥（今江苏南京板桥镇）	1	生地黄

（续表）

产　　地	道地药材数目（个）	道地药材名称
吴兴（今浙江临安、余杭、德清一线以西北，兼有江苏宜兴）	2	龙胆、前胡
梁州（今陕西汉中东部）	1	干漆
宁州（今云南华宁宁州镇）	1	升麻（顷无复有）
益州（今四川成都）	1	升麻
陇西（今甘肃陇山、六盘水以西，黄河以东一带）	2	肉苁蓉、黄芪
兰陵（今山东临沂兰陵）	1	防风
洮阳（今甘肃临潭、卓尼）	1	黄芪
东阳（今浙江金华一带）	1	黄连
新安（今安徽歙县、祁门、休宁、绩溪，江西婺源）	1	黄连
高丽（今朝鲜半岛）	3	五味子、蔺茹、芜荑
青州（今山东青州）	2	麻黄、半夏
中牟（今河南中牟西部）	1	麻黄
庐陵（今江西泰和）	1	葛根、甘蔗
宜都（今湖北宜都）	2	厚朴、零羊角
蜀中（今四川成都平原一带）	1	白鲜
钱塘（今浙江杭州）	1	鬼臼
宜都佷山（今湖北长阳）	1	天雄
河北（今黄河以北地区）	1	款冬
东海（今东海）	1	牡蛎
永嘉（今浙江温州）	1	牡蛎
晋安（今福建东部及南部）	2	牡蛎、石蜜
江东（今芜湖至南京段长江以南）	1	甘蔗
京口（今江苏镇江）	1	核桃仁
襄阳（今湖北襄阳）	1	白粱米
历阳（今安徽和县）	1	蒡䓖

（续表）

产　　地	道地药材数目（个）	道地药材名称
临海（今重庆忠县）	1	干姜
章安（今浙江台州椒江区北部章安镇）	1	干姜
广州（今广东广州）	1	桂
交州（今广西钦州、广东雷州半岛，越南北部、中部地区）	1	桂
桂州（广西桂林）	1	桂

3《千金翼方》

孙思邈《千金翼方》中专设“药出州土”篇。该篇按“道”列出了各地所产的药材。“道”在唐代为一级行政区划，相当于现今省级行政区划。该书强调“用药必依土地”，成为后世道地药材之肇端。因此，本书对“药出州土”篇中各“道”药材进行产地信息分析，以反映唐代“道分天下”的本草产地划分格局，了解唐代道地药材资源分布状况。

产　　地	药材数目（个）	药 材 名 称
关内道（今陕西秦岭以北，甘肃祖厉河流域以东、内蒙古呼和浩特以西、阴山以南的河套等地和宁夏）		
雍州（今陕西长安西北部）	2	柏子仁、茯苓
华州［今陕西渭南、华阴之间（旧名华县，与当时的京城长安毗邻）］	45	覆盆子、杜蘅、茵芋、木防己、黄精、白术、柏白皮、茯苓、茯神、天门冬、薯蓣、王不留行、款冬花、牛膝、细辛、鳖甲、丹参、鬼臼、白芷、白蔹、狼牙、水蛭、松花、鳖头、桑螵蛸、松子、松萝、兔肝、远志、泽泻、五味子、菝葜、桔梗、玄参、沙参、续断、山茱萸、萆薢、白薇、通草、小草、石楠、石韦、龟头、麦门冬
同洲（今陕西大荔、合阳、韩城、澄城、白水等地）	8	寒水石、斑蝥、麻黄、䗪虫、麻黄根、芜荑、蒲黄、麻黄子
岐州（今陕西凤翔、岐山一带）	8	鬼督邮、樗鸡、獐骨、獐髓、及己、藜芦、秦艽、甘草
宁州（今甘肃东部、宁县、庆阳一带）	6	菴蕳子、芫青、萹蓄、菴蕳花、荆子、虻虫

（续表）

产地	药材数目（个）	药材名称
鄜州（今陕西北部，延安南部一带）	4	芍药、蔄茹、黄芩、秦艽
原州（今宁夏固原至甘肃平凉一带）	5	兽狼牙、苁蓉、黄耆、枫柳皮、白药
延州（今陕西延安一带）	1	芜荑
泾州（今甘肃、陕西的边境泾川、长武一带）	4	泽泻、防风、秦艽、黄芩
灵州（今宁夏中卫以北地区）	4	代赭、野猪黄、苁蓉、貆脂
盐州（今陕西定边县、宁夏盐池一带）	1	青盐
河南道（今河南、山东黄河以南，江苏、安徽淮水以北之地）		
洛州（今河南洛阳一带）	3	秦椒、黄鱼胆、黄石脂
谷州（今河南一带）	2	半夏、桔梗
郑州（今河南郑州一带）	1	秦椒
陕州（今河南陕县一带）	2	栝楼、柏子仁
汝州（今河南嵩山南部临汝一带）	2	鹿角、鹿茸
许州（今河南许昌一带）	1	鹿茸
虢州（今河南灵宝一带）	7	茯苓、茯神、桔梗、桑上寄生、细辛、栝楼、白石英
豫州（今河南汝南一带）	2	吴茱萸、鹿茸
齐州（今山东历城一带）	4	阿胶、荣婆药、防风、马牙石
莱州（今山东莱州、即墨、莱阳等地）	9	牡蛎、蔄茹、海藻、马刀、七孔决明、文蛤、牛黄、海蛤、乌贼鱼
兖州（今山东济宁、泰安、莱芜等地）	6	防风、羊石、仙灵脾、云母、紫石英、桃花石
密州（今山东穆陵关、莒南以东，胶州、安丘以南地区）	2	海蛤、牛黄
泗州（今江苏宿迁东南）	2	麋脂、麋角
徐州（今江苏徐州一带）	1	桑上寄生
淄州（今山东淄县等地）	1	防风
沂州（今山东沂河流域及枣庄、新泰等地）	1	紫石英

（续表）

产　地	药材数目（个）	药材名称
河东道［今黄河以东故名，东距常山（今恒山）、西距河（黄河）、南抵首阳、太行、北边突厥（今内蒙古），包括山西全境］		
蒲州（今山西永济一带）	7	龙骨、紫参、蒲黄、五味子、石胆、龙角、龙齿
绛州（今山西新绛等地）	1	防风
隰州（今山西隰县、蒲县、大宁等地）	2	当归、大黄
汾州（今山西汾阳、孝义、灵石等地）	2	石龙芮、石膏
潞州（今山西长治一带及河北涉县等地）	4	赤石脂、不灰木、人参、白石脂
泽州（今山西东南部晋城等地）	4	人参、禹余粮、防风、白石英
并州（今山西阳曲一带）	7	白莞、鬼督邮、白龙骨、柏子仁、矾石、礜石、甘草
晋州（今山西临汾等地）	2	白垩、紫参
代州（今山西代县一带）	1	柏子仁
蔚州（今河北阳原、蔚县、涞源及山西阳高、天镇、广灵、灵丘等地）	1	松子
慈州（今山西吉县、乡宁等地）	1	白石脂
箕州（今山西和顺、榆社、左权等地）	1	人参
河北道［今东并海、南於河（黄河）、西距太行、常山（今恒山）、北通渝关（今山海关）、蓟门（今居庸关）］		
怀州（今河南焦作等地）	1	牛膝
相州（今河北成安、广平和魏县西南部，河南安阳及濮阳西南部）	2	知母、磁石
沧州（今河北海河以南，天津静海和河北青县、交河以东，东光及山东宁津、乐陵、无棣以北地区）	1	藋菌
幽州（今北京，天津武清，河北易县、永清、安次等地）	3	人参、知母、蛇胆
檀州（今北京密云一带）	1	人参
营州（今辽宁朝阳一带）	1	野猪黄

（续表）

产　　地	药材数目（个）	药 材 名 称
平洲（今河北陡河流域以东、长城以南地区）	1	野猪黄
山南道（今四川嘉陵江流域以东，陕西秦岭、甘肃冢山以南，河南伏牛山西南，湖北涢水以西，自重庆至湖南岳阳之间长江以北地区）		
梁州（今陕西南郑及宁强北部地区）	8	小蘗、芒硝、理石、皂荚、苏子、貆脂、防己、野猪黄
洋州（今陕西洋县、西乡、镇巴、佛坪等地）	2	野猪黄、貆脂
凤州（今陕西凤县、留坝）	1	鹿茸
通州（今四川达川、万源，重庆城口等地）	1	药子
渠州（今四川渠县、大竹、广安等地）	1	卖子木
商州（今陕西秦岭以南、洵河以东及湖北郧西上津镇）	16	香零皮、厚朴、熊胆、龙胆、枫香脂、菖蒲、枫香木、秦椒、辛夷、恒山、獭肝、熊、杜仲、莽草、枳实、芍药
金州（今陕西石泉以东、旬阳以西的汉水流域）	8	獭肝、枳茹、莽草、蜀漆、獭肉、枳实、枳刺、恒山
邓州（今河南南阳等地）	6	夜干、甘菊花、蜥蜴、蜈蚣、栀子花、牡荆子
均州（今湖北均县以北一带）	1	萎蕤
荆州（今湖北江陵一带）	1	橘皮
襄州（今湖北襄阳一带）	17	石龙芮、蓝实、蜀水花、茗草、雷丸、陵鲤甲、乌梅、牵牛子、乾白、鸬鹚头、橙叶、栀子花、蜥蜴、蜈蚣、孔公孽、败酱、贝母
夔州（今重庆奉节一带）	1	橘皮
峡州（今湖北宜昌西北部）	1	杜仲
房州（今湖北房县武当山一带）	2	野猪黄、貛脂
唐州（今河南唐河一带）	1	鹿茸
江南道（今浙江、福建、江西、湖南等地及江苏、安徽两地的长江以南，湖北、重庆、四川三地江南的一部分和贵州东北部地区）		
润州（今江苏镇江、金坛等地）	5	踯躅、贝母、卷柏、鬼臼、半夏

（续表）

产　地	药材数目（个）	药材名称
越州［今浙江浦阳江（义乌除外）、曹娥江流域及余姚］	2	榧子、刘寄奴
婺州（今浙江金华江流域及兰溪、浦江）	1	黄连
睦州（今浙江桐庐、建德、淳安等地）	1	黄连
歙州（今安徽新安江流流域、祁门及江西婺源等地）	1	黄连
建州［今福建南平以上的闽江流域（沙溪中上游除外）］	1	黄连
泉州（今福建闽江下游地区）	1	干姜
宣州（今安徽长江以南，黄山、九华山以北地区及江苏溧水、溧阳等地）	2	半夏、黄连
饶州［今江西鄱江、信江流域（婺源、玉山除外）］	1	黄连
吉州（今江西新干、泰和间赣江流域及安福、永新等地）	1	陟厘
江州（今江西九江等地）	1	生石斛
岳州（今湖南洞庭湖东、南、北沿岸各地）	4	杉木、蝉蜕、楠木、鳖甲
潭州（今湖南长沙、株洲、湘潭等地）	1	生石斛
朗州（今湖南常德一带）	1	牛黄
永州（今湖南零陵一带）	1	石燕
郴州（今湖南郴州一带）	1	钓樟根
辰州（今湖南沅陵以南沅水流域）	1	丹砂
淮南道［唐贞观初置，在淮水之南，故名，东临海、西抵汉（汉水）、南据江（长江）、北据淮（淮水）］		
扬州（今江苏扬州一带）	4	白芷、鹿脂、蛇床子、鹿角
寿州（今安徽寿县一带）	1	石斛
光州（今河南潢川）	1	石斛
蕲州（今湖北蕲春一带）	1	石斛
黄州（今湖北黄冈一带）	1	石斛

（续表）

产　地	药材数目（个）	药材名称
舒州（今安徽怀宁一带）	1	石斛
申州（今河南信阳一带）	1	白及
陇右道（今甘肃陇坻以西、甘肃武威以南及青海东部等地）		
秦州（今甘肃天水一带）	7	防葵、芎藭、狼毒、鹿角、兽狼牙、鹿茸、蘼芜
成州（今甘肃成县、礼县等地）	2	防葵、狼牙
兰州（今甘肃兰州、临洮、康乐等地）	2	苁蓉、鹿角胶
武州（今甘肃武都一带）	3	石胆、雄黄、雌黄
廓州（今青海贵德一带）	1	大黄
宕州（今甘肃宕昌、舟曲）	3	藁本、独活、当归
凉州（今甘肃永昌以东、天祝以西一带）	3	大黄、白附子、鹿茸
甘州（今甘肃高台以东，弱水上游地区）	1	椒根
肃州（今甘肃疏勒河以东，高台以西地区）	2	肉苁蓉、百脉根
伊州（今新疆哈密）	2	伏翼、葵子
瓜州（今甘肃安西一带）	1	甘草
西州（今新疆吐鲁番一带）	1	蒲桃
沙洲（今甘肃敦煌以西至吐鲁番一带）	1	石膏
剑南道（今四川剑阁以南、大江以北及甘肃嶓冢山以南之地）		
始州（今四川剑阁）	2	重台、巴戟天
益州（今四川成都）	14	苎根、枇杷叶、黄环、郁金、姜黄、木兰、沙糖、蜀漆、百两金、薏苡、恒山、干姜、百部根、慎火草
眉州（今四川眉山等地）	1	巴豆
绵州（今四川绵阳北部）	7	天雄、乌头、附子、乌喙、侧子、甘皮、巴戟天
资州（今四川资阳以南，内江以北的沱江流域）	1	折伤木
嘉州（今四川乐山等地）	2	巴豆、紫葛

（续表）

产　　地	药材数目（个）	药 材 名 称
邛州（今四川邛崃、大邑、蒲江等地）	1	卖子木
泸州（今四川泸州）	1	蒟酱
茂州（今四川茂县、汶川、北川等地）	10	升麻、羌活、金牙、芒硝、马齿矾、朴消、大黄、雄黄、矾石、马牙消
巂州（今四川西昌一带）	1	高良姜
松州（今四川松潘）	1	当归
当州（今四川黑水等地）	1	当归
扶州（今四川九寨沟）	1	芎䓖
龙州（今四川平武一带）	6	侧子、巴戟天、天雄、乌头、乌喙、附子
柘州（今四川理县与黑水接壤地带）	1	黄连
岭南道（今广东、广西及越南等地）		
广州（今广东广州以北之地）	5	石斛、白藤花、丁根、决明子、甘椒根
韶州（今广东韶关一带）	3	石斛、牡桂、钟乳
贺州（今广西贺州一带）	1	蚺蛇胆
梧州（今广西梧州及蒙江下游地区）	1	蚺蛇胆
象州（今广西象州一带）	1	蚺蛇胆
春州（今广东阳春一带）	1	石斛
封州（今广东封川）	1	石斛
泷州（今广东罗定）	1	石斛
恩州（今广东恩平、阳江）	1	蚺蛇胆
桂州（今广西桂林一带）	2	滑石、蚺蛇胆
柳州（今广西柳州）	2	桂心、钓樟根
融州（今广西融安、融水一带）	1	桂心
潘州（今广东茂名、吴川等地）	1	蚺蛇胆
交州（今越南河内一带）	4	槟榔、三两白银、龙眼、木蓝子
峰州（今越南河内，永富省西部、富寿省东部地区）	1	豆蔻

4《本草图经》

《本草图经》以本草史上第二次全国药物普查的资料为基础，进一步补充了大量文献资料，集中反映了北宋本草的实际情况，为宋代本草的精华。该书补充了药物产地资料，一些品种的药图冠以地名，如“齐州半夏”“银州柴胡”等。尤其在正文中注明一些药物以何处所产为“为胜”“为佳”“为良”等，表明了道地产区。本书对《本草图经》正文中记载的道地产区信息进行分析，有助于了解北宋时期道地药材分布状况。

产　　地	道地药材数目(个)	道地药材名称
辰州(今湖南沅陵、辰溪、泸溪、吉首、溆浦等地)	1	丹砂
西川(今四川盐亭、大竹、邻水、合江及重庆永川以西，邛崃山、大雪山、大凉山以东和江油、北川以南地区)	1	芒消
西戎(今西藏及藏族聚居地区)	2	雄黄、硇砂
慈州(今山西乡宁、吉县等地)	1	磁石
解州(今山西运城等地)	1	食盐
安邑(今山西夏县西北部禹王城)	1	食盐
齐州历城(今山东济南西部)	1	姜石
信州(今江西贵溪以东、怀玉山以南地区)	2	自然铜、砒霜
吴地(今江苏、上海、浙北地区和皖南地区)	1	麦门冬
嵩山(今河南登封北部)	3	术、黄精、何首乌
茅山(今江苏茅山)	2	术、黄精
同州(今陕西渭南大荔、合阳、韩城、澄城、白水等地)	1	地黄
池州(今安徽池州等地)	2	菖蒲、生姜
戎州(今四川宜宾等地)	2	菖蒲、巴豆
夷门(今河南开封东北部)	1	远志
汉中(今陕西汉中等地)	1	泽泻
北都(今山西太原晋源镇一带)	1	薯蓣
四明(今浙江宁波西南部)	1	薯蓣

（续表）

产　　地	道地药材数目(个)	道地药材名称
南阳菊潭(今河南内乡西北部)	1	菊花
南京(今河南商丘南部)	1	菊花
上党(今山西长治)	1	人参
广南(今广东、广西和海南)	1	石斛
怀州(今河南焦作、获嘉等地)	2	牛膝、皂荚
华州(今陕西渭南华州、华阴、潼关等地及渭北的下邽镇附近地区)	1	细辛
蜀汉(今四川)	2	独活、羌活
蜀川(今四川)	5	升麻、巴戟天、蘼芜、楝实、大黄
银州(今陕西榆林等地)	1	柴胡
冤句(今山东曹县西北部)	1	菟丝子
西羌界(今西藏及甘肃、青海、四川、云南各藏族聚居地区)	1	肉苁蓉
齐州(今山东济南、禹城、齐河、临邑等地)	2	防风、半夏
白水(今山西晋城)	1	黄芪
宣城(今安徽长江以东的宣城、黄山、石台等地)	2	黄连、木瓜
泰州(今江苏泰州、盐城、如皋等地)	1	香蒲
泰山(今山东泰山)	1	茵陈蒿
扬州(今江苏扬州、泰州、六合、海安、如皋和安徽天长等地)	2	蛇床子、菘菜
襄州(今湖北襄阳、丹江口等地)	1	蛇床子
单州(今山东单县、成武、鱼台及安徽砀山等地)	1	漏芦
淮南(今江苏、安徽两地江北淮南地区的大部分)	1	芍药
汉州(今四川德阳、绵竹等地)	1	生姜
温州(今浙江温州、玉环等地)	1	生姜
合州(今四川武胜和重庆合川、铜梁、大足等地)	1	干姜

（续表）

产　地	道地药材数目（个）	道地药材名称
荥阳（今河南荥阳东北部）	1	麻黄
中牟（今河南中牟东部）	1	麻黄
吴中（今太湖流域一带）	1	前胡
交州（今越南河内一带）	1	莎草
复道（今河南汤阴）	1	艾叶
蜀中（今四川中部）	6	郁金、连翘、五倍子、檗木、蜀椒、当归
京西（今河南洛阳、郑州、许昌及淮阳以西，沁河、卫河以南，安徽淮河以北、西淝河以西，陕西秦岭以南、子午河及大巴山以东，湖北涢水以西、京山与钟祥等地及荆山以北地区）	1	甘遂
曹州（今山东菏泽及河南兰考、民权等地）	1	葶苈
绵州彰明县赤水乡（今四川江油彰明镇）	4	侧子、乌头、附子、天雄
忠州（今广西扶绥西南部旧城）	2	山豆根、黄药根
西洛（今河南登封北部）	1	何首乌
南京柘城县（今河南商丘柘城北部）	1	何首乌
江西（今江西）	2	金樱子、坐拏草
剑南（今四川剑阁以南至云贵高原）	1	金樱子
岭外（今广东、广西、海南三地及越南北部地区）	1	金樱子
蕃中（今东南亚国家）	1	葫芦巴
塞上（今长城以北）	1	松脂
乾州（今陕西咸阳乾县、武功、周至、礼泉等地）	1	柏实
密州（今山东穆陵关、莒南以东，胶州、安丘以南地区）	1	侧柏叶
梓州（今四川三台、盐亭、射洪、中江等地）	1	厚朴
龙州（今四川平武、江油、青川等地）	1	厚朴
商州（今陕西秦岭以南，柞水、镇安以东，商南以西和湖北郧西上津镇地区）	1	枳壳
天台（今浙江天台）	1	乌药

（续表）

产　　地	道地药材数目（个）	道地药材名称
关中（今陕西汉中，四川等地）	1	石南
孟州（今河南济源、孟州、温县等地及黄河南岸汜水、广武一带）	1	皂荚
万州（今重庆万州、梁平）	2	黄药根、山豆根
阿县（今山东阳谷阿城镇）	1	阿胶
南海（今南海）	1	犀角
岳州（今湖南沅江等地以东，湘阴、平江等地以北地区）	1	鳖
沅江（今湖南黔阳、芷江、会同、靖县、通道、新晃及贵州天柱等地）	1	鳖
台州（今浙江台州临海、温岭、仙居、天台和宁海、象山等地）	1	甲香
青州（今山东潍坊青州、昌邑、寿光、临朐、昌乐等地和博兴、广饶等地）	1	大枣
晋州（今山西临汾等地）	1	大枣
绛州（今山西曲沃、稷山、绛县、新绛、翼城）	1	大枣
宣州（今安徽长江以南，黄山、九华山以北地区及江苏溧水、溧阳等地）	1	栗
兖州（今山东济宁、泰安、莱芜等地）	1	栗
洛中（今河南洛阳）	1	樱桃
南都（今河南商丘）	1	樱桃
闽中（今福建福州和浙江宁海、天台以南灵江、瓯江、飞云江流域）	1	荔枝子
东来（今中国东部）	1	杏核人
沙苑（今陕西大荔南部，洛、渭两河之间）	1	榅桲
寿春（今安徽寿县西南部）	2	石香薷、前胡
新安（今安徽南部新安江上游流域及祁门、江西婺源等地）	1	石香薷

5《本草品汇精要》

《本草品汇精要》为明代刘文泰等人纂修，成书于明弘治十八年（1505年），共载药1 809种，附有彩图1 371幅之多。多数药图引据《证类本草》，亦有据实物重绘者，对现代植物基原鉴定提供了参考。该书保存了大量明代中叶以前的中药知识和技术，是明代唯一的官修大型综合性本草，也是中国古代最大的一部彩色本草图谱。

该书联系药性与自然属性，将诸药分为10部，并将药物内容归于24项，是一项有意义的创举，创造了一个本草内容纲领系统。该书系统整理了药物产地资料，很多药材下专列“地”项，甚至“道地”项，明确标出了道地产区。本书对《本草品汇精要》记载的道地产区信息进行分析，以探究明代道地药材的分布状况。

产　地	道地药材数目（个）	道地药材名称
安吉（今浙江湖州安吉）	1	梅实
白山（今江苏南京东部）	1	白芍药
北都（今山西太原西南部）	1	山药
北土（泛指今北方地区）	2	桦木皮、胡桃
北岳地阴（今恒山）	1	天门冬
壁州（今四川通江和万源部分地区）	1	预知子
宾州（今广西宾阳新宾）	1	菌桂
并州（今山西阳曲以南，文水以北的汾水中游及其以东地区）	5	大戟、藁本、商陆、蕤核、威灵仙
舶上（指来自海外）	1	葫芦巴
曹州（今山东菏泽曹县西北部）	1	葶苈
澶州（今河南濮阳清丰西南部）	1	茅根
潮州（今广东潮州）	1	郁金
成德军（唐代在今河北地区设置的一个节度使）	5	王不留行、苦参、狗脊、萆薢、菝葜
成州（今甘肃成县）	7	百合、乌头、桔梗、鹤虱、枳实、秦皮、蓬虆
池州（今安徽池州）	2	菖蒲、生姜

（续表）

产　地	道地药材数目（个）	道地药材名称
赤水（即赤水卫，今四川叙永南部赤水河北岸）	1	乌头
滁州（今安徽滁州）	20	葈耳实、百合、白鲜、紫参、白薇、百部根、鳢肠、射干、白蔹、青葙子、大戟、天南星、马兜铃、刘寄奴、鹤虱、蚤休、地锦草、楮实、虎杖根、芫花
楚州（今河南信阳）	1	草蒿
川蜀（今四川、重庆）	1	当归
大宛（今乌兹别克斯坦费尔干纳盆地）	1	青蘘
丹州（今陕西宜川东北部）	1	茅香花
单州（今山东单县）	2	紫草、漏芦
儋州（今海南儋州新州）	2	高良姜、蓖麻子
当州（今四川黑水）	1	当归
宕州（今甘肃宕昌）	1	当归
道州（今湖南宁远、江华、江永等地）	1	石南
鼎州（即常德府，今湖南常德一带）	1	茅根
东京（今河南洛阳）	1	紫草
东阳（今浙江东阳）	1	黄连
端州（即肇庆府，今广东肇庆、云浮大部分地区）	1	荜拨
汾州（今山西汾阳、平遥、孝义、介休、灵石等地）	1	虎杖根
凤翔府（今陕西凤翔）	1	商陆
鄜州（今陕西富县）	2	秦艽、黄芩
福州（今福建福州）	1	莽草
高邮军（今江苏高邮、兴化等地）	1	豨莶
关陕（今陕西地区）	1	蘼芜
关中（今陕西中部地区）	2	石南、葴
观州（今广西南丹、凤山、东兰及天峨东部、巴马北部等地）	1	桂

（续表）

产　地	道地药材数目（个）	道地药材名称
广东（今广东）	2	橘、青皮
广南（今广东、广西、海南等地）	1	石斛
广州（今广州）	9	木香、肉豆蔻、荜澄茄、胡黄连、续随子、桂、槟榔、阿魏、诃梨勒
归州（今湖北秭归、巴东、兴山等地）	3	沙参、厚朴、秦椒
桂阳（今湖南桂阳、临武、蓝山、嘉禾等地）	1	桂
桂州（今广西桂林龙胜、兴安、灵川、永福、荔浦、阳朔等地）	1	牡桂
果州（今四川南充、西充、蓬安等地）	1	山豆根
海盐（今浙江海盐）	1	白芍药
海州（今江苏连云港、宿迁沭阳和徐州新沂一带）	9	木通、菝葜、蜀漆、羊踯躅、豨莶、骨碎补、山茱萸、栾荆、石韦
邯州（今地名不详）	1	芫花
汉中（今陕西汉中）	2	泽泻、防己
汉州（今四川金堂和德阳绵竹、什邡广汉等地）	1	生姜
杭越（今浙江杭州、绍兴）	1	白芍药
杭州（今浙江杭州）	1	黄连
杭州于潜（今浙江临安）	1	白术
濠州（今安徽凤阳东北部临淮关）	2	紫参、零陵香
合州（今重庆合川区）	1	牡丹
和州（今安徽和县、含山等地）	2	桔梗、牡丹
河南（今黄河以南，河南大部分地区）	3	山药、旋覆花、槐实
河中府（今山西永济蒲州）	2	大戟、秦皮
衡山（今湖南衡山）	1	仙茅
衡州（今湖南衡阳）	6	栝楼根、栝楼实、玄参、地榆、马鞭草、百部根
洪州（今江西南昌）	1	白药
胡地（泛指北方地区）	4	胡麻、巨胜子、胡麻油、青蘘

（续表）

产　　地	道地药材数目（个）	道地药材名称
华阴（今陕西渭南华阴）	1	细辛
华原（今陕西铜川耀州区）	1	黄芪
华州（今陕西华州西南部）	3	泽泻、沙参、赤地利
怀州（今河南焦作沁阳、武陟、修武、博爱和新乡获嘉等地）	2	皂荚、牛膝
淮南（今江苏扬州）	1	白芍药
蓟州（今天津蓟州区）	1	大蓟
冀州（今河北南宫、新河、枣强、武邑、冀州等地）	4	蠡实、小蓟、虎掌、萹蓄
嘉州（今四川乐山峨眉山、夹江、犍为、沐川、马边等地）	1	巴豆
简州（今四川简阳）	3	茴香子、蜜蒙花、楝实
建平（今福建建阳）	3	五味子、常山、杜仲
建州（今福建建瓯以北的建溪流域及寿宁、周宁等地）	2	栀子、茗苦梌
江东（今泛指安徽芜湖和江苏南京地区的长江南岸）	1	蘼芜
江淮（即江淮流域，指长江和淮河流域。其地理范围主要是指：安徽和江苏大部分地区、河南东部、湖北中东部、湖南北部、江西北部、浙江北部）	1	五加皮
江陵府（今湖北枝江以东，潜江以西，荆门、当阳以南地区）	1	栀子
江南西湖（今浙江杭州西湖）	1	枇杷叶
江宁（今江苏南京、镇江、句容、常州、溧阳等地）	4	麦门冬、漏芦、仙茅、谷精草
江西（今江西）	1	香薷
新定（今浙江淳安）	1	香薷
江浙（今江苏、浙江）	2	葛根、葛粉
江州（今江西九江德安、瑞昌、彭泽、湖口、庐山、都昌等地）	4	玄参、菝葜、虎掌、南烛枝叶

（续表）

产　地	道地药材数目（个）	道地药材名称
蒋山（今江苏南京钟山）	2	苍术、白芍药
绛州（今山西新绛）	5	茵陈蒿、瞿麦、茵芋、芫花、大枣
交州（今广东、广西大部分地区和越南中部、北部地区，南以今越南平治天省和广南岘港省间隘云山与林邑接界）	2	牡桂、香附子
解州（今山西运城等地）	3	木通、桔梗、藜芦
金州（今陕西安康）	1	蜀椒
晋州（今山西临汾）	5	紫参、款冬花、乌头、威灵仙、大枣
京东（今河南商丘）	1	桃核仁
京西（今河南洛阳）	1	甘遂
泾州（今甘肃平凉泾川）	3	泽泻、秦艽、黄芩
荆门军（今湖北荆门、当阳）	1	萆薢
荆襄（今湖北襄阳）	1	莨草
荆豫（指荆州和豫州，荆州即今湖北荆门、当阳以南，枝江、松滋以东和潜江、石首以西地区；豫州即今河南大部分地区）	1	草蒿
荆州（今湖北荆门、当阳以南，枝江、松滋以东和潜江、石首以西地区）	1	京三棱
南阳菊潭（今河南内乡）	1	菊花
均州（今湖北丹江口西北部）	2	栝楼根、栝楼实
开州（今重庆开州区）	1	车前子
岢岚军（今山西岢岚）	1	茅香花
昆仑（今昆仑山）	2	木香、紫铆
雷州（今广东雷州）	2	高良姜、海桐皮
澧州（今湖南常德澧县）	3	黄连、姜黄、香附子
辽东（今辽宁辽阳）	1	人参
临江军（今江西樟树临江镇）	3	白药、吴茱萸、栀子
零陵山谷（今湖南永州零陵区）	1	零陵香

（续表）

产　　地	道地药材数目（个）	道地药材名称
柳州（今广西柳州）	1	黄连
龙州（今四川平武）	3	侧子、厚朴、猪苓
隆庆州（今北京延庆）	1	甘草
陇西（今甘肃陇西）	2	当归、肉苁蓉
庐陵（今江西泰和西北部）	2	葛根、葛粉
陆（今越南芒街）	1	前胡
潞州（今山西长治一带）	2	款冬花、牛扁
滦州（今河北滦县）	1	柴胡
洛中（今河南洛阳）	1	樱桃
南都（今河南南阳）	1	樱桃
茅山（今江苏金坛大茅山）	4	黄精、苍术、白芍药、赤芍药
茂州（今四川茂县）	3	麻黄、枸杞、地骨皮
眉州（今四川眉山）	6	狗脊、紫参、使君子、蔓荆实、巴豆、枇杷叶
蒙山（今四川名山与雅安交界的蒙山）	1	茗苦搽
蒙州（今广西蒙山东南部古眉）	1	零陵香
孟州（今河南孟州南部）	1	皂荚
密州（今山东穆陵关、莒县、莒南以东，高密、安丘、胶州以南地区）	2	地肤子、柏实
绵州（今四川绵阳北部）	2	侧子、芫花
闽中（今福建尤溪口以东的闽江流域和屏南、连江、罗源等地）	2	天竺黄、荔枝子
明州（今浙江甬江流域及舟山群岛等地）	5	艾叶、蜀漆、蓖麻子、楮实、黄药根
南恩州（今广东阳江、恩平）	1	甘蕉根
南番（今地名不详）	2	薰陆香、补骨脂
南京（今江苏南京）	2	蛇床子、薄荷
南康（今江西赣州）	2	葛根、葛粉
宁化军（今山西宁武西南部）	2	藁本、威灵仙

（续表）

产　　地	道地药材数目（个）	道地药材名称
宁州（今甘肃宁县）	2	菴蔄子、黄芪
彭城（今江苏徐州）	2	葶苈、茵芋
蒲州（今山西西南部永济、临猗、万荣、河津及芮城西部地区）	1	紫参
齐州（今山东济南）	2	半夏、鬼臼
齐州龙山（今山东莱芜龙山）	1	防风
岐州（今陕西凤翔）	1	秦艽
蕲州（今湖北蕲春、黄梅、武穴）	1	艾叶
乾州（今陕西乾县）	1	柏实
黔州（今重庆彭水、黔江等地）	1	鼠尾草
秦地（今陕西）	1	黄连
秦岭（今陕西南部）	1	秦椒
秦州（今甘肃天水）	8	莨菪子、骨碎补、木贼、谷精草、黄药根、菴蔄子、苦参、款冬花
青州（今山东青州）	2	防风、大枣
邛州（今四川邛崃）	1	萆薢
琼（今海南海口、定安、屯昌、临高、琼海、文昌、澄迈等地）	1	沉香
渠州（今四川渠县、大竹、邻水、广安等地）	1	卖子木
衢（今浙江衢州）	1	前胡
泉州（今福建福州）	3	金樱子、南藤、橄榄
戎州（今四川宜宾等地）	5	仙茅、骨碎补、菴摩勒、巴豆、菖蒲
融州（今广西三江、融安、融水、罗城等地）	1	牡桂
汝阴（今安徽阜阳）	1	草蒿
润州（今江苏镇江、南京、金坛等地）	2	荠苨、羊踯躅
沙苑（今陕西大荔南部洛、渭两水之间）	1	榅桲
山西（今山西）	1	甘草

（续表）

产　　地	道地药材数目（个）	道地药材名称
陕西（今陕西和宁夏长城以南、秦岭川北及山西西南部、河南西北部、甘肃东南部）	1	桃核仁
陕西甘州（今陕西张掖）	2	枸杞、地骨皮
陕西凉州（今甘肃武威）	1	大黄
陕州（今河南陕县西南部）	2	栝楼根、栝楼实
商州（今陕西商县）	3	白头翁、枳实、厚朴
上党（今山西长治）	2	人参、漏芦
韶州（今广东韶关西南部）	1	菌桂
邵州（今湖南邵阳）	3	苦参、天麻、乌头
申州（今河南信阳）	1	白及
施州（今湖北恩施）	4	白药、金星草、黄药根、蜀椒
石州（今山西三川河、湫水河流域）	2	威灵仙、狼毒
寿、春（即寿春，今安徽寿县）	1	前胡
寿州（今安徽寿县）	1	柴胡
舒州（今安徽潜山）	4	白前、鬼臼、骨碎补、金樱子
蜀川（今四川成都一带）	18	升麻、巴戟天、芎䓖、蘼芜、续断、羊桃、厚朴、蜀椒、苦菜、楝实、黄连、羌活、独活、木鳖子、乌头、白鲜、附子、五倍子
蜀州（今四川崇庆、新津及都江堰部分地区）	11	大黄、黄檗、食茱萸、莽草、鼠李、郁金、李核仁、芥、茅苊、鼠黏子、地肤子
四明（今浙江宁波）	1	山药
松州（今四川松潘）	1	当归
嵩山（今河南登封北部）	2	黄精、苍术
苏州（今江苏苏州）	1	薄荷
随州（今湖北随州、枣阳等地）	4	丹参、沙参、京三棱、旋覆花
台州［今浙江台州地区（玉环除外）］	1	紫葛
太原（今山西太原）	1	白芥
泰州（今江苏泰州）	2	蒲黄、香蒲

（续表）

产　地	道地药材数目（个）	道地药材名称
天台（今浙江天台）	1	乌药
同州（今陕西大荔）	2	麻黄、芜荑
万州（今重庆万州）	2	山豆根
威胜军（今山西沁县）	2	知母、藁本
卫州（今河南浚县）	1	知母
温州（今浙江温州）	2	狗脊、生姜
文州（今甘肃文县一带）	3	甘松香、豨莶、当归
吴地（指吴国所辖之地，今江苏、上海大部分地区及安徽、浙江两地的一部分地区）	4	麦门冬、白芷、吴茱萸、食茱萸
吴兴（今浙江湖州）	1	草龙胆
吴中（吴郡或苏州府的别称，今江苏苏州）	4	前胡、山慈菰、五加皮、紫苏
梧州（今广西梧州）	3	泽兰、补骨脂、地笋
西羌（泛指今西藏及甘肃、青海、四川、云南各藏族聚居地区）	1	肉苁蓉
西戎（今西藏及藏族聚居地区）	2	蓬莪茂、白芥
西域（今玉门、阳关以西地区）	1	蜀椒
隰州（今山西隰县、大宁、永和）	2	知母、郁李仁
峡州（今湖北宜昌等地）	4	干漆、贝母、百部根、金星草
宪州（今山西静乐）	1	黄芪
襄阳岘山东（今湖北襄阳岘山东部）	1	小檗
襄州（今湖北襄阳襄州区）	1	蛇床子
新安（今浙江淳安、安徽歙县、休宁、黟县、祁门等地及黄山一部分地区和江西婺源）	3	麦门冬、黄连、香薷
新州（今广东新州）	1	缩砂蜜
信阳军（今河南信阳）	1	木天蓼
信州（今江西上饶）	4	大青、大戟、马兜铃、卫矛
邢州（今河北邢台）	1	玄参

（续表）

产　　地	道地药材数目（个）	道地药材名称
兴元府（今陕西汉中城固、南郑、勉县等地及宁强北部地区）	5	木通、萆薢、白药、黄药根、钓藤
兴州（今陕西略阳）	3	防葵、蛇含、白及
徐州（今江苏徐州一带）	3	泽兰、地笋、白头翁
宣城（今安徽宣州）	2	黄连、木瓜实
宣州（今安徽长江以南，黄山、九华山以北地区及江苏溧阳、溧水、高淳等地）	2	牡丹、栗子
崖州（今海南三亚崖城镇）	1	沉香
延州（今陕西延安安塞、延长、延川、志丹等地）	1	芜荑
严州（今浙江桐庐西北部）	2	茯苓、干漆
兖州（今山东济宁兖州区）	6	赤箭、防风、黄芩、石龙芮、山茱萸、栗子
扬州（今江苏扬州）	4	蛇床子、蒻头、菘菜、蕺
耀州（今陕西铜川耀州区）	1	款冬花
夷门（今河南开封）	1	远志
宜都（今湖北宜都）	2	常山、杜仲
宜州（今山西耀州区）	2	黄芪、黄芩
宜州（今广西宜州）	5	姜黄、山豆根、牡桂、金樱子、木鳖子
益州（今四川成都）	2	升麻、木兰
翼州（今山西翼城西南部）	1	当归
银州（今陕西榆林米脂、佳县及横山东部地区）	1	柴胡
荥阳（今河南荥阳东北部）	1	麻黄
瀛州（今广东潮汕地区）	1	云实
郢州（今湖北武汉）	1	梅实
雍州（今陕西秦岭以北、乾县以东、铜川以南、渭南以西地区）	2	荛花、紫葛

（续表）

产　地	道地药材数目（个）	道地药材名称
冤句（今山东曹县西北部）	1	菟丝子
原州（今宁夏固原）	1	黄芪
岳州（今湖南岳阳）	1	薄荷
越州［今浙江浦阳江（义乌除外）、曹娥江流域及余姚］	6	贝母、前胡、白前、牵牛子、吴茱萸、虎杖根
云南（今云南）	1	马槟榔
郓州（今山东东平）	1	天麻
泽州（今山西晋城）	3	白芍药、白芷、连翘
真定（今河北正定南部）	1	薏苡仁
镇江（今江苏镇江）	2	红蓝花、延胡索
中牟（今河南中牟东部）	1	麻黄
忠州（今广西扶绥）	2	黄药根、山豆根
淄州（今山东淄博高青、桓台和滨州邹平等地）	6	防风、沙参、狗脊、茅香花、贯众、蔄茹
梓州（今四川三台、盐亭、射洪等地）	4	附子、楝实、乌头、厚朴
怀庆（今河南柘城）	1	生地黄
江宁府（今江苏南京）	11	茵陈蒿、王不留行、败酱、白鲜、菝葜、地榆、乌头、甘遂、天南星、紫葛、桑上寄生
四阳（今地名不详）	1	当归
婺州（今浙江金华）	2	蓢草、前胡
怀庆府柘城县（今河南柘城）	1	何首乌
雅州（今四川雅安）	1	茖苦�
巴蜀剑南（今四川成都）	1	牡丹
波斯（中国境外，可能为今伊朗一带）	1	诃梨勒
高丽（今朝鲜半岛）	2	人参、五味子
东海新罗国（今朝鲜境内）	1	白附子
波斯国（今地名不详）	1	阿魏

6 《药物出产辨》

《药物出产辨》是民国时期一本侧重记载产地优劣的药材出产专著，为研究道地药材的重要参考文献。书中用“为最”“为佳”“为正”等词强调药材“道地”产区。该书是作者数十年采药和经营药材经验之总结，对近代道地药材研究具有参考价值。本书对《药物出产辨》中道地药材信息进行分析，以了解该书中道地药材的分布状况。

产　　地	道地药材数目（个）	道地药材名称
湖南（今湖南）	6	海金沙、黄精、红条紫草、常山、水银、朴花
四川（今四川）	15	海金沙、禹余粮、金礞石、天麻、故纸、郁金、白芷、红花、车前子、菖蒲、干姜、杜仲、枳壳、枳实、天冬
湖北（今湖北）	1	金礞石
汉口（今湖北武汉汉水入长江之口）	1	朱砂
天津（今天津）	1	朴硝
云南（今云南）	6	阿磺、天生黄、茯苓、熊胆、血珀
广西田州（今广西百色田阳）	1	三七
广西柳州（今广西柳州）	1	五倍子
陕西汉中（今陕西汉中）	3	天麻、秦椒、车前子
卜奎（今黑龙江齐齐哈尔）	1	黄芪
关东（今指山海关以东地区，包括辽宁、吉林、黑龙江等地）	1	黄芪
宁古塔（今吉林省吉林市）	1	黄芪
安徽潜县（今安徽霍山东北部）	1	於术
湖北兴山县（今湖北宜昌兴山）	1	独活
湖北巴东县（今湖北巴东）	1	独活
湖北资丘山（今湖北资丘）	2	独活、木瓜
奉天新立屯（今辽宁黑山北部）	1	平贝母
荆紫关（今河南淅川西北八十八里荆紫关镇）	1	柴胡

（续表）

产　地	道地药材数目（个）	道地药材名称
马山口（今河南内乡东北部马山口集）	1	柴胡
广东北江（今广东韶关）	3	白前、黄柏、栀子
汕尾（今广东汕尾）	2	海龙、海马
平海（今福建莆田东南部）	2	海龙、海马
星子（今江西庐山）	2	黄柏、栀子
连州（今广东清远连州）	2	黄柏、栀子
广东新安（今深圳、香港）	1	桑螵蛸
广东东莞（今广东东莞）	1	桑螵蛸
浙江杭州府（今浙江杭州）	2	前胡、麦冬
浙江省金华府兰溪县（今浙江金华）	1	蝉蜕
广东清远（今广东清远）	3	巴戟天、茅根、白前
三坑（今广东清远）	1	巴戟天
罗定（今广东罗定）	1	巴戟天
四川泸州（今四川泸州）	1	冬虫夏草
四川打箭炉（今四川康定）	6	羌活、川贝母、冬虫夏草、厚朴、朴花、麝香
湖北施南府（今湖北西南部）	1	朴花
四川灌县（今四川都江堰）	2	羌活、冬虫夏草
四川龙安府（今四川平武）	2	羌活、丹参
四川江油县（今四川江油）	1	羌活
四川松潘县（今四川松潘）	1	平贝母
安徽滁州（今安徽滁州）	1	白头翁
奉天省（今辽宁沈阳）	2	吉林参、五味子
新开河（今吉林辽源西北部）	1	吉林参
珲春（今吉林珲春）	1	大山抄参
吉林（今吉林）	2	大山抄参、五味子
奉天（今辽宁沈阳）	1	移山抄参

（续表）

产　　地	道地药材数目（个）	道地药材名称
陕西汉中府兴安县（今陕西汉中）	2	当归、猪苓
广东三水（今广东三水）	1	香附
横江（今广西扶绥西南部，北流至那勒村入左江）	1	香附
广东潮州（今广东潮州）	3	沙姜、海龙、海马
广东（今广东）	3	藿香、莲须、沉香
陵水（今海南陵水）	1	益智
中国西藏（今西藏）	2	木香、西红花
阳春县（今广东阳春）	1	春砂
江西（今江西）	2	荆芥、木通
河南（今河南）	2	红花、桃仁
安徽（今安徽）	1	红花
陕西灵台（今陕西西安）	1	冬花
江西吉安府（今江西吉安）	2	茵陈、车前子
江苏常州府（今江苏常州）	1	僵蚕
安徽亳州（今安徽亳州）	1	白菊
广西北流县（今广西北流）	2	大青、板蓝根
陕西（今陕西）	1	红条紫草
山西（今山西）	1	红条紫草
陕西潼关（今陕西潼关北部）	1	沙菀
广西平南（今广西平南）	1	灵香草
海参崴（今俄罗斯境内绥芬河口东岸）；毗连卜魁（今黑龙江齐齐哈尔旧城区）	1	灵芝草
陕西泾阳（今陕西咸阳泾阳西北部）	2	黄蜡、白蜡
湖北荆州（今湖北中南部）	1	半夏
四川万县（今重庆万州区）	1	常山
重庆（今重庆）	1	常山

（续表）

产　地	道地药材数目（个）	道地药材名称
湖北资邱（今湖北长阳西清江北岸）	1	木通
广东阳江（今广东阳江）	1	天花粉
广东罗浮山（今广东博罗西北部）	1	水仙子
广东顺德县陈村（今广东顺德北部陈村镇）	1	地龙
广东顺德下滘（今广东佛山南海区灶镇今沙东南部）	1	地龙
广东平海（今福建莆田东南部）	1	明鱼胶
北海（今广西北海）	1	明鱼胶
广东德庆（今广东德庆）	1	何首乌
广西桂林（泛指今广西东北部一带）	2	钩藤、槐花
东江（今广东）	2	土茯苓、杧核
惠州（今广东惠州）	1	土茯苓
福建省建宁府（今福建建瓯）	1	泽泻
福建黄背岭（今地名不详）	1	蝉蜕
广东南顺之桑基（今广东南顺）	1	马勃
山东牛庄（今山东淄博东北部临淄镇南）	1	薏苡仁
山东黄县（今山东龙口黄县镇）	1	李仁
陵湖（今江苏镇江境内）	1	扁豆
江苏镇江府（今江苏镇江）	2	薤白、蒲公英
湖南湘潭（今湖南湘潭）	1	百合
湖南宝庆（今湖南邵阳）	1	百合
南海（今南海）	1	苦瓜干
湖南常德（今湖南常德）	2	桃仁、吴萸
湖北襄樊（今湖北襄阳）	1	桃仁
山东（今山东）	1	桃仁
老河（今湖北老河口）	1	桃仁

（续表）

产　　地	道地药材数目（个）	道地药材名称
山东关里（今山东）	1	桃核
广东罗岗洞（今广东广州白云区罗岗镇）	1	霜梅
新昌埠（今广东台山西北部）	1	霜梅
广东化州（今广东化州）	1	橘红
广东赖家园（今广东化州）	1	橘红
广东广府（今广东广州）	1	蜂蜜、黄皮核
广东增城（今广东增城）	2	蜜糖、蜂蜜
山东青州（今山东淄博东北部临淄镇北）	1	山楂肉
广西玉林（今广西东南部）	1	圆肉
海南（今海南）	1	沉香
福州（今福建福州）	2	樟脑、蝉花
吧东（今湖北巴东）	1	冰片
贵州（今贵州贵阳）	2	杜仲、水银
宜安（今河北藁城西南部）	1	金钗斛
广东南海顺德（今广东顺德）	2	桑葚子、桑叶
北京丰润县（今河北唐山丰润区）	1	蟾酥
北京玉田县（今河北玉田）	1	蟾酥
广东广州（今广东广州）	1	珍珠
合浦（今广西合浦）	1	珍珠
中国（今中华人民共和国）	1	牛黄
山东东阿县（今山东聊城东阿）	1	阿胶
沙喇滑（今地名不详）	1	猴子枣
坤甸（今印度尼西亚西加里曼丹坤甸市）	1	猴子枣
中国边境（今东北三省靠近边境地区）	1	鹿茸
长白山（今吉林东南部）	1	鹿茸
三姓（今黑龙江依兰）	1	麋茸

（续表）

产　地	道地药材数目（个）	道地药材名称
珲春（今吉林珲春）	1	鹿尾羓
两粤西北江（今广东佛山三水区西江、北江）	1	虎骨
张家口（今河北磁县西彭城区南部）	1	豹筋
琼州（今海南琼山）	1	蜂蜜
嘉积（今海南琼海）	1	蜂蜜
湖南允州（今湖南永州）	1	薄荷油
河南禹州（今河南禹州）	1	薄荷油
江苏苏州（江苏苏州）	1	薄荷油
安南（今越南）	4	犀角、犀牛皮、大枫子、象皮
金边（今柬埔寨金边）	1	犀角
龙赖（今地名不详）	1	犀角
净挽（今地名不详）	1	玉桂
冷精（今地名不详）	1	玉桂
安南东京（今越南北部）	1	蛇颠角
旧金山（今美国境内）	1	白芥子
德国（今德国）	1	胆矾
石叻（今新加坡境内）	1	毕拨
安南新州（今越南境内）	1	大海子
地们（今美国境内）	1	檀香
河内（今越南境内）	1	紫梗
广东新会（今广东新会）	1	陈皮
安南菩萨山（今越南境内）	1	豆蔻花
龙牙（今印度尼西亚林加岛）	1	冰片
高丽国松都府（今朝鲜半岛）	1	丽参
日本云州（今日本境内）	1	东洋参

各　论

1 人　参

【中国药典基原】

本品为五加科植物人参 *Panax ginseng* C. A. Mey. 的干燥根和根茎。

【古籍文献产地记载】

古籍名称	古籍时期	古代地名	古籍描述
《名医别录》	汉	上党 辽东	微温，无毒。疗肠胃中冷，心腹鼓痛，胸胁逆满，霍乱吐逆，调中，止消渴，通血脉破坚积，令人不忘。一名神草，一名人微，一名土精，一名血参。如人形者有神。生**上党**及**辽东**。二月、四月、八月上旬采根，竹刀刮，暴干，无令见风。茯苓为之使，恶溲疏，反藜芦
《本草经集注》	南北朝	上党 辽东	味甘，微寒、微温，无毒。主补五脏，安精神，定魂魄。止惊悸，除邪气，明目。开心益智，治肠胃中冷，心腹鼓痛，胸胁逆满，霍乱吐逆，调中，止消渴，通血脉，破坚积，令人不忘。久服轻身延年。一名人衔，一名鬼盖，一名神草，一名人微，一名土精，一名血参。如人形者有神。生**上党**山谷及**辽东**。二月、四月、八月上旬采根，竹刀刮，暴干，无令见风。（茯苓为之使，恶溲疏，藜芦）
《千金翼方·药出州土》	唐	潞州 泽州 箕州 幽州 檀州	河东道： **潞州**：赤石脂、不灰木、人参、白石脂； **泽州**：人参、禹余粮、防风、白石英。 河北道： **箕州**：人参； **幽州**：人参、知母、蛇胆； **檀州**：人参
《本草图经》	北宋	上党 辽东 河东 泰山	人参，生**上党**山谷及**辽东**，今**河东**诸州及**泰山**皆有之。又有河北榷场及闽中来者，名新罗人参，然俱不及上党者佳。其根形状如防风而润实。春生苗，多于深山中背阴近椵漆下湿润处。初生小者三四寸许，一椏五叶；四五年后生两椏五叶，末有花茎；至十年后生三椏；年深者生四椏各五叶。中心生一茎，俗名百尺杆。三月、四月有花，细小如粟，蕊如丝，紫白色；秋后结子，或七八枚，如大豆，生青熟红，自落。根如人形者神。二月、四月、八月上旬采根，竹刀刮去土曝干，无令见风。泰山出者，叶秆青，根白，殊

（续表）

古籍名称	古籍时期	古代地名	古籍描述
			别。江淮出一种土人参，叶如匙而小，与结梗相似，苗长一二尺，叶相对生，生五七节，根亦如桔梗而柔，味极甘美；秋生紫花，又带青色；春秋采根，不入药，本处人或用之。相传欲试上党人参者，当使二人同走，一与人参含之，一不与，度走三五里许，其不含人参者，必大喘，含者气息自如者，其人参乃真也
《本草品汇精要》	明	辽东 上党	人参……【名】人衔……【苗】(《图经》曰)春生苗……百济者，形细而坚白，气味薄；辽东者，形大而虚软，不及百济远矣。【地】(《图经》曰)生上党山谷及闽中新罗，今河东泰山诸州皆有之……(道地)**辽东**、高丽、**上党**者佳……【赝】桔梗、荠苨为伪
	唐*	潞州 平洲 泽州 易州 檀州 箕州 幽州 妫州 太行山	《唐本》注云：**潞州**、**平洲**、**泽州**、**易州**、**檀州**、**箕州**、**幽州**、**妫州**、**太行山**
		渤海	《药性论》云：**渤海**
	北宋*	潞州 上党	(本草)衍义：今之用者皆河北榷场博易到，尽是高丽所出，率虚软味薄，不若。**潞州上党**者味浓体实为佳也
《本草纲目》	明		【集解】……珣曰：新罗国所产者，有手足，状如人形，长尺余，以杉木夹定，红丝缠饰之。又沙州参，短小不堪用……嘉谟曰：紫团参，紫大稍扁；百济参，白坚且圆，名白条参，俗名羊角参；辽东参，黄润纤长有须，俗名黄参，独胜；高丽参，近紫体虚；新罗参，亚黄味薄。肖人形者神；其类鸡腿者力洪。时珍曰：上党，今潞州也。民以人参为地方害，不复采取。今所用者皆是辽参。其高丽、百济、新罗三国，今皆属于朝鲜矣。其参犹来中国互市。亦可收子，于十月下种，如种菜法。秋冬采者，坚实；春夏采者，虚软，非地产有虚实也。辽参连皮者黄润色如防风；去皮者坚白如粉；伪者皆以沙参、荠苨、桔梗采根造作乱之。沙参体虚无心而味淡；荠苨体虚无心；桔梗体坚有心而味苦。人参体实有心而味甘，微带苦，自有余味，俗名金井玉阑也。其似人形者，谓之孩儿参，尤多赝伪。宋苏颂《图经本草》所绘潞州者，三桠五叶，真人参也；其滁州者，乃沙参

（续表）

古籍名称	古籍时期	古代地名	古籍描述
《本草纲目》			之苗叶；沁州、兖州者，皆荠苨之苗叶。其所云江淮土人参者，亦荠苨也。并失之详审。今潞州者尚不可得，则他处者尤不足信矣。近又有薄夫以人参先浸取汁自啜，乃晒干复售，谓之汤参，全不任用，不可不察。考月池翁讳言闻，字子郁，衔太医吏目。尝著《人参传》上、下卷甚详，不能备录，亦略节要语于下条云耳
	曹魏*	邯郸	普曰：或生**邯郸**，三月生叶小锐，枝黑茎有毛。三月、九月采根。根有手足，面目如人者神
	唐*	潞州太行紫团山	恭曰：人参见用多是高丽、百济者，**潞州太行紫团山**所出者，谓之紫团参。
	后蜀*	泌州 辽州 泽州 箕州 平州 易州 檀州 幽州 妫州 并州	保升曰：今**沁州**、**辽州**、**泽州**、**箕州**、**平州**、**易州**、**檀州**、**幽州**、**妫州**、**并州**并出人参，盖其山皆与太行连亘相接故也
《本草原始》	明	上党 辽东	生**上党**山谷及**辽东**。其形状如防风而润实。春生苗……根如人形者，乃年深浸渐长成者，故《说文》曰人……参之字代之，从简便尔……故名参。人参，《本经》上品。范蠡曰：状类人者善
	前蜀*	清河	珣曰：出新罗国，所贡有手脚，状如人形神，力全，价胜金。或曰生邯郸者，根有头足，手面目如人；或曰生上党者，人形皆具。此参乃晒蒸造成者，形块大小不等，坚实明亮为上。上党参色黄，坚实有肉色；高丽参色虽黄，轻虚，内多有白色者；紫团参紫大，稍扁；百济参白坚且圆，名曰白条参；新罗参亚黄，味薄；**清河**参快小色白，坚实明亮。诸参并堪主治，独上党参功效易臻。至于竹节参、条参、芦参、参须，不堪入药
《本草从新》	清	辽东 宁古台 船厂	甘温微苦。大补肺中元气。泻火，除烦，生津止渴，开心益智，聪耳明目，安精神，定魂魄，止惊悸，通血脉，破坚积，消痰水……产**辽东**。**宁古台**出者，光红结实。**船厂**出者，空松铅塞，并有糙有热。宜隔纸焙用。忌铁，不宜见风日

（续表）

古籍名称	古籍时期	古代地名	古 籍 描 述
《药物出产辨》	民国	奉天省 新开河 松江河 头道江 沈阳 抚松 珲春 吉林 满洲 海参威（崴） 山东牛庄 奉天省石柱沟	【吉林参】又名生蒸参。产**奉天省**，**新开河**地方为最好。其次**松江河**、**头道江**等处均有出。九月新。近日又将此参另造一种，不过火蒸生晒干而来，系冲日本白皮参用。又有一种冲花旗参、滑皮参用。时世日变，货物亦日变。主治：能扶元。胜于高丽参，不及长白山参。《本草求真》。 【移山抄参】产自**奉天**，以**沈阳**粉芦者为佳，其次**抚松**县。八月新。每用此抄，挨芦插髀插尾，而作大山抄参者，每年不知几许，工作极好，外行人实难看破。 【丽参】产自高丽国，以松都府为正地道。八月新。近日俱由日本统揽而来。三井专卖有。原来参尾者为甲尾，每封一觔。此参近日太混杂。有种种于日本者，有由日本东洋参制而成者。制起之后，挑出不像丽参者而呼其名为全红参。用纸盒装，每盒一觔，全尾。主治：微寒，味甘。补肺阴以益五脏之津液，安精神，定魂魄，止惊悸，开心益智明目，除邪气。《本草求原》。 【大山抄参】产**珲春**、**吉林**为上，其次中国**满洲**、高丽、俄国**之海参威**，再次则**山东之牛庄**。七月新。西药名真性。功用行气，提神，开胃，暖胃。详《万国药方》卷五，一百零五篇。近日另出一种，不过糖，生晒而来。近年来无论有糖或生晒，伪混插杂不可胜言。 【石柱参】产自**奉天省石柱沟**地方。论石柱参之质，实不亚于丽参。彼此均蒸制而来，可惜制法不如高丽。忆昔前廿余年，有双兴参局在上海制造参。当时所有最好之石柱，择其无横纹者，标高价卖。初到港在怡顺行出沽。后丽卿新创万成兴，则在华成兴出沽。我辈得聆丽卿讲过，所造此参。系用杞子、故纸、附子、炙草四味煎水，将参渍透，蒸之，以合色水为度。吹爽焙干装箱是也
《增订伪药条辨》	民国	辽东 吉林 宁安县 凤凰城 船厂	真人参，以**辽东**产者为胜。连皮者，色黄润如防风；去皮者，坚白如粉。肖人形，有手、足、头面，毕具香，有神，故一名神草……炳章按：人参，多年生草根也，长着八九寸，短者二三寸，略似人形，故名人参。产**吉林**，以野参为贵，故又谓吉林参，或曰野山参，叶似掌状复叶。《东陲游记》云：辽东人参，产宁古塔，即今**吉林宁安县**地……考其产处，有人工培植者，有天然野生者。如为**凤凰城**及**船厂**产者，种植为多；而宁古塔产者，野生为多……土人贵红而贱白。大抵生者色白，蒸熟泽带红色。近世以白者为贵，名曰京参……《龙江乡土志》云：野山参，有米珠在须，其纹横，秧子参多须纹，无米珠…… 别直参，即高丽参，以野山所产为上品……闻又有抄参、糖参二种，以之混充，则殊碍卫生。炳章按：抄参、糖参二种，乃人参之种参。前人参条下已辨明，与别直不同。别直产韩国，即古之高丽……

【古籍文献产地图示】

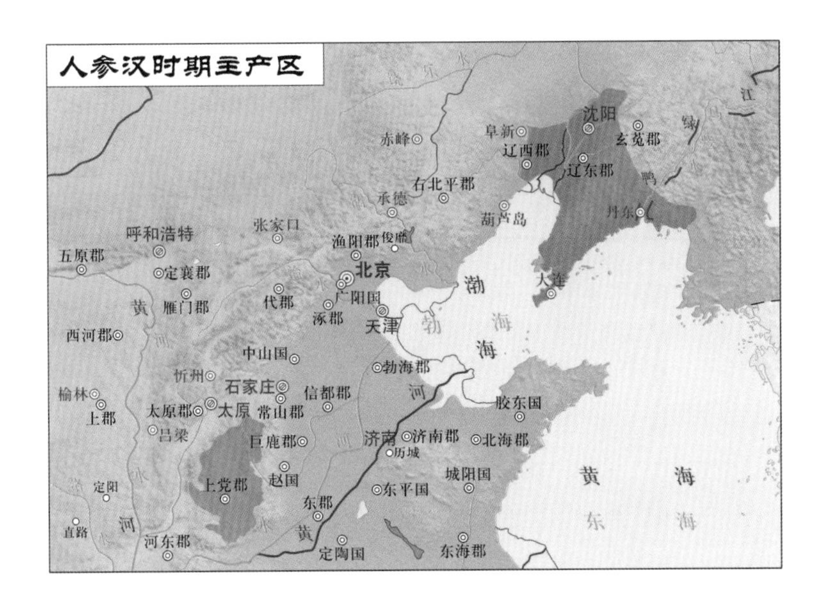
人参汉时期主产区
沈阳
阜新
玄菟郡
赤峰
辽西郡
辽东郡
右北平郡
承德
葫芦岛
丹东
张家口
呼和浩特
渔阳郡
俊靡
五原郡
定襄郡
北京
大连
雁门郡
代郡
广阳国
渤
黄
涿郡
天津
西河郡
渤
海
海
中山国
忻州
渤海郡
石家庄
信都郡
榆林
太原郡
太原
常山国
河
胶东国
上郡
吕梁
巨鹿郡
济南
济南郡
北海郡
历城
赵国
黄
海
定阳
上党郡
城阳国
东平国
东郡
东
海
直路
河
河东郡
黄
定陶国
东海郡

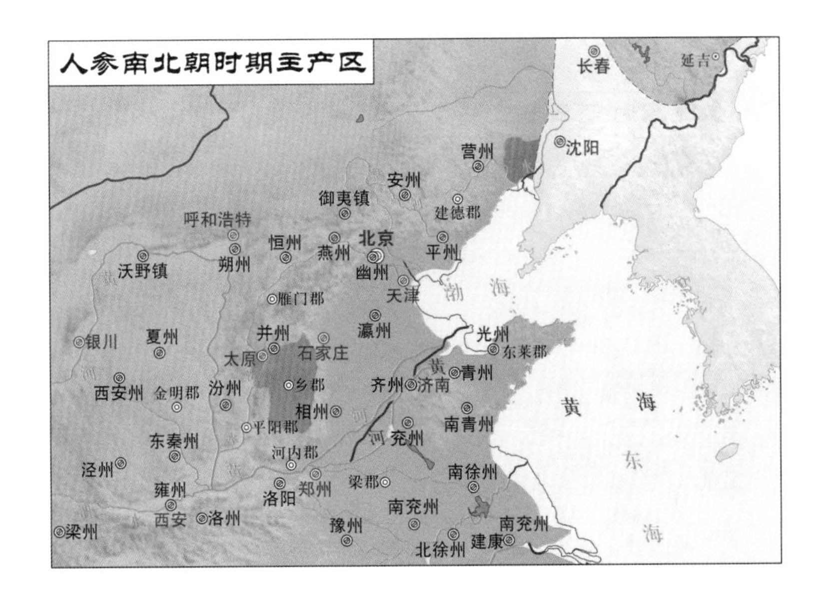
人参南北朝时期主产区
长春
延吉
沈阳
营州
安州
御夷镇
建德郡
呼和浩特
北京
恒州
燕州
平州
沃野镇
朔州
幽州
天津
渤
海
雁门郡
瀛州
银川
夏州
井州
光州
太原
石家庄
东莱郡
西安州
金明郡
汾州
乡郡
齐州
济南
青州
黄
海
相州
南青州
平阳郡
兖州
东秦州
河内郡
东
泾州
梁郡
南徐州
雍州
郑州
洛阳
南兖州
西安
洛州
海
梁州
豫州
南兖州
北徐州
建康

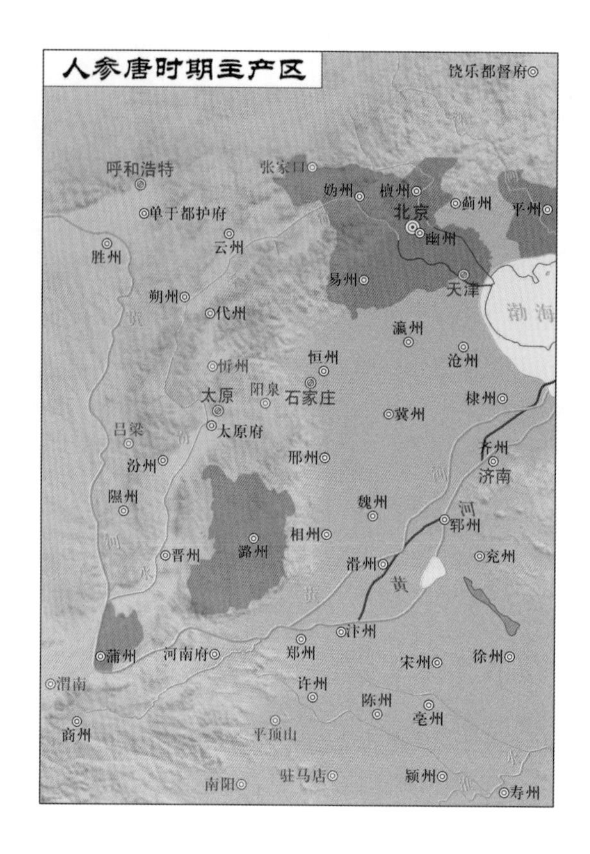

人参唐时期主产区

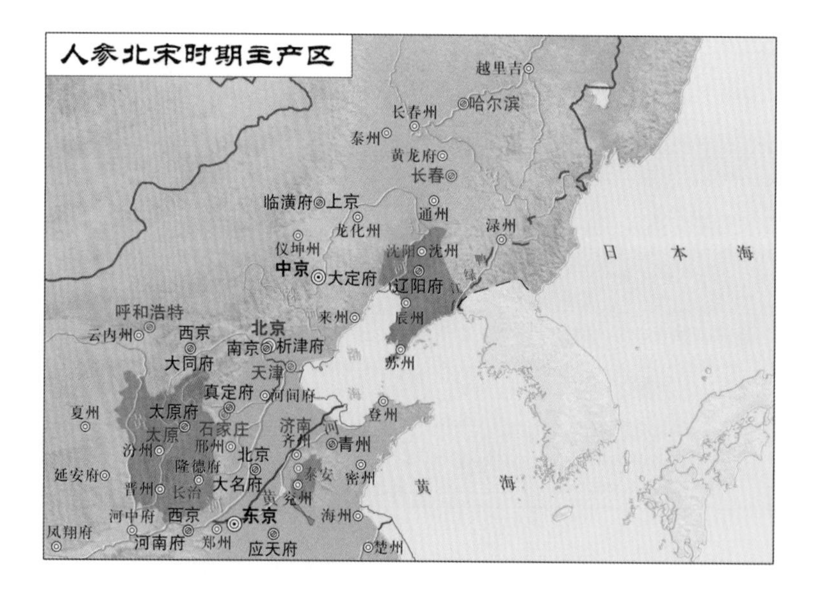

人参北宋时期主产区

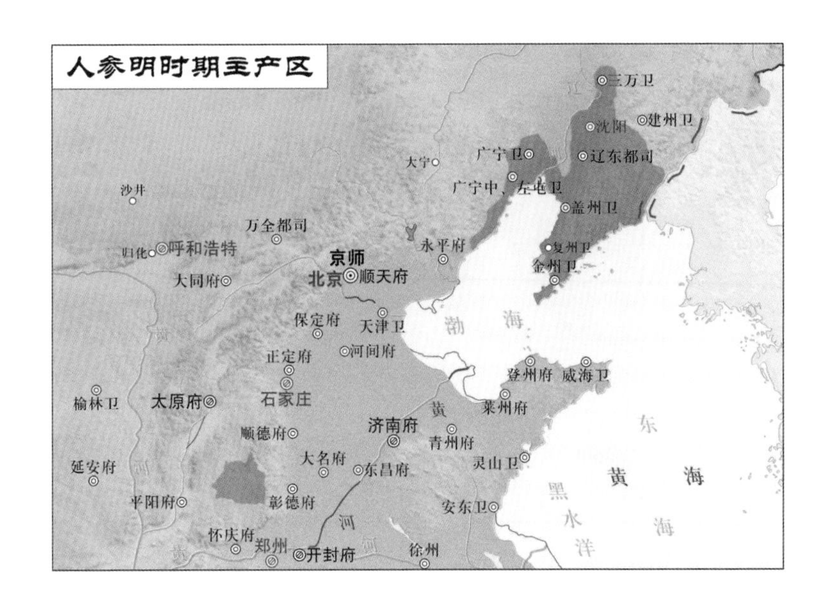
人参明时期主产区
三万卫
沈阳
建州卫
广宁卫
辽东都司
大宁
广宁中、左屯卫
盖州卫
沙井
万全都司
归化
呼和浩特
永平府
复州卫
金州卫
京师
北京
顺天府
大同府
保定府
天津卫
渤
海
正定府
河间府
登州府
威海卫
榆林卫
太原府
石家庄
莱州府
黄
济南府
顺德府
青州府
东
延安府
大名府
东昌府
灵山卫
黄
海
河
平阳府
彰德府
安东卫
黑
水
海
河
洋
怀庆府
郑州
开封府
徐州

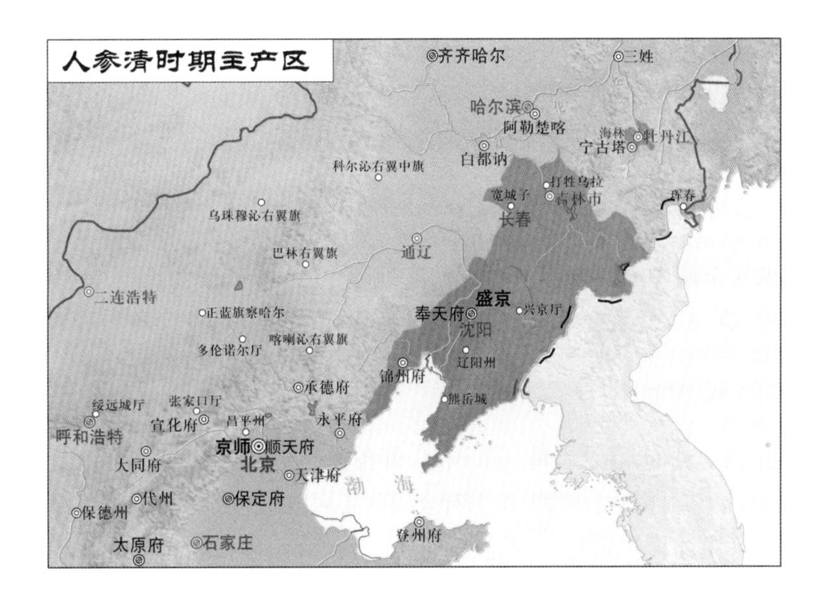
人参清时期主产区
齐齐哈尔
三姓
哈尔滨
阿勒楚喀
海林
牡丹江
宁古塔
白都讷
科尔沁右翼中旗
打牲乌拉
宽城子
吉林市
珲春
长春
乌珠穆沁右翼旗
通辽
巴林右翼旗
二连浩特
盛京
奉天府
兴京厅
沈阳
正蓝旗察哈尔
多伦诺尔厅
喀喇沁右翼旗
辽阳州
锦州府
承德府
熊岳城
绥远城厅
张家口厅
宣化府
昌平州
永平府
呼和浩特
京师
顺天府
大同府
北京
天津府
渤
海
代州
保定府
保德州
登州府
太原府
石家庄

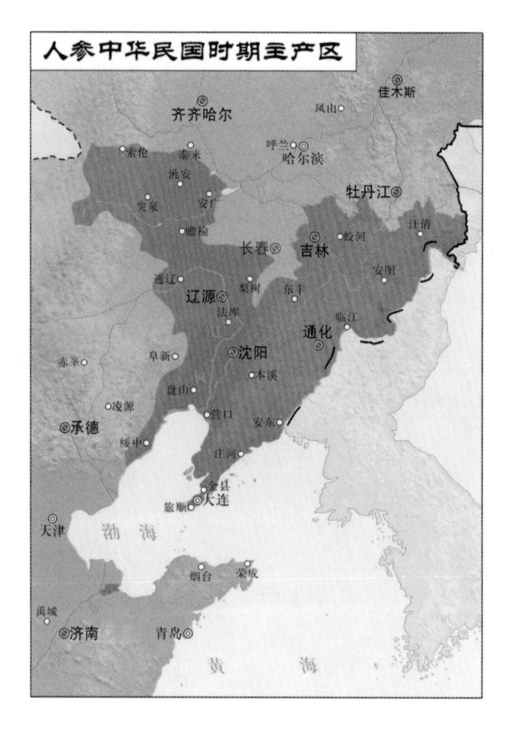

人参中华民国时期主产区

【古籍文献产地地理沿革】

根据文献记载，人参主要有两大产区，从《名医别录》、南北朝《本草经集注》，到北宋《图经本草》，以及明代《本草原始》均记载“上党山谷及辽东”；随着气候、人文等因素的改变，“上党”逐渐转向“辽东”。明代《本草纲目》记载“潞州尚不可得”，直至清代以后，形成以辽宁、吉林长白山山脉为主的人参产区。在人参产区演变过程中，“箕州”“幽州”“高丽”“百济”“河东”“泰山”，即当今的北京附近、朝鲜和山东境内，在唐、北宋有记载。

【现代产区情况】

结合第四次全国中药资源普查数据和实地考察，人参产区主要集中于吉林抚松、桦甸、蛟河、梨树、集安、浑江、靖宇、长白、汪清、通化，以及辽宁桓仁、宽甸等地。

【古代产地对应现代地区考】

（1）上党：指上党郡，春秋晋地。战国赵、韩各置上党郡，赵上党郡在山西和顺、榆社等县以南，南与韩的上党郡相接；韩上党郡有今山西沁河以东一带。秦取赵、韩两郡合置上党郡，治壶关县（今山西长治北部）。西汉移治长子县（今山西长治北部）。西汉辖境相当于今山西和顺、榆社等地以南，沁河流域以东地区。东汉末移治壶关县。其后辖境渐缩，治所屡迁：西晋移治潞县（今山西潞城东北四十里古城村）；前燕慕容儁移治安民城（今山西襄垣北部），后治壶关县；北魏皇始元年（396年）又移治安民城，太平真君中复治壶关县。

（2）辽东：指辽东郡，战国燕昭王置，治襄平（今辽宁辽阳），辖境相当于今辽宁大凌河以东地区。

（3）潞州：北周宣政元年（578年）分并州上党郡置，治襄垣县（今山西襄垣北部）。隋开皇中移治壶关县（今山西壶关东南部），大业初废。唐武德中复置，治上党县（今山西长治），天宝中改为上党郡，乾元初复为潞州。辖境相当于今山西长治武乡、襄垣、沁县、黎城、潞城、屯留、平顺、长子、壶关等地及河北涉县。北宋崇宁中升为隆德府。金又改为潞州。明嘉靖八年（1529年）升为潞安府。

（4）泽州：隋开皇初以建州改名，因州内濩泽水为名。治高都县（旋改丹川县，今山西晋城东北部高都镇），大业初改为长平郡。唐武德元年（618年）改为盖州，由于濩泽县（今山西阳城）置泽州，八年（625年）移治端氏县（今山西沁水东六十里端氏村），贞观元年（627年）移治晋城县（今山西晋城），废盖州，以其县来属。辖境相当于今山西晋城等地。

（5）箕州：春秋晋地，今山西蒲县东北部箕城。

（6）檀州：隋开皇十八年（597年）分幽州置，取县境汉白檀县为名，治燕乐县（今北京密云东北部），大业初改为安乐郡。唐初复为檀州，移治密云县（今北京密云），辖境相当于今北京密云、平谷。

（7）河东：地区名，因在黄河以东而得名。战国、秦、汉时指今山西西南部，所置河东郡即在这一地区。唐以后泛指今山西全境。

（8）泰山：即泰山，今山东泰安北部。

（9）渤海：指渤海国，今长白山脉沿线地区。

（10）松江河、头道江：民国《药物出产辨》记载："产奉天省，新开河地方为最好。其次松江、河头、道江等处均有出。"经对民国地图进行查找，无"松江、河头、道江"，却有"松江河""头道江"，推测前人对古文标点断句存在错误，民国产地为"松江河""头道江"。

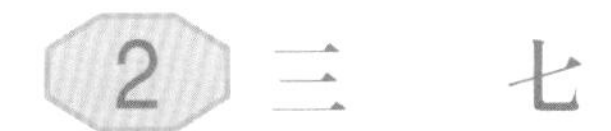

2 三 七

【中国药典基原】

本品为五加科植物三七 *Panax notoginseng*（Burk.）F. H. Chen的干燥根和根茎。

【古籍文献产地记载】

古籍名称	古籍时期	古代地名	古 籍 描 述
《本草纲目》	明	广西南丹	【集解】时珍曰：生**广西**、**南丹**诸州番峒深山中，采根暴干，黄黑色。团结者，状略似白及；长者如老干地黄，有节。味微甘而苦，颇似人参之味

（续表）

古籍名称	古籍时期	古代地名	古 籍 描 述
《本草原始》	明	广西南丹	生**广西南丹**诸州番洞深山中。采根暴干，黄黑色，如老干地黄，有节。彼人言其叶左三右四，故名三七，盖恐不然。原名山漆，谓其合金疮，如漆粘物也。三七者，俗称耳
《本草备要》	清	广西	亦名山漆，此药近时始出，军中恃之。从**广西**山洞来者，略似白及、地黄，有节，味微甘
《本草从新》	清	广西	一名山漆。从**广西**山洞来者略似白及，长者如老干地黄，有节，味微甘，颇似人参
《药物出产辨》	民国	广西田州 云南	产**广西田州**为正道地。今日**云南**多种，亦可用。以蓝皮蓝肉者为佳，黄皮黄肉者略差。暑天收成者佳，冬天收成者次之
《增订伪药条辨》	民国	广西南丹	按田漆即山漆，一名三七，以叶左三右七。故有是名。产**广西南丹**诸州番峒深山中，采根暴干，黄黑色。团结者状似白及，长者如老干地黄，亦有如人形者，有节，味微甘而苦

【古籍文献产地图示】

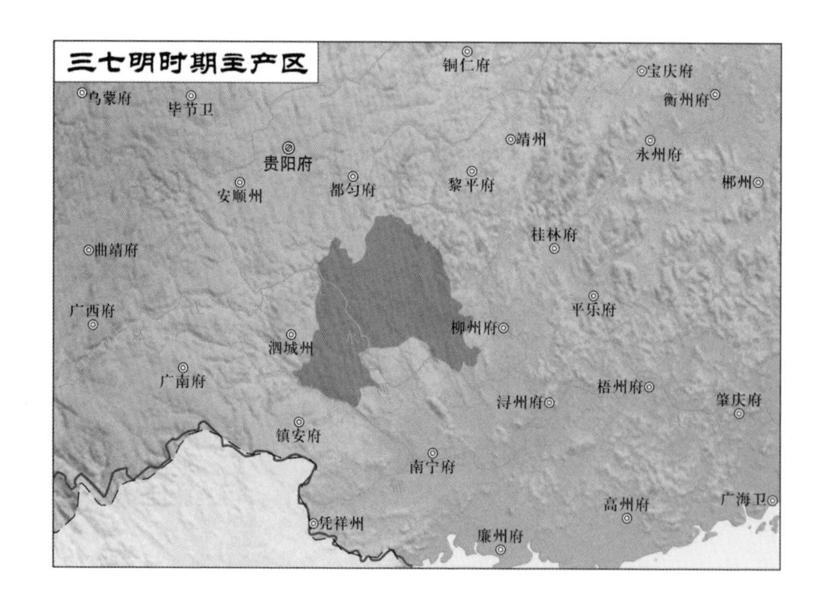

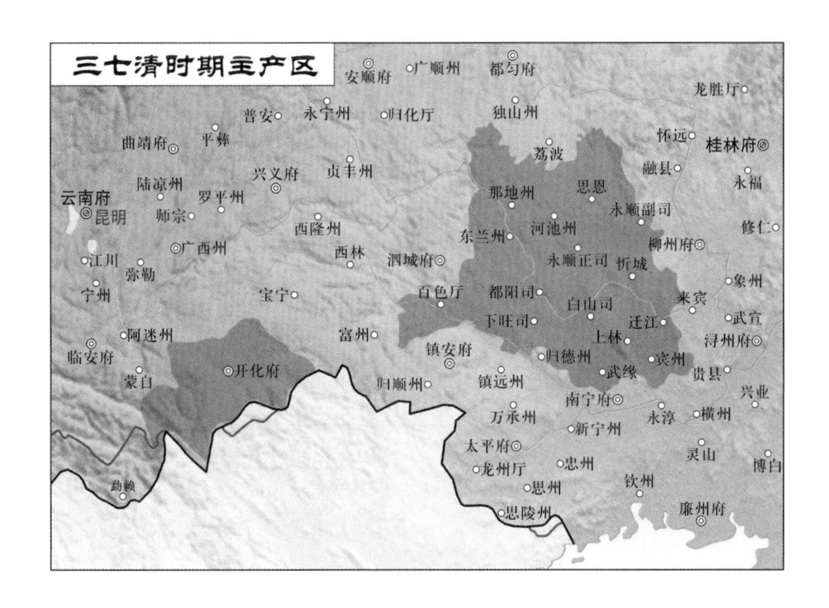

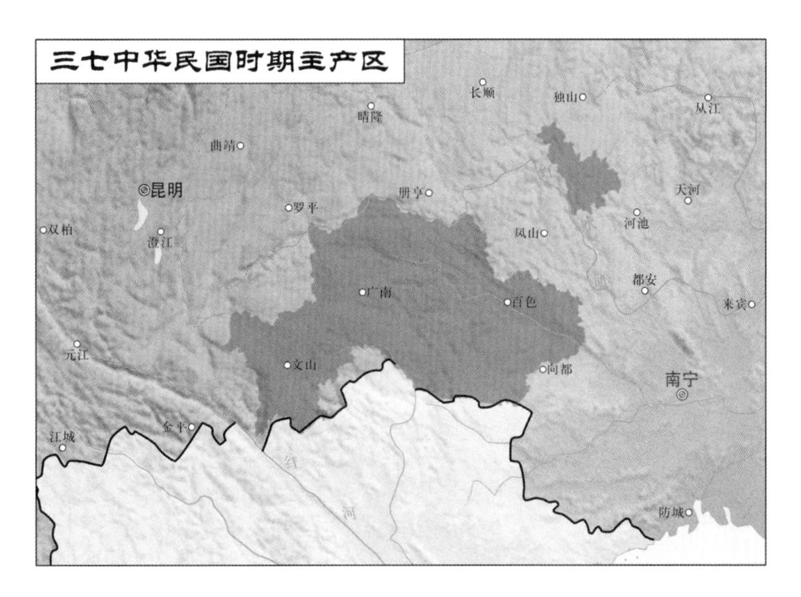

【古籍文献产地地理沿革】

明清以来，三七以今广西南丹、田阳为道地产区；民国后增加云南为道地产区。

【现代产区情况】

结合第四次全国中药资源普查数据，三七产区主要集中于云南广南、麻栗坡、马关、勐海、嵩明、腾冲、砚山、永德，广西靖西，贵州安龙、大方、六枝特、盘州等地。

【古代地名对应现代地区考】

（1）广西：即广西路。元至元十二年（1275年）置，治今云南泸西，辖境相当于今云南泸西、师宗、丘北、弥勒等地，属云南行省。明洪武十五年（1382年）改为府。

（2）南丹：即南丹州。北宋开宝七年（974年）置，治今广西南丹，属宜州羁縻。元属庆远南丹安抚司。明属庆元府，辖境相当于今广西南丹、天峨等地。1924年废，改置南丹县。

（3）田州：唐开元中置，治今广西田东西北部，贞元二十一年（805年）废，后复置，辖境相当于今广西百色等地。属岭南道。宋为羁縻州，属横山寨。元改置田州路。明洪武初改置田州府，移治今广西田阳（田州镇），嘉靖七年（1528年）复为田州。清改为田州土州，属思恩府，光绪元年（1875年）改流为恩隆县。

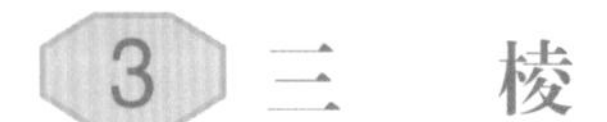

3 三　棱

【中国药典基原】

本品为黑三棱科植物黑三棱 *Sparganiuum stoloniferum* Buch.-Ham. 的干燥块茎。

【古籍文献产地记载】

古籍名称	古籍时期	古代地名	古 籍 描 述
《本草图经》	北宋	河陕 江淮 荆襄 河中府 荆楚 泰州	京三棱，旧不著所处州土，今**河陕**、**江淮**、**荆襄**间皆有之。春生苗，高三四尺，似茭蒲叶皆三棱。五六月开花，似莎草，黄紫色。霜降后采根，削去皮、须，黄色，微苦，以如小鲫鱼状体重者佳。多生浅水傍，或陂泽中。其根初生成块，如附子大，或有偏者。傍生一根，又成块，亦出苗，其不出苗，只生细根者，谓之鸡爪三棱。又不生细根者，谓之黑三棱，大小不常，其色黑，去皮即白。**河中府**又有石三棱，根黄白色，形如钗股，叶绿色，如蒲，苗高及尺，叶上亦有三棱，四月开花，白花，如红蓼花。五月采根。亦消积气。下品别有草三棱条，云生蜀地，即鸡爪三棱也。其实一类，故附见于此。一说，三棱生**荆楚**，字当作荆，以著其他。《本经》作京，非也。今世都不复有。三棱所有皆淮南红蒲根也。**泰州**尤多，举世皆用之。虽太医不以为缪。盖流习既久，用根者不识其苗，采药者莫纠其用，因缘差失，不复再辨。今三棱，荆襄、江淮水泽之间皆有。叶如莎草，极长，茎三棱如削，大如人指，高五六尺，茎端开花，大体皆如莎草而大，生水际及浅

（续表）

古籍名称	古籍时期	古代地名	古籍描述
			水中。苗下即魁，其傍有根横贯，一根则连数魁，魁上发苗。采时断其苗及横根，形扁长如鲫鱼者，三棱也。根末将尽，一魁未发苗，小圆如乌梅者，黑三棱也。又根之端钩屈如爪者，为鸡爪三棱。皆皮黑肌白而至轻。三者本一物，但力有刚柔，各适其用。因其形为名，如乌头、乌喙，云母、云华之类，本非两物也。今人乃妄以凫茨、香附子为之。又本草谓京三棱，形如鲫鱼，黑三棱如鲫鱼而轻。今红蒲根至坚，重刻削而成，莫如形体。又叶扁茎圆，不复有三棱处，不知何缘名三棱也。今三棱皆独傍引二根，无直下根。其形大体多亦如鲫鱼
《本草品汇精要》	明	随州 荆州	【地】(《图经》曰)……(道地)**随州**、**荆州**。【时】(生)春生苗。(采)五月取根。【收】暴干。【用】根体重者佳。【质】形扁如鲫鱼
《本草原始》	明	荆楚 江淮 济南 河陕	生**荆楚**地，故名荆三棱，以著其他。《开宝本草》作“京”，非也。今**江淮**、**济南**、**河陕**间皆有之。多生浅水旁及陂泽中。春生苗，叶似莎草极长，茎三棱如削，大如人指，高五六尺，茎端开花，大体皆如莎草而大，黄紫色。霜降后采根，削去皮须，暴干。荆三棱状如鲫鱼，黄白体重；黑三棱色若乌梅轻松，去皮则白；草三棱如鸡爪屈曲，根上生根，一名鸡爪三棱；石三棱色黄，坚硬如石。种虽有四，叶并三棱，故名三棱……二月、八月采根
《本草求真》	清	荆地	三棱……出**荆地**，色黄体重，若鲫鱼而小者良。今世所用皆草三棱
《本草述》	清	荆襄 江淮 河 陕	核曰：旧不注所产土地，今**荆襄**、**江淮**、**河**、**陕**间皆有之。多生浅水旁，或荒废陂池湿地间，春时丛生，夏秋抽茎，茎端复出数叶，开花六七枝，色黄紫，作穗细碎，中有子如粟，茎叶花实俱有三棱，并与莎草一样，但长大耳，其茎光滑，中有白穰，剖之织物，柔韧如藤，苗下有魁，从旁横贯，一根复连敷魁，魁上亦出苗叶，其魁皆扁长，须皮黄褐，削去须皮，宛若鲫状，体重者荆三棱，圆小如梅者黑三棱，钩屈如爪者鸡爪三棱，因状赋名，各适其用，本非两物
《药物出产辨》	民国	徐州府 江西 河南	产**江苏省徐州府**。八月新。**江西**、**河南**两省均有出

【古籍文献产地图示】

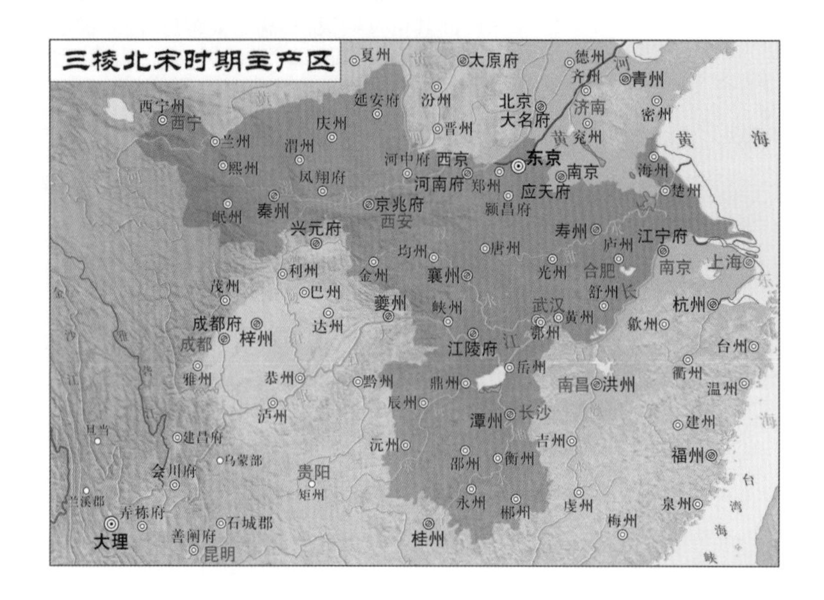
三棱北宋时期主产区
夏州
太原府
德州
齐州
青州
延安府
汾州
北京
大名府
济南
密州
西宁州
西宁
庆州
晋州
兖州
黄
海
兰州
渭州
河中府
西京
东京
南京
海州
熙州
凤翔府
河南府
郑州
应天府
楚州
岷州
秦州
京兆府
西安
颍昌府
兴元府
寿州
庐州
江宁府
均州
唐州
南京
上海
利州
金州
襄州
光州
合肥
茂州
巴州
舒州
杭州
夔州
峡州
武汉
黄州
成都府
达州
鄂州
歙州
成都
梓州
江陵府
台州
雅州
恭州
黔州
鼎州
岳州
衢州
南昌
洪州
温州
辰州
潭州
长沙
泸州
建州
建昌府
沅州
吉州
福州
乌蒙部
邵州
衡州
会川府
贵阳
矩州
永州
郴州
虔州
泉州
弄栋府
石城郡
梅州
大理
善阐府
桂州
昆明

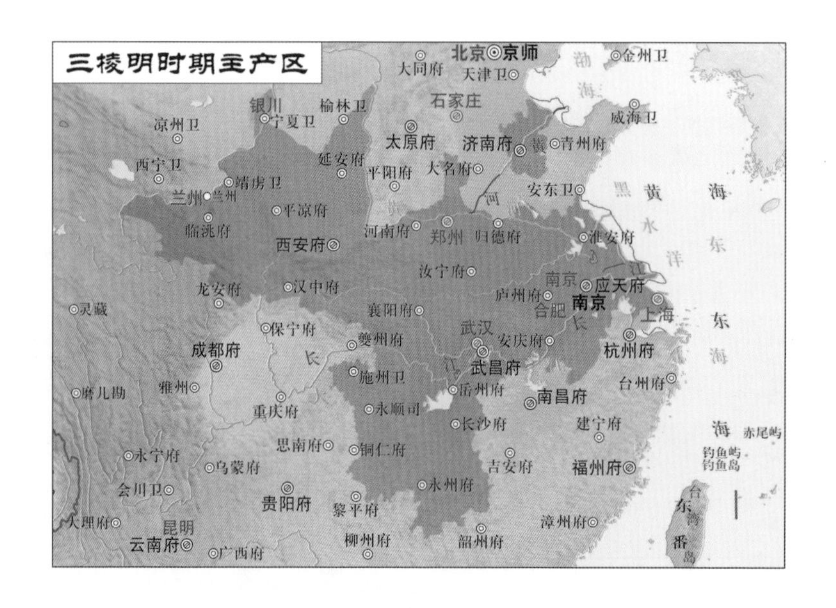
三棱明时期主产区
北京
京师
金州卫
大同府
天津卫
银川
榆林卫
石家庄
凉州卫
宁夏卫
威海卫
太原府
济南府
青州府
西宁卫
延安府
平阳府
大名府
靖虏卫
兰州
安东卫
黄
海
平凉府
临洮府
河南府
郑州
归德府
淮安府
西安府
东
汝宁府
龙安府
汉中府
南京
应天府
庐州府
灵藏
襄阳府
合肥
南京
上海
保宁府
夔州府
武汉
安庆府
东
成都府
杭州府
施州卫
武昌府
雅州
岳州府
南昌府
台州府
重庆府
永顺司
长沙府
建宁府
海
赤尾屿
思南府
铜仁府
钓鱼屿
钓鱼岛
永宁府
乌蒙府
吉安府
福州府
会川卫
永州府
贵阳府
黎平府
台
大理府
昆明
漳州府
云南府
广西府
柳州府
韶州府

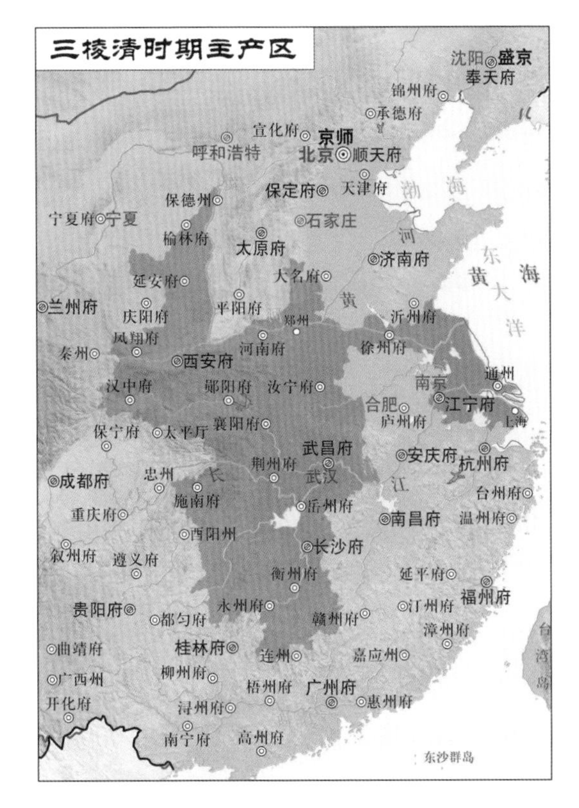

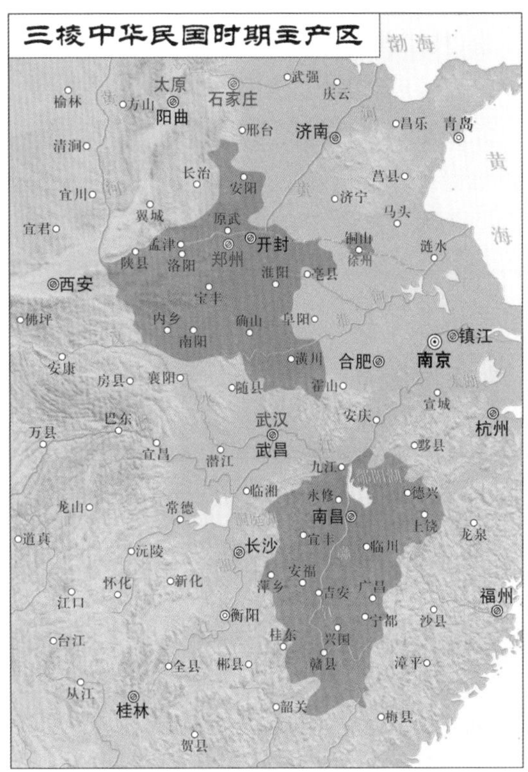

【古籍文献产地地理沿革】

三棱为水生植物，生长在水系发达的地方。至民国时期，形成以河南、江苏徐州的黄河、淮河流域，以及长江中下游鄱阳湖水系以江西为主的产区。

【现代产区情况】

结合第四次全国中药资源普查数据和实地考察，三棱产区以湖北、江苏、河南、山东、江西、安徽、浙江为主，以及湖南等地。

【古代产地对应现代地区考】

（1）河中府：唐开元九年（721年）升蒲州置，以地当黄河中游得名，同年降为蒲州。天宝元年（742年）改为河东郡。乾元元年（758年）复为蒲州。天宝三年（744年）又升为河中府。治河东县（今山西永济西南部蒲州），辖境相当于今山西西南部的运城等地和陕西大荔的部分地区。唐属河东道，北宋属永兴军路，金属河东南路，元属晋宁路。明洪武二年（1369年），降为蒲州。

（2）随州：西魏废帝三年（554年）改并州置，治随县（今湖北随州）。唐辖境相当于今湖北随州、枣阳等地。两宋属京西南路。

（3）荆州：唐辖境，上元元年（674年）升为江陵府，辖境相当于今湖北荆门、当阳以南，枝江、松滋以东和潜江、石首以西地区。

（4）徐州府：治铜山县（今江苏徐州），辖境相当于今江苏新沂、宿迁以西，泗洪以北和安徽淮北以北的萧县、砀山等地区。

4 大　黄

【中国药典基原】

本品为蓼科植物掌叶大黄 *Rheum palmatum* L.、唐古特大黄 *R. tanguticum* Maxim. ex Balf. 或药用大黄 *R. offcihale* Baill. 的干燥根和根茎。

【古籍文献产地记载】

古籍名称	古籍时期	古代地名	古籍描述
《本草经集注》	南北朝	河西 陇西 益州北部汶山 西山 西川 北部	平胃下气，除痰实，肠间结热……一名黄良。生**河西**山谷及**陇西**。二月、八月采根，火干。今采**益州北部汶山**及**西山**者，虽非河西、陇西，好者犹作紫地锦色，味甚苦涩，色至浓黑。**西川**阴干者胜。**北部**日干，亦有火干者，皮小焦不如，而耐蛀堪久。此药至劲利，粗者便不中服，最为世方所重。道家时用以去痰疾，非养性所须也。将军之号，当取其骏快矣
《千金翼方·药出州土》	唐	隰州 廓州 凉州 茂州	河东道： **隰州**：当归、大黄。 陇右道： **廓州**：大黄。 河西道： **凉州**：大黄、白附子、鹿茸。 剑南道： **茂州**：升麻、羌活、金牙、芒硝、马齿矾、朴硝、大黄
《新修本草》	唐	幽州 并州 宕州 凉州 西羌 蜀	将军，味苦，寒、大寒，无毒。主下瘀血，血闭，寒热，破症瘕积聚，留饮宿食，荡涤肠胃，推陈致新，通利水谷，调中化食，安和五脏。平胃下气，除痰实，肠间结热，心腹胀满，女子痛，诸老血留结。一名黄良。生河西山谷及陇西。二月、八月采根，火干……今采益州北部汶山及西山者，虽非河西、陇西，好者犹作紫地锦色，味甚苦涩，色至浓黑。西川阴干者胜。北部晒干，亦有火干者，皮小焦不如，而耐蛀堪久。此药至劲利，粗者便不中服，最为俗方所重。道家时用以去痰疾，非养性所须也。将军之号，当取其骏快矣。谨案：大黄性湿润，而易壤蛀，火干乃佳。二月、八月日不烈，恐不时燥，即不堪矣。叶、子、茎并似羊蹄，但粗长而浓，其根细者，亦似宿羊蹄，大者乃如碗，长二尺。作时烧石使热，横寸截着石上爆之，一日微燥，乃绳穿晾之，至干为佳。**幽**、**并**以北渐细，气力不如**蜀**中者。今出**宕州**、**凉州**、**西羌**、**蜀地**皆有。其茎味酸，堪生啖，亦以解热，多食不利人。陶称蜀地者不及陇西，误矣

（续表）

古籍名称	古籍时期	古代地名	古 籍 描 述
《本草图经》	北宋	河西 陇西 蜀川 河东 陕西 秦陇	生**河西**山谷及**陇西**，今**蜀川**、**河东**、**陕西**州郡皆有之，以**蜀川**锦文者佳。其次**秦陇**来者，谓之土蕃大黄。正月内生青叶，似蓖麻，大者如扇；根如芋，大者如碗，长一、二尺，旁生细根如牛蒡，小者亦如芋；四月开黄花，亦有青红似荞麦花者；茎青紫色，形如竹。二、八月采根，去黑皮，火干。江淮出者曰土大黄，二月开黄花，结细实。又鼎州出一种羊蹄大黄，疗疥瘙甚效。初生苗叶如羊蹄，累年长大，即叶似商陆而狭尖；四月内于抽条上出穗，五、七茎相合，花叶同色；结实如荞麦而轻小，五月熟即黄色，亦呼为金荞麦。三月采苗，五月收实，并阴干；九月采根，破之亦有锦文。日干之，亦呼为土大黄。凡收大黄之法
《本草品汇精要》	明	蜀州 陕西 凉州	【名】将军、黄良。【地】（《图经》曰）生河西山谷及陇西、江淮、鼎州、河东州郡亦有之。（陶隐居云）益州北部汶山、西山。（唐本注云）宕州西羌。（道地）**蜀州陕西凉州**
《药物出产辨》	民国	川 山 陕 甘 山西源浑州 阳高县 山西大同府 直隶猎鹿县	一名锦黄，一名黄良。**川**、**山**、**陕**、**甘**各省均有出……三年乃有收成。以上两台黄为正台黄。冲台黄野产于**山西源浑州**。以**阳高县**为佳，余**山西大同府**、乃**直隶猎鹿县**等均有出。秋后收成

【古籍文献产地图示】

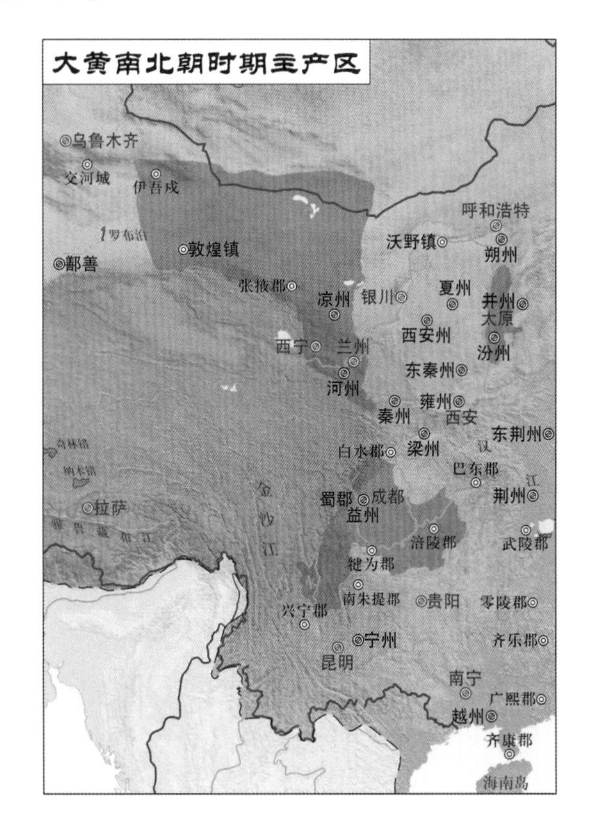

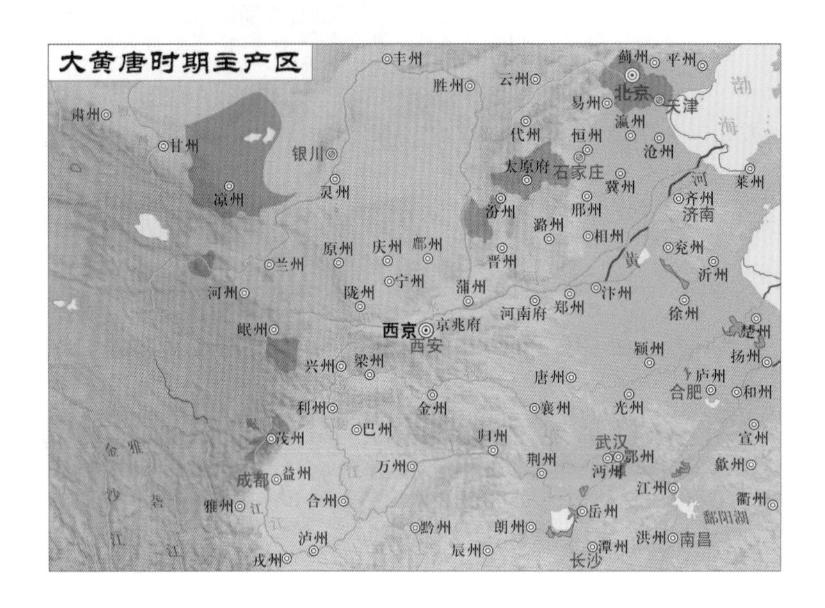
大黄唐时期主产区
丰州
蓟州
平州
云州
胜州
北京
渤
海
天津
易州
肃州
瀛州
代州
恒州
甘州
沧州
银川
太原府
石家庄
莱州
灵州
冀州
凉州
河
齐州
济南
汾州
邢州
潞州
相州
原州
庆州
鄜州
兰州
晋州
兖州
黄
沂州
宁州
蒲州
河州
陇州
汴州
河南府
郑州
徐州
西京
京兆府
岷州
西安
楚州
颍州
扬州
兴州
梁州
唐州
庐州
合肥
和州
利州
金州
襄州
光州
巴州
归州
宣州
茂州
武汉
金
雅
荆州
鄂州
歙州
成都
益州
沔州
万州
江州
沙
砻
雅州
合州
衢州
江
岳州
鄱阳湖
泸州
黔州
朗州
潭州
洪州
南昌
戎州
辰州
长沙

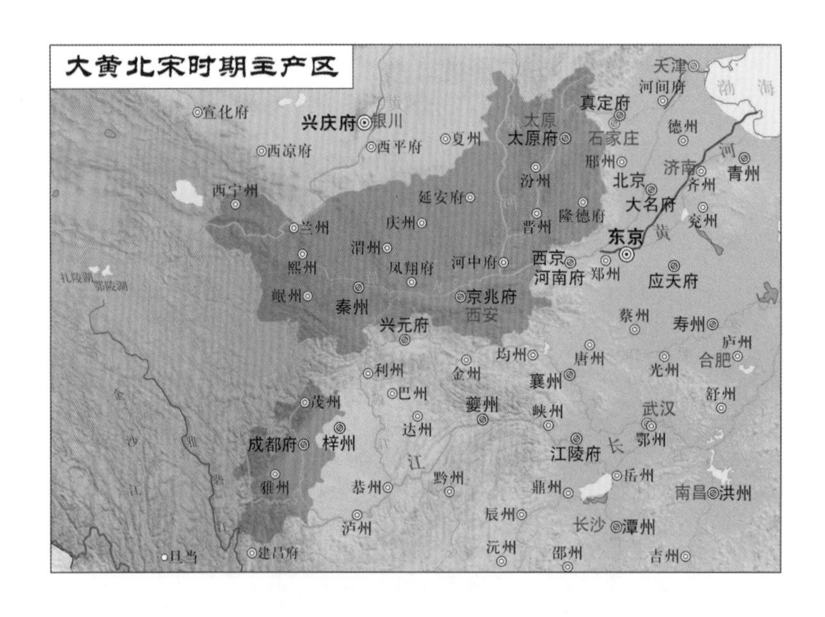
大黄北宋时期主产区
天津
河间府
渤
海
真定府
太原
宣化府
兴庆府
银川
德州
西平府
夏州
太原府
石家庄
西凉府
邢州
河
济南
青州
汾州
西宁州
北京
齐州
延安府
大名府
隆德府
兰州
庆州
晋州
兖州
黄
渭州
东京
西京
熙州
凤翔府
河中府
河南府
郑州
应天府
扎陵湖
鄂陵湖
岷州
秦州
京兆府
西安
蔡州
寿州
兴元府
庐州
均州
唐州
利州
金州
襄州
光州
合肥
巴州
舒州
茂州
夔州
峡州
武汉
金
沙
达州
鄂州
成都府
梓州
江陵府
长
江
雅州
泰州
黔州
鼎州
岳州
南昌
洪州
辰州
泸州
长沙
潭州
沅州
邵州
吉州
建昌府
旦当

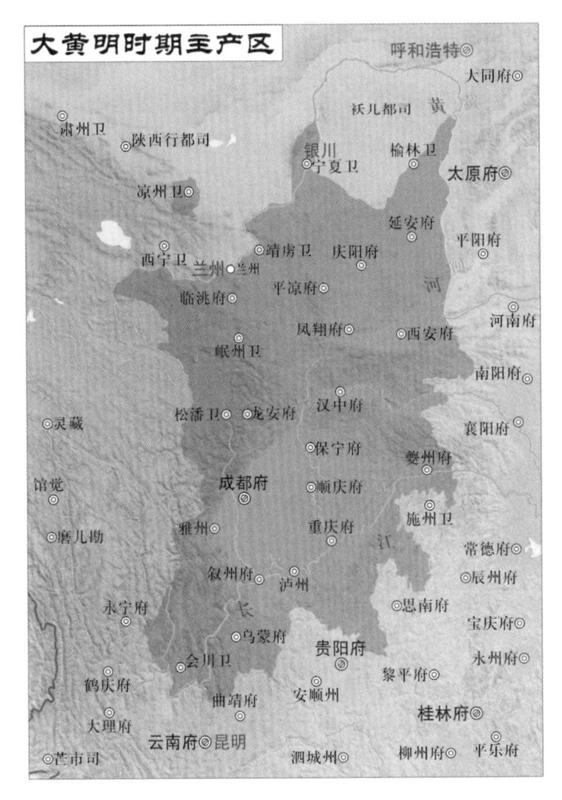

大黄明时期主产区

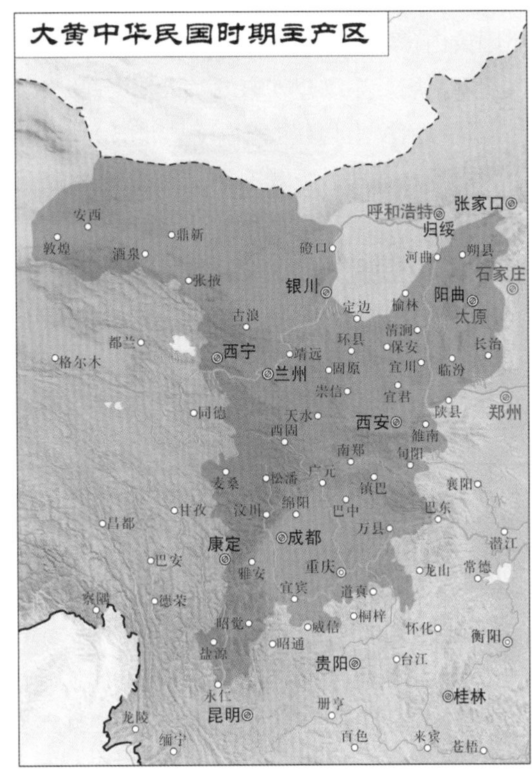

大黄中华民国时期主产区

【古籍文献产地地理沿革】

大黄产区分布北至天山山脉东段南侧，南至四川南端。南北朝记载“西川阴干者胜”；唐代记载“幽、并以北渐细，气力不如蜀中者……陶称蜀地者不及陇西，误矣”；宋代“以蜀川锦文者佳”；民国《药物出产辨》记载以“阳高县为佳”。

【现代产区情况】

结合第四次全国中药资源普查数据和实地考察，大黄分布于甘肃、青海、四川、云南西北部以及西藏东部等地区，产区主要集中于甘肃东南部、青海东部、四川西部等地区。

【古代产地对应现代地区考】

（1）河西：春秋、战国时指今山西、陕西两地间黄河南段以西地。汉、唐时指今甘肃、青海两地黄河以西，即河西走廊和湟水流域。

（2）陇西：即陇西郡。战国秦昭襄王二十八年（前279年）以义渠地置，因在陇山以西得名，治狄道县（今甘肃临洮）。西汉时辖境相当于今甘肃陇西、天水等地以西，礼县、舟曲、卓尼、岷县等地以北及广河以东、以南的洮河中游地区。东汉时西境扩大至今青海尖扎、同仁等以东，南境缩小至今甘肃岷县一带，东境仅有今甘肃武山、礼县以西地区。

（3）益州北部汶山：即汶山郡。本蜀郡北部冉駹都尉，西汉元鼎六年（前111年）置，因汶山（即岷山）得名，治汶江县（今四川茂县北部）。地节三年（前67年）废入蜀郡，为北部都尉。东汉建安末刘备入蜀，复以蜀郡北部都尉置，治绵虒道（今四川汶川西南部）。西晋移治汶山县（今四川茂县北部），辖境相当于今四川理县、茂县、松潘、汶川、都江堰、黑水等地。其后废置不常，治所屡迁。隋开皇初废，大业初又曾改会州为汶山郡。

（4）西川：即剑南西川，唐方镇名。至德二年（584年），分剑南节度使西部地置剑南西川节度使，简称西川节度使。治成都府（今四川成都），领成都府及彭、蜀、汉、眉、邛、嘉、黎、戎、维、茂、雅、合、果等州。其后增领松、当、悉、柘、翼、恭、静、环、真、乾、古、资、间等州和押近界诸蛮及西山八国云南安抚使，而以果州属山南西道、合州属剑南东川节度使。广德中曾与东川合为剑南节度使，大历中复分置剑南西川节度使。元和初一度为刘辟所割据。唐末王建即以此为根据地建立前蜀。

（5）隰州：隋开皇四年（584年）改汾州为西汾州，五年（585年）又改为隰州。治隰川县（今山西隰县）。大业三年（607年）改为龙泉郡。唐武德元年复为隰州，天宝元年（742年）改为大宁郡，乾元元年（758年）复为隰州。辖境相当于今山西隰县、石楼、永和、大宁、蒲县等地和孝义的部分地区。金天会六年（1128年），以中京路有隰州，改为南隰州。天德三年（1151年）仍为隰州，辖境略有缩小。明洪武二年（1369年）省州治隰川县入州，辖境有今隰县、大宁、永和。清雍正二年（1724年）升为直隶州，辖境扩大。1912年废，改为隰县。唐属河东道，北宋属河东路，金属河东南路，元属晋宁路，明属平阳府，清属山西省。

（6）廓州：北周建德五年（576年）取吐谷浑河南地置，治浇河城（今青海贵德）。隋大业初改置浇河郡。唐武德二年（619年）移治化隆县（后改为化成、广威，在今青海尖扎北部），辖境略当今青海化隆、贵德、尖扎等地。乾元初地入吐蕃。北宋熙宁后收复，元符二年（1099年）改为宁塞城，崇宁三年（1104年）弃之，是年收复仍置州，大观后废。

（7）凉州：西汉武帝置，为十三刺史部之一。东汉治陇县（今甘肃张家川），辖境相当于今甘肃、宁夏、青海湟水流域，陕西定边、吴旗、凤县、略阳和内蒙古额济纳旗一带。建安十八年（213年）并入雍州。三国魏文帝复置，移治姑臧县（今甘肃武威）。魏晋以后辖境缩小，只限于今甘肃黄河以西地区。十六国时前凉、后凉、北凉皆在此建国。唐时辖境仅及今甘肃永昌以东、天祝以西一带，广德二年（764年）地入吐蕃，咸通二年（861年）张义潮一度收复。北宋天圣六年（1028年）复入西夏，称西凉府。

（8）茂州：唐贞观八年（634年）改南会州置，“以郡界茂湿山为名”（《旧唐书·地理志》），治汶山县（今四川茂县）。天宝元年（742年）改为通化郡，乾元元年（758年）复为茂州，辖境相当于今四川茂县、汶川、北川等地和理县部分地区。初都督羁縻州十，后增至三十余州。宋属成都府路，领羁縻州十。元属吐蕃宣慰司。明洪武中废汶山县入州，属成都府。清雍正六年（1728年）升为直隶州，属四川省，辖境相当于今四川茂县、汶川和黑水、松潘的部分地区。1913年废，改本州为茂县。

（9）幽州：唐方镇之一。先天二年（713年）置，治幽州（今北京城区西南部）。天宝元年（742年）改名范阳，宝应元年（762年）复名幽州，兼卢龙节度使。

（10）并州：西汉武帝所置十三刺史部之一，领太原、上党、云中、定襄、雁门、代等六郡，辖境相当于今山西大部分地区及河北、内蒙古一部分地区。东汉治晋阳县（隋改太原县，今山西太原西南部古城营），辖境扩大，增领西河、五原、朔方、上郡四郡，而少领代郡，相当于今山西大部分地区、陕西北部及内蒙古狼山、阴山以南地区。东汉末辖境缩小。建安十八年（213年）并入冀州。三国魏黄初元年（220年）复置。辖境继续缩小。唐辖境只相当于今山西阳曲以南，文水以北的汾水中游及其以东地区。开元十一年（723年）升为太原府。

（11）宕州：北周天和元年（566年）以宕昌羌地置，治阳宕县（隋改为良恭县，今宕昌东南部），辖境相当于今甘肃宕昌、曲舟等地。隋大业三年（607年）改为宕昌郡。唐武德元年（618年）复为宕州，移治怀道县（今甘肃舟曲西部）。安史之乱后地入吐蕃，遂废。

（12）西羌：泛指今西藏及甘、青、川、滇各藏族聚居地区。

5 山 豆 根

【中国药典基原】

本品为豆科植物越南槐 *Sophora tonkinensis* Gagnep. 的干燥根和根茎。

【古籍文献产地记载】

古籍名称	古籍时期	古代地名	古 籍 描 述
《本草图经》	北宋	剑南 广西 忠州 万州 广南	山豆根，生**剑南**山谷，今**广西**亦有，以**忠**、**万州**者佳。苗蔓如豆根，以此为名。叶青，经冬不凋。八月采根用……**广南**者，如小槐，高尺余
《本草品汇精要》	明	宜州 果州 忠州 万州	山豆根……【名】解毒、黄结、中药。【苗】其叶青色，经冬不凋，苗蔓如豆根，以此为名也。今人寸截，含以解咽喉肿痛极妙。广南者如小槐，高尺余，石鼠食其根……【地】生剑南山谷，今广西亦有。（道地）**宜州**、**果州**，以**忠**、**万州**者佳。【时】春生新叶。八月取根。【收】暴干。【用】根。【色】黑黄
《本草原始》	明		山豆根，始生剑南山谷，今广西亦有，以忠、万州者为佳。苗蔓如豆，叶青，经冬不凋。八月采根。因蔓如豆，故名山豆根
《药物出产辨》	民国	南宁 百色	山豆根，产**广西南宁**、**百色**等处

【古籍文献产地图示】

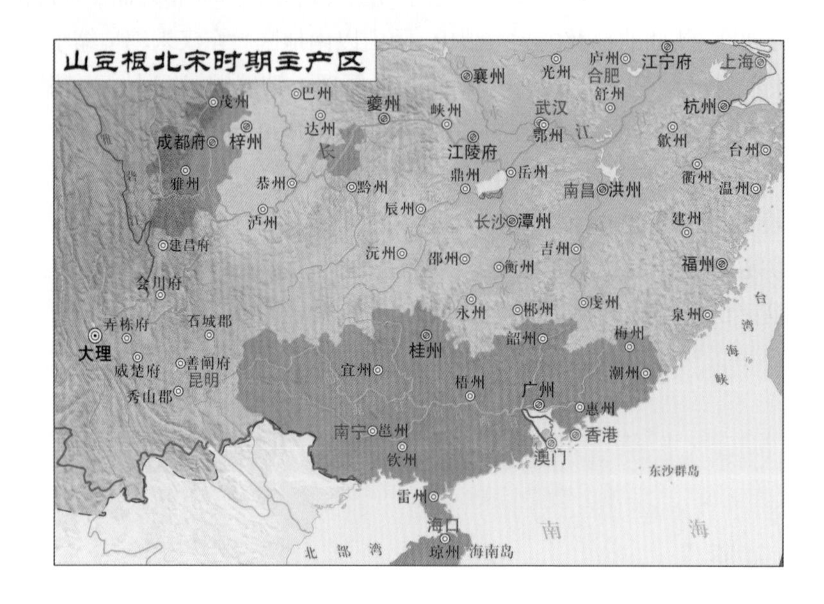
山豆根北宋时期主产区
襄州
光州
庐州
合肥
江宁府
上海
茂州
巴州
夔州
峡州
舒州
武汉
杭州
成都府
梓州
达州
鄂州
歙州
江陵府
台州
雅州
恭州
黔州
鼎州
岳州
南昌
洪州
衢州
温州
泸州
辰州
长沙
潭州
建州
建昌府
沅州
邵州
吉州
衡州
福州
会川府
永州
郴州
虔州
泉州
弄栋府
石城郡
大理
桂州
韶州
梅州
威楚府
善阐府
昆明
宜州
秀山郡
梧州
广州
潮州
南宁
邕州
惠州
香港
钦州
澳门
东沙群岛
雷州
海口
琼州
海南岛
北部湾
南海

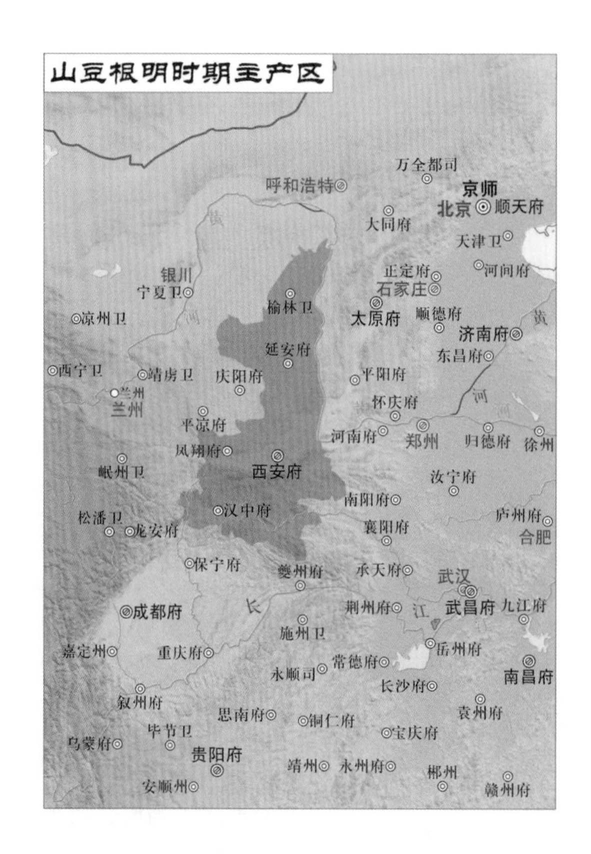
山豆根明时期主产区
万全都司
呼和浩特
京师
北京
顺天府
大同府
天津卫
银川
宁夏卫
正定府
河间府
石家庄
榆林卫
太原府
顺德府
凉州卫
济南府
延安府
东昌府
西宁卫
靖虏卫
庆阳府
平阳府
兰州
怀庆府
平凉府
河南府
郑州
归德府
徐州
凤翔府
西安府
岷州卫
汝宁府
南阳府
松潘卫
汉中府
庐州府
龙安府
襄阳府
合肥
保宁府
夔州府
承天府
武汉
成都府
荆州府
武昌府
九江府
施州卫
嘉定州
重庆府
岳州府
常德府
永顺司
南昌府
长沙府
叙州府
思南府
铜仁府
袁州府
毕节卫
乌蒙府
宝庆府
贵阳府
靖州
永州府
郴州
安顺州
赣州府

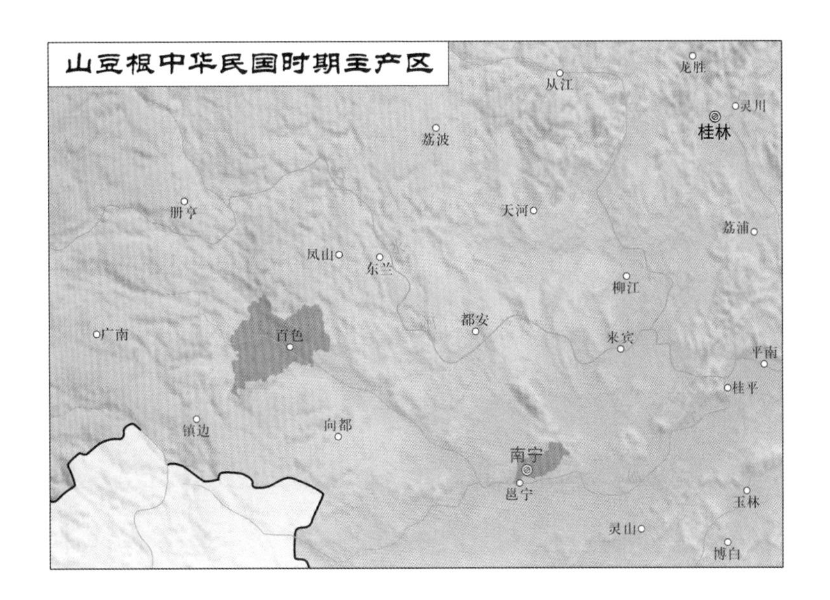

【古籍文献产地地理沿革】

本草中记载山豆根产区发生了变迁。北宋记载山豆根产区为岭南地区。民国时期记载广西南宁、百色地区。

【现代产区情况】

结合第四次全国中药资源普查数据，山豆根产区主要集中于广西凤山、靖西、凌云、那坡、天峨、田林，贵州安龙、关岭、六枝特、龙里、威宁、兴义、紫云，云南富宁、泸西、禄劝、马关、屏边、丘北、文山，以及湖北、湖南、四川、重庆等地。

【古代产地对应现代地区考】

（1）忠州：唐贞观八年（634年）改临州置，治临江县（今重庆忠县），辖境相当于今重庆忠县、丰都、垫江、石柱等地。天宝元年（742年）改为南宾郡，乾元元年（758年）复为忠州。宋属夔州路。

（2）万州：唐贞观八年（634年）改浦州置，治南浦（今重庆万州），辖境相当于今重庆万州、梁平等地。北宋开宝年间分置梁山军，属夔州路。

（3）宜州：唐乾封中改粤州置，治龙水（今广西宜州），辖境相当于今广西宜州一带，属岭南道。北宋西境扩大，辖今广西河池等地，属广南西路。南宋咸淳元年（1265年）升为庆远府。

（4）果州：南宋升为顺庆府，治南充县（今四川南充北部）。明移果州市，辖今四川南充、西充、蓬安等地。

（5）剑南道：今四川涪江流域以西地区，大渡河流域和雅砻江下游以东地区；云南澜沧江、哀牢山以东，曲江、南盘江以北地区及贵州水城、普安以西和甘肃文县一带。

6 山　药

【中国药典基原】

本品为薯蓣科植物薯蓣 *Dioscorea opposita* Thunb. 的干燥根茎。

【古籍文献产地记载】

古籍名称	古籍时期	古代地名	古籍描述
《名医别录》	汉	嵩高	署预……秦楚名玉延，郑越名上薯。生**嵩高**。二月、八月采根，暴干
《本草经集注》	南北朝	嵩山	薯蓣……一名山芋，秦楚名玉延，郑越名土薯。生**嵩山**山谷。二、八月采根，曝干
《新修本草》	唐	嵩高 东山 南江 南康 蜀道	薯蓣……秦楚名玉延，郑越名土薯。生**嵩高**山谷。二月、八月采根，曝干……今**近道处处**有，**东山**、**南江**皆多掘取食之以充粮。**南康**间最大而美，服食亦用之。谨案：薯蓣，晒干捣细，筛为粉，食之大美，且愈疾而补。此有两种：一者白而且佳；一者青黑，味亦不美。**蜀道**者尤良
《本草图经》	北宋	嵩高山 北都 四明	薯蓣，生**嵩高山**山谷，今**处处**有之，以**北都**、**四明**者为佳。春生苗，蔓宾州延篱援；茎紫，叶青有三尖角，似牵牛，更厚而光泽；夏开细白花，大类枣花；秋生实于叶间，状如铃。二、八月采根，今人冬春采，刮之白色者为上，青黑着不堪，暴干用之。法取粗根，刮去黄皮，以水浸，末白矾少许糁水中，经宿取净，洗去涎，焙干。近都人种之极有息。春取宿根头，以黄沙和牛粪作畦种。苗生，以竹梢作援，援高不得过一、二尺，夏月频溉之。当年可食，极肥美。南中有一种，生山中，根细如指，极紧实，刮磨入汤煮之，作块不散。味更珍美，云食之尤益人，过于家园种者。又江湖、闽中有一种，根如姜、芋之类而皮紫。极有大者，一枚可重斤余，刮去皮，煎、煮食之俱美。但性冷于北地者耳。彼土人单呼为藷……一名山芋
《本草品汇精要》	明	北都 四明 河南	（道地）**北都**、**四明**，今**河南**者佳。【时】（生）春生苗。（采）二、八月采根。【收】暴干或风干。【用】白色、坚实不蛀者为好。【色】皮土褐，肉白……【制】取粗大者，用竹刀刮去黄皮，以水浸，末白矾少许渗水中，经宿取净，洗去涎，风干用

（续表）

古籍名称	古籍时期	古代地名	古 籍 描 述
《本草纲目》	明		【集解】……甄权曰：按：刘敬叔《异苑》云：薯蓣，野人谓之土薯。根既入药，又复可食。人植之者，随所种之物而像之也。时珍曰：薯蓣入药，野生者为胜；若供馔，则家种者为良。四月生苗延蔓，紫茎绿叶。叶有三尖，似白牵牛叶而更光润。五、六月开花成穗，淡红色。结荚成簇，荚凡三棱合成，坚而无仁。其子别结于一旁，状似雷丸，大小不一，皮色土黄而肉白，煮食甘滑，与其根同。王旻《山居录》云：曾得山芋子如荆棘子者，食之更愈于根。即此也。霜后收子留种，或春月采根截种，皆生
	曹魏*	临朐钟山	普曰：亦生**临朐钟山**。始生赤茎细蔓。五月开白花。七月结实青黄，八月熟落。其根内白外黄，类芋
《本草求真》	清	淮 建	**淮**产色白而坚实者良，**建**产虽白不佳
《药物出产辨》	民国	怀庆府 沁阳县 武陟县 温县 孟县 山西太谷 湖南 湖北	产**河南怀庆府**，**沁阳**、**武涉**、**温**、**孟**四县，以**温县**为最多。冬季出新。**山西太谷**亦有，但少出，仅供日中餐膳用。**湖南**、**湖北**者亦少有出产，均作食品用

【古籍文献产地图示】

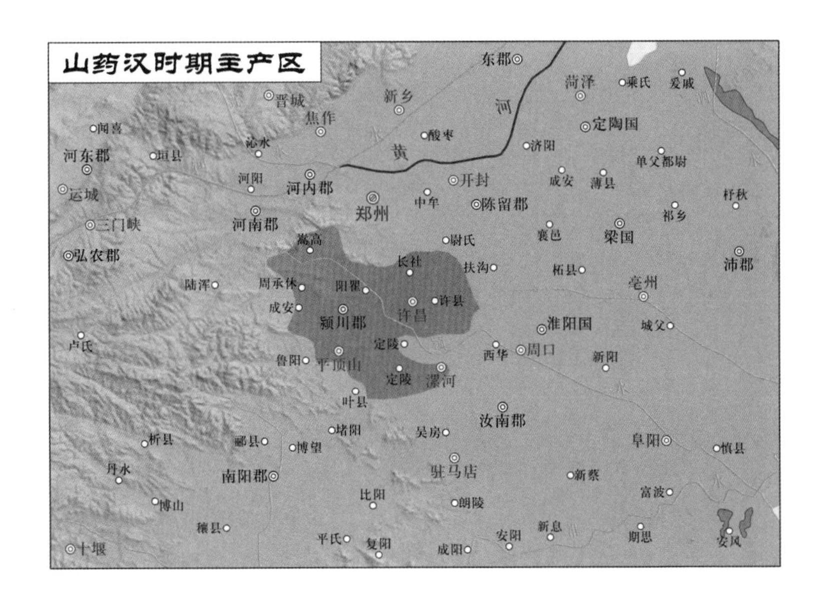

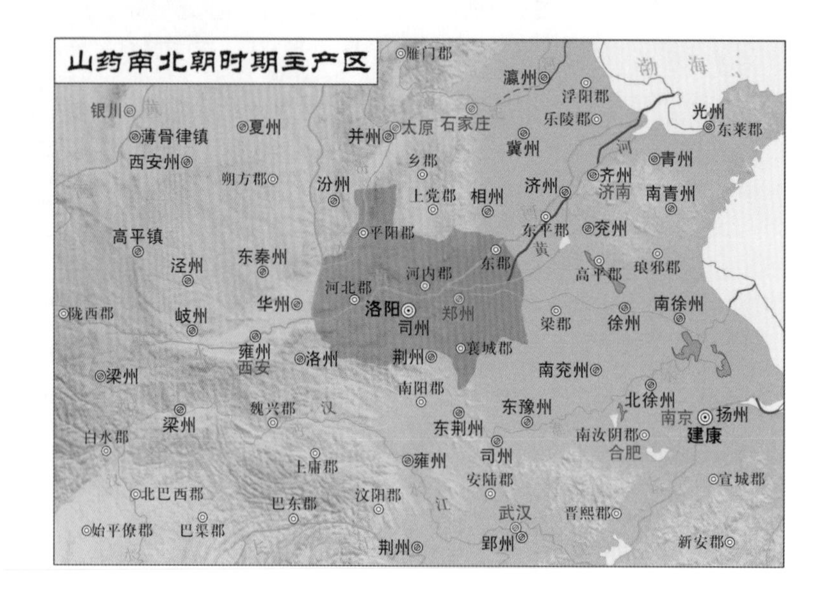
山药南北朝时期主产区
雁门郡
瀛州
浮阳郡
渤海
光州
东莱郡
银川
薄骨律镇
夏州
并州
太原
石家庄
乐陵郡
西安州
冀州
青州
乡郡
朔方郡
汾州
齐州
济南
河
上党郡
相州
济州
南青州
平阳郡
东平郡
兖州
黄
高平镇
东秦州
东郡
高平郡
琅邪郡
泾州
河内郡
河北郡
华州
洛阳
郑州
南徐州
陇西郡
岐州
司州
梁郡
徐州
雍州
西安
洛州
荆州
襄城郡
南兖州
梁州
南阳郡
北徐州
魏兴郡
汉
梁州
东豫州
南京
扬州
白水郡
东荆州
南汝阴郡
建康
合肥
上庸郡
雍州
司州
宣城郡
北巴西郡
巴东郡
汉阳郡
安陆郡
江
武汉
晋熙郡
始平僚郡
巴渠郡
荆州
郢州
新安郡

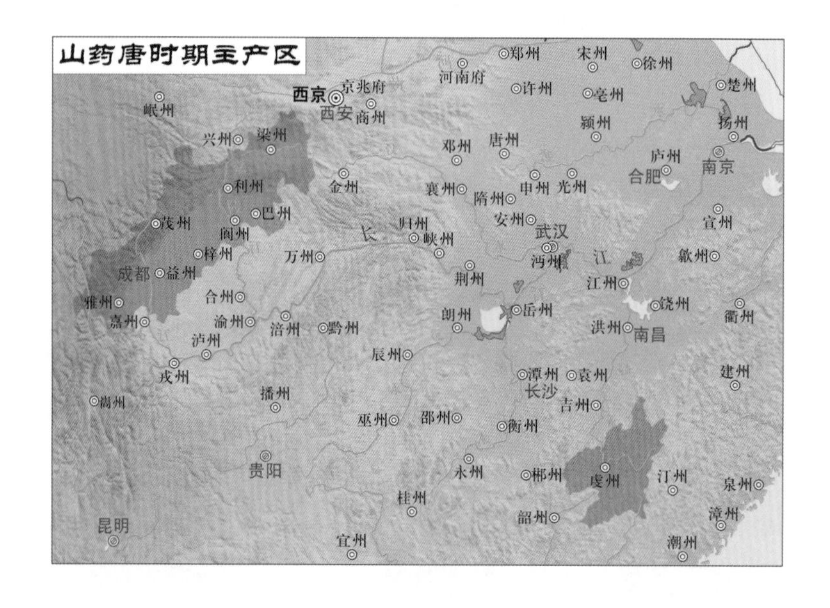
山药唐时期主产区
郑州
宋州
徐州
河南府
西京
京兆府
许州
亳州
楚州
西安
商州
岷州
颍州
扬州
兴州
梁州
唐州
邓州
庐州
合肥
南京
金州
利州
襄州
隋州
申州
光州
巴州
茂州
归州
阆州
长
峡州
安州
武汉
宣州
梓州
万州
沔州
江
歙州
成都
益州
荆州
江州
雅州
合州
饶州
衢州
嘉州
渝州
朗州
岳州
涪州
黔州
洪州
南昌
泸州
辰州
戎州
潭州
袁州
长沙
建州
巂州
播州
吉州
巫州
邵州
衡州
贵阳
永州
郴州
虔州
汀州
泉州
桂州
韶州
漳州
昆明
宜州
潮州

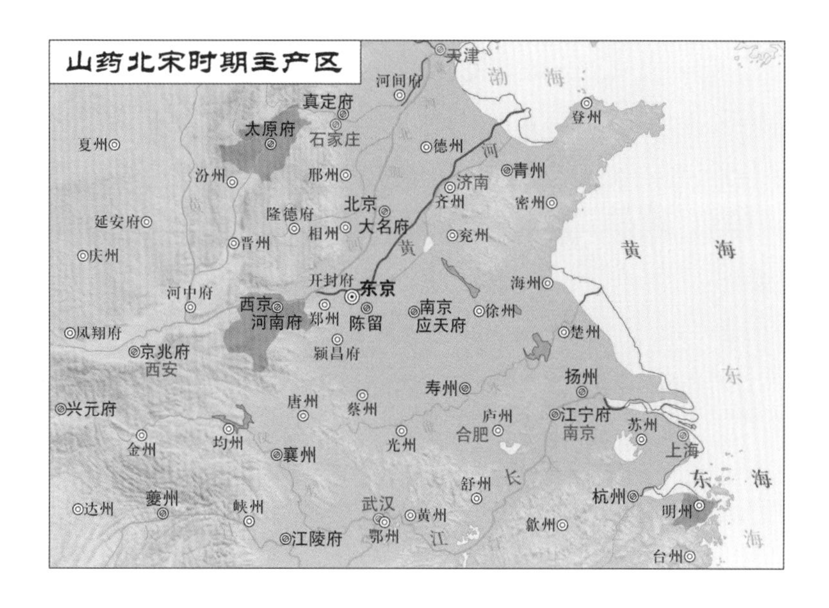
山药北宋时期主产区
天津
河间府
渤海
真定府
太原府
石家庄
登州
夏州
德州
青州
汾州
邢州
济南
北京
齐州
密州
隆德府
大名府
延安府
相州
兖州
晋州
庆州
黄海
开封府
东京
海州
河中府
西京
河南府
郑州
陈留
南京
应天府
徐州
凤翔府
颍昌府
楚州
京兆府
西安
扬州
寿州
唐州
蔡州
兴元府
庐州
江宁府
苏州
合肥
南京
金州
均州
光州
襄州
上海
舒州
东海
杭州
达州
夔州
峡州
武汉
黄州
明州
江陵府
鄂州
歙州
台州

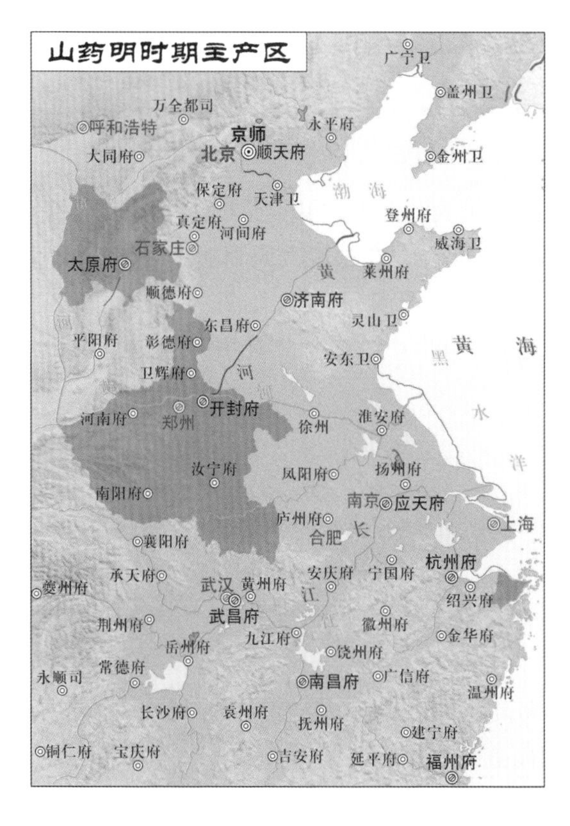
山药明时期主产区
广宁卫
盖州卫
万全都司
呼和浩特
京师
永平府
北京
顺天府
大同府
金州卫
保定府
天津卫
渤海
登州府
真定府
河间府
威海卫
石家庄
太原府
莱州府
顺德府
济南府
灵山卫
东昌府
平阳府
彰德府
黄海
安东卫
卫辉府
开封府
河南府
郑州
徐州
淮安府
汝宁府
凤阳府
扬州府
南阳府
南京
应天府
庐州府
上海
合肥
襄阳府
承天府
安庆府
宁国府
杭州府
夔州府
武汉
黄州府
绍兴府
武昌府
荆州府
徽州府
金华府
九江府
岳州府
饶州府
常德府
永顺司
南昌府
广信府
温州府
长沙府
袁州府
抚州府
建宁府
铜仁府
宝庆府
吉安府
延平府
福州府

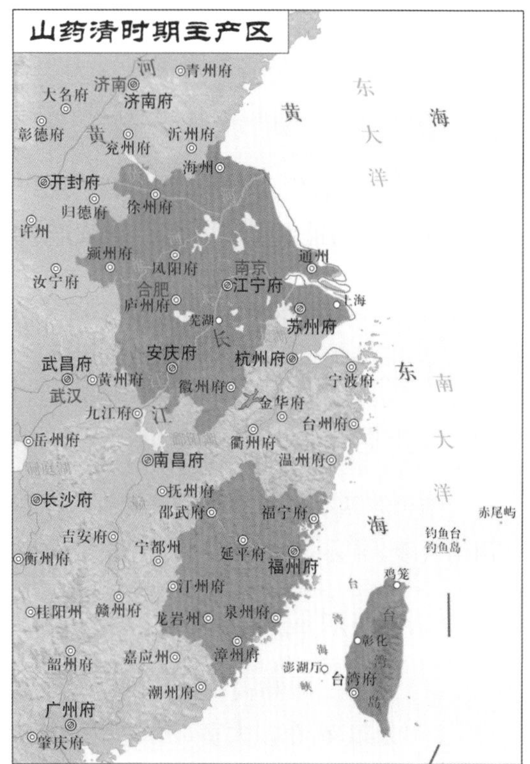
山药清时期主产区
青州府
济南
大名府
济南府
黄海
彰德府
沂州府
兖州府
海州
开封府
归德府
徐州府
许州
颍州府
凤阳府
南京
通州
汝宁府
合肥
江宁府
庐州府
上海
芜湖
苏州府
安庆府
武昌府
杭州府
黄州府
宁波府
武汉
徽州府
九江府
金华府
台州府
岳州府
衢州府
南昌府
温州府
长沙府
抚州府
邵武府
福宁府
赤尾屿
吉安府
钓鱼台
钓鱼岛
衡州府
宁都州
延平府
福州府
鸡笼
汀州府
桂阳州
赣州府
泉州府
龙岩州
彰化
韶州府
嘉应州
漳州府
澎湖厅
台湾府
潮州府
广州府
肇庆府

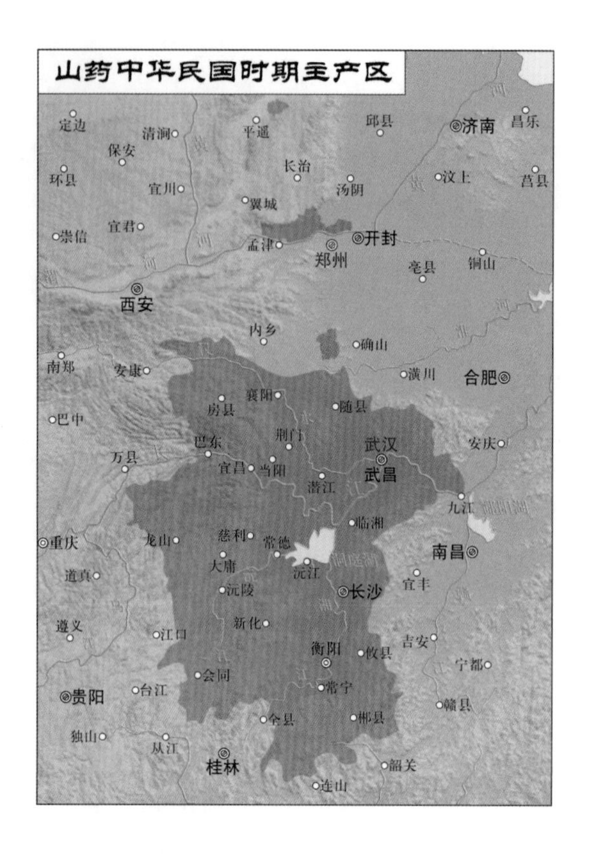

【古籍文献产地地理沿革】

自汉代至唐代，产河南“嵩高”；唐代记载产区扩大，“东山”“南江”“(江西)南康间最大而美”“蜀道者尤良”；宋代记载产“北都”“四明”，即今山西太原和浙江甬江流域及舟山群岛等地；明代认为“河南”者佳；民国记载“产河南怀庆府，沁阳、武涉、温、孟四县，以温县为最多”，以及山西太谷、湖南、湖北也有出产。迄今，“怀山药”已经成为四大怀药之一。

【现代产区情况】

结合第四次全国中药资源普查数据和实地考察，山药分布广泛，其产区主要集中于河南武陟、温县、博爱，以及河北安国等地。

【古代产地对应现代地区考】

(1) 嵩高：即嵩高山。《尔雅·释山》：“嵩高为中岳。”一名“嵩山”，又名“外方山”。山分二支，东曰太室，西曰少室。在今河南登封北部。

(2) 北都：武周长寿元年(692年)以并州为武则天故里，建为北都，在今山西太原西南部晋源镇一带。唐神龙元年(705年)罢。开元十一年(723年)，又以并州为唐高祖发祥地，升为太原府，建北都。天宝元年（742年）改为北京，上元二年（675年）罢京号，次年复称北都。

（3）四明：即明州、庆元府、庆元路、宁波府的别称。明州治今浙江宁波，辖境为今浙江甬江流域及舟山群岛等地。

（4）南康：即南康郡。西晋太康三年（282年）以庐陵南部都尉置，治雩都县（今江西于都东北部），属扬州，辖境相当于今江西赣州。元康元年（291年）改属江州。东晋永和五年（349年）移治赣县（今江西赣州）。隋开皇九年（589年）废。大业初及唐天宝、至德间，又曾改虔州为南康郡。

（5）河南怀庆府：明洪武元年（1368年）改怀庆路置，属河南分省。后属河南布政使司。治河内县（今河南沁阳），辖境相当于今河南黄河以北，修武、武陟以西地区。

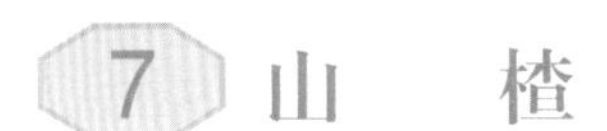

7 山 楂

【中国药典基原】

本品为蔷薇科植物山里红*Crataegus pinnatifida* Bge. var. *major* N. E. Br. 或山楂*C. pinnatifida* Bge. 的干燥成熟果实。

【古籍文献产地记载】

古籍名称	古籍时期	古代地名	古 籍 描 述
《新修本草》	唐	山南 申州 安州 随州	赤爪草。味苦，寒，无毒。主水利，风头，身痒。生平陆，所在有之。实，味酸冷，无毒。汁服主利，洗头及身瘙疮痒。一名羊梂，一名鼠查。小树生高五、六尺，叶似香菜，子似虎掌爪，大如小林檎，赤色。出**山南申州**、**安州**、**随州**
《本草图经》	北宋	滁州	棠梂子，生**滁州**。三月开白花，随便结实。其味酢而涩，采无时
《本草品汇精要》	明	滁州	【名】山查子、海红、山里果。【苗】(《图经》曰）高三五尺，叶似杏叶而长。三月开白花，随便结实，如酸枣而差扁，至八九月色赤，山人采之以当果食。【地】生**滁州**，今**处处**有之
《本草纲目》	明	闽	【集解】……时珍曰：赤爪、棠梂、山楂，一物也。古方罕用，故《唐本》虽有赤爪，后人不知即此也。自丹溪朱氏始著山楂之功，而后遂为要药。其类有二种，皆生山中。一种小者，山人呼为棠杭子、茅楂、猴楂，可入药用。树高数尺，叶有五尖。桠间有刺。三月开五出小白花。实有赤、黄二色，肥者

（续表）

古籍名称	古籍时期	古代地名	古 籍 描 述
			如小林檎，小者如指头，九月乃熟，小儿采而卖之。**闽**人取熟者去皮核，捣和糖、蜜，作为楂糕，以充果物。其核状如牵牛子，黑色甚坚。一种大者，山人呼为羊杭子。树高丈余，花叶皆同，但实稍大而色黄绿，皮涩肉虚为异尔。初甚酸涩，经霜乃可食。功用相同，而采药者不收
《本草原始》	明	山南 申州 安州 随州	出**山南**、**申**、**安**、**随**诸州。树高数尺，叶似香薷。二月开白花，实有赤、黄二色。肥者如小林檎，小者如指顶。九月乃熟，味似楂子，故名楂。此物生于山原茅林中，猴鼠喜食之，故一名茅樝、猴樝、鼠樝，俗呼山查……九月霜后取带熟者，去核曝干，或蒸熟去核，捣作饼子，日干用
《本草求真》	清	北地	有大小二种，小者入药，去皮核，核亦能以化食磨积。捣作饼子，日干用。出**北地**，大者良
《药物出产辨》	民国	青州 东安 安丘	产山东**青州**、**东安**、**安丘**等处，唯以青州为好。十月新

【古籍文献产地图示】

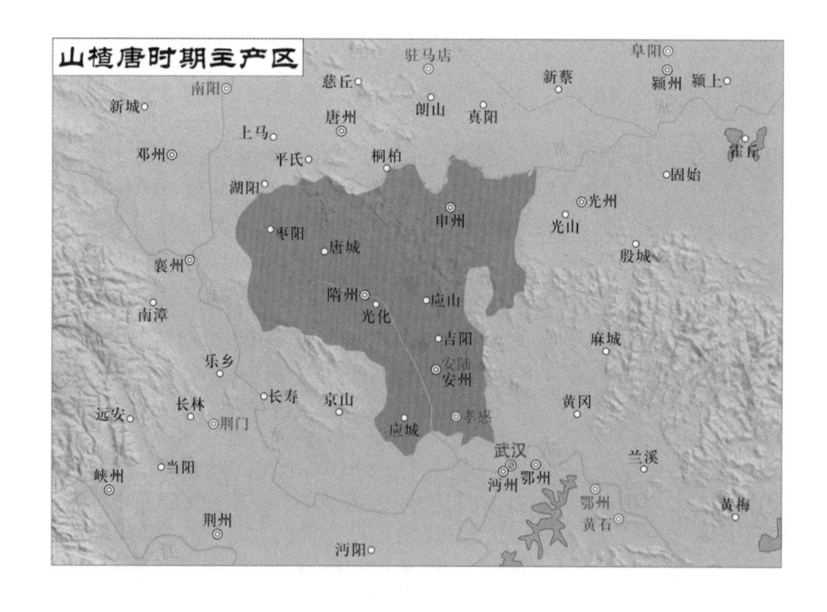

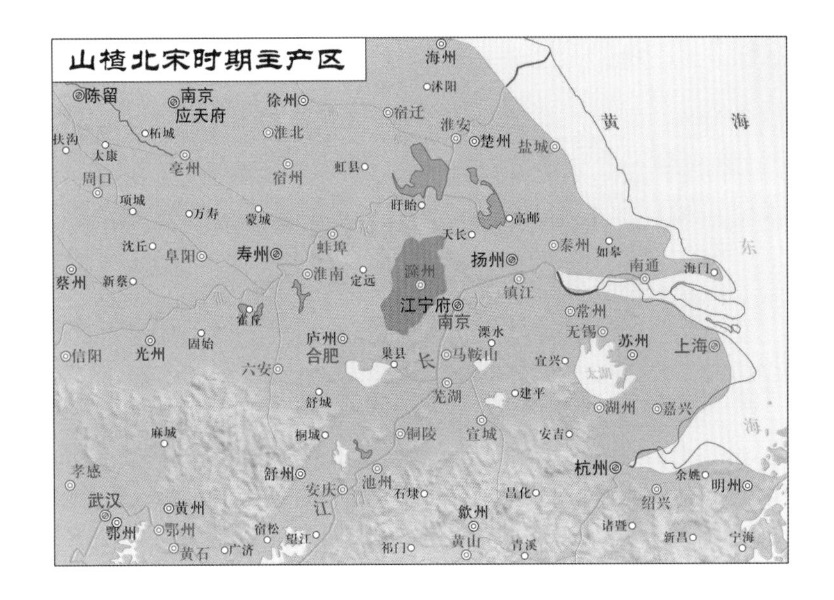

山楂北宋时期主产区

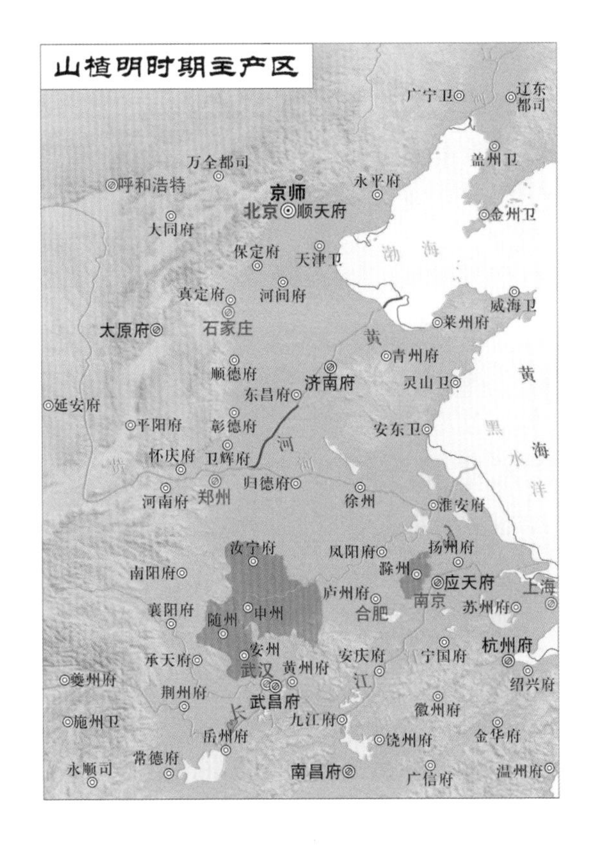

山楂明时期主产区

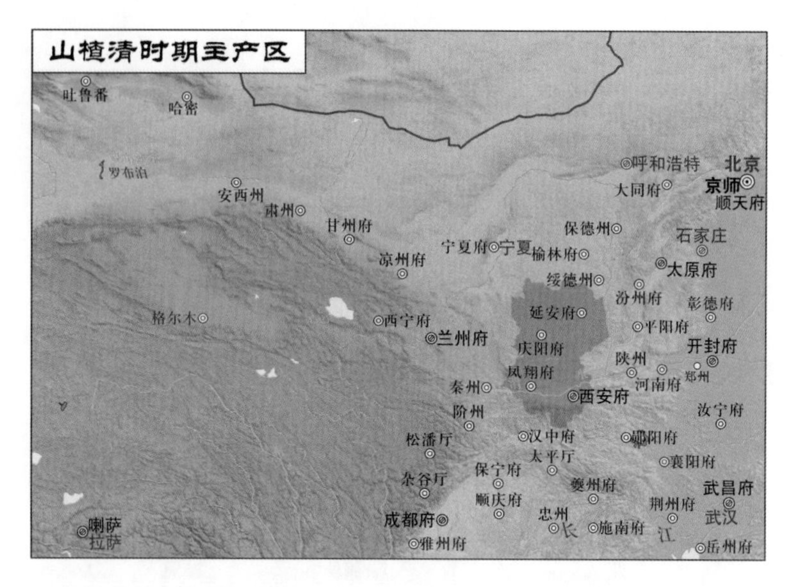

山楂清时期主产区

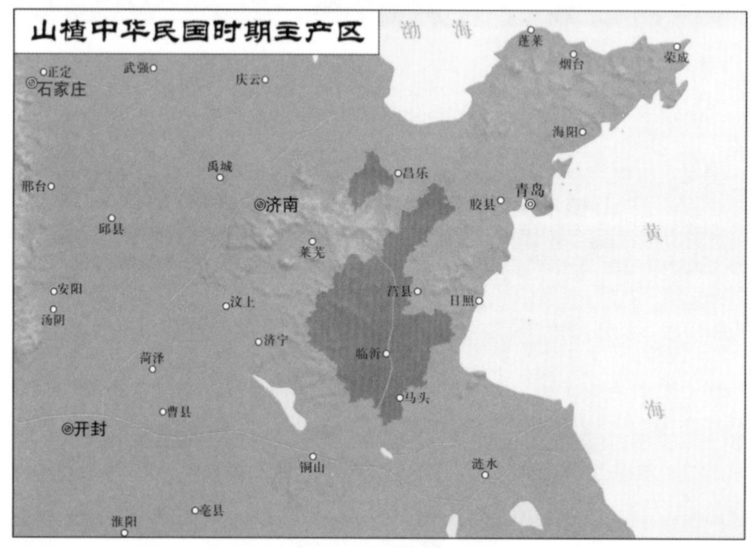

山楂中华民国时期主产区

【古籍文献产地地理沿革】

唐代记载产自河南“申州”、湖北“安州”“随州”；宋代、明代，增加了安徽“滁州”；清代山楂产地转向“北地”；民国时期认为“山东青州、东安、安丘等处，唯以青州为好”。

【现代产区情况】

结合第四次全国中药资源普查数据和实地考察，山楂分布广泛，北至东北三省、西至新疆、南至海南，产地主要集中在河北平泉、兴隆、隆化、遵化、青龙、宽城、承德，山东青州、费县、平邑、临朐、蒙阴，河南辉县、林州、济源，山西新绛等地。

【古代产地对应现代地区考】

（1）申州：北周改司南州置，治平阳县（今河南信阳）。隋大业二年（606年）改名义州。

（2）安州：西魏大统十六年（550年）置，治安陆县（今湖北安陆）。北周大象初改为郧州，不久复名安州。唐辖境相当于今湖北安陆、云梦、应城、广水、孝感等地。

（3）随州：西魏废帝三年（554年）改并州置，治随县（今湖北随州）。唐辖境相当于今湖北随州、枣阳等地。

（4）滁州：隋初改南谯州置，治新昌县（后改名清流县，今安徽滁州），辖境相当于今安徽滁州。大业初废，地属江都郡。唐武德三年（620年）分扬州地复置，治清流县，辖境仍旧。宋属淮南东路。

8 川 牛 膝

【中国药典基原】

本品为苋科植物川牛膝*Cyathula offinalis* Kuan的干燥根。

【古籍文献产地记载】

古籍名称	古籍时期	古代地名	古 籍 描 述
《名医别录》	汉	河内 临朐	牛膝……生**河内**及**临朐**。二月、八月、十月采根，阴干
《本草经集注》	南北朝	蔡州	今出**近道蔡州**者，最长大柔润，其茎有节，似牛膝，故以为名也。乃云有雌雄，雄者茎紫
《本草图经》	北宋	江淮 闽粤 关中 怀州	今**江淮**、**闽粤**、**关中**亦有之，然不及**怀州**者为真。春生苗，茎高二三尺，青紫色，有节如鹤膝及牛膝状。叶尖圆如匙，两两相对。于节上生花作穗，秋结实甚细。此有二种：茎紫，节大者为雄；青细者为雌。二月、八月、十月采根，阴干。根极长大而柔润者佳。茎叶亦可单用。葛洪治老疟久不断者，取茎叶一把，切，以酒三升渍服，令微有酒气。不即断，更作，不过三剂止。唐·崔元亮《海上方》：治疟，用水煮牛膝根，未发前服。今福州人单用土牛膝根，净洗，切，焙干，捣，下筛，酒煎。温服，云治妇人血块极效
《本草纲目》	明	北土 川	时珍曰：牛膝**处处**有之，谓之土牛膝，不堪服食。惟**北土**及**川**中人家栽莳者为良。秋间子，至春种之。其苗方茎暴节，叶皆对生，颇似苋叶而长且尖。秋月开花，作穗结子，状如小鼠负虫，有涩虽白直可贵，而去白汁入药，不如留……
	五代*	怀州 苏州	大明曰：**怀州**者长白，**苏州**者色紫

（续表）

古籍名称	古籍时期	古代地名	古 籍 描 述
《本草备要》	清	西川 怀庆府	出**西川**及**怀庆府**，长大肥润者良。下行生用，入滋补药酒浸蒸。恶龟甲。畏白前。忌羊肉
《本草求真》	清	川 西川 怀庆府	出于**川**者性味形质虽与续断相似……用鸡翅毛蘸搅喉中以通其气。较之川牛膝。微觉有别。牛膝出**西川及怀庆府**。长大肥润者良。下行生用。入滋补药酒蒸。恶龟甲。畏白前。忌牛肉
《药物出产辨》	民国	湖北宜昌府 宜都县 兴山县 资邱镇 陕西兴安府 汉中府 四川巫山县	川牛膝味苦鲜，产**湖北宜昌府**、**宜都县**、**兴山县**、**资邱镇**等处。**陕西兴安府**、**汉中府**、**四川巫山县**等均有出产
《增订伪药条辨》	民国	四川	**四川**产者，曰川牛膝，根茎粗无芦，色黄黑，枝粗软糯者良，去头稍用……淮牛膝补筋健骨，滋肝肾之功。如牛之有力也，故名川牛膝，祛风利下焦湿。种类不同，效用亦同

【古籍文献产地图示】

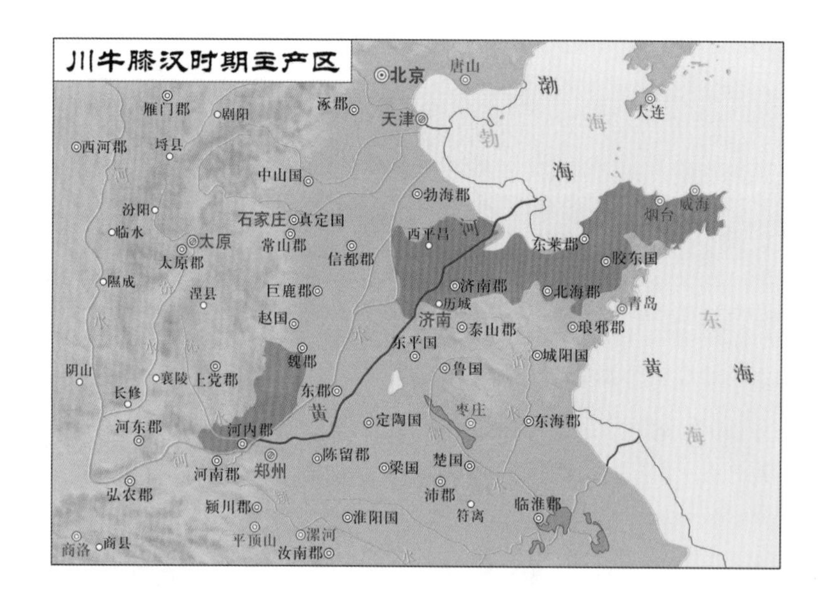

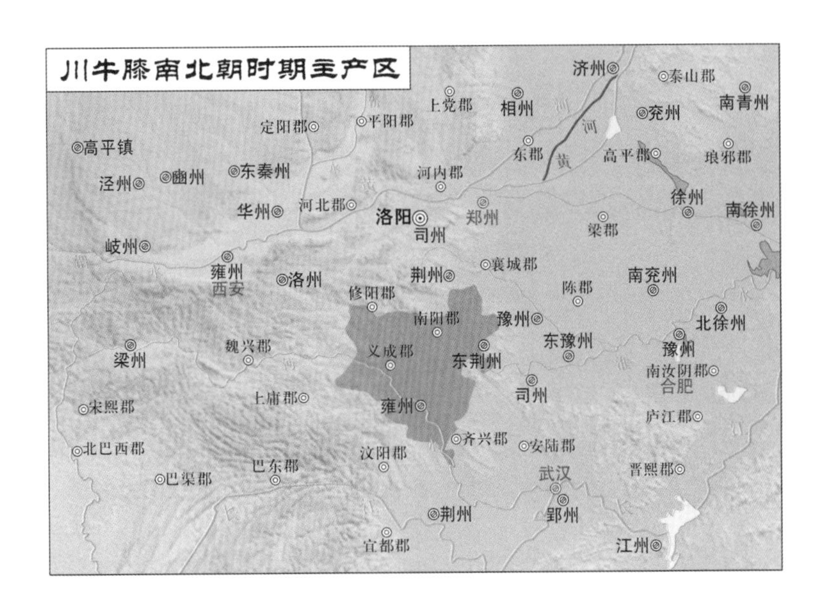
川牛膝南北朝时期主产区

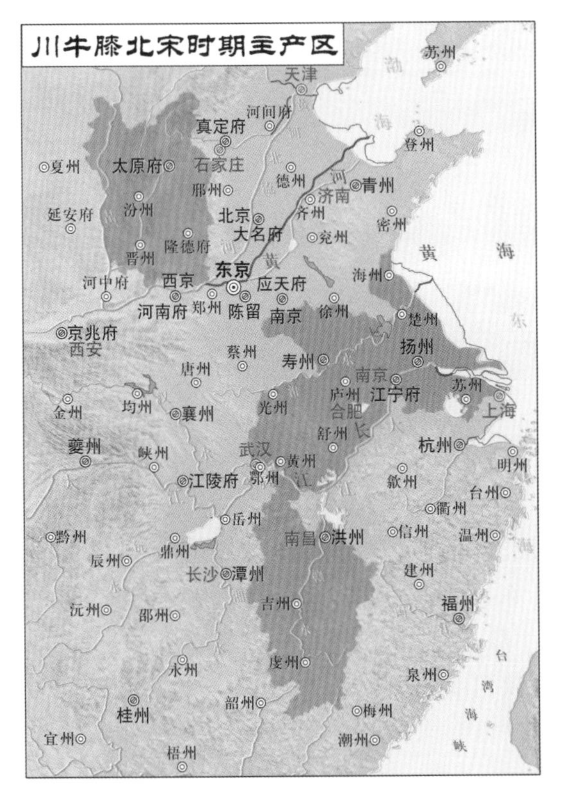
川牛膝北宋时期主产区

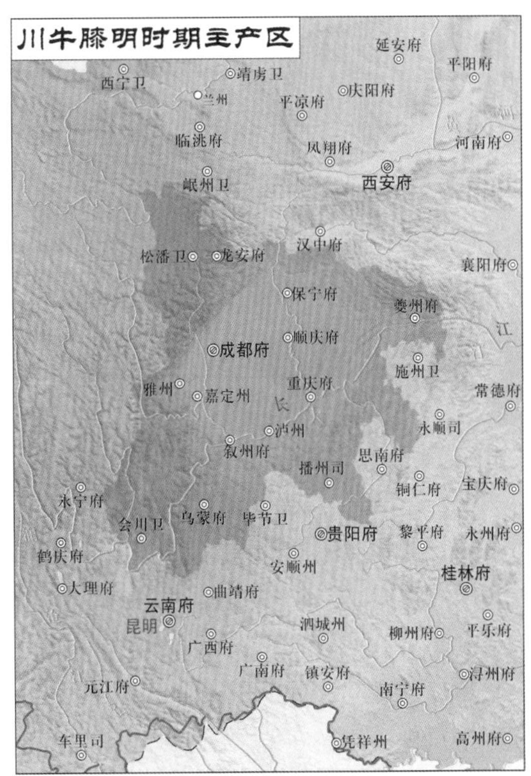
川牛膝明时期主产区

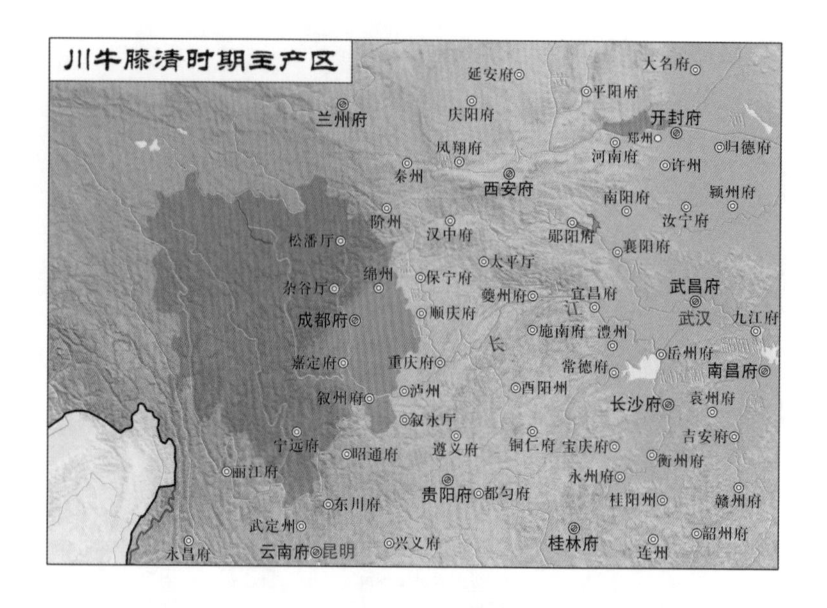

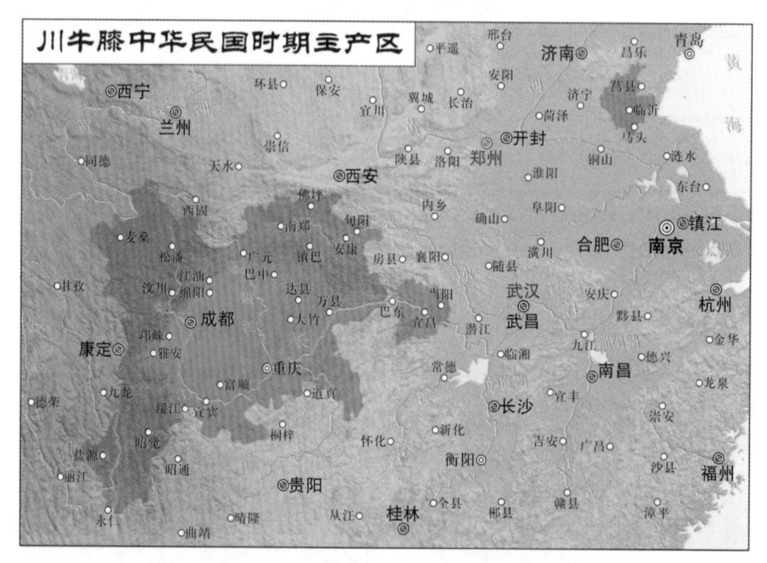

【古籍文献产地地理沿革】

南北朝时期记载川牛膝产区主要集中在湖北；唐代主要集中在河南、山东两地部分地区；宋代产区扩大，记载安徽、江苏、福建、广东、河南均有产。据谢宗万先生考证，牛膝在明代以前没有分化怀牛膝与川牛膝。川牛膝最早见于明初的《滇南本草》。明代以后川牛膝主产于四川、重庆和湖北西部，以及陕西南部。

【现代产区情况】

结合第四次全国中药资源普查数据和实地考察，川牛膝分布于四川西部，重庆巫山、巫溪,湖北,湖南等地,产地主要集中在四川汉源、宝兴、天全等地。

【古代产地对应现代地区考】

(1)河内:春秋、战国时以黄河以北为河内,以南为河外。《正义》:“河内谓怀州(治今河南沁阳)”。

(2)临朐:西汉置,治今山东临朐,属齐郡。南朝宋废。隋开皇六年(586年)复置。蒙古至元三年(1266年)并入益都县,十五年(1278年)复置。

(3)蔡州:西魏废帝三年(554年)改南雍州置,治蔡阳县(今湖北枣阳西南部)。隋大业初废。

(4)关中:今河南灵宝以西及陕西、甘肃东部和四川地区。

(5)怀州:北魏天安二年(467年)置,治野王县(隋改名河内县,今河南沁阳),太和十八(494年)年废。东魏天平初复置,辖境相当于今河南黄河以北,武陟、博爱以西,济源、秦岭山以东地区。隋大业初改为河内郡。唐初复为怀州。天宝元年(742年)又改为河内郡,乾元元年(758年)复为怀州,辖境相当于今河南焦作、获嘉等地。金天会六年(1128年)以临潢府怀州,改为南怀州。天德三年(1151年)复旧。蒙古宪宗七年(1257年)升为怀孟路。

(6)苏州:隋开皇九年(589年)改吴州置,“取州西姑苏山为名”(《旧唐书·地理志》)。大业初复为吴州,又改为吴郡。唐武德四年(621年)仍为苏州。治吴县[隋自今江苏苏州移治苏州西南横山东麓,唐武德七年(624年)还旧治]。辖境相当于今江苏苏州吴中区、相城区、常熟以东,浙江桐乡、海盐以东北及上海大陆部分。开元二十一年(723年)为江南东道治。天宝初改为吴郡,乾元初复为苏州。五代晋天福四年(939年)吴越分置秀州后,辖境缩小为上述江苏部分及上海嘉定、宝山。北宋属两浙路,政和三年(1113年)升为平江府。

(7)西川:今四川西北部。

(8)怀庆府:明洪武元年(1368年)改怀庆路置,属河南分省,后属河南布政使司,治河内县(今河南沁阳),辖境相当于今河南黄河以北,修武、武陟以西地区。

9 川 乌

【中国药典基原】

本品为毛茛科植物乌头 *Aconitum carmichaelii* Debx. 的干燥母根。

【古籍文献产地记载】

古籍名称	古籍时期	古代地名	古籍描述
《本草经集注》	南北朝	建平 朗陵	此与乌头、附子三种，本并出**建平**，谓为三建。生**朗陵**川谷。正月、二月采，阴干
《千金翼方·药出州土》	唐	龙州	剑南道： **龙州**：侧子、巴戟天、天雄、乌头、乌喙、附子
《新修本草》	唐	绵州 龙州	天雄、附子、乌头等，并以蜀道**绵州**、**龙州**出者佳
《本草图经》	北宋	龙州 绵州彰明县 赤水	然四品都是一种所产，其种出于**龙州**……**绵州彰明县**多种之，惟**赤水**一乡者最佳
《本草品汇精要》	明	郎陵 龙州 绵州彰明县 蜀 赤水 邵州 成州 晋州 梓州 江宁府	【地】出**郎陵**山谷及**龙州绵州彰明县**皆有之。(道地)出**蜀**地及**赤水邵州成州晋州梓州江宁府**者佳。【时】(生)春生苗。(采)三月取根。【收】干晒。【质】类附子而尖小。【色】皮黑肉厚
《本草纲目》	明	彰明 龙安 龙州 齐归 木门 青堆 小坪	(附子项下)【集解】……乌头有两种：出彰明者即附子之母，今人谓之川乌头是也。春末生子，故曰春采为乌头。冬则生子已成，故曰冬采为附子。其天雄、乌喙、侧子，皆是生子多者，因象命名；若生子少及独头者，即无此数物也。其产江左、山南等处者，乃《本经》所列乌头，今人谓之草乌头者是也。故曰其汁煎为射罔。陶弘景不知乌头有二，以附子之乌头、注射罔之乌头，遂致诸家疑贰，而雷敩之说尤不近理。宋人杨天惠著《附子记》甚悉，今撮其要，读之可不辩而明矣。其说云：绵州乃故广汉地，领县八，惟**彰明**出附子。彰明领乡二十，惟赤水、廉水、昌明、会昌四乡产附子，而赤水为多。每岁以上田熟耕作垄。取种于**龙安**、**龙州**、**齐归**、**木门**、**青堆**、**小坪**诸处
《本草原始》	明	蜀地	此与乌头附子本并出建平。故谓之三建。乌头始生郎陵山谷，今出**蜀地**
《药物出产辨》	民国	四川龙安府 江油县	附子和川乌头产**四川龙安府江油县**

【古籍文献产地图示】

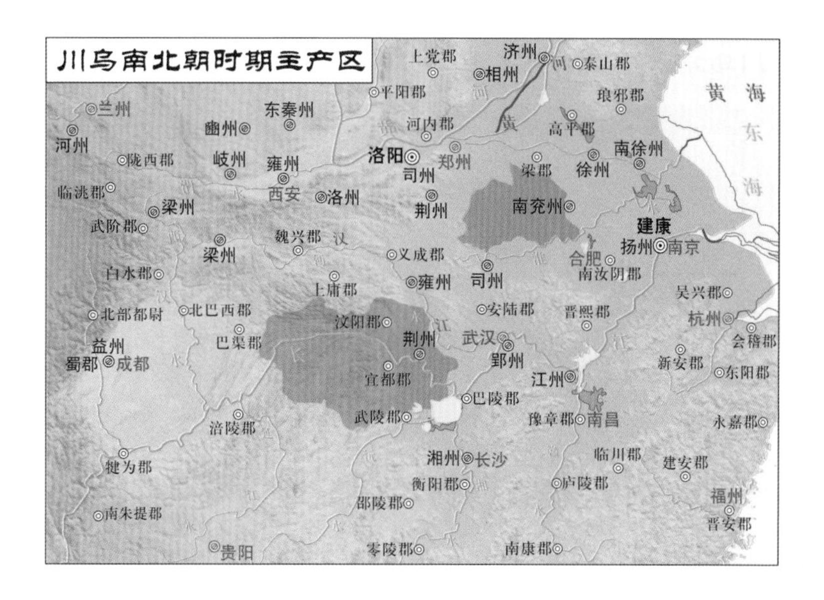
川乌南北朝时期主产区
上党郡
济州
泰山郡
相州
平阳郡
黄海
兰州
东秦州
琅邪郡
豳州
河内郡
高平郡
东海
河州
陇西郡
岐州
洛阳
郑州
南徐州
雍州
司州
梁郡
徐州
临洮郡
梁州
西安
洛州
荆州
南兖州
武阶郡
建康
魏兴郡
汉
义成郡
梁州
合肥
扬州
南京
白水郡
上庸郡
雍州
司州
南汝阴郡
吴兴郡
北部都尉
北巴西郡
汶阳郡
安陆郡
晋熙郡
杭州
益州
巴渠郡
荆州
武汉
会稽郡
蜀郡
成都
郢州
新安郡
东阳郡
宜都郡
江州
巴陵郡
武陵郡
豫章郡
南昌
涪陵郡
永嘉郡
湘州
长沙
临川郡
犍为郡
建安郡
衡阳郡
庐陵郡
福州
邵陵郡
南朱提郡
晋安郡
贵阳
零陵郡
南康郡

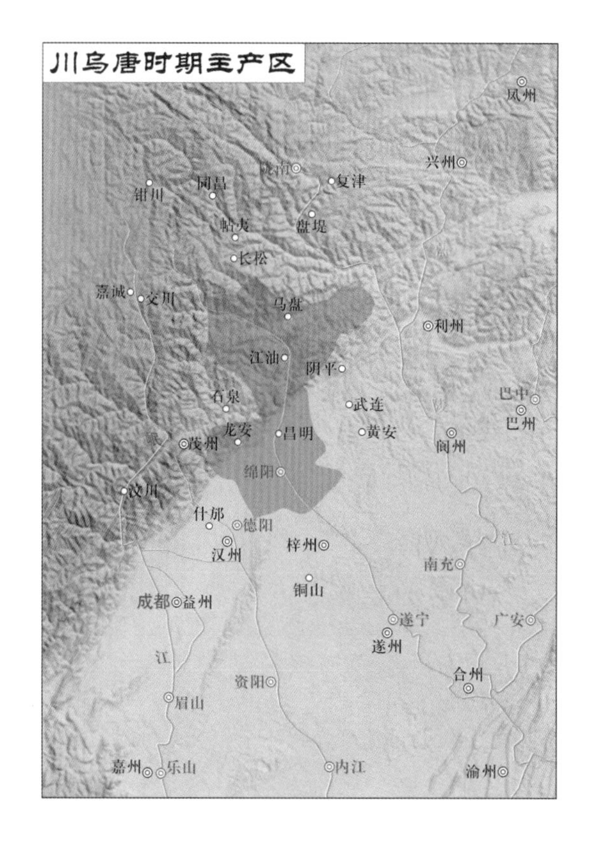
川乌唐时期主产区
凤州
兴州
复津
钳川
同昌
帖夷
盘堤
长松
嘉诚
交川
马盘
利州
江油
阴平
石泉
武连
巴中
巴州
龙安
昌明
黄安
茂州
阆州
绵阳
汶川
什邡
德阳
汉州
梓州
南充
铜山
成都
益州
遂宁
遂州
广安
江
资阳
合州
眉山
嘉州
乐山
内江
渝州

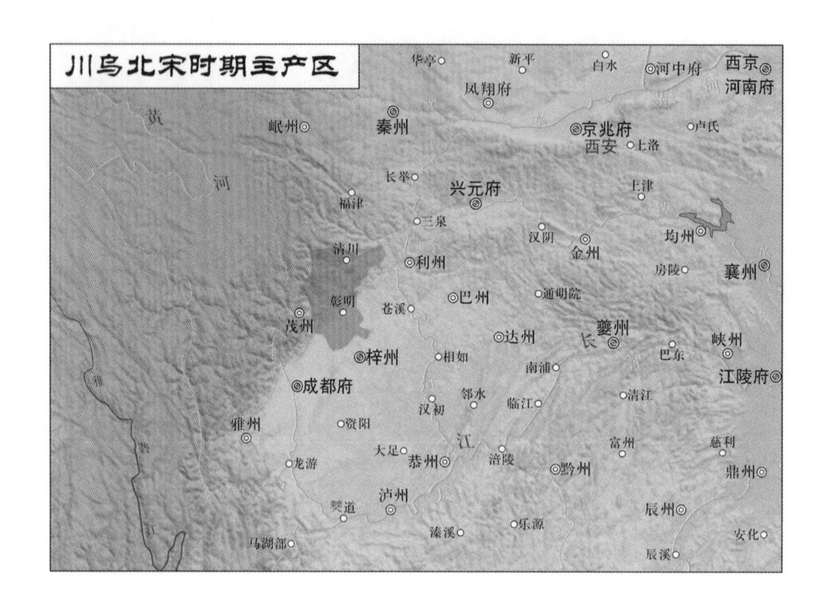

川乌北宋时期主产区

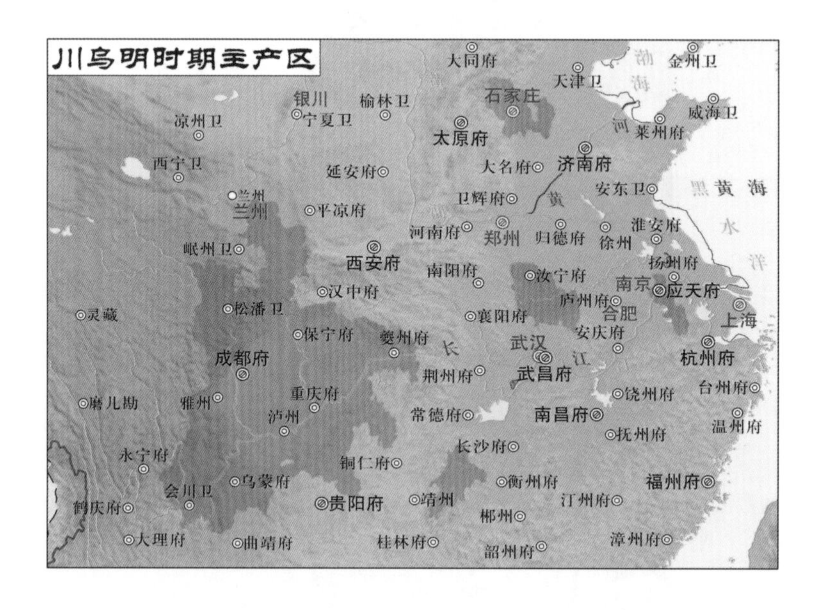

川乌明时期主产区

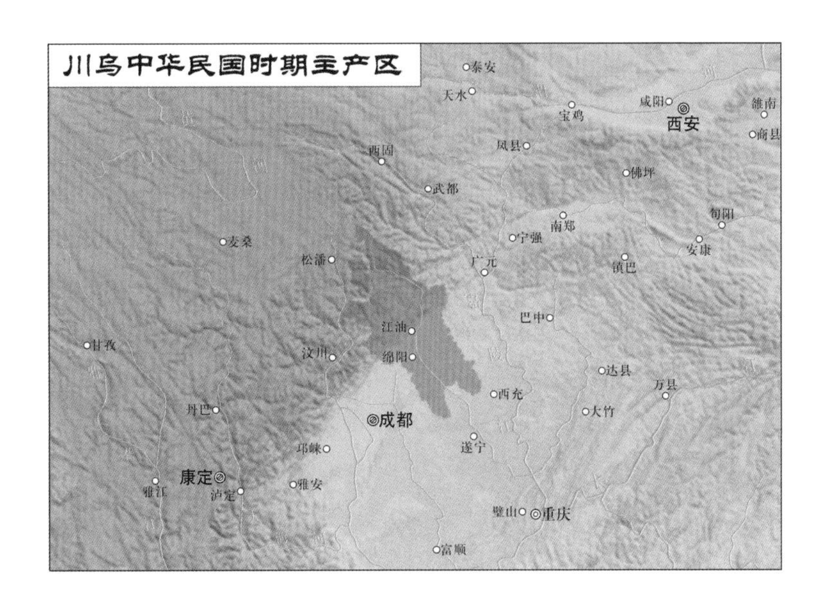

川乌中华民国时期主产区

【古籍文献产地地理沿革】

南北朝《本草经集注》记载川乌产“建平”“朗陵”，随时代变迁，产区增多，基本上一致以四川平武、江油为主产区。

【现代产区情况】

结合第四次全国中药资源普查数据和实地考察，乌头分布区较广，川乌产区主要集中于四川江油、平武、青川、布拖，以及陕西汉中等地。

【古代产地对应现代地区考】

（1）建平：即建平郡。三国吴永安三年（260年）分宜都郡置，治巫县（今重庆巫山北部，西晋移治今重庆巫山），一说治信陵县（今湖北秭归东南部）。属荆州。西晋又有建平都尉，咸宁元年（275年）改为郡，治巫县。吴、晋各有建平郡。西晋太康元年平吴，合并，治巫县。辖境相当于今重庆巫山和湖北秭归、兴山、恩施等地。南朝梁属信州。辖境缩小。

（2）郎陵：西汉置。治今河南确山西南部。属汝南郡。北魏改置安昌县。

（3）龙州：西魏废帝二年（553年）置。治江油县（今四川平武东南部）。辖境相当于今四川平武、青川等地。隋大业初改为平武郡，唐武德元年（618年）改为龙门郡，旋加“西”字。贞观元年（627年）复为龙州。天宝元年（742年）改为江油郡。乾元元年（758年）复为龙州。

（4）绵州：隋开皇五年（585年）改潼州置。治巴西县（今四川绵阳东部）。辖境相当于今四川绵阳、江油、安县等地。大业初改为金山郡。唐武德元年（618年）复为绵州。天宝元年（742年）改为巴西郡，乾元元年（758年）复为绵州。

（5）赤水：今四川江油河西乡。

（6）邵州：唐贞观十年（636年）改南梁州置。治邵阳县（今湖南邵阳）。辖境相当于今湖南新化以南的资水流域（其支流夫夷水上游除外）和巫水上游。五代楚天福初改为敏州，汉复本名。另置武冈军，辖境缩小。南宋宝庆元年（1225年）升为宝庆府。

（7）成州：西魏废帝以南秦州改名。治洛谷城（今甘肃西和洛峪镇）。辖境相当于今甘肃礼县、西和等地。隋移治上禄县（今甘肃礼县南部）。唐属陇右道。辖境相当于今礼县、西和、成县。宝应元年（762年）地入吐蕃。贞元五年（789年）置行成州于同谷西界泥公山。咸通十三年（872年）复置州。后定治同谷县（今甘肃成县）。五代梁开平初改为汶州。后唐同光三年（925年）复旧名。北宋属秦凤路，南宋属利州路。辖境相当于今成县。

（8）晋州：北魏建义元年（528年）改唐州为晋州。治平阳县（隋改为临汾县，今山西临汾）。隋大业初改为临汾郡，义宁初又改为平阳郡，唐武德元年（618年）复为晋州。辖境相当于今山西临汾霍州、汾西、洪洞、浮山、安泽等地。贞观十二年（638年）移治平阳古城（今山西临汾西南部）。后复还故治。北宋政和六年（1116年）升为平阳府。

（9）梓州：隋开皇末改新州置，“因梓潼水为名”（《元和志》）。治昌城县（大业初改郪县，今四川三台）。辖境相当于今四川三台、盐亭、射洪等地。大业初改为新城郡，唐武德元年（618年）复为梓州。天宝元年（742年）改为梓潼郡，乾元元年（758年）复为梓州。辖境扩大至今四川中江。北宋为梓州路治。辖境相当于今四川嘉陵江下游、涪江中、下游和沱江中、下游和筠连、合江以北以西地区。重和元年（1118年）升为潼川府。

（10）江宁府：五代南唐升元元年（937年）改金陵府置。建都于此，称为西都。治上元、江宁县（江苏今南京）。辖境相当于今江苏南京及句容、溧阳等地。北宋开宝八年（975年）改为升州，天禧二年（1018年）复为江宁府。属江南东路。南宋初改建康府，元升为建康路，后改集庆路，明为应天府，清顺治二年（1645年）复改为江宁府。历为江南省、江苏省治。辖境相当于今江苏南京及溧阳、句容等地。雍正八年（1730年）溧阳改属镇江府。1912年废。

（11）四川龙安府：明嘉靖四十五年（1566年）改龙州宣抚司置。治今平武县（万历中置宁武县为附郭，后改平武县）。辖境相当于今四川平武、江油以及青川、北川的部分地区。明、清属四川省。1913年废。

10 川 芎

【中国药典基原】

本品为伞形科植物川芎 *Ligusticum chuanxiong* Hort. 的干燥根茎。

【古籍文献产地记载】

古籍名称	古籍时期	古代地名	古籍描述
《名医别录》	汉	武功 斜谷 西岭	芎䓖……一名胡穷，一名香果。其叶名蘼芜。生**武功**、**斜谷**、**西岭**。三月、四月采根，曝干
《本草经集注》	南北朝	历阳 武功 斜谷西岭	一名胡芎，一名香果。其叶名蘼芜。生**武功**川谷**斜谷西岭**。三月、四月采根，曝干……今惟出**历阳**，节大茎细，状如马衔，谓之马衔川芎。蜀中亦有而细
《千金翼方·药出州土》	唐	秦州	陇右道 **秦州**：防葵、芎䓖、狼毒、鹿角、兽狼牙、鹿茸、蘼芜
《新修本草》	唐	秦州	芎䓖……谨案：今出**秦州**，其人间种者，形块大，重实，多脂润，山中采者瘦细。味苦、辛。以九月、十月采为佳。今云三阳出者，今不复用
《本草图经》	北宋	武功 斜谷西岭 雍州 冤句 关陕 蜀川 江东 关中	生**武功**山谷**斜谷西岭**。蘼芜，芎䓖苗也。生**雍州**川泽及**冤句**，今**关陕**、**蜀川**、**江东**山中亦有之，而以蜀川者为胜。其苗四、五月间生。叶似芹、胡荽、蛇床辈，作丛而茎细。《淮南子》所谓夫乱人者，若芎之与本，蛇床之与蘼芜是也。其叶倍香，或莳于园庭，则芬馨满径。江东、蜀川人采其叶作饮香，云可以已泄泻。七、八月开白花。根坚瘦，黄黑色。三月、四月采，曝干。一云：九月、十月采为佳。三月、四月非时也。**关中**所出者，俗呼为京芎，并通用惟贵。形块重实，作雀脑状者，谓之雀脑芎，此最有力也
《本草品汇精要》	明	武功 关中 秦州 泰山 蜀川	【地】生**武功**、**关中**、**秦州**山阴、**泰山**。（道地）**蜀川**者为胜……【生】四月、五月生苗

（续表）

古籍名称	古籍时期	古代地名	古 籍 描 述
《本草纲目》	明	胡戎 关中 蜀中 天台 江南 蜀地	【释名】……时珍曰：芎本作营，名义未详。或云：人头穹窿穷高，天之象也。此药上行，专治头脑诸疾，故有芎䓖之名。以**胡戎**者为佳，故曰胡芎。古人因其根节状如马衔，谓之马衔芎。后世因其状如雀脑，谓之雀脑芎。其出**关中**者，呼为京芎，亦曰西芎；出**蜀中**者，为川芎；出**天台**者，为台芎；出**江南**者，为抚芎，皆因地而名也……【集解】……时珍曰：**蜀地**少寒，人多栽莳，深秋茎叶亦不萎也。清明后宿根生苗，分其枝横埋之，则节节生根。八月根下始结芎䓖，乃可掘取，蒸暴货之。《救荒本草》云：叶似芹而微细窄，有丫叉，又似白芷，叶亦细，又似胡荽叶而微壮，一种似蛇床叶而亦粗。嫩叶可炸食
	曹魏*	胡无桃 泰山	普曰：芎，或生**胡无桃**山阴，或**泰山**。叶细香，青黑纹，赤如本，冬夏丛生，五月花赤，七月实黑，附端两叶。三月采根，有节如马衔
《本草原始》	明	川蜀 关中 台州 抚郡	香草也。一名香果。生**川蜀**。形如雀脑，名川芎。生**关中**，名京芎。生**台州**，名台芎。生**抚郡**，名抚芎。惟川为胜，故方中为芎，惟以川名
《本草备要》	清	蜀 秦 江南 川	**蜀**产为川芎，**秦**产为西芎，**江南**为抚芎。以**川**产大块、里白不油、辛甘者胜
《本草求真》	清	蜀 江南 秦	**蜀**产大块，里白不油，辛甘者良。**江南**产者为抚芎，**秦**产为西芎
《本草从新》	清	蜀 秦 江南 川	**蜀**产为川芎，**秦**产为西芎，**江南**为抚芎。以**川**产大块、里白不油、辛甘者胜
《药物出产辨》	民国	成都 重庆 四川灌县	产地聚集**成都**、**重庆**者多，形大圆为抚芎……芎䓖产**四川**名川芎，出自**灌县**
《增订伪药条辨》	民国	蓝田县 陕西 浙江温州 金华 蜀	**蓝田县**出者，嫩小，曰蓝芎，**陕西**出扁小，为西芎，皆次。**浙江温州**及**金华**出，曰南芎，更次。川芎各处虽出，因地命名，除蜀产者外，皆不道地。近年**蜀**省产额颇广，足敷全国所需求，所以除川芎外，他如蓝芎、西芎、南芎等，现出产较少，已在淘汰之列。近年日本虽亦有产，但形似是而非，气味尤恶劣，不堪入药，国人亦无购之者

【古籍文献产地图示】

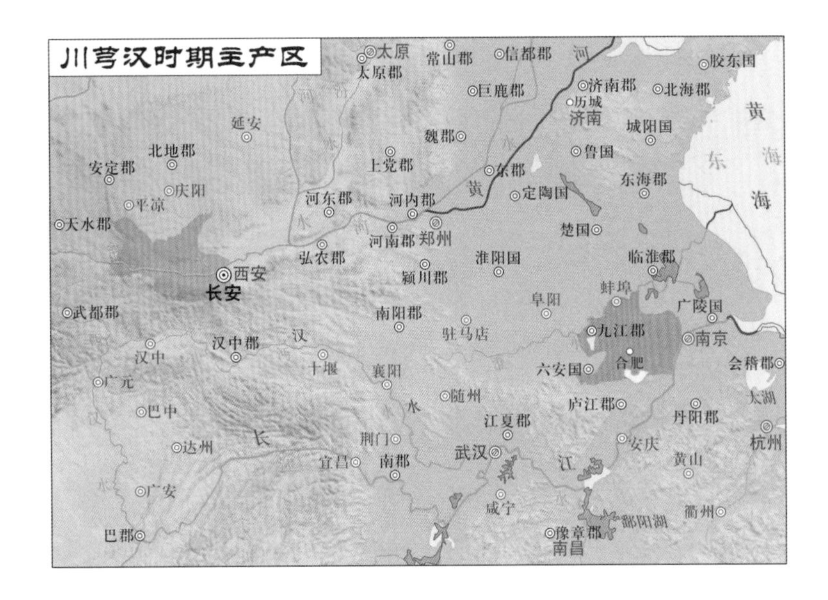
川芎汉时期主产区
太原
太原郡
常山郡
信都郡
胶东国
济南郡
北海郡
巨鹿郡
历城
济南
城阳国
延安
魏郡
北地郡
上党郡
鲁国
安定郡
东郡
东海郡
庆阳
平凉
河东郡
河内郡
定陶国
天水郡
河南郡
郑州
楚国
弘农郡
淮阳国
临淮郡
西安
长安
颍川郡
蚌埠
阜阳
广陵国
武都郡
南阳郡
驻马店
九江郡
南京
汉中郡
合肥
汉中
十堰
襄阳
六安国
会稽郡
广元
随州
庐江郡
巴中
丹阳郡
江夏郡
荆门
达州
武汉
安庆
杭州
宜昌
南郡
黄山
广安
咸宁
衢州
巴郡
豫章郡
鄱阳湖
南昌
黄海
东海

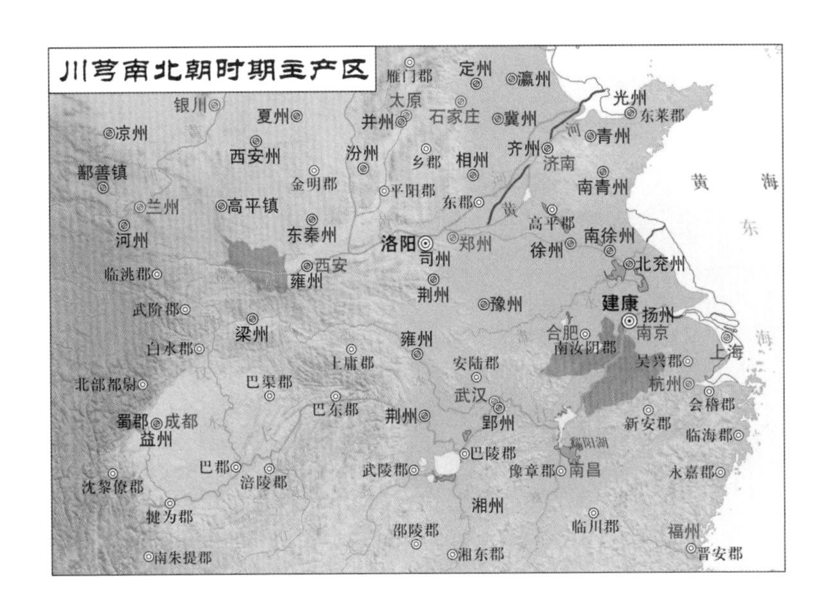
川芎南北朝时期主产区
雁门郡
定州
瀛州
太原
光州
银川
夏州
并州
石家庄
冀州
东莱郡
凉州
青州
西安州
汾州
乡郡
相州
齐州
济南
鄯善镇
金明郡
平阳郡
南青州
兰州
高平镇
东郡
高平郡
东秦州
河州
洛阳
郑州
南徐州
徐州
西安
北兖州
临洮郡
雍州
司州
荆州
豫州
建康
武阶郡
扬州
南京
梁州
合肥
雍州
南汝阴郡
上海
白水郡
上庸郡
吴兴郡
安陆郡
北部都尉
巴渠郡
杭州
武汉
会稽郡
巴东郡
荆州
蜀郡
成都
郢州
新安郡
益州
临海郡
巴陵郡
巴郡
武陵郡
豫章郡
南昌
沈黎僚郡
涪陵郡
永嘉郡
湘州
犍为郡
临川郡
邵陵郡
福州
南朱提郡
湘东郡
晋安郡
黄海
东海

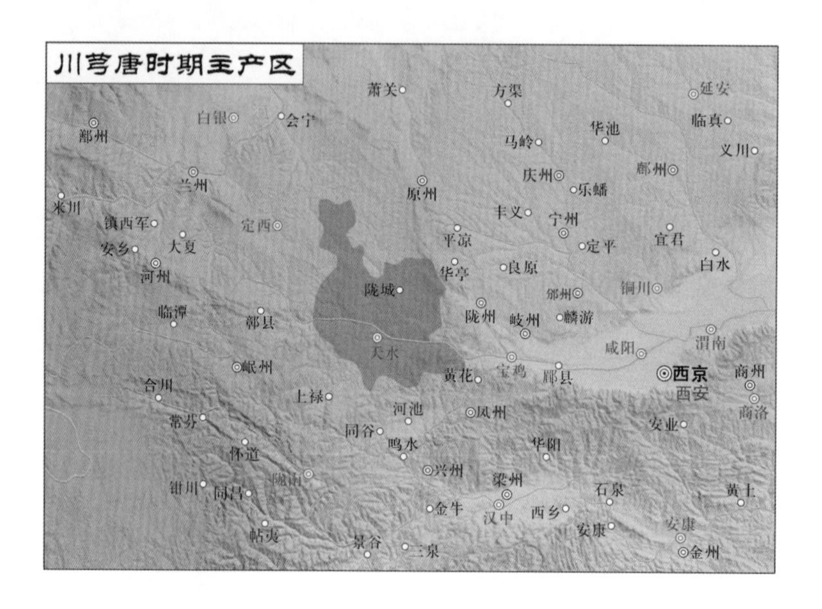

川芎唐时期主产区

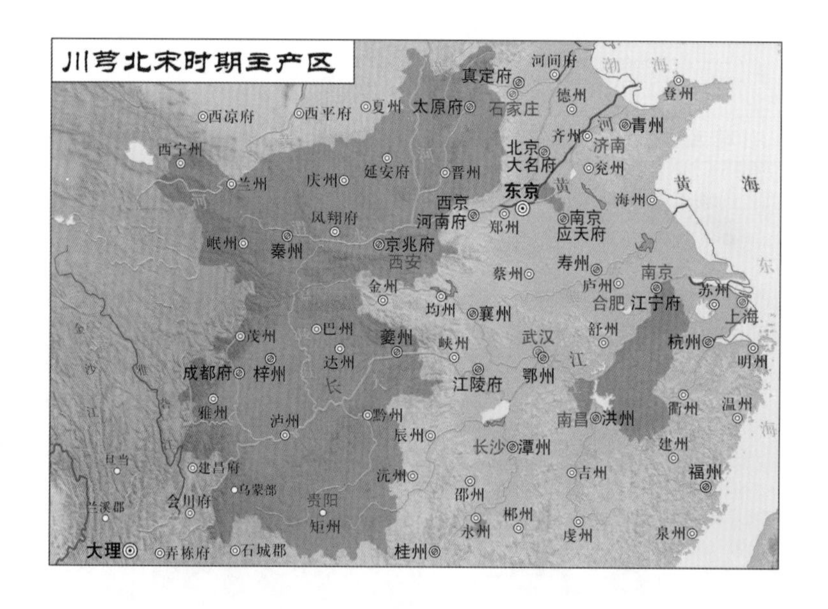

川芎北宋时期主产区

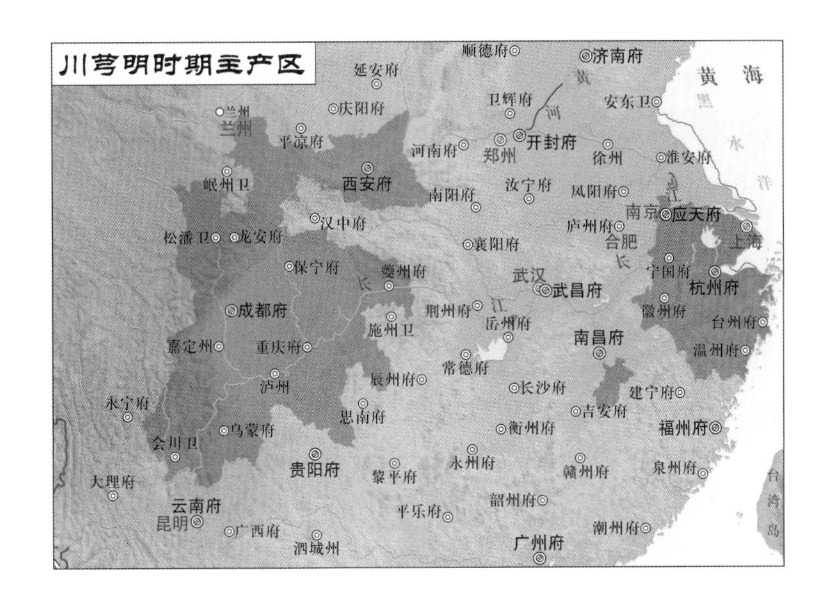

川芎明时期主产区

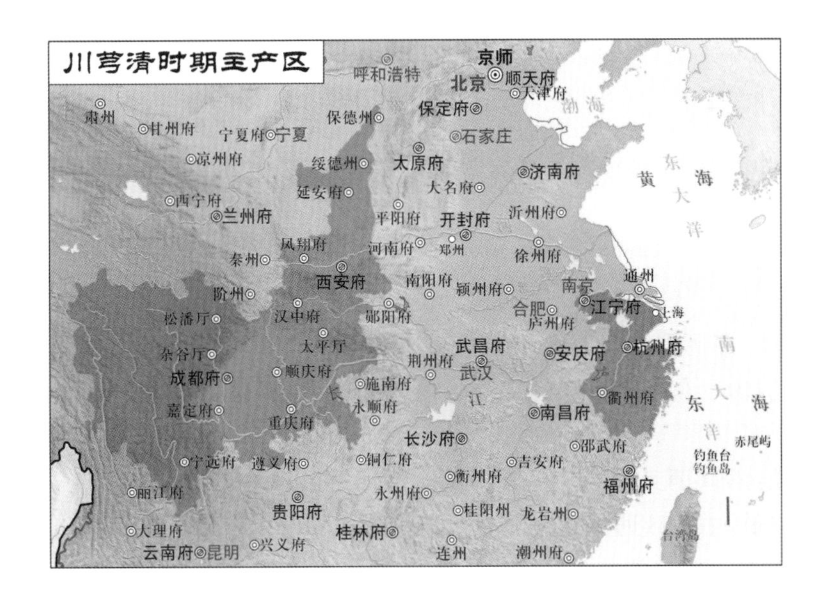

川芎清时期主产区

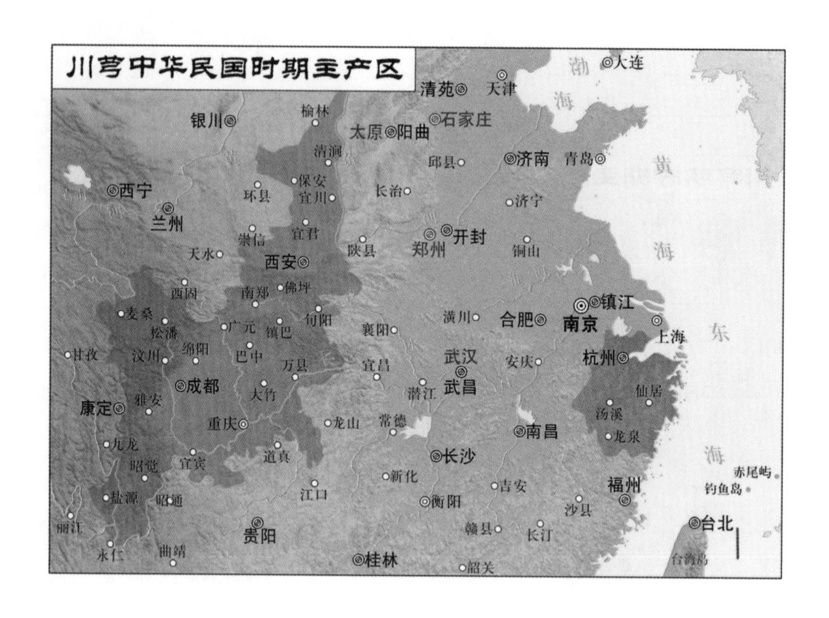

【古籍文献产地地理沿革】

汉代至南北朝，川芎记载产区为安徽和县和陕西眉县、武功等地；唐代记载为“秦州”；直至民国，主要集中在陕西、四川、重庆和浙江，并强调“除蜀产者外，皆不道地”。

【现代产区情况】

结合第四次全国中药资源普查数据和实地考察，川芎产区主要集中于四川都江堰、彭州、什邡、崇州、眉山等地。

【古代产地对应现代地区考】

（1）历阳：即历阳县。秦置，因县南历水得名，治今安徽和县，属九江郡。西汉为九江郡都尉治。东汉为扬州刺史治。西晋以后为历阳郡、南豫州及和州治。明初省入和州。

（2）武功：今陕西武功。

（3）斜谷道：在今陕西眉县西南部，即褒斜道的斜谷一部分。

（4）蓝由县：《增订伪药条辨》中记载：“蓝由县出者，嫩小，曰蓝芎……”这里“蓝由县”应该是“蓝田县”，战国秦献公六年（前379年）置。治今陕西蓝田西部。秦属内史。西汉属京兆尹。北魏太平真君七年（446年）废，太和十一年（487年）复置。北周武帝移治今陕西蓝田。唐属京兆府。元属奉元路。明、清属西安府。

11 天　　麻

【中国药典基原】

本品为兰科植物天麻*Gastrodia elata* Bl. 的干燥块茎。

【古籍文献产地记载】

古籍名称	古籍时期	古代地名	古籍描述
《名医别录》	汉	陈仓 雍州 太山 少室	消痈肿，下肢满疝，下血。生**陈仓**、**雍州**及**太山**、**少室**。三月、四月、八月采根，曝干
《本草图经》	北宋	郓州 利州 泰山 崂山 京东 京西 湖南 淮南 嵩山 衡山	生**郓州**、**利州**、**泰山**、**崂山**诸山，今**京东**、**京西**、**湖南**、**淮南州郡**亦有之。春生苗，初出若芍药。独抽一茎直上，高三、二尺，如箭杆状，青赤色，故名赤箭脂。茎中空，根据半以上，贴茎微有尖小叶。梢头生成穗，开花，结子如豆粒大。其子至夏不落，却透虚入茎中，潜生土肉。其根形如黄瓜，连生一二十枚，大者有重半斤或五六两。其皮黄白色，名白龙皮，肉名天麻。二月、三月、五月、八月内采。初取得，乘润刮去皮，沸汤略煮过，曝干收之。**嵩山**、**衡山**人或取生者蜜煎作果食之，甚珍
《本草品汇精要》	明	邵州 郓州	【名】定风草、龙皮、赤箭脂。【地】(《图经》曰)出郓州、利州、泰山、崂山诸山，今京东、京西、湖南、淮南州郡亦有之。(道地)**邵州**、**郓州**者佳……根白而明净者为好……【用】根白而明净者为好。【质】类黄瓜而微小。【色】黄白
《本草纲目》	明		【集解】……敩曰：凡使天麻，勿用御风草，二物相似，只是叶、茎不同。御风草根茎斑，叶背白有青点。使御风草，即勿使天麻。若同用，令人有肠结之患……宗奭曰：赤箭，天麻苗也。与天麻治疗不同，故后人分为二条。承曰：今医家见用天麻，即是赤箭根……今翰林

（续表）

古籍名称	古籍时期	古代地名	古籍描述
			沈括最为博识，尝云：古方用天麻不用赤箭，用赤箭不用天麻，则天麻、赤箭本为一物明矣。机曰：赤箭、天麻，一物也，经分为二，以根与苗主治不同也。产不同地者，各有所宜也。时珍曰：《本经》止有赤箭，后人称为天麻。甄权《药性论》云：赤箭芝一名天麻，本自明白。宋人马志《重修本草》，重出天麻，遂致分辩如此。沈括《笔谈》云：《神农本草》明言赤箭采根，后人谓其茎如箭，疑当用茎，盖不然也。譬如鸢尾、牛膝，皆因茎叶相似，则用其根，何足疑哉？上品五芝之外，补益上药，赤箭为第一。世人惑于天麻之说，遂止用之治风，良可惜哉。沈公此说虽是，但根、茎并皆可用。天麻子从茎中落下，俗名还筒子。其根曝干，肉色坚白，如羊角色，呼羊角天麻；蒸过黄皱如干瓜者，俗呼酱瓜天麻，皆可用者。一种形尖而空，薄如玄参状者，不堪用。《抱朴子》云：独摇芝，生高山深谷之处，所生左右无草。其茎大如手指，赤如丹素。叶似小苋。根有大魁如斗，细者如鸡子十二枚绕之。人得大者，服之延年。按：此乃天麻中一种神异者，如人参中之神参也
	唐*	郓州 利州 太山 崂山	志曰：天麻，生**郓州**、**利州**、**太山**、**崂山**诸处，五月采根曝干。叶如芍药而小，当中抽一茎，直上如箭杆。茎端结实，状若续随子。至叶枯时，子黄熟。其根连一二十枚，犹如天门冬之类。形如黄瓜，亦如芦菔，大小不定。彼人多生啖，或蒸煮食之。今多用郓州者佳
	北宋*	郓州	《开宝本草》又于中品出天麻一条，云出**郓州**。今之赤箭根苗，皆自齐、郓而来者为上
《药物出产辨》	民国	四川 云南 陕西汉中	**四川**、**云南**、**陕西汉中**所产者均佳。每年春秋两季收成。贵州亦有产，但全无气味，不适用。日本亦有出，亦无味，不适用。用姜汁渍，蒸熟吹爽开片，名曰制天麻

【古籍文献产地图示】

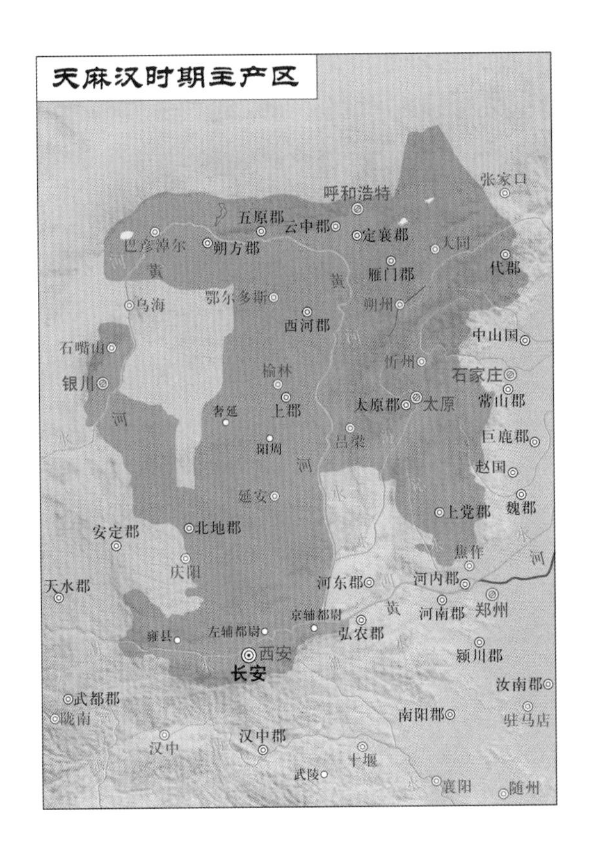
天麻汉时期主产区
张家口
呼和浩特
五原郡
云中郡
定襄郡
大同
巴彦淖尔
朔方郡
代郡
雁门郡
乌海
鄂尔多斯
朔州
西河郡
中山国
石嘴山
忻州
石家庄
银川
榆林
常山郡
太原郡
太原
上郡
巨鹿郡
吕梁
赵国
延安
魏郡
上党郡
安定郡
北地郡
焦作
庆阳
河内郡
天水郡
河东郡
郑州
河南郡
弘农郡
西安
长安
颍川郡
汝南郡
武都郡
陇南
南阳郡
驻马店
汉中
汉中郡
十堰
襄阳
随州

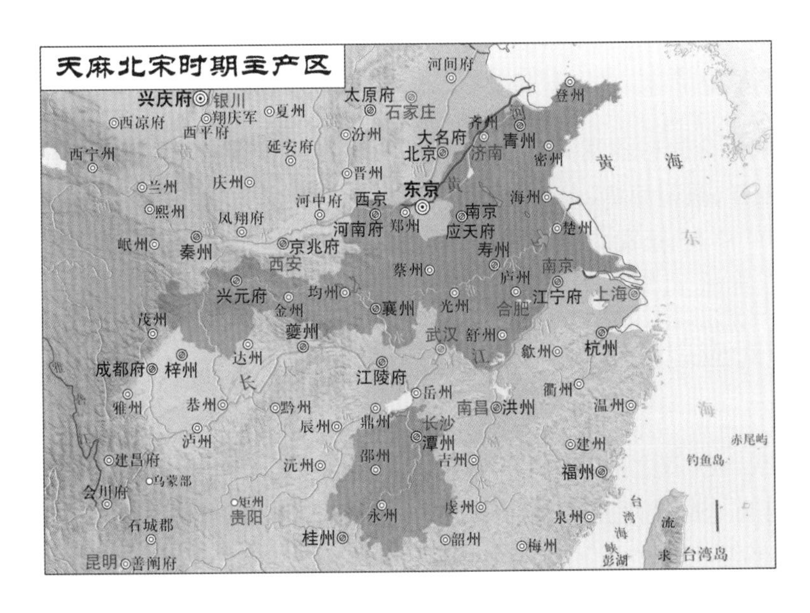
天麻北宋时期主产区
河间府
兴庆府
银川
太原府
石家庄
登州
西凉府
西平府
夏州
汾州
大名府
青州
西宁州
延安府
北京
济南
密州
黄
海
晋州
兰州
庆州
河中府
西京
东京
海州
熙州
凤翔府
河南府
郑州
南京
应天府
楚州
岷州
秦州
京兆府
寿州
西安
南京
蔡州
兴元府
均州
庐州
江宁府
上海
茂州
金州
襄州
光州
合肥
夔州
武汉
蕲州
杭州
歙州
成都府
梓州
达州
江陵府
衢州
岳州
南昌
洪州
温州
雅州
泰州
黔州
长沙
泸州
辰州
鼎州
潭州
建州
赤尾屿
钓鱼岛
建昌府
沅州
邵州
吉州
福州
会川府
贵阳
永州
虔州
泉州
石城郡
桂州
韶州
梅州
台湾岛
昆明
普阐府

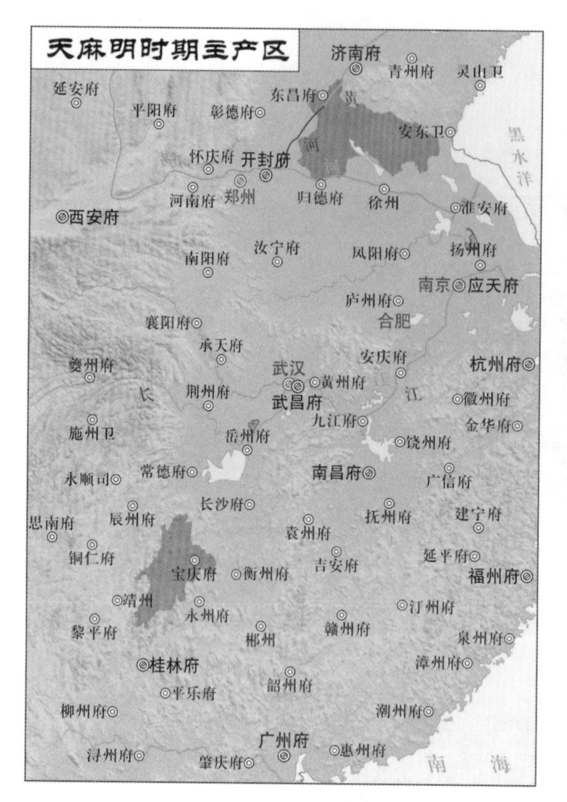

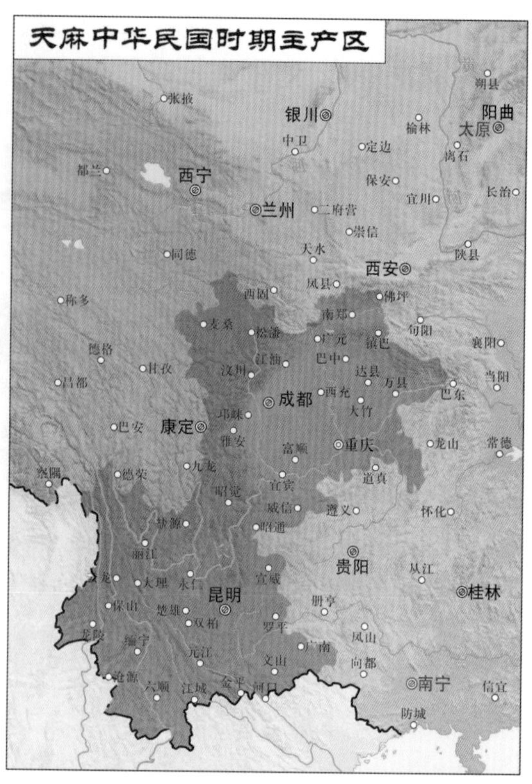

【古籍文献产地地理沿革】

南北朝以前，天麻产区记载为陕西和河南北部，宋代向东变迁，包括黄河东段以南至长江以北所夹的略呈大三角形地带，以及湖南省境内的衡山，明代记载产区范围缩小，集中在山东南部和湖南南部，民国时期记载为四川、云南和陕西南部。

【现代产区情况】

结合第四次全国中药资源普查数据和实地考察，天麻产地主要集中在云南彝良、永胜、镇雄、丽江，贵州赫章、大方，湖北房县、五峰、鹤峰、夷陵，陕西佛坪、城固、洋县、宁强、丹凤、洛南、商南、镇安，安徽金寨、岳西、霍山，河南西峡、内乡、镇平等地，以及四川、重庆、黑龙江、吉林、辽宁。

【古代产地对应现代地区考】

（1）陈仓：即陈仓县。本春秋秦邑，后置为县。治今陕西宝鸡东二十里。当关中、汉中交通要冲。楚、汉之际刘邦败章邯于此，遂定三秦。西汉属右扶风。西晋末废。前秦置苑川县于陈仓故城西五里，西魏大统十六年（550年）移苑川县入陈仓故城，复名陈仓县。北周建德三年（574年）又废。隋开皇十八年（598年）复置。大业年间移治今陕西宝鸡。唐属岐州，至德二年（757年）改为宝鸡县。

（2）雍州：东汉兴平元年（194年）分凉州河西四郡置，治所在姑臧县（今甘肃武威），建安十八年（213年）移治长安县（今陕西西安西北部）。秦岭以北、弘农以西诸郡悉属雍州。三国魏时，辖境相当于今陕西关中平原、甘肃东南部、宁夏南部及青海、黄河以南的一部分地区。以后逐渐缩小。西晋建兴后，历为刘聪、石勒、苻健、姚苌、赫连勃勃所据。北魏仍置雍州。隋大业三年（607年）废雍州为京兆郡，治所在大兴城（今陕西西安）。唐武德元年（618年）又改为雍州。辖有今陕西秦岭以北，乾县以东，铜川以南，渭南以西地区。开元元年（713年）改为京兆府。

（3）太山："太山"之名，始见于沈约（南朝梁文学家）的《宋书》。泰山最早出处春秋时期《诗经·鲁颂》："泰山岩岩，鲁邦所詹。"所以《名医别录》中"太山"应该指泰山，位于今山东泰安北部。

（4）少室：指少室山，位于今河南登封西北部。

（5）郓州：隋开皇十年（590年）置。治万安县。大业三年（607年）改为东平郡。唐武德四年（621年）复为郓州。贞观八年（634年）移治须昌县（五代唐改须城县。今山东东平西北部，北宋移治山东今东平）。辖境相当于今山东郓城、东平、梁山、巨野、嘉祥等地。天宝元年（742年），复为东平郡。乾元元年（758年），又改郓州。北宋宣和元年（1119年），升为东平府。

（6）利州：西魏废帝三年（554年）改西益州置。治兴安县（隋改绵谷县，今四川广元）。隋大业初改为义成郡。唐武德元年（618年）复为利州。天宝元年（742年）改为益昌郡。乾元元年（758年）复为利州。辖境相当于今四川广元、青川、旺苍和陕西宁强等地的部分地区。宋属利州路或利州东路。辖境略缩小。

（7）邵州：邵阳市，即宝庆府，辖境相当于今湖南新化以南的资水流域（其支流夫夷水上游除外）和巫水上游地区。

12 木 通

【中国药典基原】

本品为木通科植物木通 *Akebia quinata*（Thunb.）Decne. 三叶木通 *A. trifoliata*（Thunb.）Koidz. 或白木通 *A. trifoliate*（Thunb.）Koidz. var. *australis*（Diels）Rehd. 的干燥藤茎。

【古籍文献产地记载】

古籍名称	古籍时期	古代地名	古 籍 描 述
《名医别录》	汉	石城 山阳	通草……一名丁翁。生**石城**及**山阳**。正月采枝，阴干

（续表）

古籍名称	古籍时期	古代地名	古籍描述
《本草经集注》	南北朝	石城 山阳	通草……一名附支，一名丁翁。生**石城**及**山阳**。正月采枝，阴干……今出**近道**。绕树藤生，汁白。茎有细孔，两头皆通。含一头吹之，则气出彼头者良。或云即葍藤茎
《千金翼方·药出州土》	唐	华州	关内道： **华州**：……通草……
《本草图经》	宋	石城 山阴 泽州 潞州 汉中 江淮 湖南	通草，生**石城**山谷及**山阴**，今**泽**、**潞**、**汉中**、**江淮**、**湖南**州郡亦有之。生作藤蔓，大如指；其茎秆大者径三寸，每节有二、三枝；枝头出五叶，颇类石韦；又似芍药，三叶相对，夏秋开紫花，亦有白花者；结实如小木瓜，核黑，瓤白，食之甘美，南人谓之燕覆，亦云乌覆。正月、二月采枝，阴干用
《本草品汇精要》	明	石城 山阳 泽 潞 汉中 广州 江淮 湖南 海州 兴元府	木通……【名】附支、丁翁、万年、葍藤……【苗】生作藤蔓，大如指，其茎干大者，径约二三寸，每节有二三枝。枝头出五叶，颇类石韦。又似芍药，三叶相对。夏秋开紫花，亦有白花者。结实如小木瓜，核黑瓤白，食之甘美。绕树藤生汁，白茎有细孔，纹如车辐，两头皆通，含一头吹之，则气出彼头者，良。【地】生**石城山谷**及**山阳**，今**泽**、**潞**、**汉中**、**广州**、**江淮**、**湖南**州郡亦有之。（道地）**海州**、**兴元府**、**解州**。【时】春生叶。（采）正月、二月取茎，七月、八月取子。【收】阴干。【用】茎、实。【质】类葡萄藤而有纹理。【色】苍
《本草述》	清	泽 潞 汉中 江淮 湖南	通草，古方所谓通草即今之木通，俗所谓通草乃通脱木也。核曰：通草即木通，**泽**、**潞**、**汉中**、**江淮**、**湖南**州郡皆有之。爬树蔓藤，大者径三五寸，每节二三枝，枝头五叶，夏末开花，紫色，亦有白色者，实如木瓜而小，长三四寸，瓤白核黑，食之甘美。枝即通草，通理细孔，两头皆通，含取一头吹之，气出彼头，色黄白者良，黑褐色者，此商贾因其质轻易得，多置船篷上，为雨旸所侵，以致形色腐黑，用之无力也
《药物出产辨》	民国	江西 湖北资邱 四川巴东 陕西汉中 河南 山东 湖南 广西 广东连州	木通，以**江西**、**湖北资邱**产者为最。**四川巴东**、**陕西汉中**、**河南**、**山东**亦佳，**湖南**、**广西**、**广东连州**等亦次之

【古籍文献产地图示】

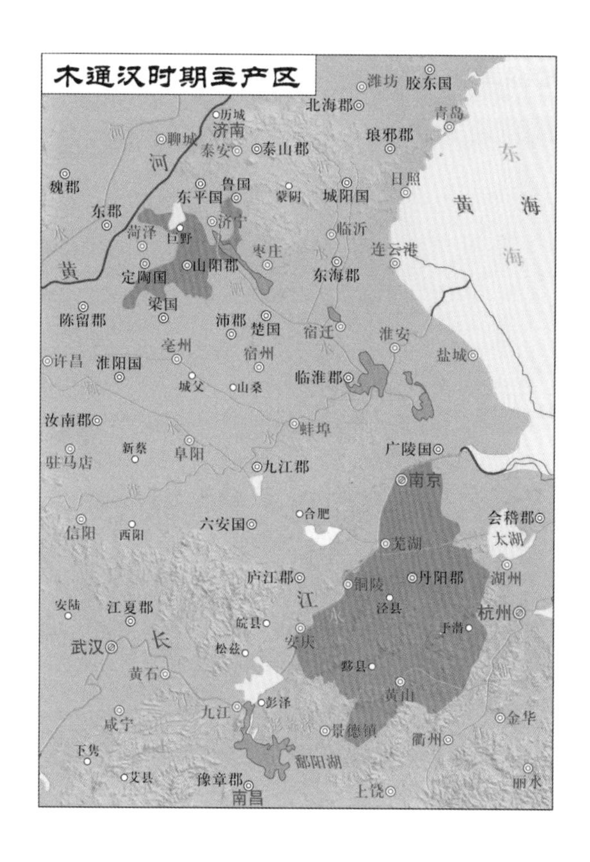
木通汉时期主产区
潍坊
胶东国
北海郡
青岛
济南
聊城
泰安
泰山郡
琅邪郡
魏郡
鲁国
东平国
城阳国
日照
黄
海
东
东郡
菏泽
巨野
济宁
临沂
枣庄
连云港
黄
定陶国
山阳郡
东海郡
陈留郡
梁国
沛郡
楚国
宿迁
淮安
亳州
宿州
许昌
淮阳国
盐城
临淮郡
汝南郡
蚌埠
驻马店
阜阳
广陵国
九江郡
南京
六安国
合肥
会稽郡
信阳
太湖
芜湖
庐江郡
丹阳郡
湖州
铜陵
江
江夏郡
杭州
武汉
长
安庆
黄石
黄山
九江
咸宁
金华
衢州
鄱阳湖
豫章郡
南昌
上饶
丽水

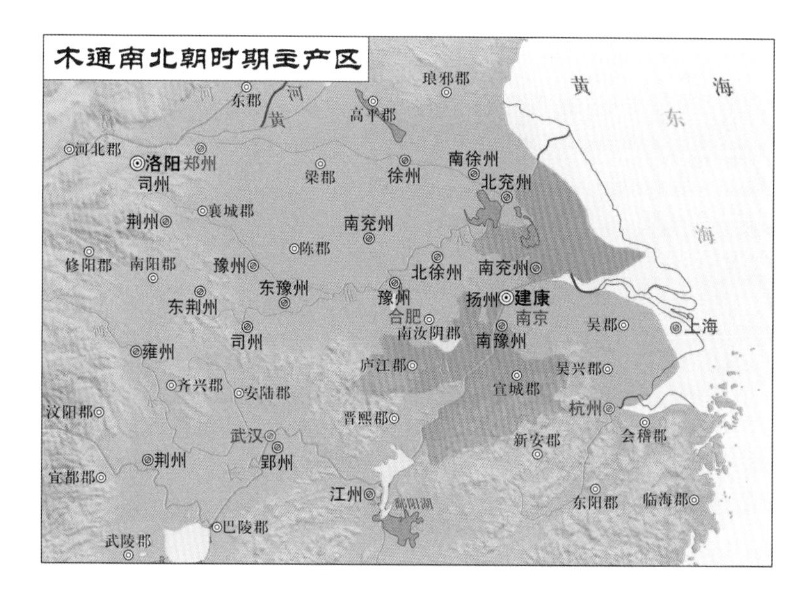
木通南北朝时期主产区
琅邪郡
黄
海
东
东郡
河
高平郡
黄
河北郡
洛阳
郑州
司州
梁郡
徐州
南徐州
北兖州
荆州
襄城郡
南兖州
陈郡
海
修阳郡
南阳郡
豫州
北徐州
南兖州
东豫州
东荆州
豫州
扬州
建康
合肥
南京
南汝阴郡
南豫州
吴郡
上海
司州
雍州
庐江郡
吴兴郡
齐兴郡
安陆郡
宣城郡
汶阳郡
杭州
晋熙郡
会稽郡
武汉
新安郡
荆州
郢州
宜都郡
江州
东阳郡
临海郡
巴陵郡
武陵郡

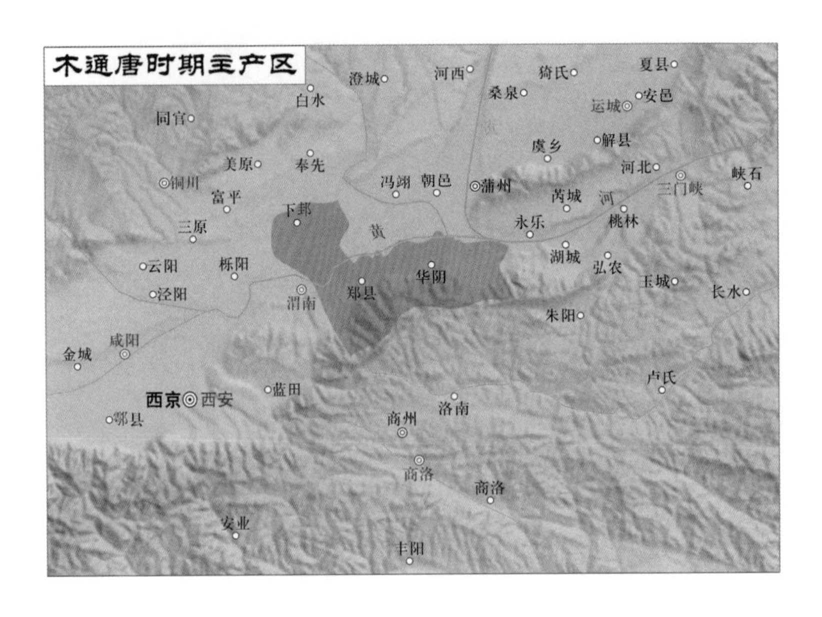

木通唐时期主产区

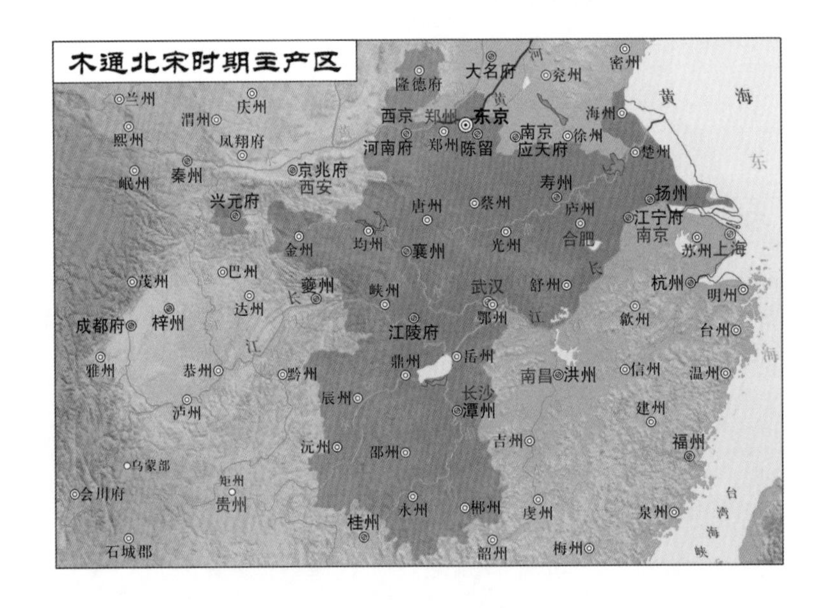

木通北宋时期主产区

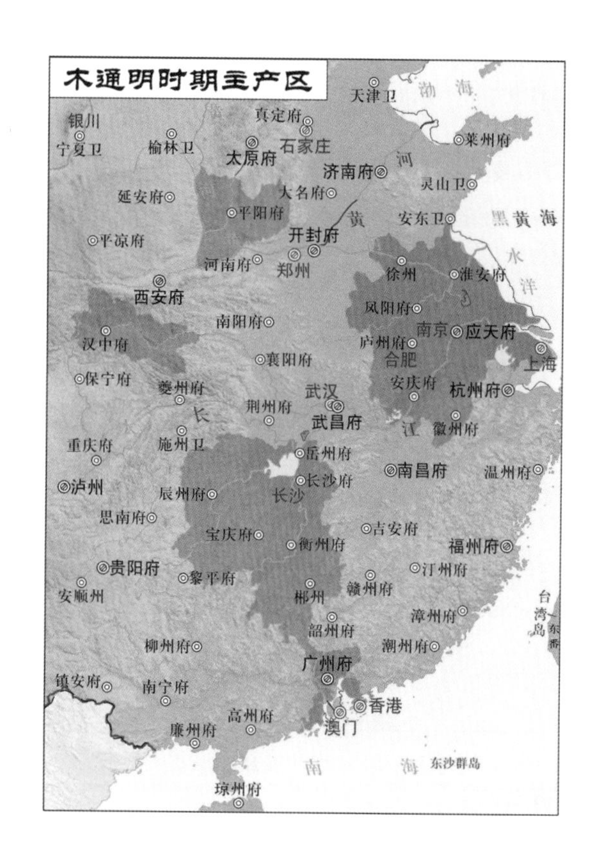

木通明时期主产区

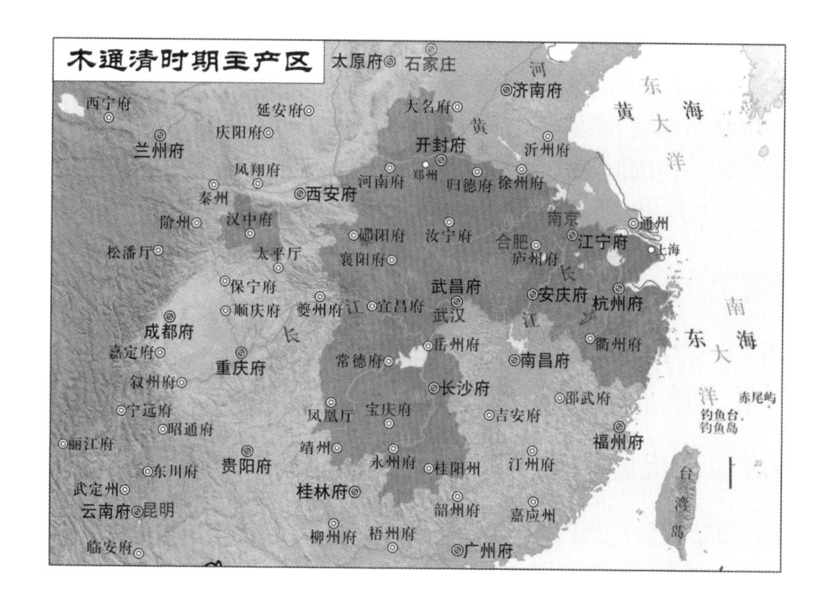

木通清时期主产区

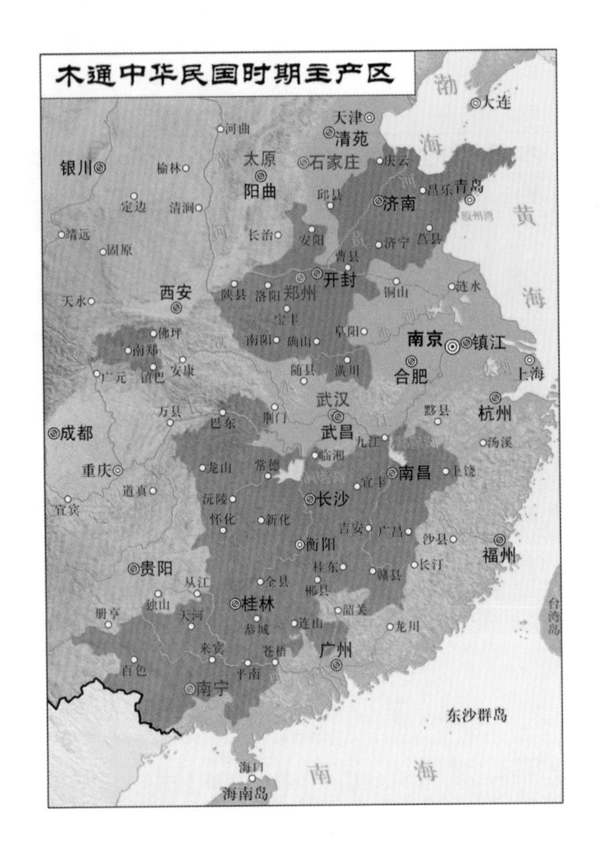

【古籍文献产地地理沿革】

木通，历史记载品种有变迁，据谢宗万先生考证，唐代《新修本草》和《千金翼方》以前古籍和明代《本草纲目》中所记载“通草”为木通科木通*Akebia quinata*，明代《本草品汇精要》“木通”项下所记载为木通科植物。

自汉代至唐代，木通产地记载均为“石城”“山阳”；唐记载为“华州”；宋、明、清以来本草记载产区基本稳定，主要集中在河南、陕西汉中、长江入海口附近、湖南、广西、广东、山西、安徽等地。民国时期产区范围有所扩大。

根据宋代《本草图经》文字描述，“山阴”可能抄录错误，应该为“山阳”。

【现代产区情况】

结合第四次全国中药资源普查数据，木通产区分布于江西、四川、重庆、湖南、湖北、浙江、云南、贵州、广西、福建，以及江苏、安徽、陕西、山西、河南、甘肃等地。

【古代产地对应现代地区考】

（1）石城：即石城县。西汉置。属丹阳郡。治今安徽当涂东北部。西晋移治今安徽池州贵池区西南部秋浦，属宣城郡。隋开皇九年（589年）废入南陵县。

（2）山阳：即山阳郡，治山阳县（今江苏淮安）。辖境相当于今江苏淮阴、盐城、淮安、宝应、建湖等地。属徐州。南朝宋、齐属南兖州。隋开皇初废。

（3）华州：西魏废帝三年（554年）改东雍州置。治郑县（今陕西华州西南部）。隋大业初废。唐武德元年（618年）复置。治郑县（今陕西华州）。圣历后辖境相当于今陕西华州、华阴、潼关等地及渭南渭河北岸地区。垂拱、上元初两度曾改名太州，辖境亦屡有变迁。属关内道。宋属永兴军路。金属京兆府路。元省郑县入州，属奉元路。明属西安府。清不辖县，属同州府。1913年改为县。

（4）泽州：隋开皇初以建州改名，因州内濩泽水为名。治高都县（旋改丹川县，今山西晋城高都镇）。大业初改为长平郡，唐武德元年改为盖州。又于濩泽县（今山西阳城）置泽州，八年（625年）移治端氏县（今山西沁水东六十里端氏村），贞观元年（627年）移治晋城县（今山西晋城），废盖州，以其县来属。辖境相当于今山西晋城等地。天宝初改为高平郡，乾元初复为泽州。宋属河东路。金天会六年（1128年）改为南泽州，天德三年（1151年）复为泽州，属河东南路。元属晋宁路。明为直隶州，省晋城入州，属山西省。

（5）潞州：北周宣政元年（578年）分并州上党郡置。治襄垣县（今山西襄垣北部）。隋开皇中移治壶关县（今山西壶关东南部）。大业初废。唐武德中复置。治上党县（今山西长治）。天宝中改为上党郡，乾元初复为潞州。辖境相当于今山西长治武乡、襄垣、沁县、黎城、潞城、屯留、平顺、长子、壶关等地及河北涉县。北宋崇宁中升为隆德府。金又改为潞州。明嘉靖八年（1529年）升为潞安府。

（6）汉中：即汉中郡，战国秦惠王十三年（前312年）置。治南郑县（今陕西汉中）。辖境相当于今陕西秦岭以南，米仓山、大巴山以北，留坝、勉县以东，湖北郧阳区、保康以西地区。西汉移治西城县（今陕西安康西北部）。东汉复还旧治，后为张鲁所据，改名汉宁郡。

13 五味子和南五味子

【中国药典基原】

五味子为木兰科植物五味子*Schisandra chinensis*（Turcz.）Baill. 的干燥成熟果实。

南五味子为木兰科之物华中五味子*S.sphenanthera* Rehd.et Wils. 的干燥成熟果实。

【古籍文献产地记载】

古籍名称	古籍时期	古代地名	古籍描述
《名医别录》	汉	齐山 代郡	一名会及，一名玄及。生**齐山**及**代郡**。八月采实，阴干

（续表）

古籍名称	古籍时期	古代地名	古籍描述
《本草经集注》	南北朝	青州 冀州 建平	今第一出高丽，多肉而酸甜；次出**青州**、**冀州**，味过酸，其核并似猪肾。又有**建平**者少肉，核形不相似，味苦，亦良。此药多膏润，烈日暴之，乃可捣筛，道方必须用
《千金翼方·药出州土》	唐	雍州	关内道： **雍州**：……五味子……
《新修本草》	唐	蒲州 蓝田	五味，皮肉甘、酸，核中辛、苦，都有咸味，此则五味具也。《本经》云味酸，当以木为五行之先也。其叶似杏叶而大，蔓生木上。子作房如落葵，大如蘡子，一出**蒲州**及**蓝田**山中
《本草图经》	北宋	河东 陕西 杭 越	五味子，生齐山山谷及代郡，今**河东**、**陕西州郡**尤多，而**杭越**间亦有。春初生苗，引赤蔓于高木，其长六七尺；叶尖圆似杏叶；三四月开黄白花，类小莲花。七月成实，如豌豆许大，生青熟红紫。《尔雅》云：菋，荎藸。注云：五味也。蔓生，子丛茎端。疏云：一名菋，一名荎藸。今种数种，大抵相近，而以味甘者为佳。八月采，阴干用。一说小颗皮皱泡者，有白色盐霜一重，其味酸、咸、苦、辛、甘，味全者真也……
《本草品汇精要》	明	建平	五味子出神农本经……【名】会及、玄及、菋、荎藸……【地】……（道地）**高丽**、**建平**者为佳。【时】春初生苗。（采）八月取。【收】阴干
《本草纲目》	明		五味子……【集解】……时珍曰：五味今有南北之分，南产者色红，北产者色黑，入滋补药必用北产者乃良。亦可取根种之，当年就旺；若二月种子，次年乃旺，须以架引之
《本草纲目》	北宋*	华州以西至秦州	【发明】……宗奭曰：今**华州以西至秦州**多产之……机曰：五味治喘嗽，须分南北。生津止渴，润肺补肾，劳嗽，宜用北者；风寒在肺，宜用南者……
《本草原始》	明	虢州	出**虢州**者第一，今**南北**俱有。春初生苗，引赤蔓于木上。叶似杏叶，三月、四月开黄花。七月成实，丛生茎端如梧子大，生青、熟红紫。其实皮甘肉酸，核中辛苦，都有咸味，故名五味子。《典术》曰：五味者，五行之精。其茎赤，花黄白，生青、熟紫黑，亦具五色。且能养五脏，是以称五。气味：酸温，无毒……五味子，《本经》上品。子比蔓荆子而大；北者湿润，南者干枯。凡用以北为胜。雷公云：小颗，皱，有白朴盐霜一重。其味酸、咸、苦、辛、甘味全者为真。则南五味陈久自生白朴，是雷公之言，是南而非北。不知南北各有所长，风寒欬嗽南五味为奇，虚寒劳伤北五味为佳。（修治）入补药蜜浸蒸用，入嗽药生用。连核入药，其核如猪肾……

（续表）

古籍名称	古籍时期	古代地名	古 籍 描 述
《药物出产辨》	民国	奉天 吉林	【五味子】产**奉天**、**吉林**两省为最，由烟台牛庄帮运来。八九月新……主治：酸，温。益气，咳逆上气，劳伤羸瘦补不足，强阴，益男子精

【古籍文献产地图示】

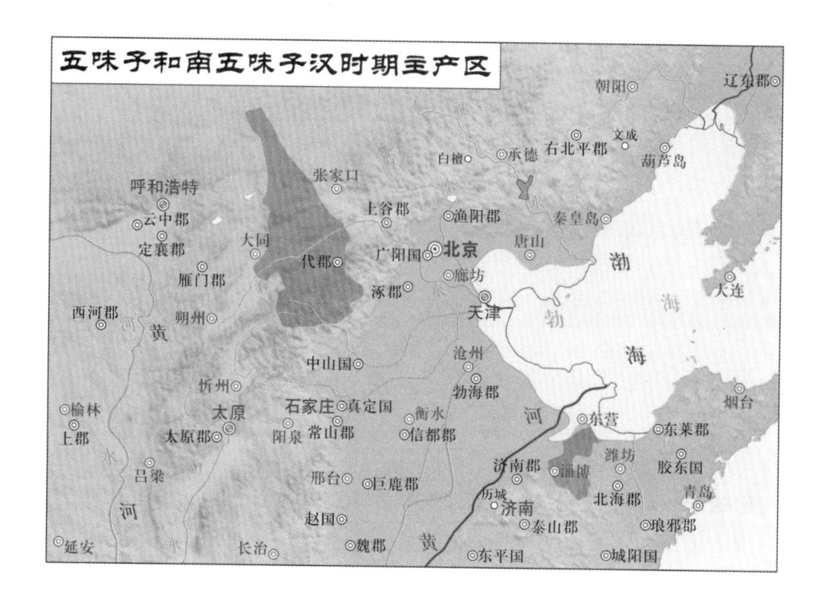

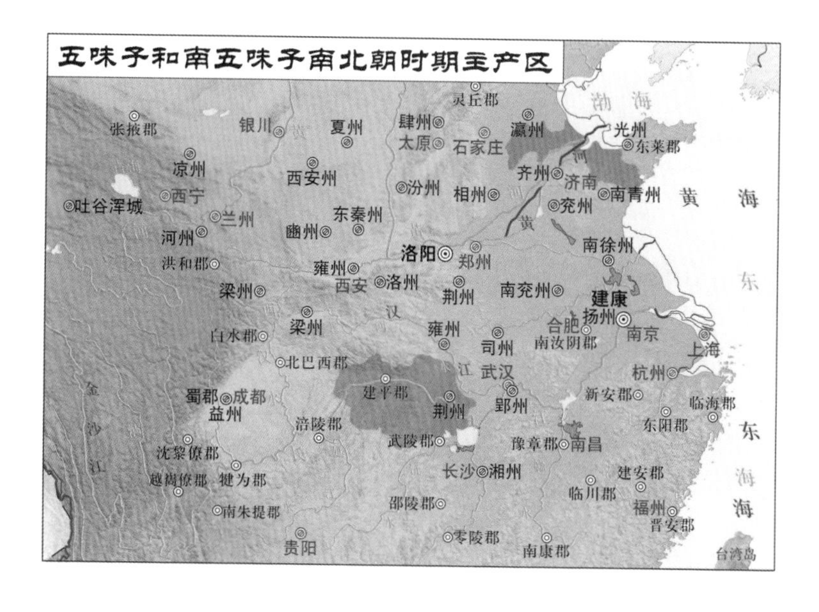

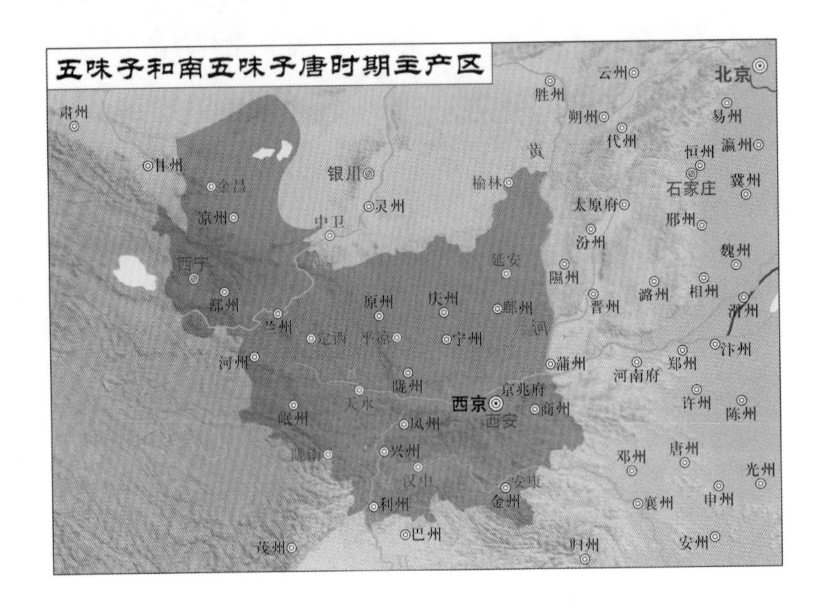
五味子和南五味子唐时期主产区
云州
北京
胜州
肃州
朔州
易州
代州
恒州
瀛州
黄
甘州
金昌
银川
榆林
石家庄
冀州
灵州
太原府
凉州
中卫
邢州
汾州
魏州
西宁
延安
隰州
鄯州
原州
庆州
鄜州
潞州
相州
晋州
兰州
定西
平凉
宁州
河
汴州
河州
蒲州
郑州
河南府
陇州
京兆府
天水
西京
商州
许州
陈州
岷州
凤州
西安
兴州
唐州
邓州
光州
陇南
汉中
安康
利州
金州
襄州
申州
巴州
茂州
归州
安州

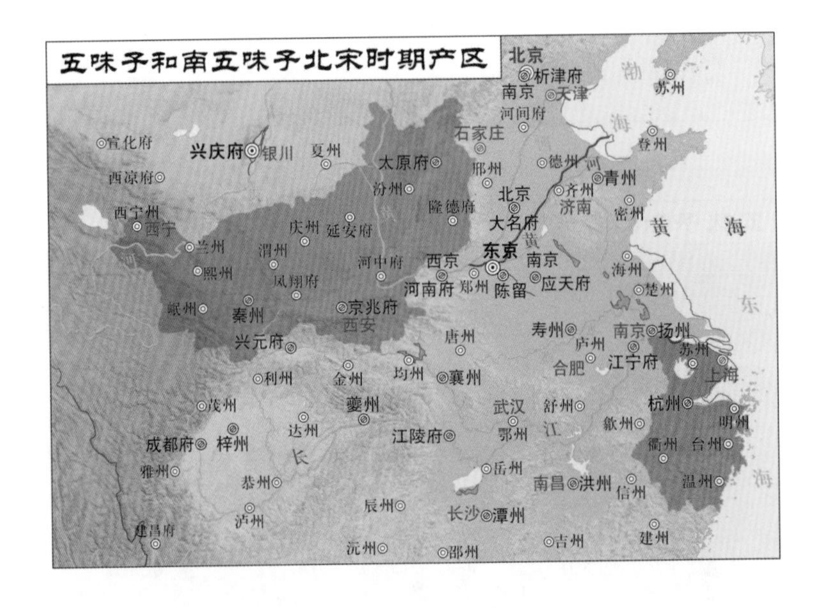
五味子和南五味子北宋时期产区
北京
析津府
苏州
南京
天津
渤
河间府
海
石家庄
宣化府
兴庆府
银川
夏州
登州
太原府
邢州
德州
西凉府
汾州
北京
齐州
青州
济南
隆德府
西宁州
大名府
密州
西宁
庆州
延安府
黄
海
兰州
渭州
河中府
西京
东京
南京
海州
熙州
凤翔府
河南府
郑州
陈留
应天府
楚州
东
岷州
秦州
京兆府
西安
唐州
寿州
南京
扬州
兴元府
庐州
苏州
合肥
江宁府
上海
利州
金州
均州
襄州
茂州
夔州
武汉
舒州
杭州
达州
明州
成都府
梓州
江陵府
鄂州
江
歙州
衢州
台州
长
雅州
恭州
岳州
南昌
洪州
信州
温州
海
泸州
辰州
长沙
潭州
建昌府
吉州
建州
沅州
邵州

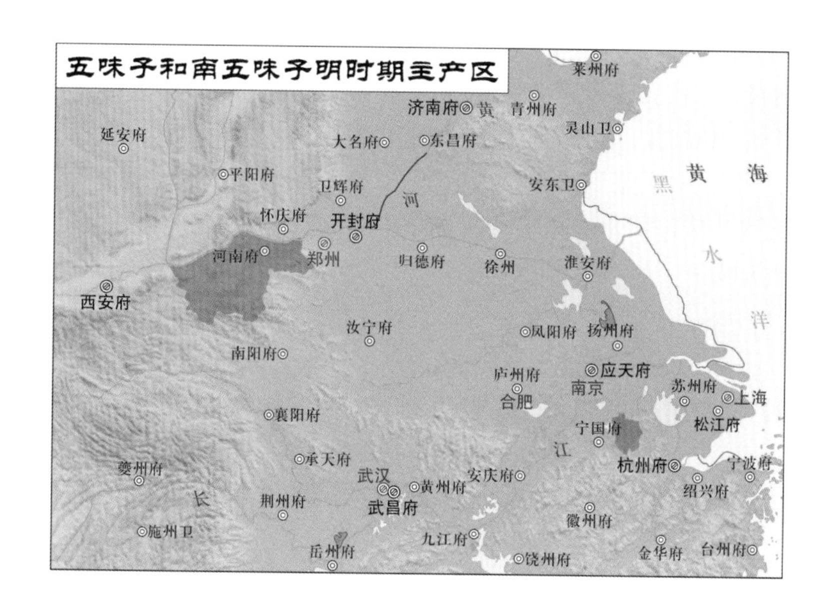

五味子和南五味子明时期主产区

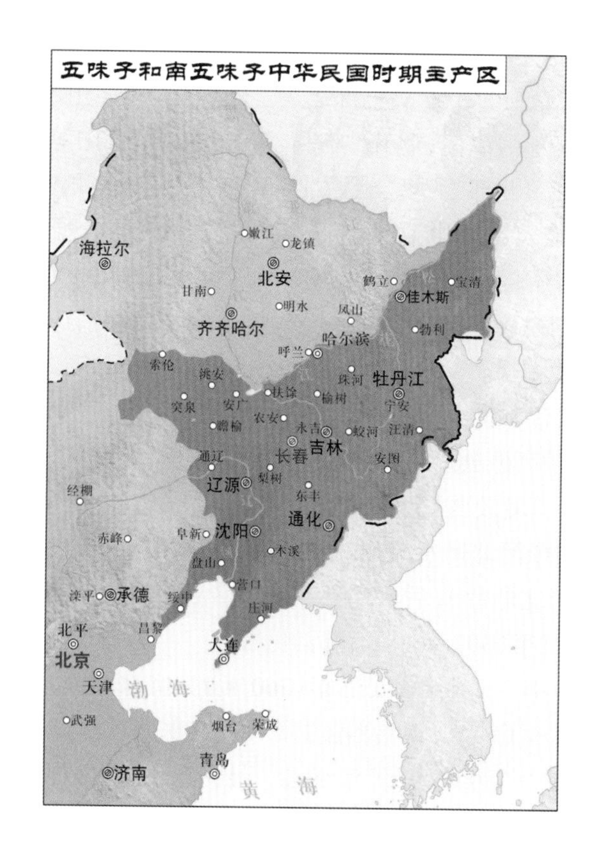

五味子和南五味子中华民国时期主产区

【古籍文献产地地理沿革】

《名医别录》记载五味子产“齐山”“代郡”；南北朝《本草经集注》记载山东“青州”、河北“冀州”和湖北、重庆“建平”；唐时期集中在东起河西、西至西宁，南至利州的区域内；宋代产区向东扩张到河东，增加“杭”“越”；明时期产区转移到“建平”和河南宝灵地区。上述产区包括北五味子和南五味子的，而民国时期记载东北辽宁和吉林地区所产则为北五味子。

【现代产区情况】

结合第四次全国中药资源普查数据，五味子产区集中分布于东北三省，内蒙古北部和河北等地。

【古代产地对应现代地区考】

（1）齐山：今安徽池州贵池区东南部。唐杜牧有《九日齐山》登高诗。

（2）代郡：本代国，赵国赵武灵王置郡。秦、西汉治代县（今河北蔚县东北部代王城）。西汉时辖境相当于今山西阳高、浑源等地以东，河北怀安、涞源等地以西的内外长城间地及内蒙古兴和，三国魏又移治代县。北部缩小。

（3）青州：西汉武帝所置十三刺史部之一。辖境相当于今山东德州、平原、高唐以东；河北吴桥及山东马颊河以南；济南、临朐、安丘、即墨、莱阳等地以北地区。东汉治临菑（今山东淄博临淄镇北部）。魏、晋西北部略有缩小，而南部则扩展至今山东莒南、日照等地。十六国时，汉刘聪部将曹嶷为青州刺史，以临淄城大难守，乃移治广固城（今山东青州西北）。后为后赵、前燕、前秦所有。慕容德都广固城，而于东莱掖城（今山东莱州）置青州。东晋刘裕灭南燕，毁广固城，改筑东阳城（北齐移益都县治此，今山东青州）置北青州。后复为青州。

（4）冀州：西汉武帝所置十三刺史部之一。察郡、国十，约当今河北中南部、山东西端及河南北端。东汉治高邑县（今河北柏乡北固城），桓、灵间移治邺县（今河北临漳西南邺城），领郡、国九，辖境较西汉为大，北展至今河北大清河、天津市海河以南，东至于海。魏、晋治信都县（今河北衡水冀州区），辖境渐小。晋惠帝后冀州为十六国后赵所有。先治襄国县（今河北邢台），后治邺县。前燕移治信都县，前秦复治邺县，后燕复移治信都县。北魏皇始二年（397年）平信都县仍置。

（5）建平：即建平郡，三国吴永安三年（260年）分宜都郡置。治巫县（今重庆巫山北部，西晋移治今重庆巫山），一说治信陵县（今湖北秭归东南部），属荆州。西晋又有建平都尉，咸宁元年（275年）改为郡，治巫县。吴、晋各有建平郡。西晋太康元年（280年）平吴，合并，治巫县。辖境相当于今重庆巫山和湖北秭归、兴山、恩施等地。南朝梁属信州。辖境缩小。

（6）雍州：东汉兴平元年（194年）分凉州河西四郡置。治姑臧县（今甘肃武威），辖境相当于今甘肃河西走廊地区。建安十八年复《禹贡》九州，遂并三辅之地及凉州入雍州。治长安县（今陕西西安西北部），辖境相当于今陕西中部，甘肃、宁夏南部及青海湟水流域。魏文帝复分置凉州，辖境只有今陕西中部及甘肃东南部。其后逐渐缩小。唐时辖今陕西秦岭以北、乾县以东、铜川以南、渭南以西地区。为关内道采访使治。

（7）蒲州：北周明帝二年（558年）因避其父字文泰名讳改泰州置。治蒲坂县（今山西永济西南部蒲州镇）。隋大业三年（607年）改为河东郡。义宁元年（617年），复为蒲州。治桑泉县（今山西临猗西南部临晋镇）。唐武德三年（620年），移治河东县（今山西永济西部蒲州镇）。贞观时辖境相当于今山西西南部运城等地。开元九年（721年）升为河中府。寻复为蒲州。天宝元年（742年），改为河东郡，乾元元年（758年）复为蒲州。三年（760年），又升为河中府。

（8）蓝田：即蓝田县。战国秦献公六年（前671年）置。治今陕西蓝田西部。秦属内史。西汉属京兆尹。北魏太平真君七年（446年）废。太和十一年（487年）复置。北周武帝移治今陕西蓝田。唐属京兆府。

（9）虢州：隋开皇三年（583年）以东义州改名。治卢氏县（今河南卢氏）。大业初废。义宁元年（617年）置虢郡，武德元年（618年）改为虢州。贞观八年（634年）移治弘农县（北宋改为虢略县，元废。今河南灵宝）。天宝元年（742年）改为弘农郡，乾元元年（758年）复为虢州。辖境相当于今河南卢氏、灵宝、栾川等地。宋以后略小。元至元八年（1271年）废入陕州。唐属河南道，北宋属永兴军路，金属南京路。

14 贝 母

【中国药典基原】

川贝母：本品为百合科植物川贝母*Fritillaria cirrhosa* D. Don、暗紫贝母*F. unibracteata* Hsiao et K. C. Hsia、甘肃贝母*F. przewalskii* Maxim.、梭砂贝母*F. delavayi* Franch.、太白贝母*F. taipaiensis* P. Y. Li或瓦布贝母*F. unibracteata* Hsiao et K. C. Hsia var. *wabuensis*（S. Y. Tang et S. C. Yue）Z. D. Liu，S. Wang et S. C. Chen的干燥鳞茎。

浙贝母：本品为百合科植物浙贝母*F. thunbergii* Miq. 的干燥鳞茎。

湖北贝母：本品为百合科植物湖北贝母*F. hupehensis* Hsiao et K. C. Hsia的干燥鳞茎。

伊贝母：本品为百合科植物新疆贝母*F. walujewii* Regel或伊犁贝母*F. pallidiflora* Schrenk的干燥鳞茎。

平贝母：本品为百合科植物平贝母*F. ussuriensis* Maxim.的干燥鳞茎。

【古籍文献产地记载】

古籍名称	古籍时期	古代地名	古 籍 描 述
《名医别录》	汉	晋地	一名药实，一名苦华，一名苦菜，一名商草，一名勒母，一名䔨。生**晋地**，十月采根，暴干
《本草经集注》	南北朝	晋地	味辛、苦，平、微寒，无毒，一名苦花，一名苦菜，一名商草，一名勒母。生**晋地**。十月采根，曝干。今出**近道**，形似聚贝子
《千金翼方·药出州土》	唐	襄州 润州	山南东道 **襄州**：……贝母。 江南东道 **润州**：踯躅、贝母、卷柏、鬼臼、半夏
《新修本草》	唐	江南	谨案：此叶似大蒜，四月蒜熟时采，良。若十月，苗枯根亦不佳者，最佳，**江南**诸州亦有。味甘、苦，不辛。按《尔雅》亦名也
《本草图经》	北宋	晋地 河中 江陵府 郢州 寿州 随州 郑州 蔡州 润州 滁州	贝母生**晋地**，今**河中**、**江陵府**、**郢**、**寿**、**随**、**郑**、**蔡**、**润**、**滁州**皆有之。根有瓣子，黄白色，如聚贝子，故名贝母。二月生苗，茎细青色，叶亦青，似荞麦，叶随苗出。七月开花碧绿色，形如鼓子花。八月采根，晒干。又云：四月蒜熟时采之良
《本草求真》	清	川	大者为土贝母。大苦大寒（如浙江贝母之类）。清解之功居多。小者川贝母。味甘微寒。滋润胜于清解。不可不辨。**川**产开瓣者良。独瓣不堪入药
《本草从新》	清	川 象山	**川**产最佳。圆正底平。开瓣味甘。**象山**贝母。体坚味苦

【古籍文献产地图示】

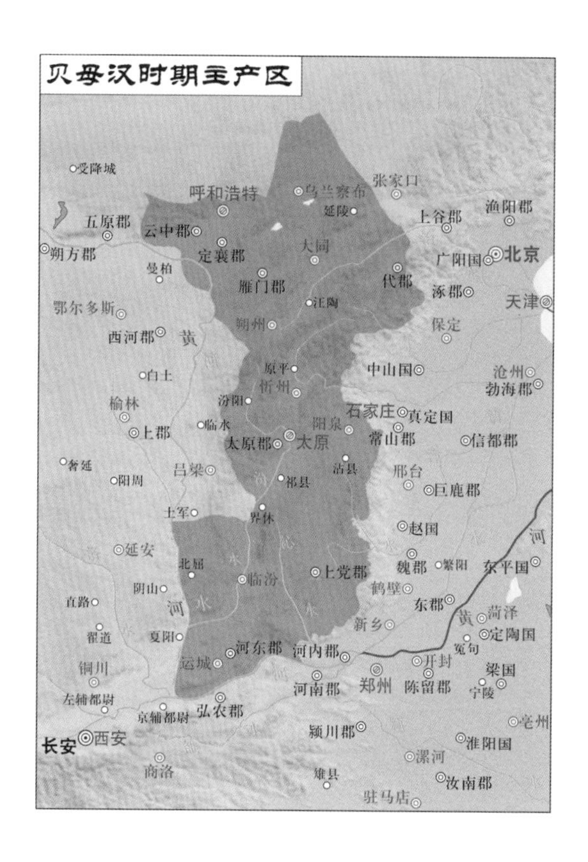
贝母汉时期主产区
受降城
呼和浩特
乌兰察布
张家口
延陵
五原郡
云中郡
上谷郡
渔阳郡
定襄郡
大同
广阳国
北京
朔方郡
曼柏
雁门郡
代郡
涿郡
鄂尔多斯
汪陶
天津
朔州
保定
西河郡
黄
原平
中山国
白土
忻州
沧州
渤海郡
榆林
汾阳
石家庄
真定国
阳泉
临水
上郡
太原郡
太原
常山郡
信都郡
奢延
吕梁
阳周
邢台
祁县
巨鹿郡
土军
界休
赵国
延安
北屈
魏郡
繁阳
东平国
临汾
上党郡
直路
鹤壁
河
东郡
菏泽
翟道
夏阳
新乡
定陶国
冤句
河东郡
河内郡
运城
开封
铜川
梁国
郑州
陈留郡
河南郡
左辅都尉
宁陵
京辅都尉
弘农郡
亳州
颍川郡
长安
西安
淮阳国
商洛
漯河
汝南郡
驻马店

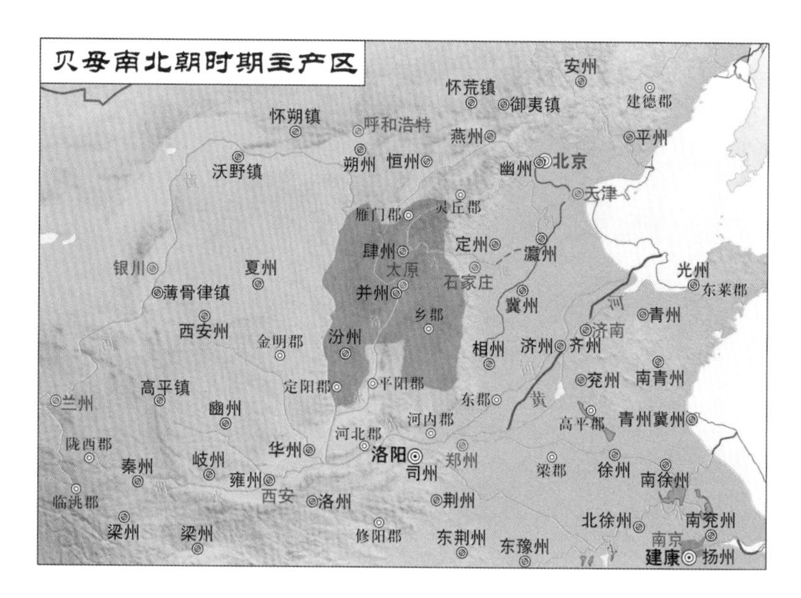
贝母南北朝时期主产区
安州
怀荒镇
御夷镇
建德郡
怀朔镇
呼和浩特
燕州
平州
沃野镇
朔州
恒州
幽州
北京
天津
雁门郡
灵丘郡
定州
瀛州
肆州
太原
银川
夏州
光州
石家庄
东莱郡
并州
薄骨律镇
乡郡
冀州
青州
西安州
金明郡
汾州
济南
相州
济州
齐州
兖州
南青州
定阳郡
平阳郡
高平镇
兰州
豳州
东郡
黄
高平郡
青州冀州
河内郡
河北郡
陇西郡
华州
洛阳
郑州
岐州
秦州
雍州
司州
梁郡
徐州
南徐州
临洮郡
西安
洛州
荆州
北徐州
南兖州
梁州
梁州
修阳郡
东荆州
东豫州
南京
建康
扬州

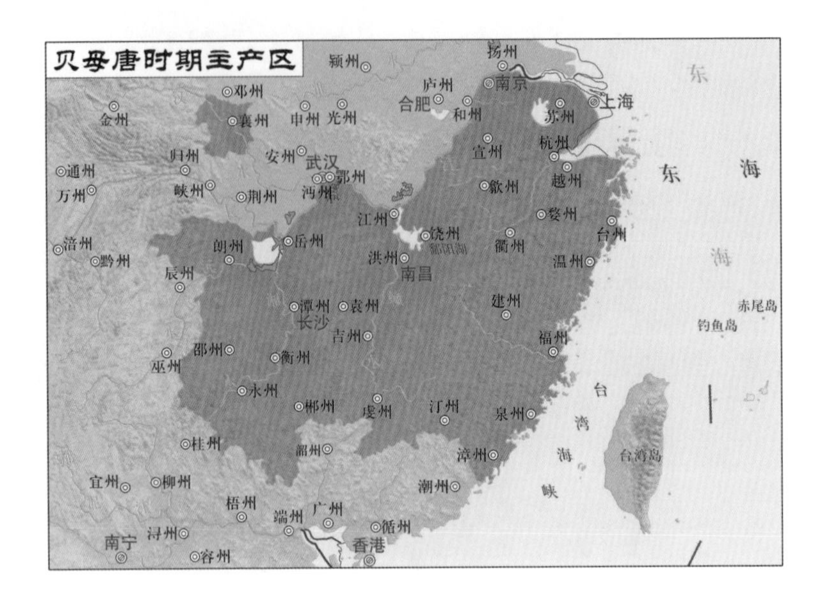
贝母唐时期主产区
颍州
扬州
庐州
南京
邓州
合肥
上海
金州
襄州
申州
光州
和州
苏州
归州
安州
武汉
宣州
杭州
通州
鄂州
东海
峡州
荆州
沔州
歙州
越州
万州
江州
婺州
涪州
朗州
岳州
饶州
衢州
台州
黔州
洪州
温州
辰州
南昌
建州
潭州
袁州
赤尾岛
长沙
钓鱼岛
吉州
福州
邵州
衡州
巫州
永州
郴州
虔州
汀州
泉州
台湾海峡
桂州
韶州
漳州
台湾岛
宜州
柳州
潮州
梧州
广州
端州
循州
浔州
南宁
香港
容州

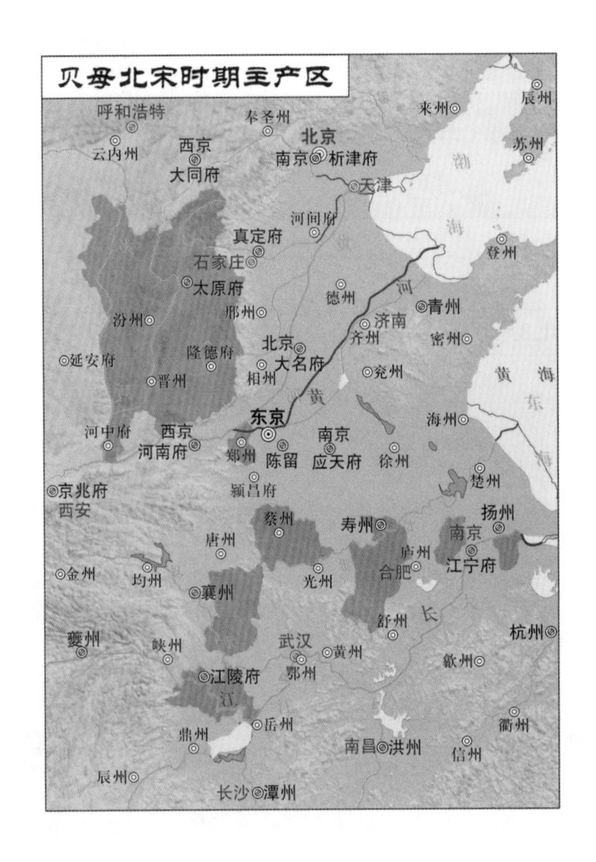
贝母北宋时期主产区
辰州
来州
呼和浩特
奉圣州
北京
苏州
云内州
西京
南京
析津府
大同府
天津
渤海
河间府
真定府
登州
石家庄
太原府
德州
青州
邢州
济南
汾州
齐州
密州
北京
延安府
隆德府
大名府
兖州
相州
晋州
黄河
黄海
东京
海州
河中府
西京
南京
河南府
郑州
陈留
应天府
徐州
颖昌府
楚州
京兆府
西安
扬州
蔡州
寿州
南京
唐州
庐州
江宁府
金州
均州
光州
合肥
襄州
舒州
杭州
夔州
峡州
武汉
黄州
歙州
江陵府
鄂州
岳州
衢州
鼎州
南昌
洪州
信州
辰州
长沙
潭州

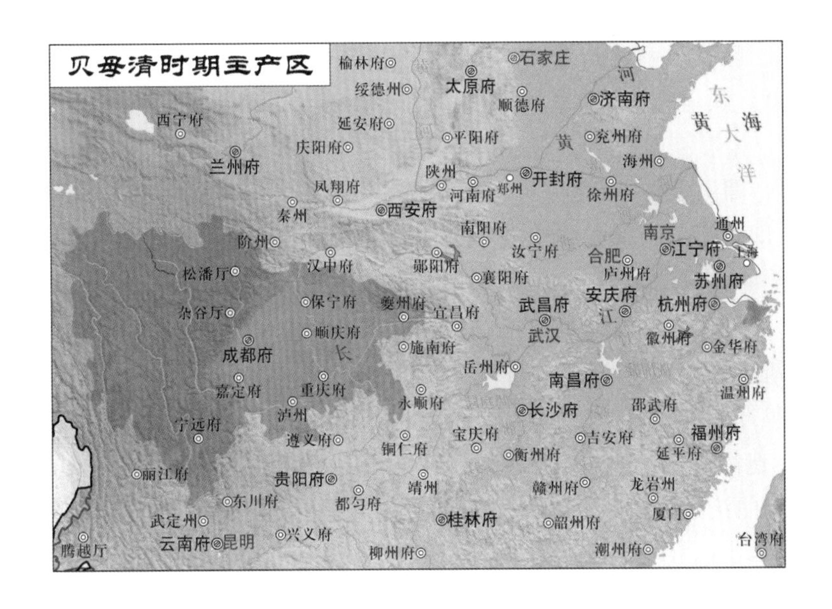

【古籍文献产地地理沿革】

历代本草，贝母品种错杂。谢宗万先生根据植物形态和产地等多方面考证，认为古籍中记载"江南""润州""滁州""象山"等为浙贝母；"味甘""川产"等为川贝母；"郢""随"等可能为湖北贝母。由于古籍中没有对贝母分开记载，因此本书中贝母产地变迁一并考证。

《名医别录》记载其产地为"晋地"，即今山西西南部地区；南北朝时期增加南京，唐代产区扩大至今福建、江西、湖南、江苏和安徽辖区长江以南，湖北和四川部分地区、贵州东北部地区；宋代、唐代产区记载基本一致；清代产地集中在浙江和四川、重庆地区。

【现代产区情况】

结合第四次全国中药资源普查数据，川贝母分布于四川、西藏、青海、云南、四川、甘肃、陕西等地，浙贝母分布于浙江磐安等地，湖北贝母分布于湖北襄阳等地，伊贝母分布于新疆，平贝母分布于东北。

【古代产地对应现代地区考】

（1）江南道：辖境相当于今浙江、福建、江西、湖南等地和江苏、安徽二地长江以南，湖北、四川江南的一部分地区与贵州东北部地区。

（2）润州：隋开皇十五年（595年）置。以州东润浦得名。治延陵县（唐改名丹徒县，今江苏镇江）。大业三年（607年）废为延陵县。唐武德三年（620年）复置。辖境相当于今江苏镇江、南京、金坛等地。天宝元年（742年）改为丹阳郡，乾元元年（758年）复为润州。北宋政和三年（1113年）以徽宗潜邸，升为镇江府。

（3）滁州：隋初改南谯州置。治新昌县（后改名清流县，今安徽滁州）。辖境相当于今安徽滁州。大业初废，地属江都郡。唐武德三年（620年）分扬州地复置。治清流县，辖境仍旧。宋属淮南东路。

（4）象山：即象山县。今浙江宁波象山。

（5）郢：即郢州。西魏大统十七年（551年）置。治长寿（今湖北钟祥）。唐时辖境相当于今湖北钟祥、京山。宋属京西北路，元至元十五年（1278年）升为安陆府。

（6）随：即随州。西魏废帝三年（554年）改并州置。治随县（今湖北随州）。唐辖境相当于今湖北随州、枣阳等地。两宋属京西南路。

（7）晋地：晋，古国名。公元前十一世纪西周分封的诸侯国。姬姓。开国君主是周成王弟叔虞，建都于唐（今山西翼城西部），国境在今山西西南部。春秋初期晋昭侯分封叔父成师于曲沃（今山西闻喜东北部），造成分裂局面，后为曲沃武公所统一。晋献公迁都于绛（今山西翼城东南部），陆续攻灭周围小国。晋文公改革内政，国力富强，成为春秋五霸之一。晋景公时迁都新田（今山西曲沃西北部），亦称新绛，兼并赤狄，疆域大有扩展，有今山西大部分地区、河北西南部、河南北部和陕西一部分地区。春秋后期六卿逐渐强大，互相兼并。前四世纪中叶晋国为韩、赵、魏三家所分。

15 丹　皮

【中国药典基原】

本品为毛茛科植物牡丹 *Paeonia suffruticosa* Andr. 的干燥根皮。

【古籍文献产地记载】

古籍名称	古籍时期	古代地名	古籍描述
《名医别录》	汉	巴郡 汉中	生**巴郡**及**汉中**。二月、八月采根，阴干
《新修本草》	唐代	汉中 剑南	牡丹，生**汉中**。**剑南**所出者苗似羊桃，夏生白花，秋实圆绿，冬实赤色，凌冬不凋。根似芍药，肉白皮丹。**出汉、剑南**，土人谓之牡丹，亦名百两金，京下谓之吴牡丹者，是真也。今俗用者异于此，另有臊气也
《本草图经》	北宋	巴郡 汉中 丹州 延州 青州	牡丹，生**巴郡**山谷及**汉中**，今**丹**、**延**、**青**、**越**、**滁**、**和州**山中皆有之。花有黄、紫、红、白数色，此当是山牡丹。其茎梗枯燥黑白色，二月于梗上生苗叶，三月开花；其花叶与人家所种者相似，但花止五、六叶耳；五月结子黑色，如鸡头子大；根黄白色，可五、七寸长，如笔管大。二月、八

（续表）

古籍名称	古籍时期	古代地名	古 籍 描 述
		越州 滁州 和州	月采，铜刀劈去骨，阴干用。此花一名木芍药，近世人多贵重，圃人欲其花之诡异，皆秋冬移接，培以壤土，至春盛开，其状百变。故其根性殊失本真，药中不可用此品，绝无力也
《本草纲目》	明	丹州 延州 褒斜道	【集解】……时珍曰：牡丹惟取红白单瓣者入药。其千叶异品，皆人巧所致，气味不纯，不可用。花谱载**丹州**、**延州以西**及**褒斜道**中最多，与荆棘无异，土人取以为薪，其根入药尤妙。凡栽花者，根下着白敛末辟虫，穴中点硫黄杀蠹，以乌贼骨针其树必枯，此物性，亦不可不知也
	唐*	和州 宣州	炳曰：今出合州者佳，**和州**、**宣州**者并良。白者补，赤者利
	五代*	巴 蜀 渝 合州 海盐	大明曰：此便是牡丹花根也。**巴**、**蜀**、**渝**、**合州**者上，**海盐**者次之
《本草原始》	明	巴郡 汉中 丹州 延州 青州 越州 滁州 和州	始生**巴郡**山谷及**汉中**，今**丹**、**延**、**青**、**越**、**滁**、**和州**山中皆有之。花有黄、紫、红、白数色，此当是山牡丹。其茎梗枯燥，黑白色。二月于梗上只发五六叶耳，花单瓣。五月结子黑色，类母丁香；根黄白色，可五七寸长，如笔管大。二月、八月采根，阴干。《本草纲目》曰：牡丹以色丹者为上。虽结子，而根上生苗，故谓之牡丹。此花一名木芍药，近世人多贵重，圃人欲其花之诡异，皆秋冬移接，培以粪土，至春盛开，其状百变，故其根性殊失本真。此品入药，绝无力也
《药物出产辨》	民国	山东济南府 安徽 江苏	产**山东济南府**，**安徽**、**江苏**均有出。六月新。日本、朝鲜亦有出。两国论，以朝鲜为好。向日多到，近日不见其来。惟气味万不及中国所产也
《增订伪药条辨》	民国	洛阳 苏州阊门外张家山闸口 凤凰山 宁国府南陵县木猪山 滁州 同陵 凤阳府 定远	伪名洋丹皮，肉红皮黑条大，何种草根伪充，本不可知。按牡丹始出蜀地山谷，及汉中，今江南北皆有，而以**洛阳**为盛。入药惟取野生，花开红白，单瓣者之根皮用之。气味辛寒而香，皮色外红紫内粉白。乃心主血脉之要药，奚容以赝品误混，用者当买苏丹皮为美。炳章按：丹皮产**苏州阊门外张家山闸口**者，皮红肉白，体糯性粉，无须无潮，久不变色，为最佳第一货。产**凤凰山**者，枝长而条嫩，外用红泥浆过，极易变色，亦佳。产**宁国府南陵县木猪山**者，名摇丹皮。色黑带红，肉色白起粉者，亦道地。**滁州同陵及凤阳府定远**出，亦名摇丹，有红土、黑土之分。红土者，用红泥浆上，待后其土色红汁浸入内肉，白色变红，黑土乃本色带紫，久远不变，亦佳。产**太平府**

（续表）

古籍名称	古籍时期	古代地名	古 籍 描 述
			者，内肉起砂星明亮，性梗硬，为次。以上就产地分物质高下，其发售再以支条粗细大小，以定售价之贵贱。选顶粗大者，散装本箱，曰丹王；略细小者曰二王；再下者作把，曰小把丹；最细碎作大把者，曰大把丹。其产地好歹与粗细，以别道地与否，然皆本国出品，非外国货也

【古籍文献产地图示】

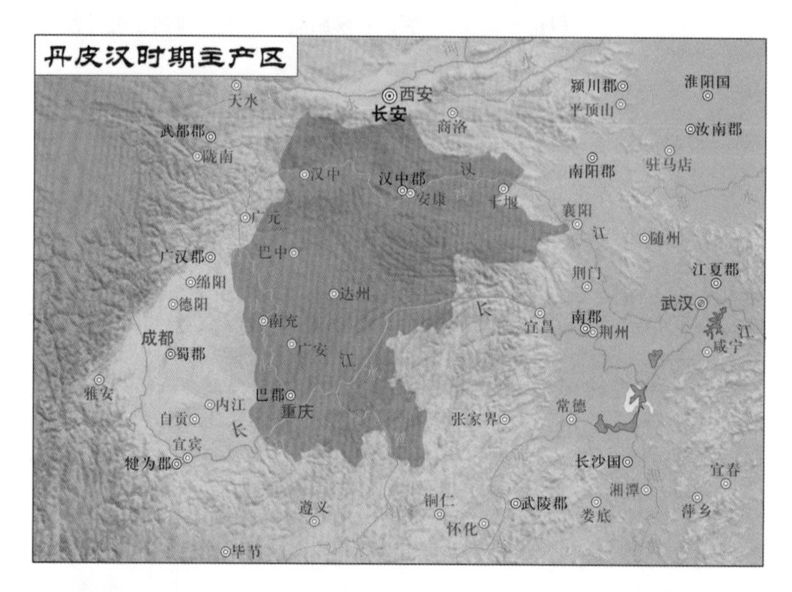

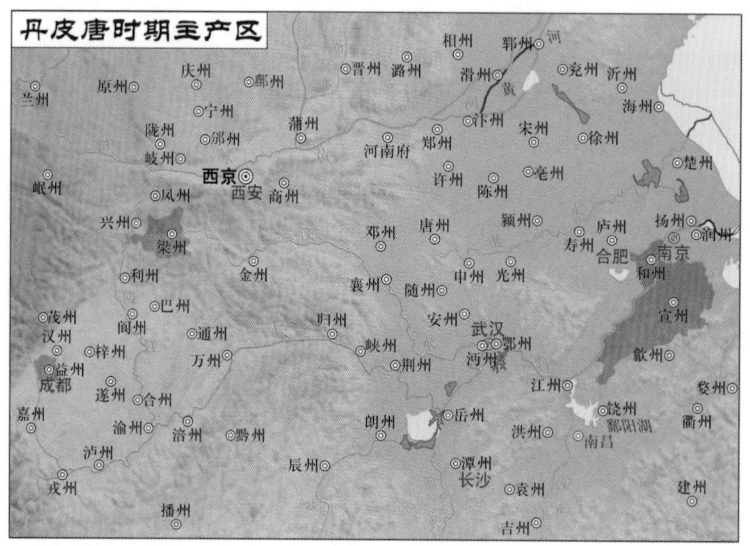

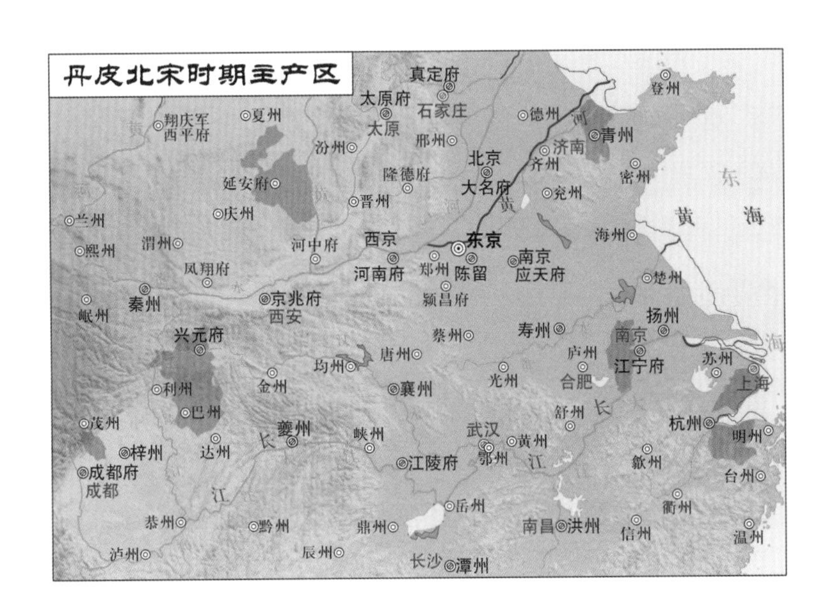
丹皮北宋时期主产区
真定府
太原府
石家庄
太原
登州
德州
青州
翔庆军
西平府
夏州
汾州
邢州
济南
齐州
北京
延安府
隆德府
大名府
密州
兖州
庆州
晋州
东
黄
海
兰州
海州
熙州
渭州
河中府
西京
东京
凤翔府
河南府
郑州
陈留
南京
应天府
楚州
秦州
京兆府
西安
颍昌府
岷州
兴元府
蔡州
寿州
扬州
南京
唐州
庐州
均州
苏州
利州
金州
襄州
光州
合肥
江宁府
上海
巴州
舒州
茂州
夔州
峡州
武汉
黄州
杭州
明州
梓州
达州
鄂州
歙州
成都府
成都
江陵府
台州
岳州
衢州
泰州
黔州
鼎州
南昌
洪州
信州
温州
泸州
辰州
长沙
潭州

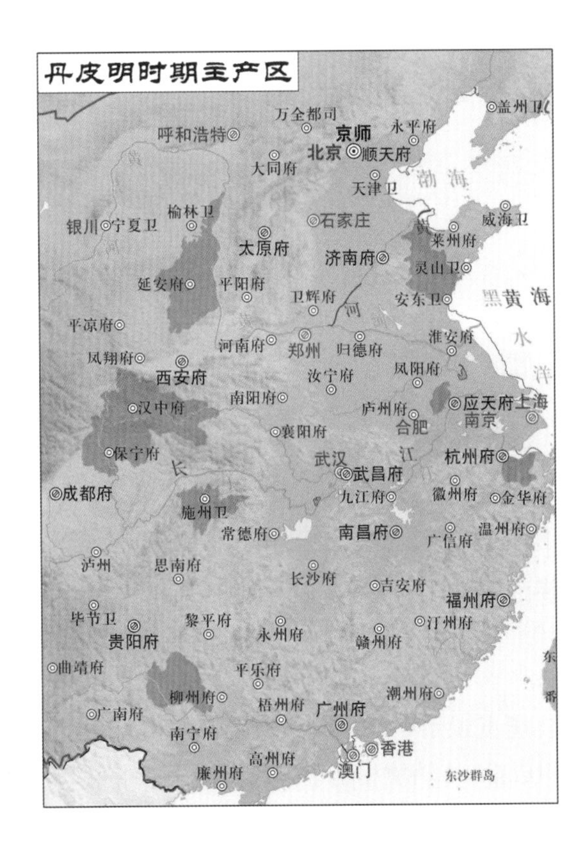
丹皮明时期主产区
万全都司
盖州卫
呼和浩特
京师
永平府
北京
顺天府
大同府
天津卫
渤海
榆林卫
银川
宁夏卫
石家庄
威海卫
太原府
莱州府
济南府
灵山卫
延安府
平阳府
卫辉府
安东卫
黄海
平凉府
淮安府
河南府
郑州
归德府
凤翔府
凤阳府
西安府
汝宁府
南阳府
应天府
上海
汉中府
庐州府
南京
合肥
襄阳府
保宁府
武汉
杭州府
武昌府
成都府
九江府
徽州府
金华府
施州卫
常德府
南昌府
温州府
广信府
泸州
思南府
长沙府
吉安府
福州府
毕节卫
黎平府
汀州府
贵阳府
永州府
赣州府
曲靖府
平乐府
潮州府
柳州府
梧州府
广州府
广南府
南宁府
香港
高州府
廉州府
澳门
东沙群岛

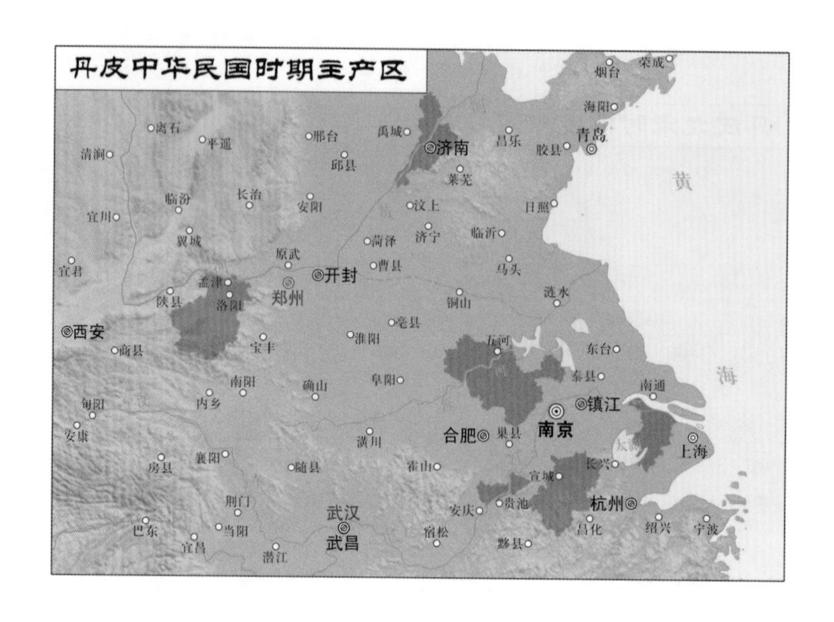

【古籍文献产地地理沿革】

《名医别录》记载牡丹产“巴郡”“汉中”；唐代产区增加“剑南”；宋代产区扩大，包括“丹、延、青、越、滁、和州”“宣州”“海盐”等地；民国时期产区发生转移，包括山东济南、河南洛阳、江苏苏州、安徽宁国等地，其中安徽滁州、铜陵等地是丹皮的传统道地产区。

【现代产区情况】

结合第四次全国中药资源普查数据，丹皮产区分布于安徽南陵、铜陵、桐城、枞阳、金寨、黄山、凤阳、青阳、庐江、祁门、谯城，以及湖北、湖南、贵州、重庆、四川、云南、陕西、山西、河南、青海、宁夏、甘肃、北京等地。

【古代产地对应现代地区考】

（1）巴郡：重庆全境、四川东部等地区。

（2）汉中：即汉中郡，战国秦惠王十三年（前312年）置。治南郑县（今陕西汉中）。辖境相当于今陕西秦岭以南，米仓山、大巴山以北，留坝、勉县以东，湖北十堰郧阳区、保康以西地区。西汉移治西城县（今陕西安康西北部）。东汉复还旧治，后为张鲁所据，改名汉宁郡。

（3）剑南：剑南道，唐贞观元年（627年）所置，以在剑阁之南得名。开元后治益州（后升成都府，治今四川成都）。辖境相当于今四川岷山、剑阁以南，大雪山、雅砻江下游以东，涪江流域以西，云南澜沧江、哀牢山以东，新平、蒙自等地以北，贵州习水、仁怀、水城、普安、兴义等地以西和甘肃文县一带。

（4）丹州：西魏废帝三年（554年）改汾州置。治义川县（在今陕西宜川东北部。唐移治今陕西宜川，宋改名宜川县）。隋大业三年（607年）废。唐武德元年（618年）复置。贞观后属关内道。北宋初属陕西路，后属永兴军路。

（5）延州：西魏废帝三年（554年）改东夏州置。治广武县（今陕西延安东北部）。唐治肤施县（今陕西延安东北，北宋移治今陕西延安），辖境相当于今陕西延安安塞、志丹、宜川、延长、延川、子长等地。隋大业初改为延安郡。唐初复旧，属关内道。北宋属永兴军路，元祐四年（1089年）升延安府。

（6）青州：西汉武帝所置十三刺史部之一。辖境相当于今山东德州平原和聊城高唐以东，河北吴桥及山东马颊河以南，济南、临朐、安丘、即墨、莱阳等地以北地区。东汉治临菑（今山东淄博临淄镇北部）。魏、晋西北部略有缩小，而南部则扩展至今山东莒南、日照等地。十六国时，汉刘聪部将曹嶷为青州刺史，以临淄城大难守，乃移治广固城（今山东青州西北部）。后为后赵、前燕、前秦所有。慕容德都广固城，而于东莱掖城（今山东莱州）置青州。东晋刘裕灭南燕，毁广固城，改筑东阳城（北齐移益都县治此，今山东青州）置北青州。后复为青州。隋大业三年（607年），改为北海郡。唐初复为青州，辖境缩小，相当于今山东潍坊、博兴、广饶、青州等地。天宝至乾元间曾一度改为北海郡。

（7）越州：隋大业元年（605年）改吴州置。因春秋时为越国旧地，故名。治会稽县（今浙江绍兴。唐后复分置山阴，并为州治）。辖境相当于今浙江浦阳江（义乌市除外）、曹娥江流域及余姚。大业二年（606年）复为会稽郡。唐武德四年复置越州，天宝元年（742年）又为会稽郡，乾元元年（758年）复为越州。为浙江东道节度使治。五代吴越钱镠号为东府。南宋绍兴元年（1131年）升为绍兴府。

（8）滁州：隋初改南谯州置。治新昌县（后改名清流县，今安徽滁州）。辖境相当于今安徽滁州。大业初废，地属江都郡。唐武德三年（620年）分扬州地复置。治清流县，辖境仍旧。宋属淮南东路。

（9）和州：北齐天保六年（555年）置，治历阳县（今安徽和县）。辖境相当于今安徽和县、含山等地。元至元十五年（1278年）升为路，二十八年（1291年）仍降为州。属庐州路。明洪武三年（1370年）废。寻复置。直隶南京。清康熙六年（1667年）属安徽省。1912年废改本州为县。

（10）褒斜道：一名斜谷道。秦、汉以来往来秦岭南北的主要通道之一。因取褒水、斜水（今名石头河）两河谷而得名。两水同源出秦岭：褒水上源出秦岭正脊，南流入汉，谷口在旧褒城县北十里；斜水源出太白山支脉鳌山，北流入渭，谷口在今陕西眉县西南三十里斜谷关。

（11）宣州：隋开皇九年（589年）改南豫州置，取宣城郡号为名。治宣城县（今安徽宣城宣州区），大业三年（607年）改为宣城郡。唐武德三年（620年）复为宣州。辖境相当于今安徽长江以南，黄山、九华山以北地区及江苏溧阳、溧水、高淳等地。天宝元年

(742年)复改宣城郡,乾元元年(758年)复为宣州。北宋属江南东路。南宋乾道二年(1166年)升为宁国府。唐以后以产纸、兔毫笔著名。

(12) 合州:西魏恭帝三年(556年)置。以涪江"至州南与嘉陵江合流,因名合州"(《元和志》)。治石镜县(北宋改石照县,今重庆合川区)。隋开皇末改为涪州,大业初改为涪陵郡。唐武德元年(618年)复改合州。天宝元年(742年)改为巴川郡,乾元元年(758年)复为合州。辖境相当于今重庆合川、铜梁、大足和四川武胜等地。宋先后属梓州路和潼川府路。辖境略为缩小。淳祐三年(1243年)移治钓鱼山(今重庆合川区东部),元至元十五年(1278年)复还旧治。二十二年(1285年)改属重庆路。明玉珍废石照县入州。明、清属重庆府。清不辖县。1913年改为合川县。

16 丹　参

【中国药典基原】

本品为唇形科植物丹参*Salvia miltiorrhiza* Bge. 的干燥根和根茎。

【古籍文献产地记载】

古籍名称	古籍时期	古代地名	古籍描述
《名医别录》	汉	桐柏山 太山	一名赤参,一名木羊乳。生**桐柏山**及**太山**。五月采根,暴干
《本草经集注》	南北朝	太山 桐柏	一名郄蝉草,一名赤参,一名木羊乳。生**桐柏**山谷及**太山**。五月采根,暴干
《千金翼方·药出州土》	唐	华州	关内道: **华州**:覆盆子、杜蘅、茵芋、木防己、黄精、白术、柏白皮、茯苓、茯神、天门冬、薯蓣、王不留行、款冬花、牛膝、细辛、鳖甲、丹参……
《新修本草》	唐		一名郄蝉草,一名赤参,一名木羊乳。生桐柏山谷及太山。五月采根,暴干……此桐柏山,是淮水源所出之山,在义阳,非江东临海之桐柏也。今**近道**处处有,茎方有毛,紫花,时人呼为逐马

（续表）

古籍名称	古籍时期	古代地名	古籍描述
《本草图经》	北宋	桐柏山 泰山 陕西 河东州郡 随州	丹参，生**桐柏山**川谷及**泰山**，今**陕西**、**河东州郡**及**随州**亦有之。二月生苗，高一尺许，茎秆方棱，青色；叶生相对，如薄荷而有毛；三月开花红紫色，似苏花；根赤，大如指，长亦尺余，一苗数根。五月采，曝干。又云：冬月采者，良；夏月采者，虚恶
《本草品汇精要》	明	随州	【名】郄蝉草、赤参、木羊乳、奔马草、山参。【苗】……【地】(《图经》曰）出桐柏山川谷及泰山，陕西、河东州郡亦有之。（道地）**随州**。【时】（生）二月生苗。（采）五月、九月、十月取。【收】暴干。【用】根粗壮者佳。【质】类川当归而赤。【色】赤
《本草纲目》	明		【集解】……普曰：茎叶小房如荏有毛，根赤色，四月开紫花，二月、五月采根阴干。时珍曰：**处处**山中有之。一枝五叶，叶如野苏而尖，青色皱毛。小花成穗如蛾形，中有细子。其根皮丹而肉紫
《本草原始》	明	桐柏山 泰山 陕西 河东州郡 随州	始生**桐柏山**谷及**泰山**，今**陕西**、**河东州郡**及**随州**皆有之。二月生苗，高尺许。茎干方棱，青色；叶生相对，如薄荷而有毛；三月开花红紫色，似苏花；根赤大如指，长一尺余，一苗数根，赤色，故名丹参……丹参入心，曰赤参。萧炳云：酒浸服之，治风软脚，可逐奔马，故名奔马草
《药物出产辨》	民国	四川龙安府 安徽 江苏	产**四川龙安府**为佳，名川丹参。有产**安徽**、**江苏**，质味不如
《增订伪药条辨》	民国	安徽古城 滁州 全椒县 凤阳定远白杨山漳洧 四川	丹参古出桐柏川谷。今近道处处有之。其根赤色。大者如指长尺余。一苗数根……丹参产**安徽古城**者。皮色红。肉紫有纹。质燥体松。头大无芦。为最佳。**滁州全椒县**。形状同前。亦佳。产**凤阳定远白杨山漳洧**者。芦细质松。多细枝次。产**四川**者。头小枝粗。肉糯有白心。亦次。郑君所云土丹参。或即川丹参也。抑或福建土产之一种。别具形态。余未之见也

【古籍文献产地图示】

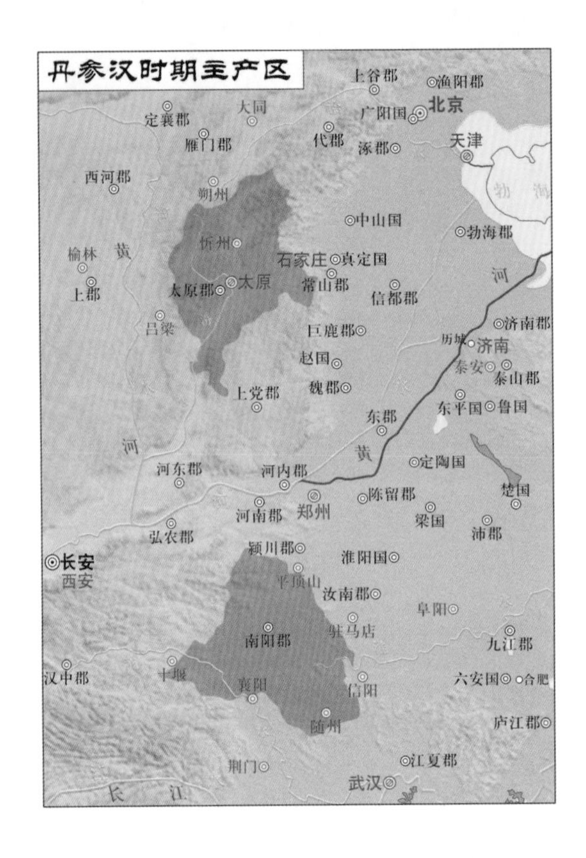
丹参汉时期主产区
上谷郡
渔阳郡
大同
广阳国
北京
定襄郡
雁门郡
代郡
涿郡
天津
西河郡
朔州
渤海
中山国
勃海郡
榆林
黄
忻州
石家庄
真定国
上郡
太原郡
太原
常山郡
河
信都郡
吕梁
巨鹿郡
济南郡
历城
济南
赵国
泰安
泰山郡
上党郡
魏郡
东平国
鲁国
东郡
河
黄
定陶国
河东郡
河内郡
楚国
陈留郡
河南郡
郑州
梁国
弘农郡
沛郡
颍川郡
长安
西安
淮阳国
平顶山
汝南郡
阜阳
南阳郡
驻马店
九江郡
汉中郡
十堰
襄阳
信阳
六安国
合肥
随州
庐江郡
荆门
江夏郡
武汉
长
江

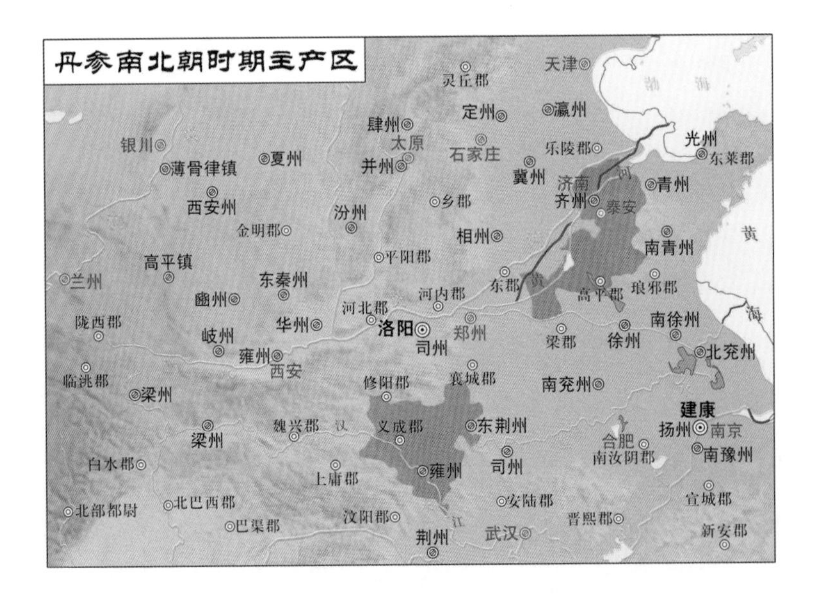
丹参南北朝时期主产区
灵丘郡
天津
渤
海
定州
瀛州
肆州
太原
银川
夏州
乐陵郡
光州
东莱郡
薄骨律镇
并州
石家庄
冀州
济南
青州
西安州
乡郡
齐州
泰安
汾州
金明郡
黄
相州
南青州
平阳郡
高平镇
兰州
东秦州
东郡
高平郡
琅邪郡
豳州
河内郡
河北郡
海
陇西郡
华州
洛阳
郑州
南徐州
岐州
梁郡
徐州
司州
北兖州
雍州
西安
临洮郡
梁州
修阳郡
襄城郡
南兖州
建康
魏兴郡
汉
文成郡
东荆州
扬州
南京
梁州
合肥
南汝阴郡
白水郡
雍州
司州
南豫州
上庸郡
宣城郡
北部都尉
北巴西郡
安陆郡
巴渠郡
汶阳郡
江
晋熙郡
新安郡
荆州
武汉

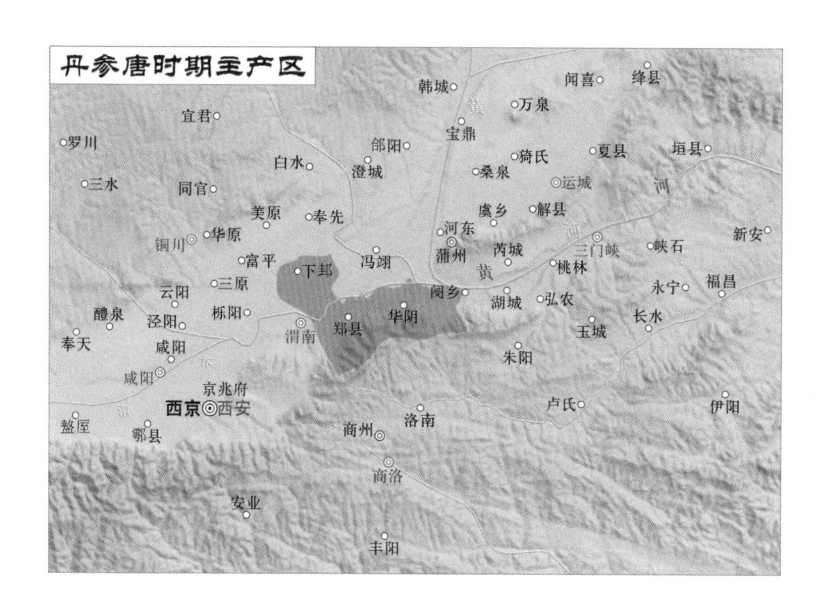

丹参唐时期主产区

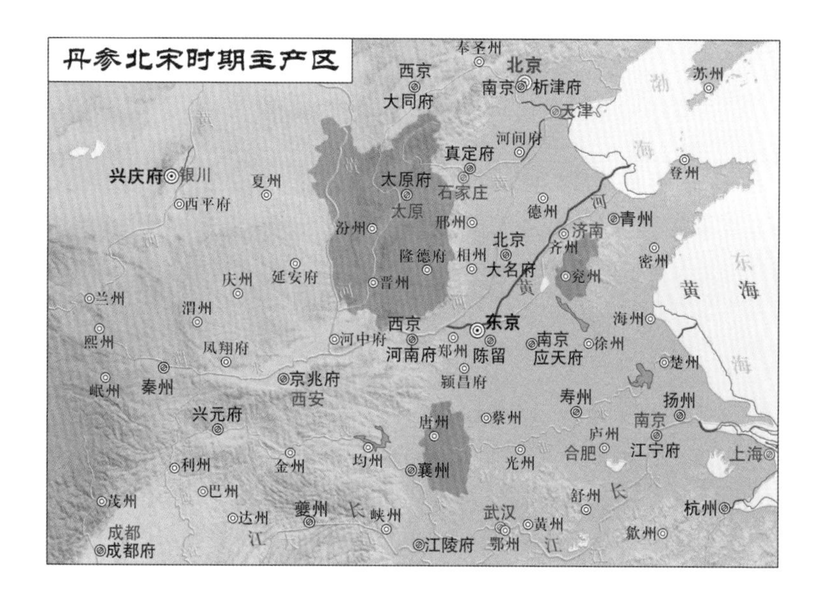

丹参北宋时期主产区

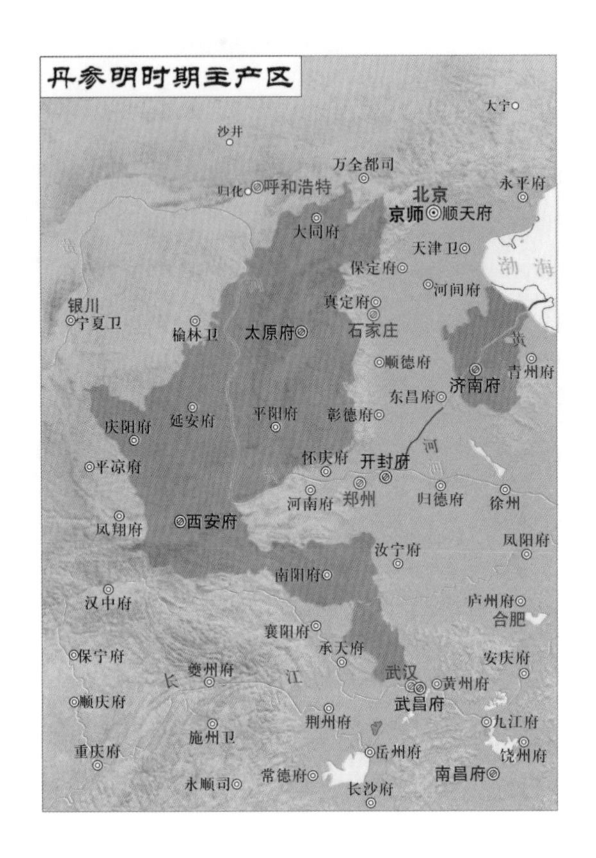
丹参明时期主产区
大宁
沙井
万全都司
归化
呼和浩特
北京
京师
顺天府
永平府
大同府
天津卫
渤海
保定府
河间府
银川
宁夏卫
真定府
石家庄
榆林卫
太原府
黄
青州府
顺德府
济南府
东昌府
庆阳府
延安府
平阳府
彰德府
河
怀庆府
开封府
平凉府
郑州
河南府
归德府
徐州
凤翔府
西安府
凤阳府
汝宁府
南阳府
汉中府
庐州府
合肥
襄阳府
承天府
保宁府
安庆府
夔州府
长
江
武汉
黄州府
武昌府
顺庆府
荆州府
九江府
施州卫
重庆府
岳州府
饶州府
永顺司
常德府
南昌府
长沙府

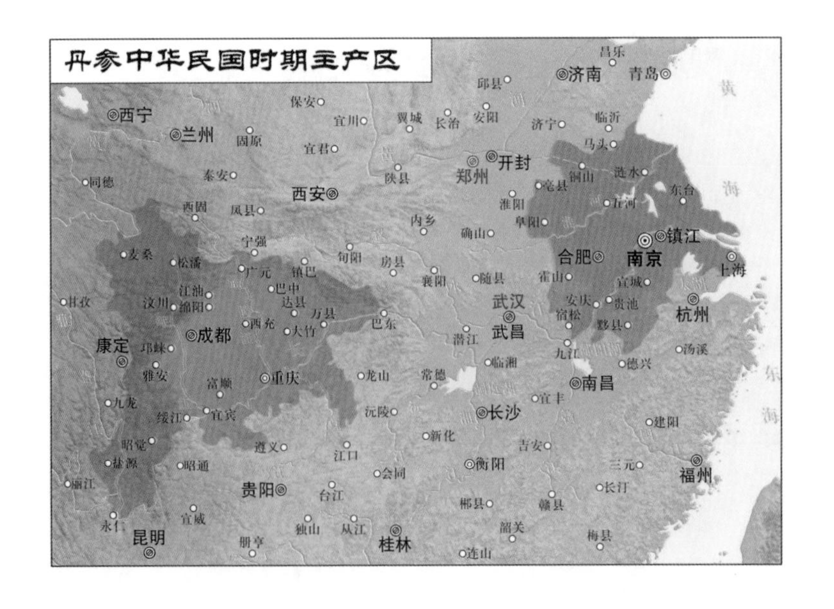
丹参中华民国时期主产区
昌乐
邱县
济南
青岛
黄
西宁
保安
宜川
翼城
长治
安阳
济宁
临沂
兰州
固原
宜君
马头
开封
郑州
同德
秦安
陕县
铜山
西安
东台
海
西固
凤县
淮阳
阜阳
内乡
确山
宁强
镇江
松潘
广元
镇巴
旬阳
房县
合肥
南京
上海
巴中
襄阳
随县
霍山
宣城
江油
绵阳
汶川
甘孜
达县
万县
武汉
安庆
贵池
杭州
宿松
西充
大竹
巴东
黟县
成都
武昌
康定
邛崃
潜江
九江
汤溪
临湘
德兴
雅安
富顺
重庆
龙山
常德
南昌
东
九龙
宜丰
绥江
宜宾
沅陵
长沙
建阳
昭觉
遵义
新化
吉安
江口
盐源
昭通
会同
衡阳
三元
福州
丽江
贵阳
台江
长汀
郴县
赣县
永仁
宣威
独山
从江
韶关
梅县
昆明
册亨
桂林
连山

【古籍文献产地地理沿革】

南北朝以前，产区主要集中在“桐柏山”“太山”；唐代增加“华州”；宋代、明代产区一致，新增“河东州郡”“陕西”“随州”等产区；民国时期丹参主产区分为两大区域，东部为安徽、江苏的淮河和长江入海口区域，西部为四川、重庆等地。

【现代产区情况】

结合第四次全国中药资源普查数据，丹参分布于河北、河南、湖北、湖南、江苏、江西、山东、山西、陕西、重庆、辽宁等地；产区主要集中于山东平邑、莒县、蒙阴、费县，安徽亳州，四川中江，河北安国、行唐，陕西丹凤、洛南、商南、山阳，河南卢氏、陕县、灵宝、方城、社旗、唐河、伊川、新安、洛宁、温县、孟州，山西夏县、平陆、新绛、万荣、闻喜、襄汾、绛县，江苏射阳、滨海等地。

【古代产地对应现代地区考】

（1）桐柏山：位于中国湖北、河南交界地区，其中桐柏山北段主脊北侧在河南境内，北段主脊南侧和南段在湖北境内。属大别山脉西段，西北-东南走向。

（2）太山：“太山”之名，始见于沈约（南朝梁文学家）的宋书。泰山最早出处春秋时期《诗经·鲁颂》：“泰山岩岩，鲁邦所詹。”所以《名医别录》中“太山”应该指泰山，位于今山东泰安北部。

（3）华州：西魏废帝三年（554年）改东雍州置。治郑县（今陕西华州西南部）。隋大业初废。唐武德元年（618年）复置。治郑县（今陕西华州）。圣历后辖境相当于今陕西华州、华阴、潼关等地及渭南渭河北岸地区。

（4）河东州郡：指黄河以东地区。战国、秦、汉时指今山西西南部，所置河东郡即在这一地区。唐以后泛指今山西全境。

17 甘　草

【中国药典基原】

本品为豆科植物甘草 *Glycyrrhiza uralensis* Fisch.、胀果甘草 *G. inflata* Bat. 或光果甘草 *G. glabra* L. 的干燥根和根茎。

【古籍文献产地记载】

古籍名称	古籍时期	古代地名	古籍描述
《名医别录》	汉	河西积沙山 上郡	一名蜜甘，一名美草，一名蜜草，一名蕗。生**河西积沙山**及**上郡**。二月、八月除日采根，暴干，十日成
《本草经集注》	南北朝	蜀汉 汶山 抱罕 青州	一名蜜甘，一名美草，一名蜜草，一名蕗草。生河西川谷积沙山及上郡。二月、八月除日采根，曝干，十日成。河西、上郡不复通市。今出**蜀汉**中，悉从**汶山**诸夷中来，赤皮、断理，看之坚实者，是抱罕草，最佳。**抱罕**，羌地名。亦有火炙干者，理多虚疏。又有如鲤鱼肠者，被刀破，不复好。**青州**间亦有，不如。又有紫甘草，细而实，乏时可用
《千金翼方·药出州土》	唐	岐州 并州 瓜州	关内道： **岐州**：鬼督邮、樗鸡、獐骨、獐髓、及己、藜芦、秦艽、甘草。 河东道： **并州**：白菀、鬼督邮、白龙骨、柏子仁、矾石、石、甘草。 河西道： **瓜州**：甘草
《本草图经》	北宋	陕西 河东州郡 首阳山	甘草，生河西川谷积沙山及上郡，今**陕西**及**河东州郡**皆有之。春生青苗，高一二尺，叶如槐叶，七月间开紫花似柰，冬结实作角子如毕豆。根长者三四尺，粗细不定，皮赤，上有横梁，梁下皆细根也。二月、八月除日采根，曝干十日成，去芦头及赤皮，今云阴干用。今甘草有数种，以坚实断理者为佳，其轻虚纵理及细韧者不堪，惟货汤家用之。谨按《尔雅》云：蘦，大苦。释曰：蘦，一名大苦。郭璞云：甘草也，蔓延生，叶似荷，青黄，茎赤有节，节有枝相当。或云：蘦似地黄。《诗·唐风》云：采苓采苓，首阳之巅，是也。蘦与苓通用。**首阳山**在河东蒲坂县，乃今甘草所生处相近，而先儒所说苗、叶与今全别，岂种类有不同者乎？
《本草品汇精要》	明	山西 隆庆州	【名】国老、蜜甘、美草、蜜草、蕗草、大苦、蘦。【苗】(《图经》曰)……【地】**山西隆庆州**者最胜

（续表）

古籍名称	古籍时期	古代地名	古 籍 描 述
《本草纲目》	明	河东西界	【集解】郭璞：蘦似地黄。又诗唐风云，采苓采苓，首阳之巅，是也。蘦与苓通用。首阳之山在河东蒲坂县，乃今甘草所生处相近，而先儒所说苗叶与今全别，岂种类有不同者乎？李时珍曰：按沈括笔谈云：本草注，引尔雅蘦大苦之注为甘草者，非矣。郭璞之注，乃黄药也，其味极苦，故谓之大苦，非甘草也。甘草枝叶悉如槐，高五六尺，但叶端微尖而糙涩，似有白毛，结角如相思角，作一本生，至熟时角拆，子如小扁豆，极坚，齿啮不破，今出**河东西界**。寇氏衍义亦取此说，而不言大苦非甘草也。以理度之，郭说形状殊不相类，沈说近之。今人惟以大径寸而结紧断纹者为佳，谓之粉草；其轻虚细小者，皆不及之。刘绩霏雪录，言安南甘草大者如柱，土人以架屋，不识果然否也？

【古籍文献产地图示】

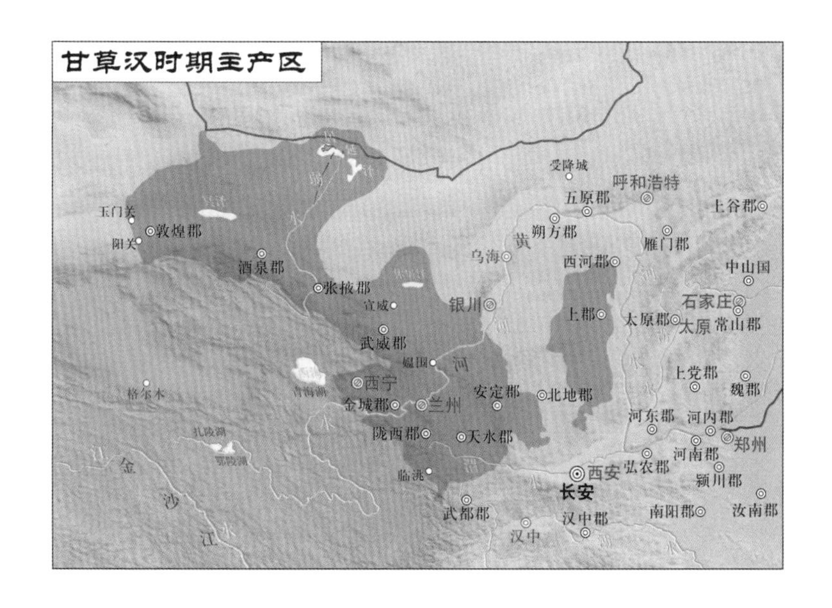

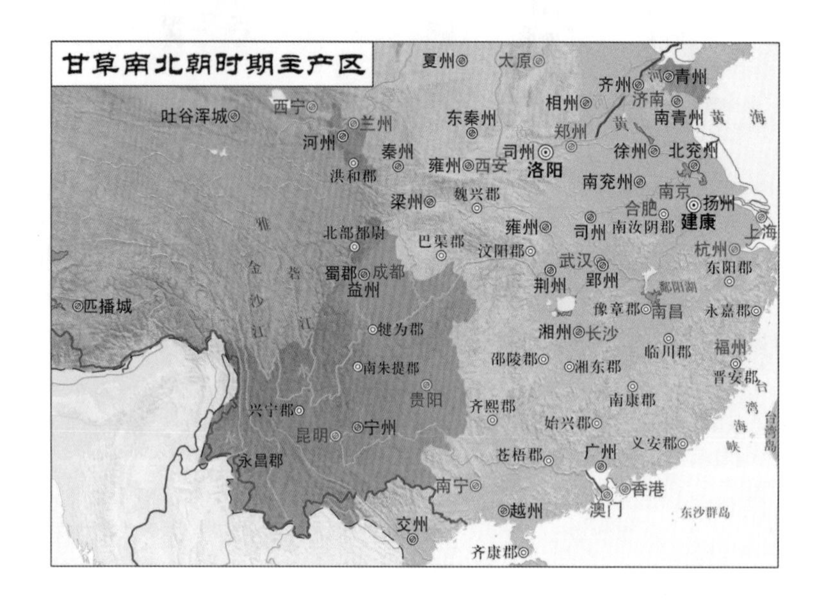

甘草南北朝时期主产区

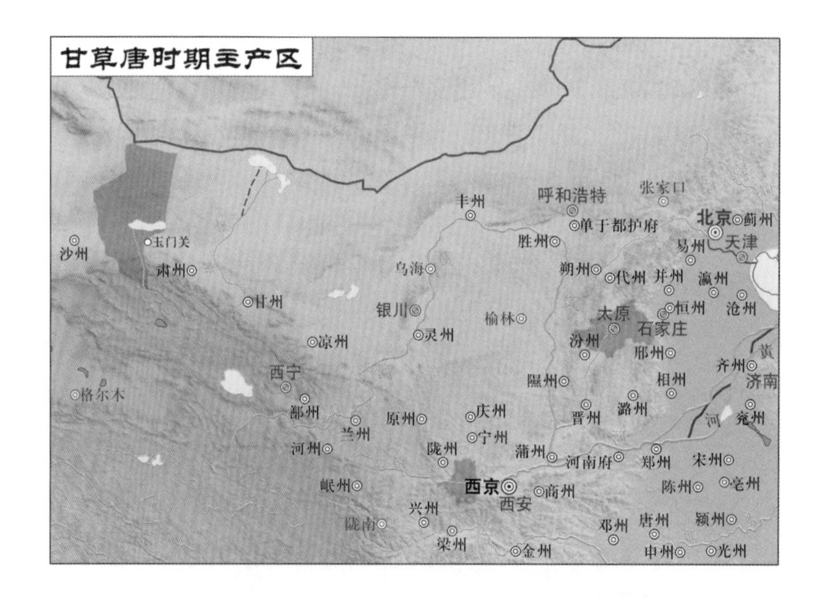

甘草唐时期主产区

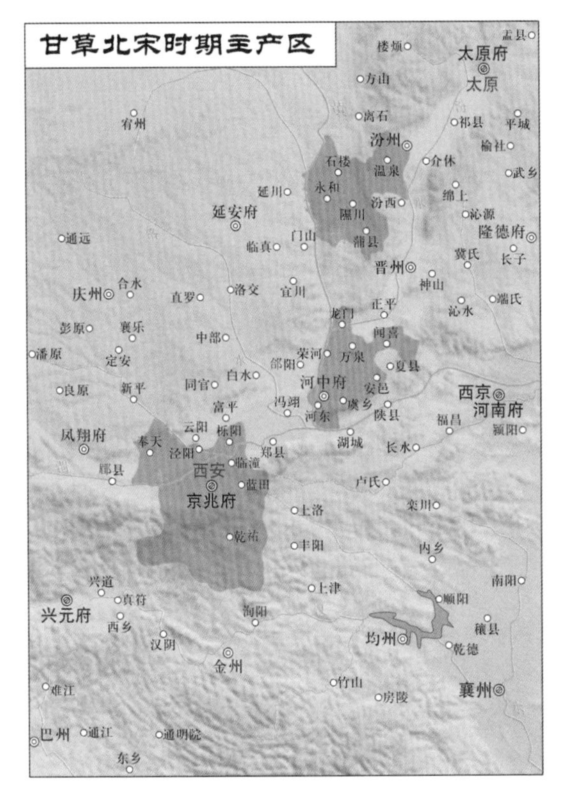

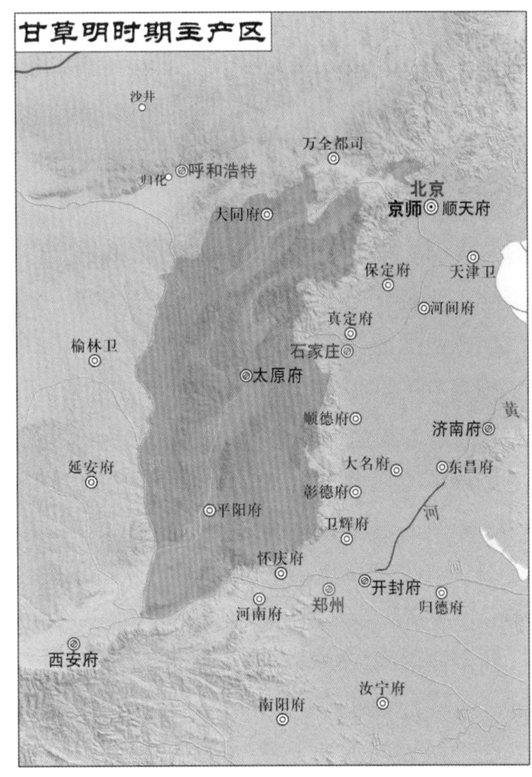

【古籍文献产地地理沿革】

《名医别录》记载甘草产“河西”“上郡”；南北朝《本草经集注》记载“蜀汉”、甘肃“抱罕”和山东“青州”；唐代记载“岐州”“并州”“瓜州”；宋代、明代记载丹参产区大致相同，产区集中在河东州郡、河东西界和山西、陕西。之后没有明确的产区记载情况。

【现代产区情况】

结合第四次全国中药资源普查数据和实地调查，甘草产区主要集中于内蒙古土默特右旗、固阳、乌海、赤峰、锡林浩特、杭锦旗，甘肃酒泉、张掖、武威、庆阳、陇西、漳县、榆中、甘谷、临洮，新疆福海、富蕴、尼勒克、新源、塔城、裕民、托里、额敏，以及宁夏等地。

【古代产地对应现代地区考】

（1）河西：黄河南段以西，包括甘肃、青海的黄河以西地区，即河西走廊和湟水流域。

（2）上郡：战国魏文侯置。后属秦。治肤施县（今陕西榆林东南部）。西汉辖境相当于今陕西富县以北，榆林、子长等地及延安以西和内蒙古乌审旗一带。东汉属并州。

（3）青州：西汉武帝所置十三刺史部之一。辖境相当于今山东德州、高唐以东，河北吴桥及山东马颊河以南，济南、临朐、安丘、即墨、莱阳等地以北地区。东汉治临菑（今山东淄博临淄镇北部）。魏、晋西北部略有缩小，而南部则扩展至今山东莒南、日照等地。十六国时，汉刘聪部将曹嶷为青州刺史，以临淄城大难守，乃移治广固城（今山东青州西北部）。后为后赵、前燕、前秦所有。慕容德都广固城，而于东莱掖城（今山东莱州）置青州。东晋刘裕灭南燕，毁广固城，改筑东阳城（北齐移益都县治此，今山东青州）置北青州。后复为青州。

（4）岐州：北魏太和十一年（487年）置。治雍县（今陕西凤翔南部。隋移治今陕西凤翔），辖境相当于今陕西秦岭以北，麟游、扶风、周至等地以西地区。正光中莫折念生起义军擒杀西征都督元志于此。隋大业三年（607年）废。唐武德元年（618年）复置。辖境缩小，相当今陕西宝鸡等地。天宝元年（742年）改为扶风郡。

（5）并州：西汉武帝所置十三刺史部之一。领太原、上党、云中、定襄、雁门、代等六郡。辖境相当于今山西大部分及河北、内蒙古一部分地区。东汉治晋阳县（隋改太原县，今山西太原西南部古城营）。辖境扩大，增领西河、五原、朔方、上郡四郡，而少领代郡，相当今山西大部分、陕西北部及内蒙古狼山、阴山以南地区。东汉末辖境缩小。建安十八年（213年）并入冀州。三国魏黄初元年（220年）复置。辖境继续缩小。唐辖境只相当今山西阳曲以南，文水以北的汾水中游及其以东地区。开元十一年（723年）升为太原府。

（6）瓜州：北魏孝明帝置。治敦煌县（今敦煌西南部）。辖境约当今甘肃酒泉以西地区。隋大业三年（607年）改为敦煌郡。唐武德二年（619年）复置，五年（622年）改为西沙州。贞观七年（633年）改为沙州。

（7）首阳山：亦称首山。即雷首山。在今山西永济蒲州镇南部。

18 石　斛

【中国药典基原】

本品为兰科植物金钗石斛 *Dendrobium nobile* Lindl.、鼓槌石斛 *D. chrysotoxum* Lindl. 或流苏石斛 *D. fimbriatum* Hook. 的栽培品及其同属植物近似种的新鲜或干燥茎。

【古籍文献产地记载】

古籍名称	古籍时期	古代地名	古籍描述
《名医别录》	汉	六安	一名杜兰，一名石遂。生**六安**水傍石上。七月、八月采茎，阴干
《本草经集注》	南北朝	始兴 宣城	今用石斛，出**始兴**。生石上，细实，桑灰汤沃之，色如金，形似蚱、蜢、髀者为佳。**近道**亦有，次**宣城**间

（续表）

古籍名称	古籍时期	古代地名	古籍描述
《新修本草》	唐	荆襄 汉中 江左	一名林兰，一名禁兰，一名杜兰，一名石遂。生六安山谷水旁石上。谨案：作干石斛，先以酒洗，捋蒸炙成，不用灰汤。今**荆襄**及**汉中**、**江左**又有二种：一者似大麦，累累相连，头生一叶，而性冷；一种大如雀髀，名雀髀斛，生酒渍服，乃言胜干者。亦如麦斛，叶在茎端，其余斛如竹，节间生叶也
《本草图经》	北宋	六安 荆 湖 川 广 温 台州 广南	生**六安**山谷水旁石上，今**荆**、**湖**、**川**、**广州郡**及**温**、**台州**亦有之，以**广南**者为佳。多在山谷中。五月生苗，茎似竹节，节节间出碎叶。七月开花，十月结实，其根细长，黄色。七月、八月采茎。以桑灰汤沃之，色如金，阴干用。或云以酒洗，捋蒸炙成，不用灰汤。其江南生者有二种：一种似大麦，累累相连，头生一叶，名麦斛。一种大如雀髀，名雀髀斛，唯生石上者胜。亦有生栎木上者，名木斛，不堪用
《本草品汇精要》	明	广南	五月生苗，茎似竹节，节间出碎叶。七月开花，十月结实。其根细长，黄色。七八月采茎，以桑灰汤沃之，其色如金。江南生者有两种，一种似大麦，累累相连，头生一叶，名麦斛；一种大如雀髀，名雀髀斛，惟生石上者胜。亦有生栎木上者，名木斛，不堪用。（道地）**广南**者为佳。（生）五月生苗。（采）七月、八月取茎。【收】阴干。【用】茎。【质】类木贼而扁。【色】黄。【味】甘
《本草纲目》	明	耒阳龙石山 蜀	【释名】……盛弘之荆州记云，**耒阳龙石山**多石斛，精好如金钗，是矣。林兰、杜兰，与木部木兰同名，恐误。【集解】……时珍曰：石斛丛生石上。其根纠结甚繁，干则白软。其茎叶生皆青色，干则黄色。开红花。节上自生根须。人亦折下，以砂石栽之，或以物盛挂屋下，频浇以水，经年不死，俗称为千年润。石斛短而中实，木斛长而中虚，甚易分别。**处处**有之，以**蜀**中者为胜
《本草原始》	明	荆襄 汉中 江左	始生六安山谷，今出**荆襄**及**汉中江左**。有二种，一种生水旁石上，茎似小竹，节节间出碎叶，折之有肉，中实，名石斛；一种生栎木上，茎似麦秆而匾大，叶在茎头，折之无肉，中虚，名木斛。因茎如金钗之股，故获金钗石斛之称……石斛入药佳，木斛不堪用。今人见木斛形匾如钗，多用木斛，医家亦不能明辨。予并写其象，令用者知，茎圆中实者为石斛，实者有力；茎匾中虚者为木斛，虚者无能。不特此也，凡药皆然。（修治）石斛去根头，酒浸软，暴干，剉用。或以酥拌蒸，焙干，剉用
《药物出产辨》	民国	广西南宁 百色 宜安 河南	【环钗】产**广西南宁**、**百色**等处。 【金钗斛】产越南，东京为多出。以**宜安**为上，**河南**次之，**广西南宁**亦有出，但不多。客办来取名黄草，用意在于税饷平些耳，实非黄草也

【古籍文献产地图示】

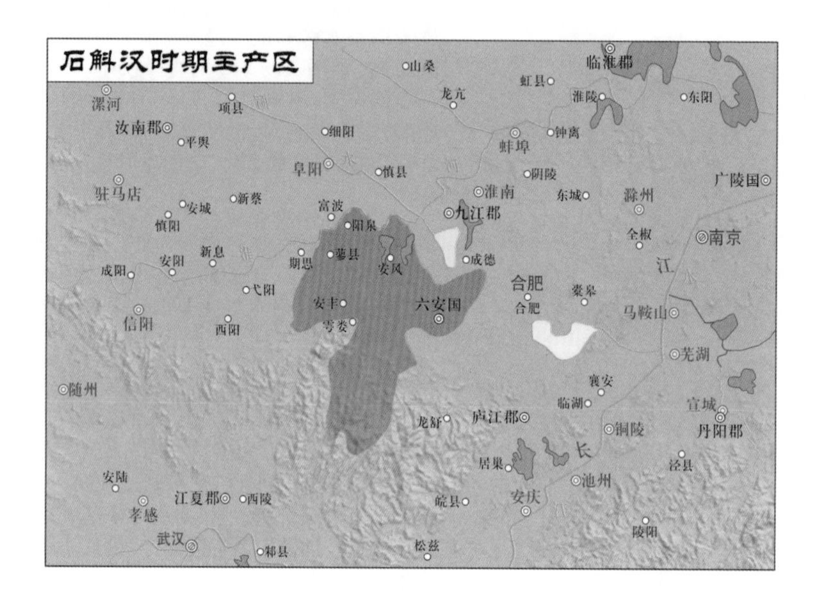
石斛汉时期主产区
山桑
临淮郡
虹县
龙亢
淮陵
东阳
漯河
项县
汝南郡
平舆
细阳
蚌埠
钟离
阜阳
慎县
阴陵
广陵国
驻马店
新蔡
安城
富波
淮南
东城
滁州
九江郡
慎阳
阳泉
全椒
南京
新息
蓼县
期思
安风
成德
安阳
成阳
江
合肥
橐皋
弋阳
六安国
合肥
安丰
马鞍山
信阳
西阳
雩娄
芜湖
襄安
随州
临湖
宣城
龙舒
庐江郡
铜陵
丹阳郡
长
居巢
泾县
池州
安陆
江夏郡
西陵
皖县
安庆
孝感
武汉
陵阳
邾县
松兹

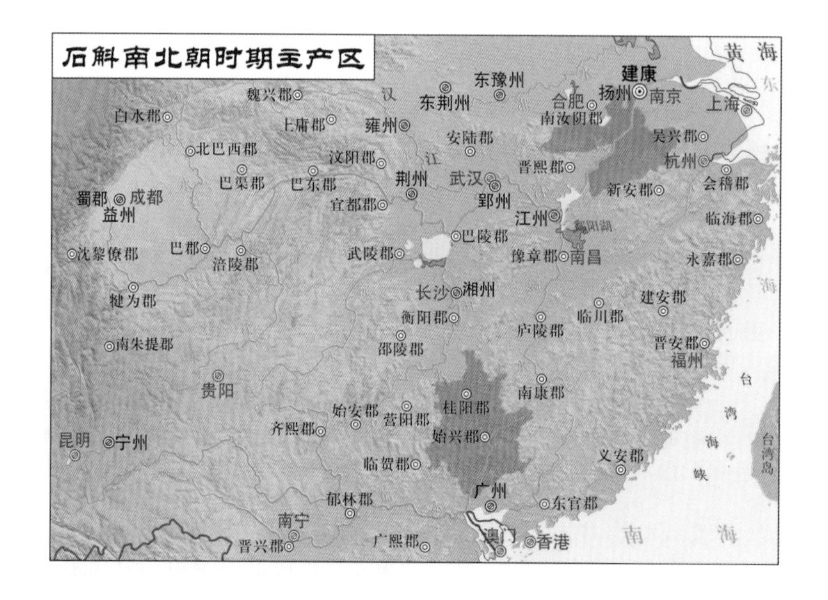
石斛南北朝时期主产区
黄海
东豫州
建康
魏兴郡
汉
东荆州
合肥
扬州
南京
白水郡
上庸郡
雍州
南汝阴郡
上海
安陆郡
吴兴郡
北巴西郡
江
杭州
汶阳郡
晋熙郡
巴渠郡
巴东郡
荆州
武汉
会稽郡
蜀郡
成都
益州
宜都郡
郢州
新安郡
江州
临海郡
巴陵郡
沈黎僚郡
巴郡
涪陵郡
武陵郡
豫章郡
南昌
永嘉郡
长沙
湘州
犍为郡
建安郡
衡阳郡
临川郡
南朱提郡
庐陵郡
晋安郡
邵陵郡
福州
贵阳
南康郡
台
桂阳郡
始安郡
营阳郡
湾
齐熙郡
始兴郡
海
昆明
宁州
台湾岛
临贺郡
义安郡
峡
广州
郁林郡
东官郡
南宁
南
海
晋兴郡
广熙郡
澳门
香港

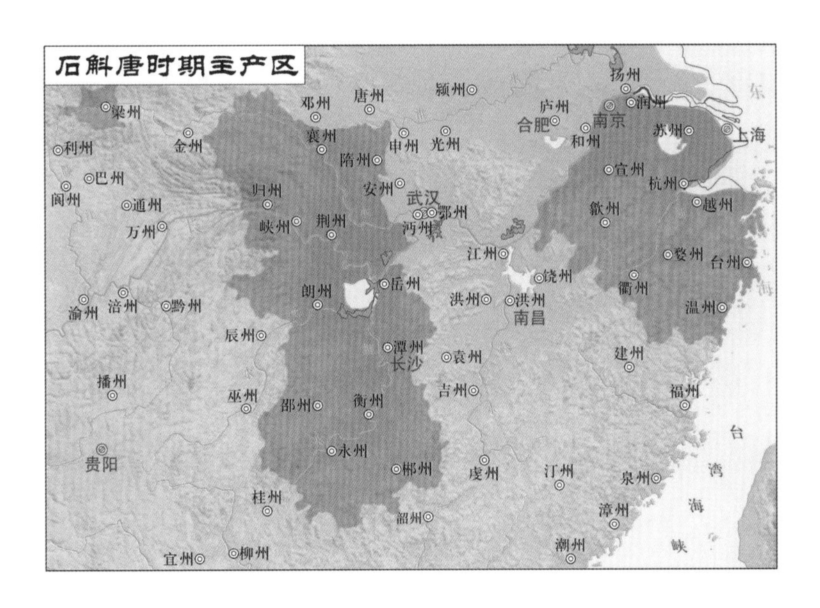
石斛唐时期主产区
梁州
利州
金州
巴州
阆州
通州
万州
归州
峡州
荆州
邓州
唐州
襄州
颍州
申州
光州
隋州
安州
武汉
鄂州
沔州
庐州
合肥
南京
和州
扬州
润州
苏州
上海
宣州
杭州
歙州
越州
江州
饶州
婺州
台州
衢州
温州
渝州
涪州
黔州
朗州
岳州
洪州
洪州
南昌
辰州
潭州
长沙
袁州
建州
播州
巫州
邵州
衡州
吉州
福州
贵阳
永州
郴州
虔州
汀州
泉州
桂州
韶州
漳州
宜州
柳州
潮州
东
海
台
湾
海
峡

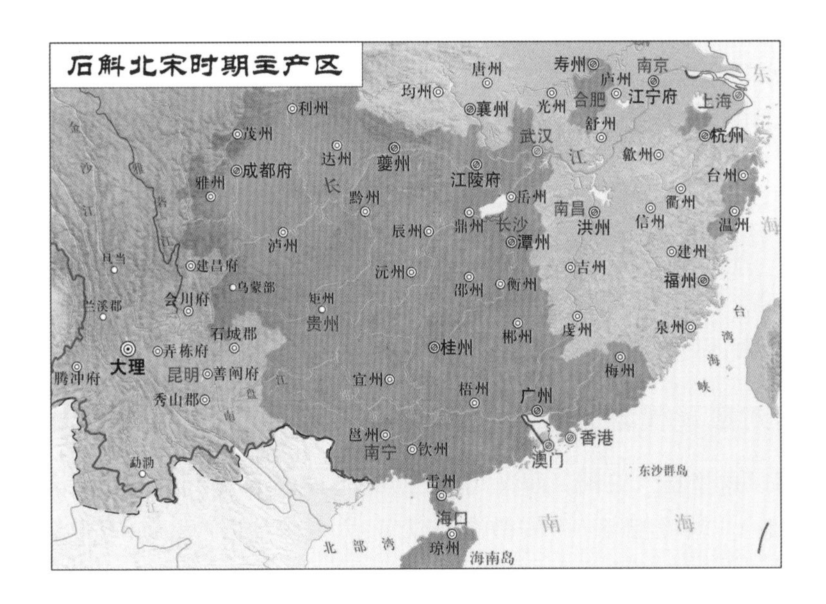
石斛北宋时期主产区
唐州
寿州
南京
庐州
均州
襄州
光州
合肥
江宁府
上海
利州
舒州
杭州
茂州
武汉
达州
夔州
歙州
雅州
成都府
江陵府
江
台州
长
黔州
岳州
衢州
南昌
泸州
辰州
鼎州
长沙
洪州
信州
温州
潭州
建州
建昌府
沅州
吉州
福州
乌蒙部
邵州
衡州
会川府
矩州
贵州
石城郡
郴州
虔州
泉州
大理
寿栋府
桂州
梅州
腾冲府
昆明
善阐府
宜州
梧州
秀山郡
广州
邕州
香港
南宁
钦州
澳门
东沙群岛
雷州
海口
南
海
北部湾
琼州
海南岛
东
海
台
湾
海
峡

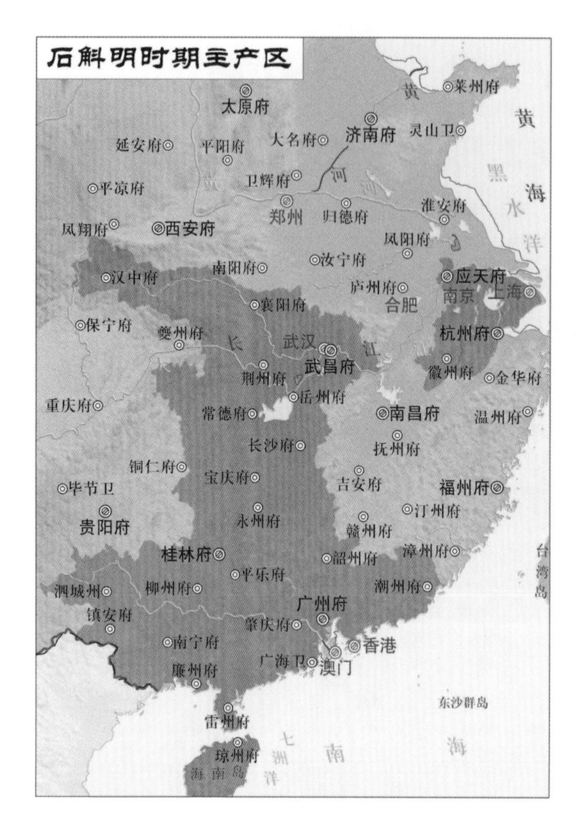

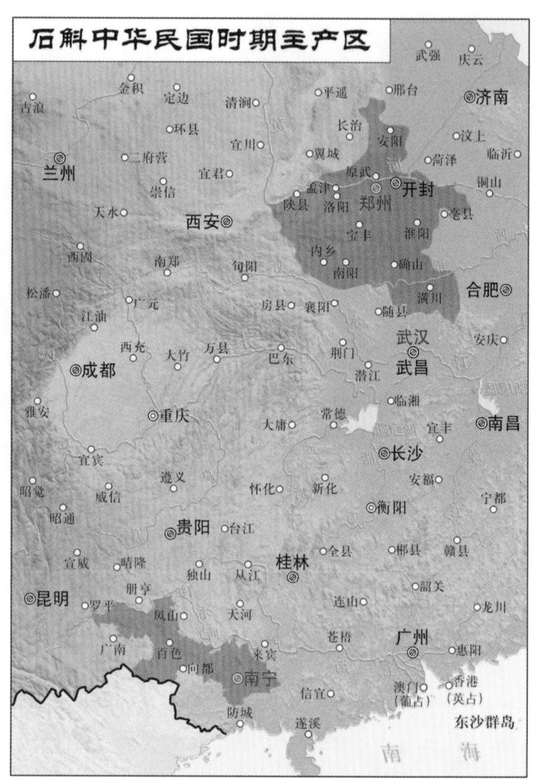

【古籍文献产地地理沿革】

《名医别录》记载石斛“生六安”；南北朝时期记载石斛产广东“始兴”和安徽“宣城”，唐至明时期，主要集中在“江左”“荆襄”“广南”地区；民国时期记载产广西南宁、百色和河南。

【现代产区情况】

结合第四次全国中药资源普查数据，石斛产区集中分布于云南、贵州、浙江、广西、四川、湖北、湖南，以及江苏等地。

【古代产地对应现代地区考】

（1）六安：这里指六安国。西汉元狩二年（前121年）分九江郡置。治六县（今安徽六安东北部）。辖境相当于今安徽淮河以南，六安等地以西和河南固始。东汉建武十三年（37年）并入庐江郡。

（2）始兴：即始兴县。三国吴置。治今广东始兴西北部。南朝梁大同中移治今广东始兴西部。

（3）宣城：即宣城郡。西晋太康二年（281年）置。治宛陵县（今安徽宣城宣州区）。辖境相当于今安徽长江以东繁昌、宣州、南陵、青阳、泾县、铜陵、广德、宁国、黄山、石台等地。

（4）广南：广南路，也叫岭南路。治广州（今属广东）。辖境为今广东、广西两地。

19 生 姜

【中国药典基原】

本品为姜科植物姜 *Zingiber officinale* Rosc. 的新鲜根茎。

【古籍文献产地记载】

古籍名称	古籍时期	古代地名	古籍描述
《名医别录》	汉	犍为 荆州 扬州	生**犍为**及**荆州**、**扬州**。九月采
《本草经集注》	南北朝	犍为 荆州 扬州	生姜：味辛，微温……生**犍为**川谷及**荆州**、**扬州**，九月采
《千金翼方·药出州土》	唐	泉州 益州	江南东道： **泉州**：干姜。 剑南道： **益州**：……干姜、百部根、慎火草
《新修本草》	唐	犍为 荆州 扬州 临海章安 蜀汉	生**犍为**川谷及**荆州**、**扬州**，九月采。干姜今惟出**临海**、**章安**，两三村解作之。**蜀汉**姜旧美，荆州有好姜，而并不能作干者。凡作干姜法，水淹三日毕，去皮置流水中六日，更去皮，然后晒干，置瓮缸中，谓之酿也
《本草图经》	北宋	汉 温 池州	生犍为山谷及荆州、扬州，今**处处**有之，以**汉**、**温**、**池州**者为良。苗高二、三尺；叶似箭竹叶而长，两两相对；苗青；根黄；无花实。秋采根，于长流水洗过，日晒为干姜
《本草品汇精要》	明	汉州 温州 池州	生姜：名母姜。【苗】圃人种莳用苇箔棚覆其上以避日，至深秋采之。为呕家之圣药也。【地】(《图经》曰)(道地)**汉州**、**温州**、**池州**者良。【时】(生)春生苗。(采)八九月取根。【收】以湿土培藏。【用】根。【色】黄白。【味】辛、甘。【性】温，散。【气】气味俱轻，阳也。【臭】香

（续表）

古籍名称	古籍时期	古代地名	古籍描述
《药物出产辨》	民国	四川 广东六步 钦廉 北海 广西	【干姜】以**四川**为最，白肉。**广东六步**次之，黄肉。**钦廉**、**北海**、**广西**均有出，又次之，均黄肉。安南东京亦次之，白肉
《增订伪药条辨》	民国	温州 三衢开化 湖南均州 浙江台州 江南 江西 宁国 四川	土北姜，**温州**所产，质松不结，味淡不辛。又有一种洋北姜，气味尤劣，更不可用。按北干姜，气味辛温，其色黄白兼见，仍手足太阳之温药也。凡制干姜、泡姜，当以**三衢开化**产者为佳。用母姜水浸，晒干。以肉厚而白净、结实明亮如天麻者良，故又名白姜。近今药肆，且有以伤水变味之生姜晒干炮用，未免有名无实，误人匪浅。炳章按：干姜，**湖南均州**出，小、双头内白色为均姜，最佳，**浙江台州**出者，为台姜，个小，肉黄黑色者次。其他**江南**、**江西**、**宁国**、**四川**皆出，总要个大坚实、内肉色白为佳

【古籍文献产地图示】

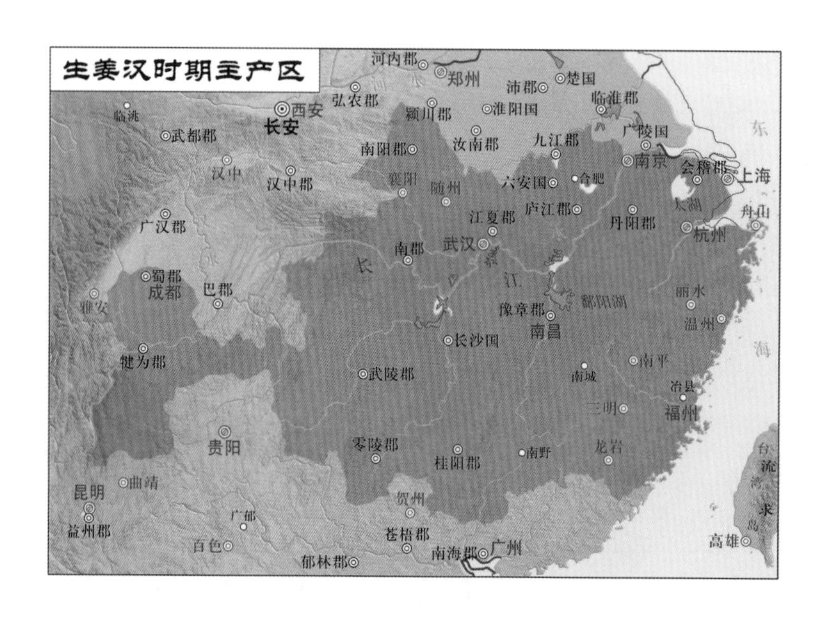

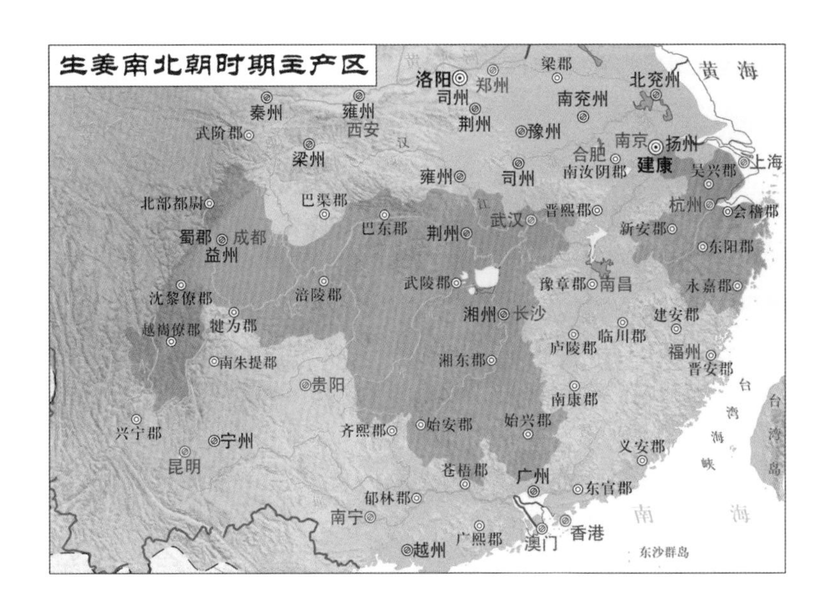

生姜南北朝时期主产区

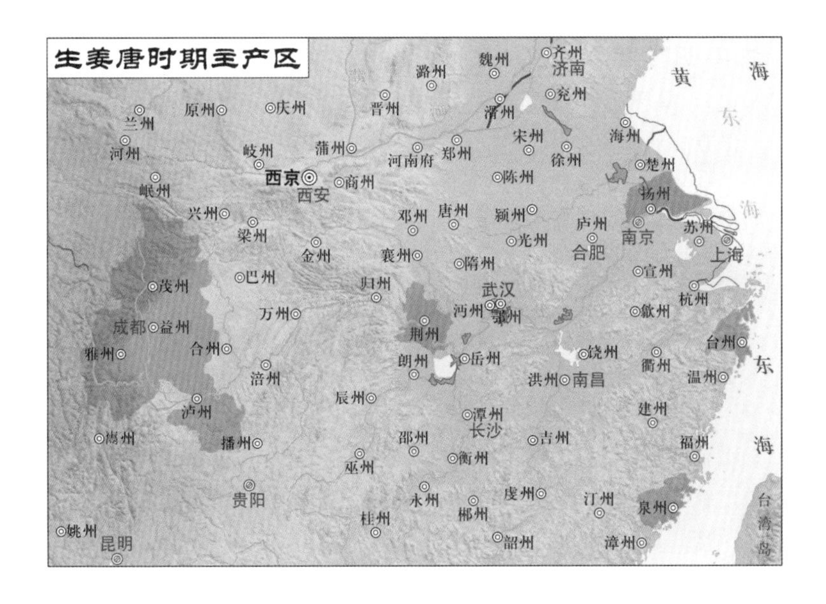

生姜唐时期主产区

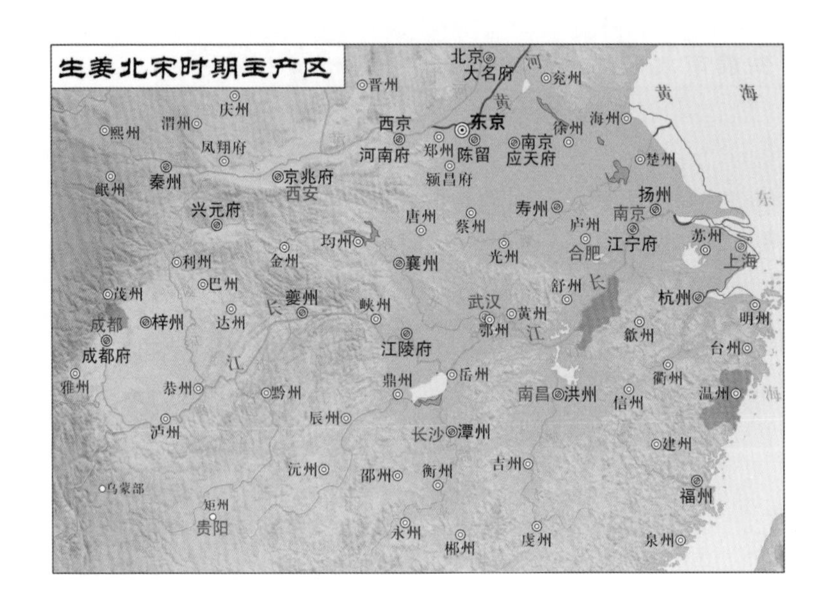

生姜北宋时期主产区

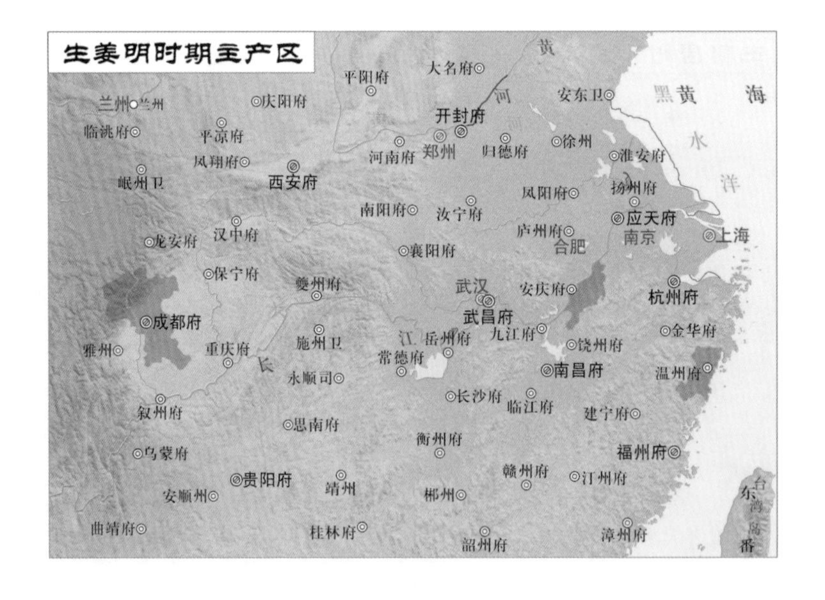

生姜明时期主产区

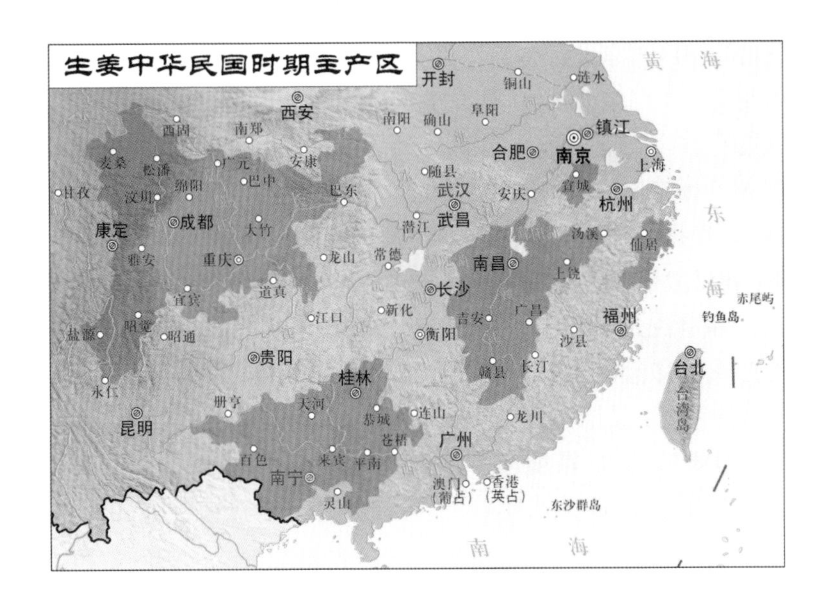

生姜中华民国时期主产区

【古籍文献产地地理沿革】

《名医别录》记载"生犍为及荆州、扬州";南北朝《本草经集注》沿用《名医别录》记载;唐、宋和明时期产区分布大致相似,为"温州""汉州""池州""泉州""扬州"等地。民国时期,产区面积扩大,包括成都、重庆、广西南宁、桂林、湖南、江西、安徽宁国、浙江台州等地。

【现代产区情况】

结合第四次全国中药资源普查数据,姜产区主要集中于四川犍为等地。

【古代产地对应现代地区考】

(1)犍为:即犍为郡。西汉建元六年(前135年)唐蒙通夜郎后分广汉郡南部合夜郎国地置。治鳖县(今贵州遵义西部),元光五年移治南广(今四川筠连境内),始元元年(前86年)移治僰道(今四川宜宾西南部,隋移今四川宜宾)。辖境初时较大,有今四川简阳、彭山等地以南,云南东部、广西西北部及贵州大部分地区。元鼎六年(前111年)平且兰,以今广西西北部、云南东部部分地区和贵州地区置牂牁郡。东汉永初元年(107年)又分西南境置犍为属国,并移治武阳县(今四川眉山彭山区东部)。

(2)荆州:西汉武帝所置十三州刺史部之一。有今湖北、湖南两地的各一部分地区。东汉治汉寿县(今湖南常德东北部),辖境西北扩大至今陕西山阳。三国魏、吴各置荆州:魏荆州治新野县(今属河南),有东汉荆州北部,约相当今湖北北部大部分、陕西秦岭以南的东部、河南西南部和南部的一小部分地区;吴荆州治江陵县(今属湖北),有东汉荆州的南部,约相当今湖南全境、湖北南半部、四川、江西两地小部分、贵州东部、广东北部和广西东北部地区。西晋初又合为一，治江陵县。北部辖境同魏；南部辖境略有变化：今广东北部、广西东北部的大部分地区属广州；今江西部分，则较吴时为大。惠帝分在今湖北、湖南、江西三地境内三郡置江州，以在今陕西、湖北两地境内三郡属梁州。怀帝又分在今湖南、湖北、广西三地境内六郡置湘州。荆州仅有今湖南、湖北、四川、贵州、河南五地境内十四郡国。

（3）扬州：西汉武帝所置十三刺史部之一。辖境相当于今安徽淮河和江苏长江以南及江西、浙江、福建三地，湖北武穴和英山、黄梅，河南固始、商城等地。东汉治历阳（今安徽和县），末年移治寿春（今安徽寿县）、合肥（今安徽合肥西北部）。三国魏、吴各置扬州：魏治寿春；吴治建业（今江苏南京）。西晋灭吴后复合，治建邺（建业改名，建兴初又改建康）。其后辖境渐小。隋开皇九年（689年）改为蒋州，移治石头城（今江苏南京清凉山）。唐武德八年（625年）改蒋州为扬州，乾元元年（758年）改为升州。

（4）温州：唐上元二年（686年）分括州东境置。治永嘉县（今浙江温州）。辖境约当今浙江温州瓯海、永嘉、乐清、瑞安、平阳、文成、泰顺、洞头、苍南以及台州玉环等地。天宝元年（742年）改为永嘉郡，乾元元年（758年）复为温州。北宋属两浙路，南宋属两浙东路。南宋咸淳元年（1265年）以度宗赵禥潜邸升为瑞安府。

（5）汉州：唐垂拱二年（686年）分益州五县置。治雒县（今四川广汉，蒙古废入州）。辖境相当于今四川广汉、金堂、德阳、绵竹、什邡等地。宋属成都府路。端平中废。蒙古中统元年（1260年）复置。属成都路。辖境略为缩小。明、清属成都府。清不领县，1913年改为广汉县。

（6）池州：唐武德四年（621年）置。贞观元年（627年）废。永泰元年（765年）复置。治秋浦县（五代吴改为贵池县，即今安徽贵池）。唐辖境相当于今安徽贵池、青阳、石台、东至等地。宋属江南东路。辖境有今安徽铜陵。元至元十四年（1277年）升为池州路。

（7）泉州：唐久视元年（700年）分泉州置武荣州，景云二年（711年）改名。因州北主山清源山有孔泉，一名泉山得名。治今福建泉州，开元八年（720年）置晋江县为附郭。辖境相当于今福建晋江和木兰溪流域澎湖地区及厦门、同安、金门等地。五代后西北部包有德化县。北宋太平兴国后东北部木兰溪流域割出，置兴化军；西南部长泰县划属漳州。元至元十五年（1278年）升为泉州路。宋元祐二年（1087年）州城置市舶司，为对外贸易重要港口。

（8）临海章安：唐代《新修本草》记载：“干姜今惟出临海、章安，两三村解作之。”据查证，章安，即章安镇，隶属于临海市，指今浙江临海东南部章安镇，所以原文中应该删除顿号，改为“临海章安”。

20 白 术

【中国药典基原】

本品为菊科植物白术*Atractylodes macrocephala* Koidz.的干燥根茎。

【古籍文献产地记载】

古籍名称	古籍时期	古代地名	古 籍 描 述
《名医别录》	汉	郑山 汉中 南郑	一名山姜,一名山连。生**郑山**、**汉中**、**南郑**。二月、三月、八月、九月采根,暴干
《本草图经》	北宋	杭 越 舒 宣州	今白术生**杭**、**越**、**舒**、**宣州**高山岗上,叶叶相对,上有毛,方茎,茎端生花,淡紫碧红数色,根作椏生,二月、三月、八月、九月采根,曝干。以大块紫花者为胜,又名乞力伽。凡古方云术者,乃白术也,非谓今之术矣
《本草品汇精要》	明	杭州于潜	名山姜、山芥、马蓟、杨炮蓟、乞力伽。【苗】……【地】(《图经》曰)宣州、舒州……今**处处**有之。(道地)**杭州于潜**佳。【时】(生)春生苗。(采)八九月、十一十二月取根。【收】暴干。【用】根坚白不油者为好。【质】类生姜而皮粗皱。【色】土褐。【制】去芦,刮皮
《本草纲目》	明	扬州 吴越 幕阜山	【释名】……时珍曰:按《六书本义》,术字篆文,象其根干枝叶之形。《吴普本草》一名山芥,一名天蓟。因其叶似蓟,而味似姜、芥也。西域谓之吃力伽,故《外台秘要》有吃力伽散。**扬州**之域多种白术,其状如枹,故有杨枹及枹蓟之名,今人谓之吴术是也。枹乃鼓槌之名。古方二术通用,后人始有苍、白之分……【集解】……时珍曰:……白术,枹蓟也,**吴越**有之。人多取根栽莳,一年即稠。嫩苗可茹,叶稍大而有毛。根如指大,状如鼓槌,亦有大如拳者。彼人剖开暴干,谓之削术,亦曰片术。陈自良言白而肥者,是浙术;瘦而黄者,是**幕阜山**所出,其力劣。昔人用术不分赤白。自宋以来,始言……白术苦甘气和,各自施用,亦颇有理。并以秋采者佳,春采者虚软易坏。嵇含南方草木状云:药有吃力伽,即术也
	晋*	濒海	嵇含《南方草木状》云:**濒海**所产,以根有至数斤者,采饵尤良

（续表）

古籍名称	古籍时期	古代地名	古 籍 描 述
《本草原始》	明	扬州	……春生苗，青色无桠。茎作蒿秆状……长二三尺以来。夏开花紫碧色……似刺蓟花，故《本经》载名山蓟。根类姜，故《别录》名山姜。**扬州**之域多种白术，状如枹，故一名杨枹。枹乃鼓槌之名。按六书本义，木字篆文，象其根干枝叶之形……入药用根。二月、三月、八月、九月采，暴干……云头术种平壤，虽肥大，由粪力也，易生油。狗头术、鸡腿术虽瘦小，得土气充也，甚燥白。凡用不拘州土，惟白为胜。（修治）去芦，以米泔浸一宿，切片，用东壁土炒；亦有乳汁浸真
《本草备要》	清	浙 宣 歙	肥白者出**浙**地，名云头术；燥白者出**宣**，**歙**，名狗头术，差胜与浙。用糯米泔浸，陈壁土炒。或蜜水炒，人乳拌用
《本草从新》	清	于潜 浙江 宣歙 浙江台州 燕山	产**于潜**者最佳，今甚难得。即**浙江诸山**出者，俱可用，俗称为天生术。有鹤颈甚长，内有朱砂点，术上有须者尤佳。以其得土气厚，发乃其余气也。其次出**宣歙**者，名狗头术。冬月采者佳。用糯米泔浸，陈壁土炒，或蜜水炒，人乳拌用，熬膏良……产**浙江台州燕山**。亦以冬月采者为佳。并无鹤颈与须，反肥大于野术。熬膏良。江西白术，其形甚小，与浙江野术相似，其体坚实，其味苦劣
《药物出产辨》	民国	浙江 宁波府	产**浙江宁波府**，八月新。西药名于术时错误。白术只有一种，出宁波。于术则种类甚多，出产各异。看于术条便知详细。可知西医亦多忖测……
《增订伪药条辨》	民国	浙江于潜 黄塘 辽东桥	白术种类甚多。云术肥大气壅。台术条细力薄。宁国狗头术。皮赤稍大。皆栽灌而成。故其气甚浊。却少清香之味当以**浙江于潜**野生者。名于术为第一。一名天生术。形小有鹤颈甚长。内有朱砂点。术上有须者尤佳。以得土气厚也。据土人云产县后山脉。及**黄塘**至**辽东桥**一带。西流水四十里地之术。方有朱砂点。他处则无。但野术入口。味甜气极清香。总以白为佳。以润为妙。近有一种江西种术。其形甚小。与野术相似。虽有鹤颈而甚短。其体坚实。其味苦劣。不可用

【古籍文献产地图示】

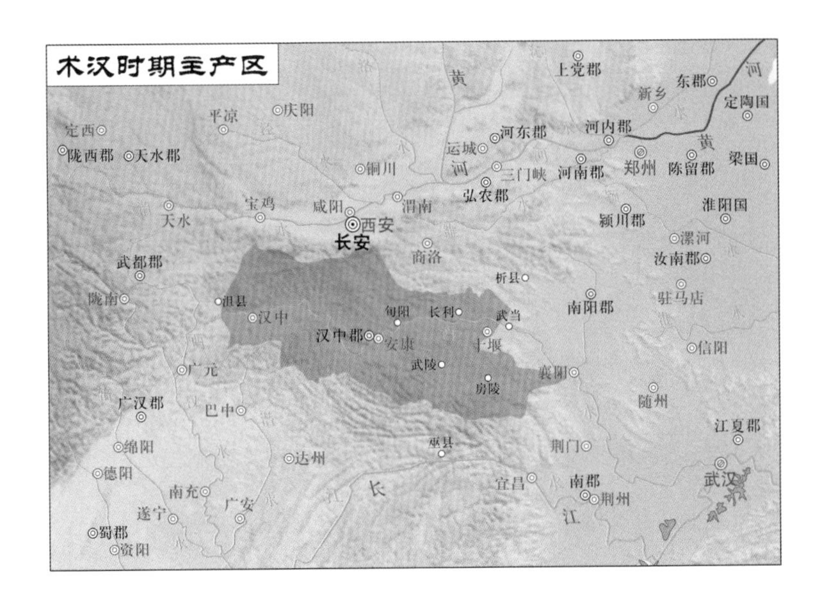
术汉时期主产区
上党郡
东郡
新乡
定陶国
河
黄
平凉
庆阳
定西
河东郡
河内郡
运城
陇西郡
天水郡
铜川
河
三门峡
河南郡
郑州
陈留郡
梁国
宝鸡
咸阳
渭南
弘农郡
天水
颍川郡
淮阳国
西安
长安
漯河
武都郡
商洛
汝南郡
析县
陇南
沮县
南阳郡
驻马店
汉中
旬阳
长利
武当
汉中郡
安康
十堰
信阳
广元
武陵
襄阳
房陵
广汉郡
巴中
随州
江夏郡
绵阳
巫县
荆门
达州
德阳
武汉
长
宜昌
南郡
南充
广安
荆州
遂宁
江
蜀郡
资阳

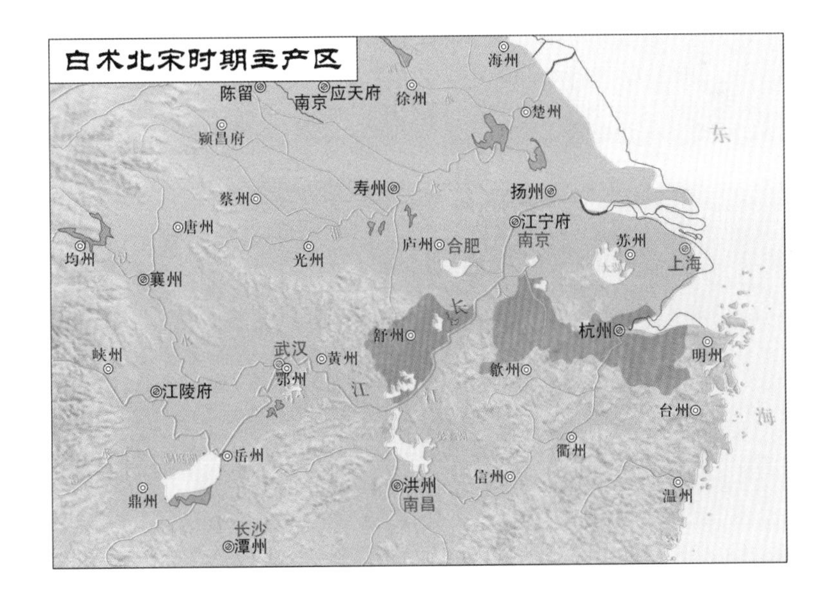
白术北宋时期主产区
海州
陈留
南京
应天府
徐州
楚州
东
颍昌府
寿州
扬州
蔡州
江宁府
南京
唐州
苏州
庐州
合肥
均州
光州
上海
襄州
长
舒州
杭州
峡州
武汉
黄州
明州
鄂州
歙州
江陵府
江
台州
海
岳州
衢州
信州
洪州
南昌
鼎州
温州
长沙
潭州

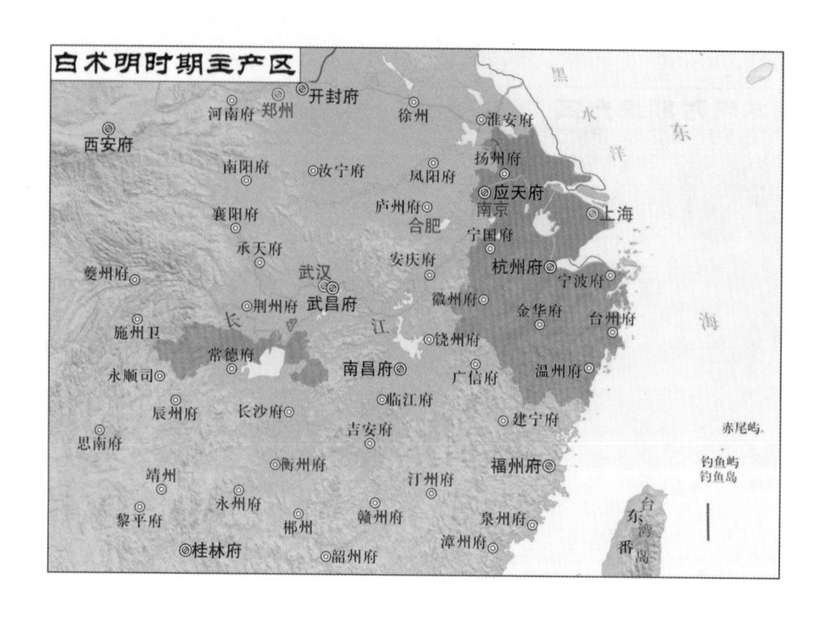

白术明时期主产区

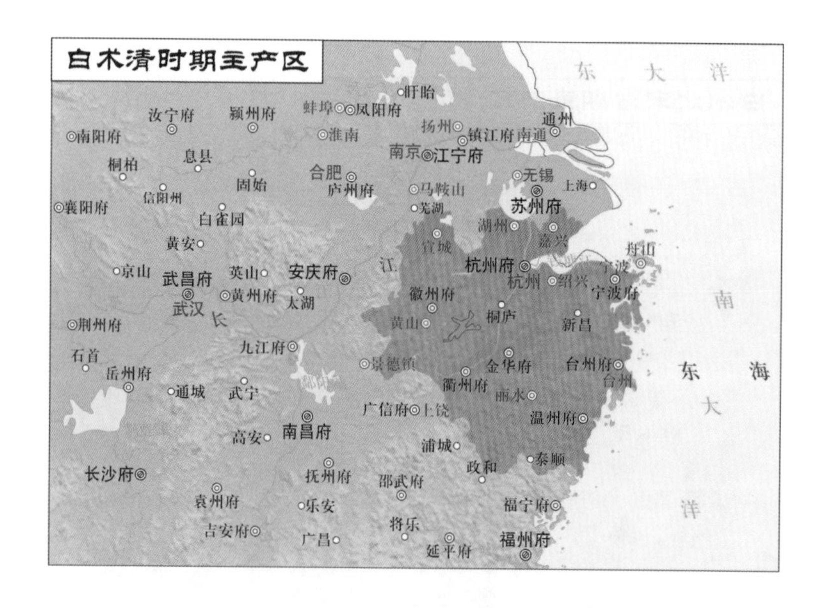

白术清时期主产区

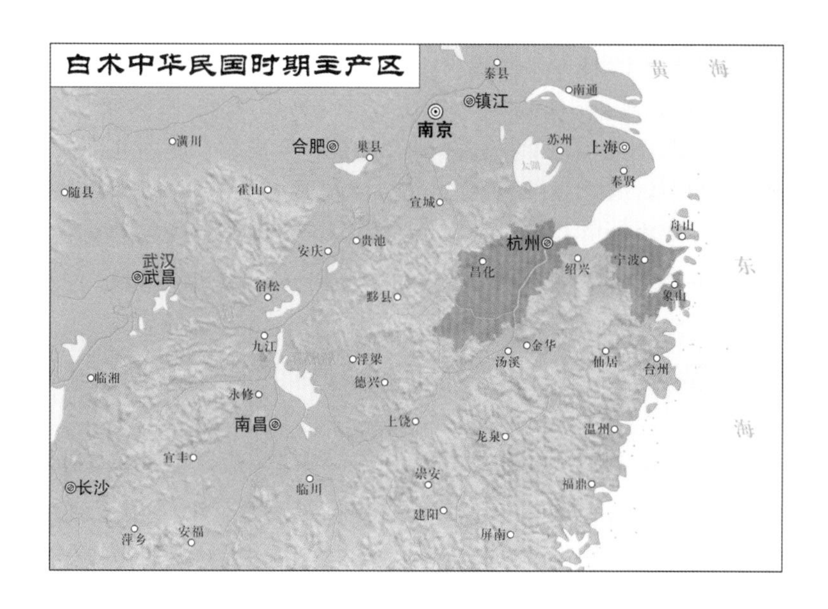

【古籍文献产地地理沿革】

《名医别录》记载“术”“生郑山、汉中、南郑”，术可能包括白术和苍术；南北朝《本草经集注》提及“术乃有两种”，白术与苍术并未独立成条；宋时期以后产区相对稳定，主要集中在江浙一带；明代《本草品汇精要》将苍术、白术分开记载，且白术以“杭州于潜佳”。

【现代产区情况】

结合第四次全国中药资源普查数据和实地调查，白术主要栽培于浙江、安徽、湖南、湖北、河南、云南、贵州、四川、重庆、山西，以及陕西、江苏、江西等地，产区集中在安徽亳州，浙江新昌、天台、馨安县、嵊州等地。

【古代产地对应现代地区考】

（1）汉中：即汉中郡，战国秦惠王十三年（前312年）置。治南郑县（今陕西汉中）。辖境相当于今陕西秦岭以南，米仓山、大巴山以北，留坝、勉县以东，湖北郧阳区、保康以西地区。西汉移治西城县（今陕西安康西北部）。东汉复还旧治，后为张鲁所据，改名汉宁郡。

（2）南郑：即南郑县。战国秦县。治今陕西汉中。楚汉之际，项羽封刘邦为汉王，都于此。西魏废帝三年（554年）改为光义县。隋开皇初复旧名。历为汉中郡、汉川郡及梁州、兴元府、兴元路、汉中府治。1949年移治今陕西汉中东十八里铺，1958年并入汉中市，1961年复置，移治周家坪，即今陕西南郑。

（3）杭州于潜：今浙江杭州于潜。

（4）扬州：西汉武帝所置十三刺史部之一。辖境相当于今安徽淮河和江苏长江以南及江西、浙江、福建三地，湖北武穴和英山、黄梅，河南固始、商城等地。东汉治历阳（今安徽和县），末年移治寿春（今安徽寿县）、合肥（今安徽合肥西北部）。三国魏、吴各置扬州：魏治寿春；吴治建业（今江苏南京）。西晋灭吴后复合，治建邺（建业改名，建兴初又改建康）。其后辖境渐小。隋开皇九年（589年）改为蒋州，移治石头城（今江苏南京清凉山）。唐武德八年（625年）改蒋州为扬州，乾元元年（758年）改为升州。

（5）幕阜山：是幕阜山脉的主山，古称天岳山，其主峰位于湖南平江南江镇东面，海拔1 596米，为湘、鄂、赣三省边界最高峰，东接江西修水县，北临湖北通城县，西南踞湖南。

（6）宣：即宣州。隋开皇九年（589年）改南豫州置，取宣城郡号为名。治宣城县（今安徽宣州区），大业三年（607年）改为宣城郡。唐武德三年（620年）复为宣州。辖境相当于今安徽长江以南，黄山、九华山以北地区及江苏溧阳、溧水、高淳等地。天宝元年（742年）复改宣城郡，乾元元年（758年）复为宣州。北宋属江南东路。南宋乾道二年（1166年）升为宁国府。唐以后以产纸、兔毫笔著名。

（7）歙：即歙州。隋开皇九年（589年）置。治休宁县（今安徽休宁东万安）。义宁元年（617年）移治歙县（今安徽歙县）。唐辖境相当于今安徽歙县、绩溪、黟县、休宁、祁门等地和黄山部分地区及江西婺源。北宋宣和三年（1121年）改为徽州。隋大业，唐天宝、至德间曾改歙州为新安郡。

（8）浙江台州：唐武德四年（621年）于临海县（今浙江临海）置海州，五年（622年）改为台州。因境内天台山得名。辖境相当于今浙江台州地区（玉环除外）及宁海。天宝元年（742年）改为临海郡。乾元元年（758年）复为台州。北宋属两浙路，南宋时属两浙东路。元至元十四年（1277年）升为路。

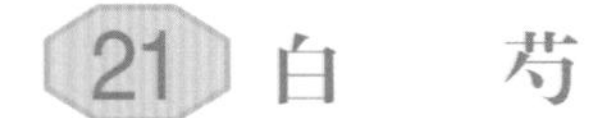

21 白　芍

【中国药典基原】

本品为毛茛科植物芍药*Paeonia lactiflora* Pall. 的干燥根。

【古籍文献产地记载】

古籍名称	古籍时期	古代地名	古 籍 描 述
《名医别录》	汉	中岳	一名白木，一名余容，一名犁食，一名解仓，一名铤。生**中岳**及丘陵。二月、八月采根，暴干

（续表）

古籍名称	古籍时期	古代地名	古 籍 描 述
《本草经集注》	南北朝	白山 蒋山 茅山	出**白山**、**蒋山**、**茅山**最好，白而长大……俗方以止痛，乃不减当归。道家亦服食之，又煮石用之
《新修本草》	唐	白山 蒋山 茅山	一名白木，一名余容，一名犁食，一名解仓，一名铤。生中岳川谷及丘陵。二月、八月采根，暴干……今出**白山**、**蒋山**、**茅山**最好，白而长大……俗方以止痛，乃不减当归。道家亦服食之，又煮石用之
《本草图经》	北宋	淮南	芍药，生中岳川谷及丘陵，今**处处**有之，**淮南**者胜。春生红芽作丛；茎上三枝五叶，似牡丹而狭长，高一、二尺；夏开花，有红、白、紫数种；子似牡丹子而小；秋时采根，根亦有赤、白二色。崔豹《古今注》云：芍药有二种：有草芍药……芍药一名何离……安其生服炼法云：芍药二种：一者金芍药……救病用金芍药，色白，多脂肉……白芍药……亦单捣白芍药……
《本草品汇精要》	明	泽州 白山 蒋山 茅山 淮南 海盐 杭州 越州	【名】白木、余容、梨食、铤。【苗】……【地】(《图经》曰)生中岳川谷及丘陵，今处处有之。(道地)**泽州**、**白山**、**蒋山**、**茅山**、**淮南**、**海盐**、**杭**、**越**。【时】(生)春生芽。(采)二月、八月采根，曝干。【收】暴干。【用】根坚实者为好。【质】类乌药而细白。【色】白。【制】生用或炒用，酒浸行径
《本草纲目》	明	扬州	【集解】……时珍曰：昔人言洛阳牡丹、扬州芍药甲天下。今药中所用，亦多取**扬州**者。十月生芽，至春乃长，三月开花。其品凡三十余种，有千叶、单叶、楼子之异。入药宜单叶之根，气味全厚。根之赤白，随花之色也
《本草原始》	明	淮南	始生中岳川谷及丘陵，今处处有之，**淮南**者胜。春生红芽作丛，茎上三枝五叶，似牡丹而狭长，高一、二尺。夏开花，有红白紫数种。子似牡丹子而小。秋时采根，根亦有赤白二色。《医学入门》曰：芍，灼也，灼灼其花。根能治病，故名芍药。《诗》云：尹其相谑，赠之以芍药。《韩诗外传》云：芍药，离草也。董子云：芍药一名将离，故将别赠之。《本经》白者名金芍药……芍药，山谷花叶单，根重实有力；家园花叶盛，根轻虚无能。一云山谷芍药花单瓣，类芍形，故名芍药。《本

（续表）

古籍名称	古籍时期	古代地名	古籍描述
			草蒙筌》云：白芍药色应西方……芍药，《本经》上品。二月、八月采根。南芍药亦有齐者，两头尖者多切片，肉极坚实。西芍药亦有尖者，两头齐者多切片，肉有花文。凡用淮南为胜
《本草求真》	清	杭州	白芍……出**杭州**佳。酒炒用。恶芒硝、石斛。畏鳖甲、小蓟。反藜芦、赤芍
《本草述》	清	广陵	核曰：昔称洛阳牡丹、广陵芍药甲天下，今药中亦取**广陵**者为胜。十月生芽，至春乃长，赤茎丛生，三枝五叶，花叶子实都似牡丹，第逗芽在牡丹之前，作花在牡丹之后，传云惊蛰之节后二十五日芍药荣是也，花有单叶千叶，入药只宜白花单瓣之根，气味全厚，然根之赤白亦随花之赤白也，白者曰金芍药……
《药物出产辨》	民国	四川中江 四川渠河 安徽亳州 浙江杭州	产**四川中江**、**渠河**为川芍，产**安徽亳州**为亳芍，产**浙江杭州**为杭芍。亳芍、杭芍色肉气味均同。川芍色略红黄，质略结，味略苦。均五六月新。西药名金芍药

【古籍文献产地图示】

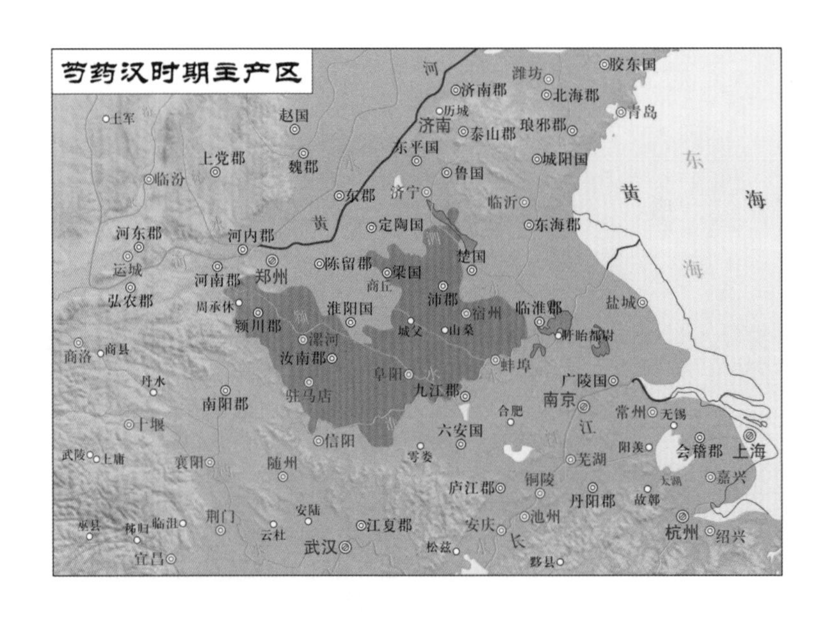

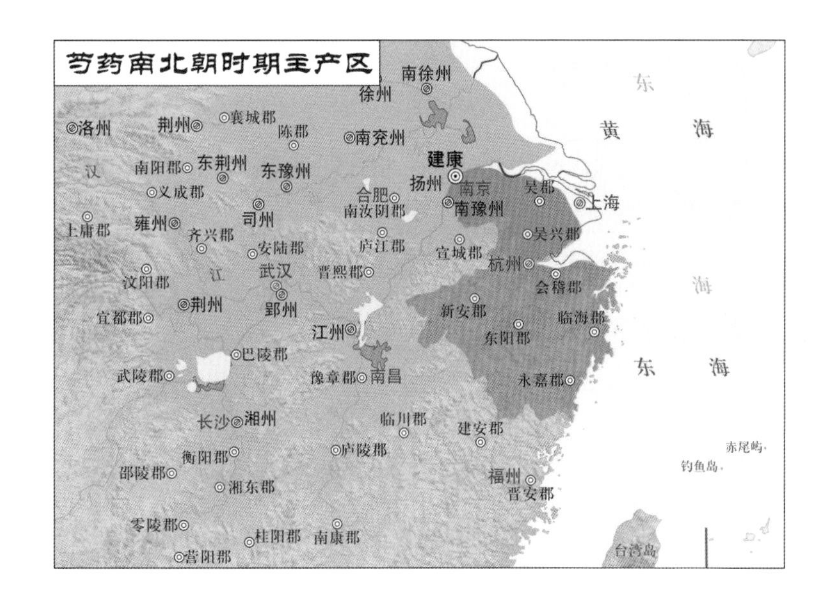

芍药南北朝时期主产区
南徐州
徐州
东
黄
海
洛州
荆州
襄城郡
陈郡
南兖州
建康
南阳郡
东荆州
东豫州
扬州
南京
吴郡
上海
汉
义成郡
合肥
南汝阴郡
南豫州
上庸郡
雍州
司州
齐兴郡
安陆郡
庐江郡
宣城郡
吴兴郡
江
武汉
晋熙郡
杭州
会稽郡
汶阳郡
荆州
郢州
新安郡
海
宜都郡
江州
东阳郡
临海郡
巴陵郡
东
海
武陵郡
豫章郡
南昌
永嘉郡
长沙
湘州
临川郡
建安郡
赤尾屿
钓鱼岛
衡阳郡
庐陵郡
邵陵郡
湘东郡
福州
晋安郡
零陵郡
桂阳郡
南康郡
营阳郡
台湾岛

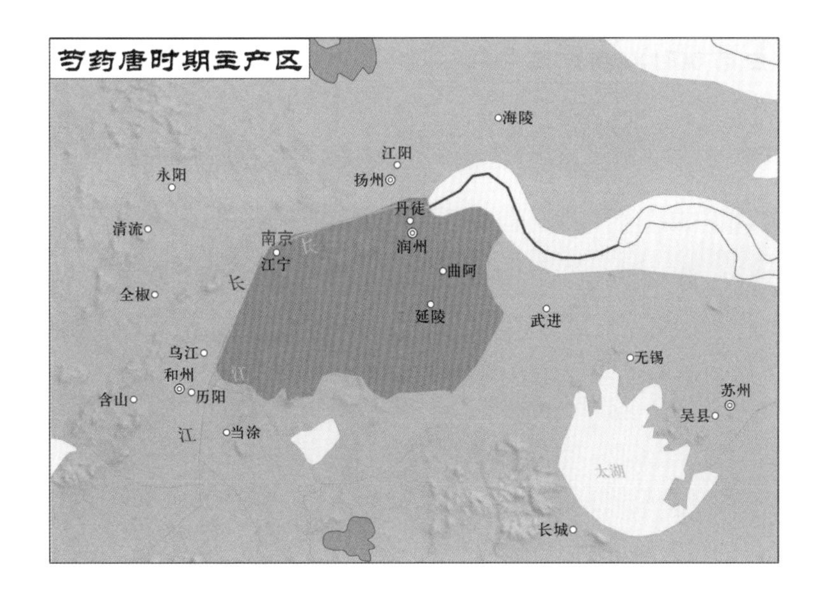

芍药唐时期主产区
海陵
江阳
扬州
永阳
丹徒
清流
南京
江宁
长
润州
曲阿
全椒
长
延陵
武进
乌江
无锡
和州
苏州
历阳
含山
吴县
江
当涂
太湖
长城

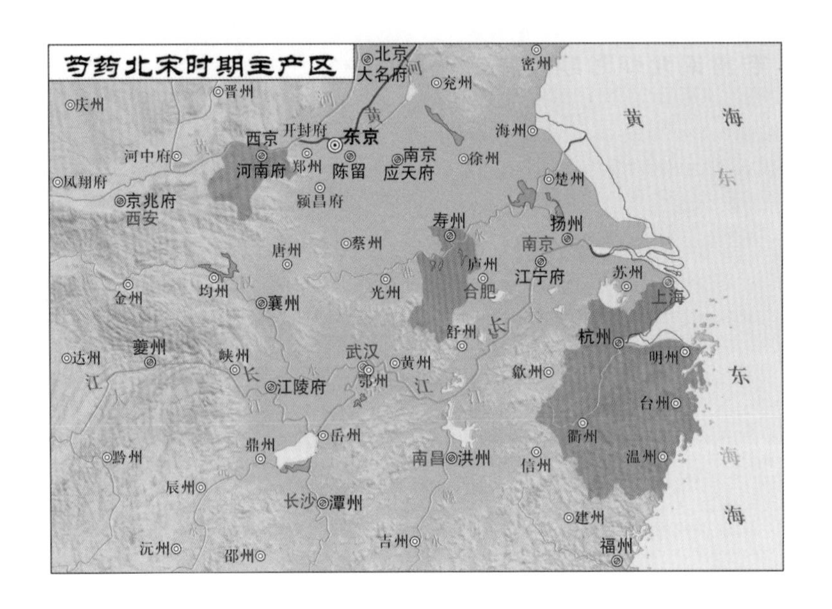

芍药北宋时期主产区

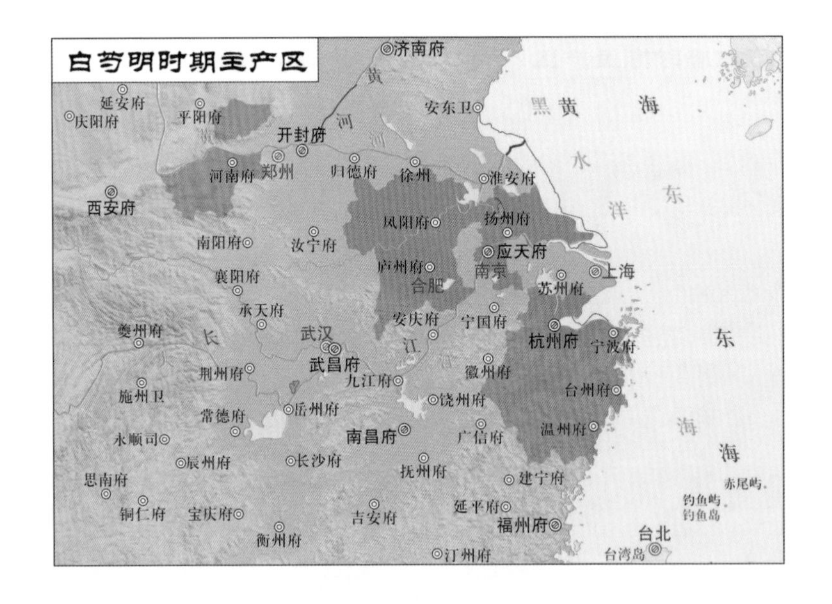

白芍明时期主产区

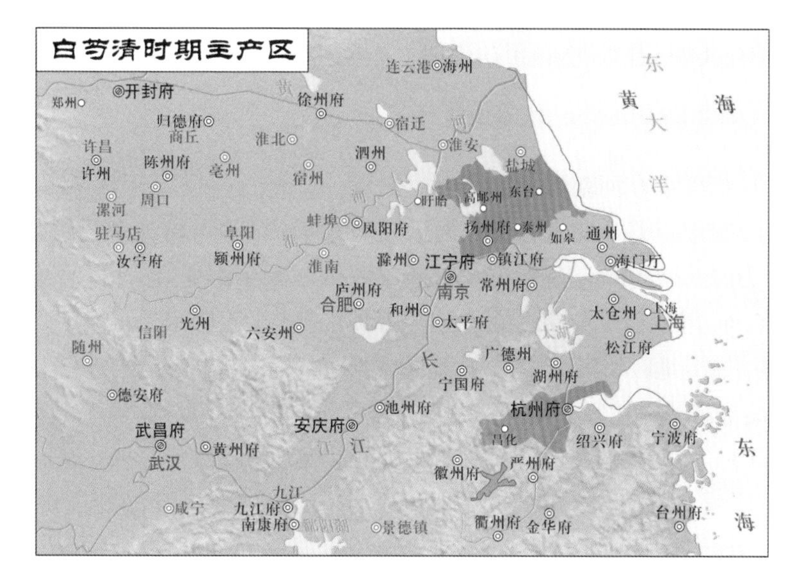

白芍清时期主产区

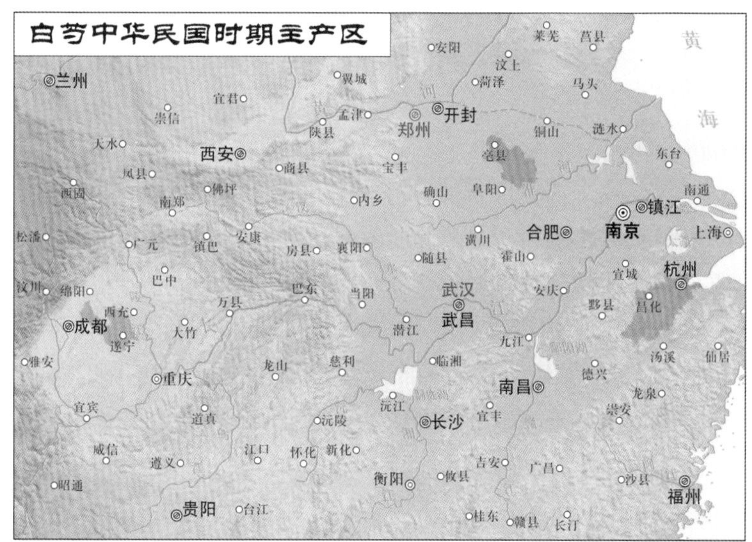

白芍中华民国时期主产区

【古籍文献产地地理沿革】

《名医别录》记载芍药产于"中岳"。据谢宗万先生考证,芍药有赤、白之分,最早见于《本草经集注》,宋代《本草图经》将芍药与赤芍药分别记载,本品种项下选择与白芍有关的产地进行产地考证。南北朝之后产区记载基本稳定,均集中在淮南及江浙地区;民国时期主要包括三大产区,为浙江杭州、安徽亳州和四川中江、渠县。

【现代产区情况】

结合第四次全国中药资源普查数据和实地调查,芍药主要分布于安徽、甘肃、黑龙江、吉林、辽宁、河北、河南、贵州、湖北、江苏、山西、宁夏等省,白芍产地主要集中在安徽亳州、涡阳，浙江东阳、磐安，四川中江等地。

【古代产地对应现代地区考】

（1）中岳：指位于今河南西部的嵩山。

（2）淮南：即淮南路。北宋初置。太平兴国元年（976年）析为东西两路，至道三年（997年）复合为淮南路。初治楚州（治今江苏淮安市），治平中徙治扬州（治今江苏扬州）。辖境南至长江，东至海，西至今湖北黄陂、红安和河南新县、光山，北逾淮水，包有江苏、安徽的淮北地区各一部分地区和河南永城、鹿邑、郸城等地。熙宁五年（1072年）分为东西两路。

（3）泽州：隋开皇初以建州改名，因州内濩泽水为名。治高都县（旋改丹川县，今山西晋城高都镇）。大业初改为长平郡，唐武德元年（618年）改为盖州。又于濩泽县（今山西阳城）置泽州，八年（625年）移治端氏县（今山西沁水东六十里端氏村），贞观元年（627年）移治晋城县（今山西晋城），废盖州，以其县来属。辖境相当于今山西晋城等地。天宝初改为高平郡，乾元初复为泽州。宋属河东路。金天会六年（1128年）改为南泽州，天德三年（1151年）复为泽州，属河东南路。元属晋宁路。明为直隶州，省晋城入州，属山西省。

（4）白山：在今江苏南京东部。

（5）蒋山：一名蒋陵。即今江苏南京中山门外钟山。原称钟山。三国吴主孙权为避祖父钟讳，以东汉末秣陵尉蒋子文葬于此而改名。《通鉴》：东晋咸和三年（328年）苏峻反，“至蒋陵覆舟山”，即此。为扬州（治今南京市）大山。

（6）茅山：即句曲山。相传汉有咸阳三茅君得道，来掌此山，故谓之“茅山”（《梁书·陶弘景传》）。在江苏句容东南，跨金坛、溧水、溧阳等地界。齐、梁时陶弘景隐居于此。

（7）海盐：即海盐县。秦置。治今上海金山区南柘林。西汉移治武原乡（今浙江平湖东部），属会稽郡。东汉永建二年（127年），移治故邑山（今浙江平湖东南部）。永建四年（129年）后属吴郡。东晋咸康七年（341年）移治今海盐县。南朝梁天监六年（507年）属信义郡。太清三年（549年）侯景于此置武原郡。南朝陈永定二年（558年）属海宁郡。寻省入盐官县。唐景云二年（711年）分嘉兴县复置。先天元年（712年）又废，开元五年（622年）再置，属苏州。五代唐属杭州，后晋天福三年（938年）改属秀州。南宋庆元元年（1195年）属嘉兴府。元元贞元年（1295年）升为海盐州。明洪武二年（1369年）复降为县。明、清属嘉兴府。

（8）扬州：西汉武帝所置十三刺史部之一。辖境相当于今安徽淮河和江苏长江以南及江西、浙江、福建三地，湖北武穴和英山、黄梅，河南固始、商城等地。东汉治历阳（今安徽和县），末年移治寿春（今安徽寿县）、合肥（今安徽合肥西北部）。三国魏、吴各置扬州：魏治寿春；吴治建业（今江苏南京）。西晋灭吴后复合，治建邺（建业改名，建兴初又改建康）。其后辖境渐小。隋开皇九年（589年）改为蒋州，移治石头城（江苏南京清凉山）。唐武德八年（625年）改蒋州为扬州，乾元元年（758年）改为升州。

（9）广陵：即广陵郡。西汉元狩二年（前121年）置。治广陵县（今江苏扬州西北部蜀冈上）。六年（前117年）分置广陵国、临淮郡。东汉又改广陵国置。辖境相当于今江苏、安徽交界的洪泽湖东部和六合区以东，泗阳、宝应、灌南诸地以南串场河以西，长江以北地区。东汉末曾迁治射阳县（今江苏宝应东部）。南部辖境内缩。三国魏黄初时移治淮阴县（今江苏淮阴区西南部甘罗城）。东晋还治广陵县。辖境缩小。隋开皇初废。唐天宝、至德时又曾改扬州为广陵郡。

22 白 芷

【中国药典基原】

本品为伞形科植物白芷*Angelica dahurica*（Fisch. ex Hoffm.）Benth. et Hook.f.或杭白芷*A. dahurica*（Fisch. ex Hoffm.）Benth. et Hook. f. var. *formosana*（Boiss.）Shan et Yuan的干燥根。

【古籍文献产地记载】

古籍名称	古籍时期	古代地名	古 籍 描 述
《名医别录》	汉	河东	一名白茝，一名蘼，一名莞，一名苻蓠，一名泽芬。药名蒿麻。可作浴汤。生**河东**下泽。二月、八月采根，暴干
《新修本草》	唐		二月、八月采根，曝干……生河东川谷下泽，今出**近道**，**处处**有，近下湿地，东间甚多
《本草图经》	北宋	河东 吴地	生**河东**川谷下泽，今所在有之，**吴地**尤多。根长尺余，白色，粗细不等；枝秆去地五寸以上；春生，叶相对婆娑，紫色，阔三指许；花白，微黄；入伏后结子，立秋后苗枯。二月、八月采根，暴干。以黄泽者为佳
《本草品汇精要》	明	河东 齐郡 泽州 吴地	【地】出**河东**川谷、下泽及**齐郡**，今所在有之。（陶隐居云）生下湿地今近道处处有之。（道地）**泽州**、**吴地**尤胜
《本草原始》	明	吴地	始生河东川谷下泽，今所在有之，**吴地**尤多。根长尺余，白色，粗细不等，枝干去地五寸已上；春生叶，相对婆娑，紫色，阔三指许；花白微黄，入伏后结子，立秋后苗枯；二月、八月采根，暴干……采得根，洗刮寸截，以石灰拌均，晒收，为其易蛀，并欲色白也。入药水润微焙，切片
《药物出产辨》	民国	浙江宁波 杭州 四川 河南	有产**浙江宁波**、**杭州**等名杭芷。产**四川**为正。有名会芷产**河南**

【古籍文献产地图示】

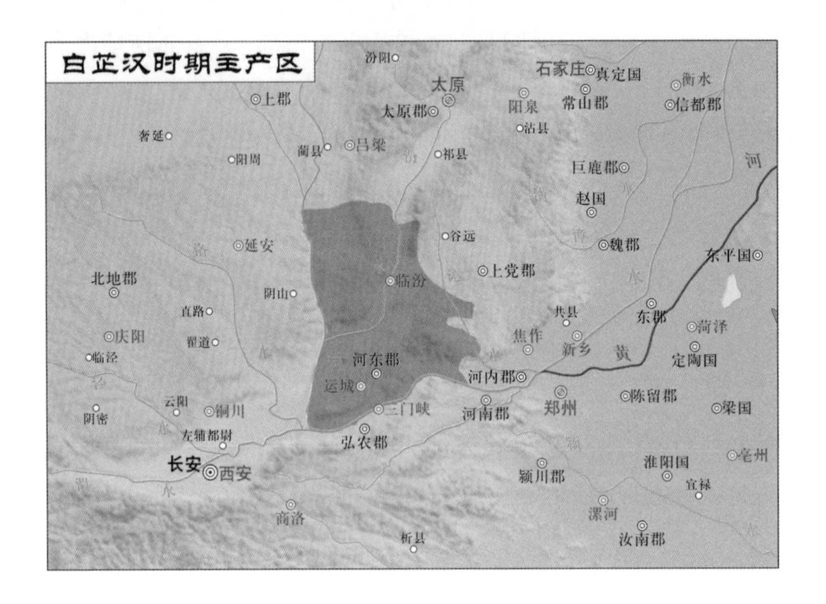
白芷汉时期主产区
汾阳
太原
石家庄
真定国
衡水
上郡
太原郡
阳泉
常山郡
信都郡
肤施
吕梁
蔺县
祁县
阳周
巨鹿郡
赵国
延安
谷远
魏郡
东平国
北地郡
临汾
上党郡
阴山
直路
共县
东郡
荷泽
庆阳
翟道
焦作
新乡
临泾
河东郡
定陶国
运城
河内郡
陈留郡
云阳
铜川
三门峡
河南郡
郑州
梁国
阴密
左辅都尉
弘农郡
亳州
长安
西安
淮阳国
颍川郡
宜禄
商洛
漯河
析县
汝南郡

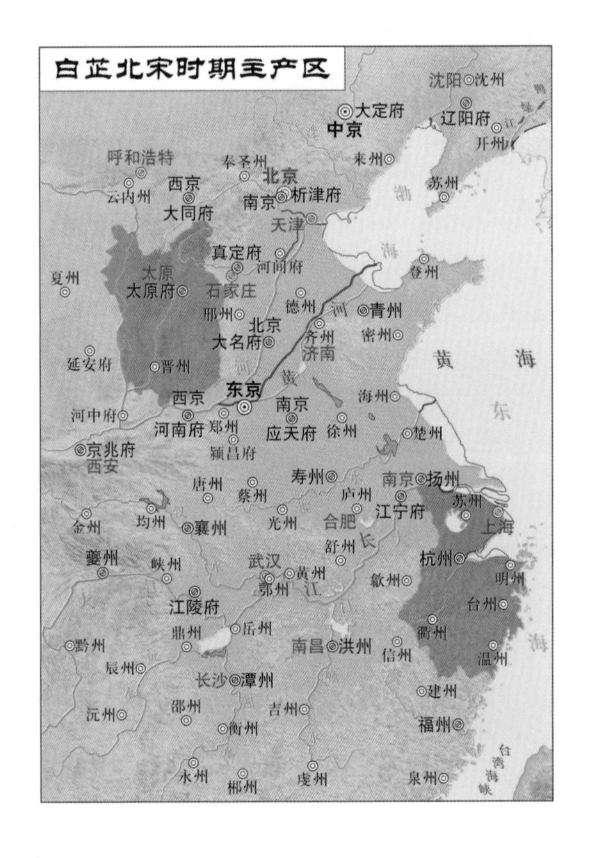
白芷北宋时期主产区
沈阳
沈州
大定府
辽阳府
中京
开州
呼和浩特
奉圣州
来州
北京
西京
苏州
云内州
南京
析津府
大同府
天津
真定府
渤
河间府
海
太原
登州
夏州
太原府
石家庄
邢州
德州
青州
北京
大名府
齐州
济南
密州
延安府
晋州
黄
海
西京
东京
南京
海州
河中府
河南府
郑州
应天府
徐州
楚州
京兆府
西安
颍昌府
唐州
寿州
南京
扬州
蔡州
庐州
江宁府
苏州
金州
均州
襄州
光州
合肥
上海
舒州
夔州
峡州
武汉
黄州
杭州
歙州
明州
鄂州
江陵府
台州
鼎州
岳州
衢州
黔州
南昌
洪州
信州
温州
辰州
长沙
潭州
建州
沅州
邵州
吉州
衡州
福州
永州
郴州
虔州
泉州
台湾海峡

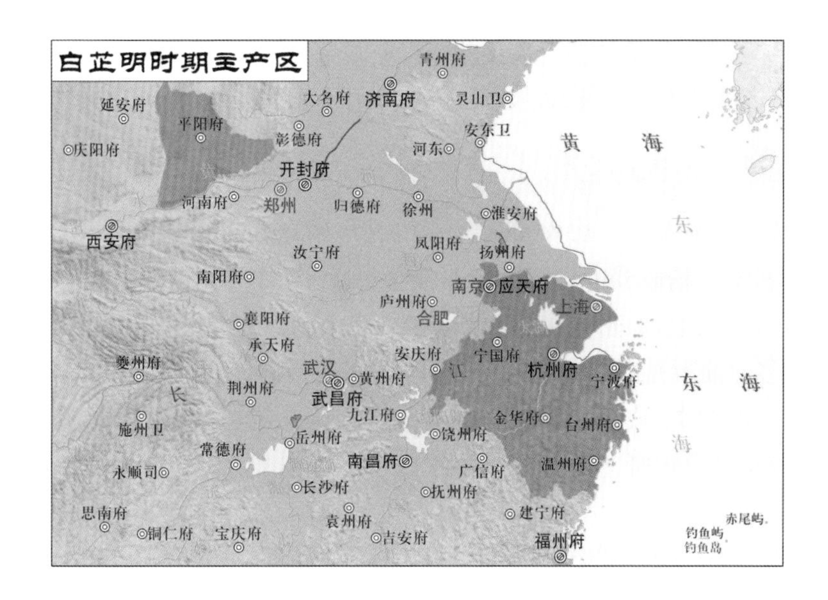

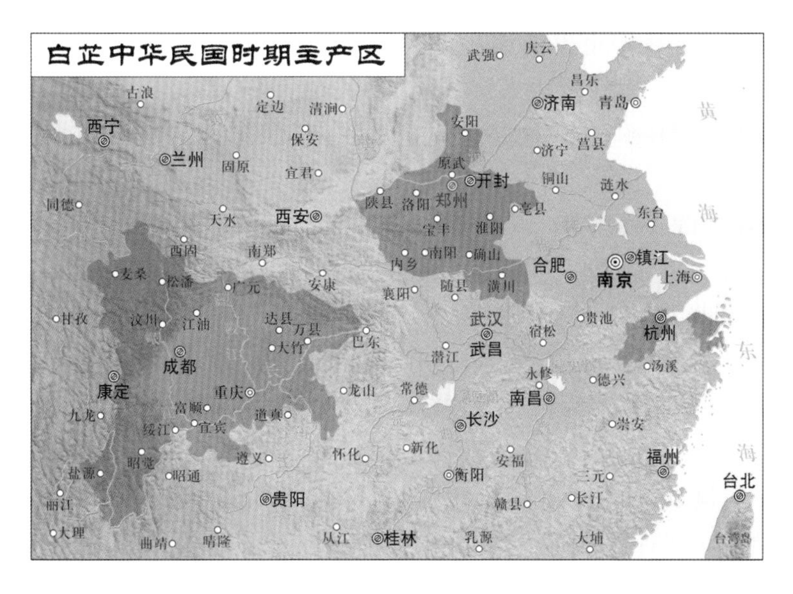

【古籍文献产地地理沿革】

自汉代至唐代，白芷产区主要集中在“河东”，即山西西南晋城；宋代以后又增加“吴地”；民国时期形成三大产区，即四川、重庆的“川白芷”、浙江的“杭白芷”和河南的“禹白芷”。

【现代产区情况】

结合第四次全国中药资源普查数据和实地调查，白芷分布于河北、黑龙江、吉林、辽宁、内蒙古、山西、陕西、河南、安徽、甘肃、湖北、湖南、宁夏、四川、重庆等地，产区主要集中于四川遂宁、射洪、蓬溪、安岳、东兴、纳溪，安徽亳州，河北安国、定县、博野、行唐，河南孟州、禹州、长葛、原阳、延津，以及浙江磐安、新昌等地。

【古代产地对应现代地区考】

（1）河东：即河东郡。以在黄河之东得名。辖境约当今山西沁河以西、霍山以南地区。后属秦。治临汾县（今山西曲沃北部），又移治安邑县（今山西夏县西北部）。三国魏以后，辖境缩小。西晋辖境相当于今山西万荣、绛县以南，王屋山以西地区。北魏移治蒲坂县（今山西永济蒲州镇东南部）。隋开皇三年（583年）废。大业及唐天宝、至德时，又曾改蒲州为河东郡。产铁及盐。西汉时，所属安邑县有铁官、盐官，皮氏、平阳、绛三县有铁官。安邑池盐尤著名于世。其地被山带河，为关中的门户。

（2）吴地：东汉永建四年（129年）分浙江以西置。属扬州。治吴县。辖境相当于今江苏长江以南，大茅山、浙江长兴、湖州、天目山以东，与建德以下的钱塘江两岸地区。三国吴后辖境逐渐缩小。南朝陈祯明元年（587年）改属吴州。隋开皇九年（589年）废。大业及唐天宝、至德时，又曾改苏州为吴郡。地居太湖流域，有三江五湖之利，陆海之饶，民物繁庶。东晋南朝建都建康（今江苏南京），倚为重地。

（3）齐郡：北魏改冀州置。以在齐国故地为名。治历城县（今山东济南）。辖境相当于今泰山以北，黄河故道以南，山东淄博与桓台以西，长清、禹城等地以东地区。隋大业三年（607年）改为齐郡。北宋政和六年（1111年）升为济南府。

（4）泽州：隋开皇初以建州改名，因州内濩泽水为名。治高都县（旋改丹川县，今山西晋城高都镇）。大业初改为长平郡，唐武德元年（618年）改为盖州。又于濩泽县（今山西阳城）置泽州，八年（627年）移治端氏县（今山西沁水东六十里端氏村），贞观元年（627年）移治晋城县（今山西晋城），废盖州，以其县来属。辖境相当于今山西晋城等地。天宝初改为高平郡，乾元初复为泽州。宋属河东路。金天会六年（1128年）改为南泽州，天德三年（1151年）复为泽州，属河东南路。元属晋宁路。明为直隶州，省晋城入州，属山西省。

23 地　　黄

【中国药典基原】

本品为玄参科植物地黄 *Rehmannia glutinosa* Libosch. 的新鲜或干燥块根。

【古籍文献产地记载】

古籍名称	古籍时期	古代地名	古籍描述
《名医别录》	汉	咸阳	一名芐，一名芑，一名地脉。生**咸阳**黄土地者佳。二月、八月采根，阴干
《本草经集注》	南北朝	长安 渭城 彭城 淮南 历阳 江宁板桥	咸阳，即**长安**也。生**渭城**乃有子实，实如小麦，**淮南**七精散用之。中间以**彭城**干地黄最好，次**历阳**，今用**江宁板桥**者为胜。作干者有法，捣汁和蒸，殊用工意；而此直云阴干，色味乃不相似，更恐以蒸为失乎？大贵时乃取牛膝，葳蕤作之，人不能别
《新修本草》	唐	咸阳	一名地髓，一名芐，一名芑。生**咸阳**黄土地者佳。二月、八月采根，阴干
《本草图经》	北宋	咸阳 同州	地黄，生**咸阳**川泽，黄土地者佳，今**处处**有之，以**同州**为上，二月生叶，布地便出，似车前，叶上有皱纹而不光；高者及尺余，低者三、四寸；其花似油麻花而红紫色，亦有黄花者；其实作房如连翘，子甚细而沙褐色；根如人手指，通黄色，粗细长短不常。二月、八月采根，蒸三、二日令烂，暴干，谓之熟地黄。阴干者，是生地黄
《本草品汇精要》	明	怀庆	【名】地髓，芐，芑。【地】(《图经》曰)咸阳川泽及同州，今处处有之。(陶隐居云)渭城、彭城、历阳、江宁。(道地)今**怀庆**者为胜。春生叶。二月、八月取根。【收】阴干。【用】根肥大者为好。【质】类南胡萝卜而脆。【色】黄。【制】酒浸上行，或捣汁用
《本草原始》	明	咸阳 怀庆	生地黄始生**咸阳**黄土地者佳。二月生叶布地，便出似车前叶，上有皱文而不光，高者及尺余，低者三四寸。其华似油麻花而红紫色，亦有黄花者。其实作房如连翘，子甚细而沙，褐色。根如人手指，黄色。二月、八月采根阴干。以水浸试之，浮者名天黄，半浮半沉者名人黄，沉者名地黄。以沉者者质虽光滑，力微；出**怀庆**者有疙瘩，力大。(修治)拣择沉水者，酒洗晒干，或火焙干用。亦有以姜汁炒者，各依方法。酒浸上行，姜制不泥膈，日干者平，火干者温
《本草纲目》	明	怀庆 江浙	【集解】……时珍曰：今人惟以**怀庆**地黄为上，亦各处随时兴废不同尔……嘉谟曰：**江浙**壤地种者，受南方阳气，质虽光润而力微；怀庆山产者，禀北方纯阴，皮有疙瘩而力大

（续表）

古籍名称	古籍时期	古代地名	古籍描述
《本草备要》	清	江浙 怀庆	**江浙**生者，南方阳气力微；北方生者，纯阴力大，以**怀庆**肥大，菊花心者良
《本草求真》	清	江浙 怀庆	地黄，即生地黄之干者也。生于**江浙**者阳气力微，生于北方者纯阴力大，生于**怀庆**肥大菊花心者良。酒制则上行外行，姜制则不泥膈
《本草从新》	清	怀庆	干地黄，以**怀庆**肥大而短，糯体细皮，菊花心者佳。用沉水者，浮者不用
《本草述》	清	吴越	地黄一名苄，名芑，名地髓……古取咸阳川泽及渭城、彭城同州诸处，今唯**吴越**者为上……古人种子，今唯种根。二月生苗，出生塌地，高者不及尺许，叶如山白菜而毛涩，中心皱纹如撮，茎上有毛，梢头开花如小筒子而色红紫，亦有黄色、白色者，结实作房，如连翘中子，甚细而色沙褐，根如人指，长短粗细不常，甚有一枝重数两者，汁液最多，虽爆焙极燥，顷则转润。二月、八月采者未穷物性，八月残叶犹在，叶中精气未尽归根，二月新苗已生，根中精气已滋于叶，不如正月、九月采者气全也。种植甚易，入土即生，大宜肥壤，根肥多汁，法以土壤作坛，如浮屠数级，寸段莳灌，根长滋盛也……
《药物出产辨》	民国	怀庆府 沁阳 武陵 温 孟	产**河南怀庆府沁阳**、**武陵**、**温**、**孟**四县。八力月出新。生时形如广东之番薯，叶藤亦相似。以温、孟二县出产为多。制熟地亦以温、孟二县为最良
《增订伪药条辨》	民国	怀庆 天津 杭州笕桥 河南	地黄以**怀庆**所产为良。一经晒蒸。其色变黑。为熟地黄。以九蒸九晒。透心黑者为佳。中心微黄者次之……地黄六七月出新。怀庆出者。短圆如卵。细皮性糯者道地。直地乃出新时，以枝头大小。**天津**出者……细者。名细生地。或曰直皮。熟者以生者洗去泥沙。蒸晒九次者佳……**杭州笕桥**出者。长茎。根皮光黄白色。肉白微黄。肥长性糯者佳。**河南**出者

【古籍文献产地图示】

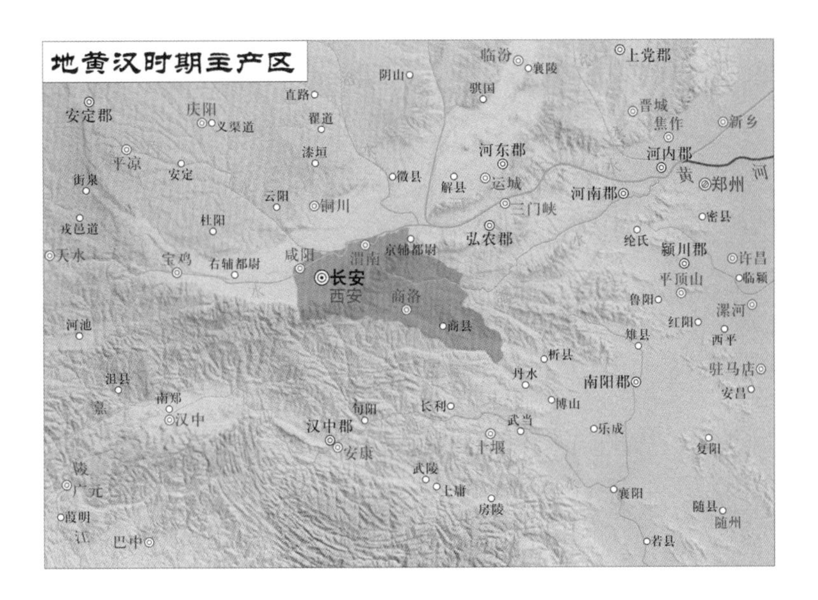
地黄汉时期主产区
临汾
襄陵
上党郡
阴山
直路
骐国
安定郡
庆阳
义渠道
翟道
晋城
焦作
新乡
平凉
漆垣
河东郡
河内郡
街泉
安定
微县
解县
运城
黄
郑州
河
云阳
铜川
河南郡
三门峡
戎邑道
杜阳
密县
弘农郡
缑氏
颍川郡
天水
宝鸡
右辅都尉
咸阳
渭南
京辅都尉
许昌
长安
西安
商洛
平顶山
临颍
鲁阳
漯河
河池
商县
红阳
雉县
西平
析县
驻马店
沮县
丹水
南阳郡
南郑
安昌
汉中
旬阳
长利
博山
汉中郡
武当
乐成
安康
十堰
复阳
武陵
广元
上庸
襄阳
房陵
随县
随州
葭明
巴中
若县

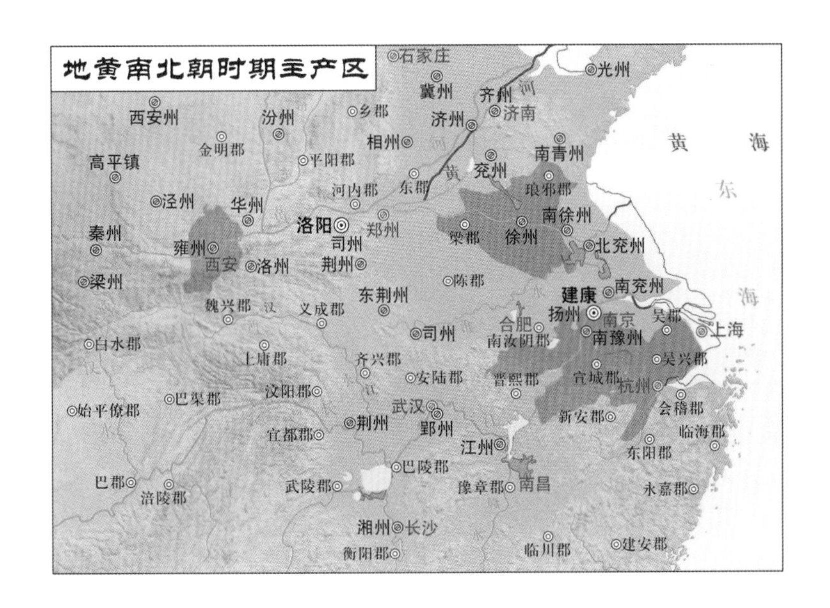
地黄南北朝时期主产区
石家庄
光州
冀州
齐州
济州
济南
西安州
汾州
乡郡
金明郡
相州
黄
海
南青州
高平镇
平阳郡
兖州
河内郡
东郡
琅邪郡
东
泾州
华州
南徐州
洛阳
郑州
秦州
雍州
司州
梁郡
徐州
北兖州
西安
洛州
荆州
梁州
陈郡
南兖州
海
东荆州
建康
扬州
魏兴郡
文成郡
吴郡
南京
合肥
上海
白水郡
司州
南汝阴郡
南豫州
上庸郡
齐兴郡
吴兴郡
安陆郡
晋熙郡
宣城郡
杭州
巴渠郡
汶阳郡
始平僚郡
武汉
会稽郡
荆州
郢州
新安郡
宜都郡
江州
临海郡
东阳郡
巴陵郡
巴郡
武陵郡
豫章郡
南昌
涪陵郡
永嘉郡
湘州
长沙
衡阳郡
临川郡
建安郡

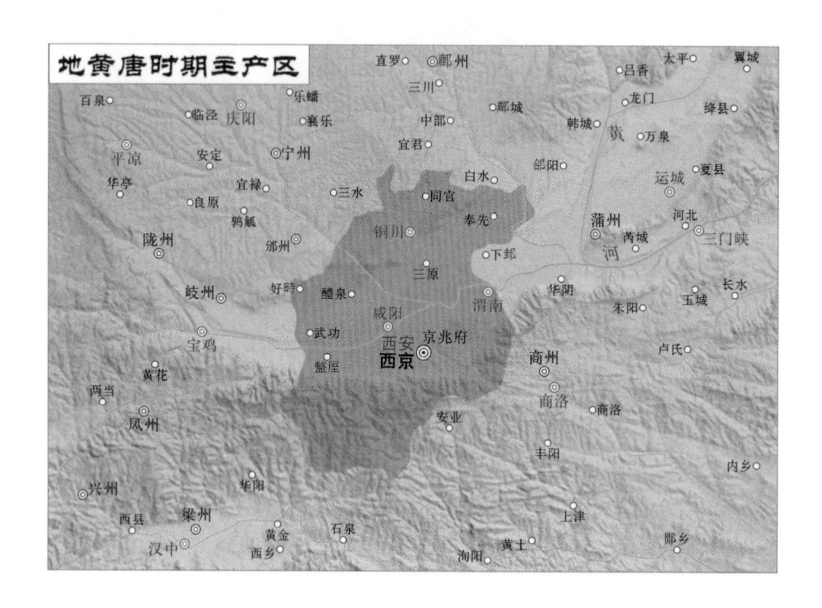
地黄唐时期主产区
直罗
鄜州
太平
翼城
吕香
三川
百泉
临泾
庆阳
乐蟠
鄜城
龙门
绛县
襄乐
中部
韩城
黄
万泉
平凉
安定
宁州
宜君
白水
郃阳
运城
夏县
华亭
宜禄
三水
同官
良原
鹑觚
奉先
蒲州
河北
陇州
邠州
铜川
芮城
三门峡
河
下邽
三原
好畤
岐州
醴泉
华阴
长水
玉城
渭南
朱阳
咸阳
宝鸡
武功
西安
京兆府
卢氏
西京
盩厔
商州
黄花
两当
商洛
商洛
凤州
安业
丰阳
内乡
兴州
华阳
梁州
上津
西县
石泉
黄金
汉中
郧乡
西乡
黄土
洵阳

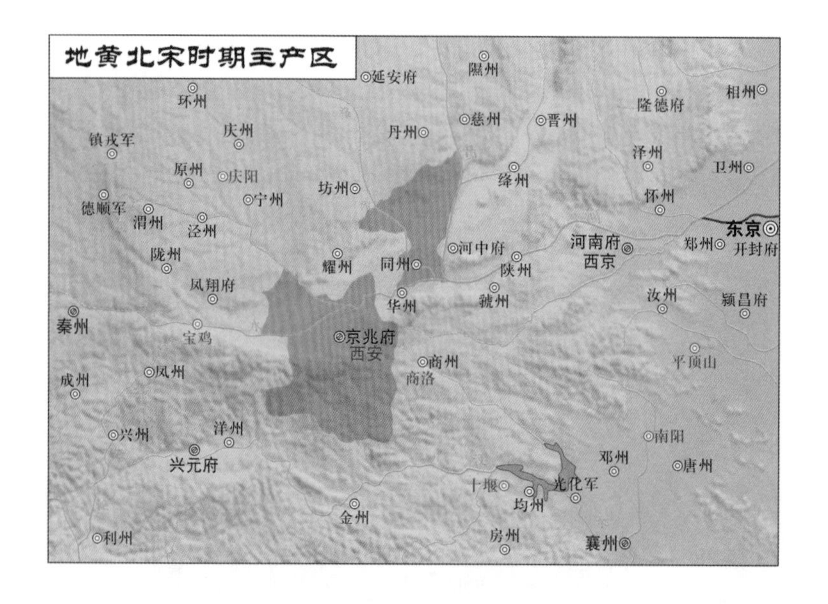
地黄北宋时期主产区
隰州
延安府
环州
相州
隆德府
慈州
晋州
丹州
庆州
镇戎军
泽州
卫州
原州
庆阳
绛州
坊州
德顺军
宁州
怀州
渭州
泾州
东京
河南府
西京
郑州
开封府
河中府
陇州
耀州
同州
陕州
凤翔府
华州
虢州
汝州
颍昌府
秦州
宝鸡
京兆府
西安
平顶山
凤州
商州
商洛
成州
兴州
洋州
南阳
兴元府
邓州
唐州
十堰
光化军
均州
金州
房州
利州
襄州

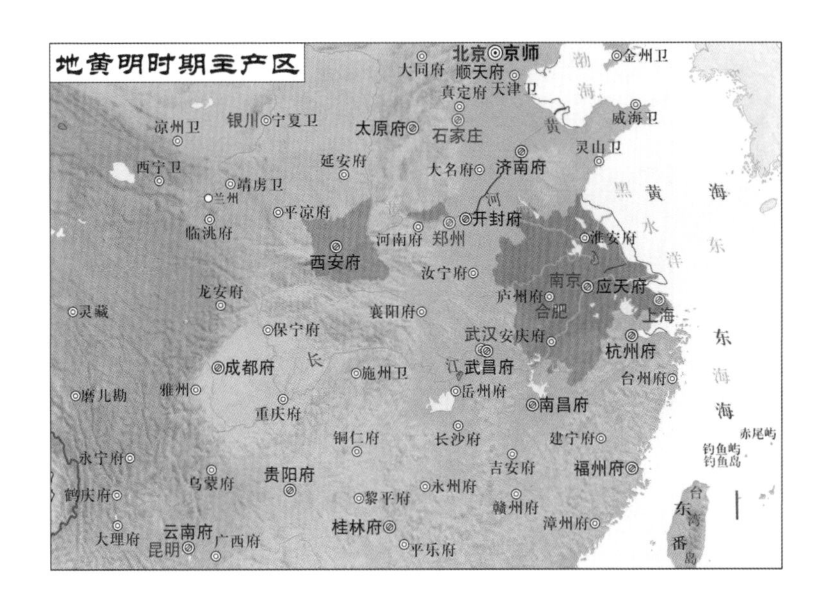
地黄明时期主产区
北京
京师
大同府
顺天府
金州卫
渤海
真定府
天津卫
威海卫
凉州卫
银川
宁夏卫
太原府
石家庄
灵山卫
西宁卫
延安府
大名府
济南府
靖虏卫
兰州
平凉府
开封府
黄海
临洮府
河南府
郑州
淮安府
西安府
汝宁府
南京
应天府
龙安府
庐州府
合肥
灵藏
襄阳府
上海
保宁府
武汉
安庆府
杭州府
东海
成都府
施州卫
武昌府
台州府
磨儿勘
雅州
岳州府
南昌府
重庆府
铜仁府
长沙府
建宁府
赤尾屿
钓鱼屿
钓鱼岛
永宁府
吉安府
福州府
乌蒙府
贵阳府
鹤庆府
黎平府
永州府
赣州府
大理府
云南府
桂林府
漳州府
昆明
广西府
平乐府

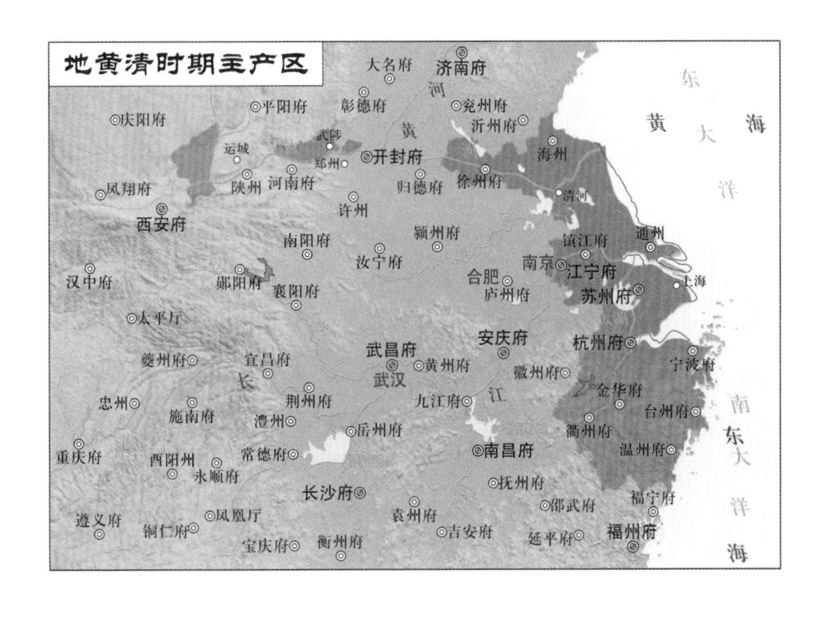
地黄清时期主产区
大名府
济南府
平阳府
彰德府
兖州府
庆阳府
沂州府
黄
大
海
运城
武陟
郑州
开封府
海州
凤翔府
陕州
河南府
归德府
徐州府
清河
西安府
许州
南阳府
颍州府
镇江府
通州
汝宁府
南京
江宁府
汉中府
郧阳府
合肥
庐州府
苏州府
上海
襄阳府
太平厅
安庆府
杭州府
宜昌府
武昌府
黄州府
徽州府
宁波府
夔州府
武汉
金华府
忠州
荆州府
九江府
台州府
施南府
澧州
岳州府
衢州府
重庆府
酉阳州
常德府
南昌府
温州府
永顺府
抚州府
长沙府
邵武府
福宁府
遵义府
凤凰厅
袁州府
吉安府
铜仁府
宝庆府
衡州府
延平府
福州府

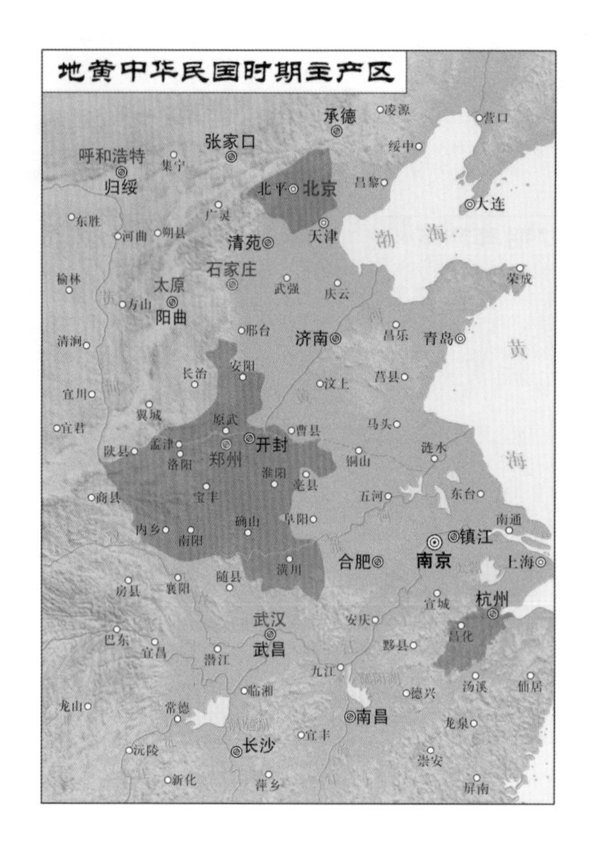

【古籍文献产地地理沿革】

历史记载地黄的产地主要包括黄河流域、江浙地区，这两大区域河道丰富，冲积平原土层厚、沙含量高，有利于地黄块根的膨大生长。《名医别录》记载地黄"生咸阳川泽黄土地者佳"，即当今西安附近及周边的冲积平原；南北朝《本草经集注》记载"彭城"，即当今徐州附近，地处淮河流域；明代、清代，江淮流域亦有发展，但质量不及"怀庆"。

【现代产区情况】

结合第四次全国中药资源普查数据和实地调查，地黄分布非常广泛，但产区主要集中于河南武陟、温县、博爱、孟州，山西襄汾、曲沃、翼城、洪洞、古县、浮山、乡宁、大宁、霍州、新绛、万荣、闻喜等地。

【古代产地对应现代地区考】

(1) 咸阳：在今陕西咸阳东北部窑店附近。因位九嵕山之南，渭水之北，在山水之阳，故名。

(2) 渭城：秦都咸阳县，汉王元年（前206年）改为新城县，七年（前200年）废入长安县，元鼎三年（前114年）复置，改为渭城县，属右扶风，治今陕西咸阳东北十一公里长陵车站、窑店镇与尚家村一带。

（3）彭城：春秋、战国宋邑。今江苏徐州。

（4）历阳：即历阳郡。西晋永兴元年（304年）置。治历阳县（今安徽和县）。辖境相当于今安徽和县、含山。

（5）同州：西魏废帝三年（554年）改华州置。治武乡县（隋改名冯翊县，今陕西大荔）。北宋属永兴军路。

（6）怀庆：即怀庆府。明洪武元年（1368年）改怀庆路置。属河南分省。后属河南布政使司。治河内县（今河南沁阳）。辖境相当于今河南黄河以北，修武、武陟以西地区。

24 当 归

【中国药典基原】

本品为伞形科植物当归*Angelica sinensis*（Oliv.）Diels的干燥根。

【古籍文献产地记载】

古籍名称	古籍时期	古代地名	古籍描述
《名医别录》	汉	陇西	生**陇西**。二月、八月采根，阴干
《本草经集注》	南北朝	陇西 四阳 黑水 西川北部 历阳	今**陇西四阳黑水**当归，多肉少枝，气香，名马尾当归，稍难得。**西川北部**当归，多根枝而小。**历阳**所出，色白而气味薄，不相似，呼为草当归，阙少时乃用之，方家有云真当归，正谓此，有好恶故也。俗用甚多，道方时须尔
《新修本草》	唐	当州 宕州 冀州 松州	当归苗，有二种于内：一种似大叶芎穷，一种似细叶芎䓖，惟茎叶卑下于芎䓖也。今出**当州**、**宕州**、**冀州**、**松州**，宕州最胜。细叶者多名蚕头当归。大叶者名马尾当归。今多用马尾当归，蚕头者不如此，不复用
《本草图经》	北宋	陇西 川蜀 陕西 江宁府 滁州	当归，生**陇西**川谷，今**川蜀**、**陕西诸郡**及**江宁府**、**滁州**皆有之，以**蜀**中者为胜。春生苗，绿叶有三瓣；七、八月开花，似莳萝，浅紫色；根黑黄色。二月、八月采根，阴干。然苗有二种，都类芎䓖，而叶有大小为异，茎梗比芎䓖甚卑下，根亦二种，大叶名马尾当归，细叶名蚕头当归，大抵以肉厚而不枯者为胜。谨

（续表）

古籍名称	古籍时期	古代地名	古籍描述
			案《尔雅》云：薜，山蕲。郭璞注引《广雅》云：山蕲，当归也。似蕲而粗大。释曰：《说文》云：蕲草也。生山中者为薜，一名山蕲。然则当归芹类也。在平地者名芹，生山中而粗大者，名当归也
《本草品汇精要》	明	川蜀 陇西 四阳 文州 宕州 当州 冀州 松州	【名】干归、山蕲。【地】以**川蜀**及**陇西**、**四阳**、**文州**、**宕州**、**当州**、**翼州**、**松州**者最胜。【时】春生苗。二月、八月取根。【收】阴干。【质】类前胡，大而多尾。【制】去土，酒洗，焙用
《本草纲目》	明	陕 蜀 秦州 汶州	【集解】……时珍曰：今**陕**、**蜀**、**秦州**、**汶州**诸处人多栽莳为货。以秦归头圆尾多色紫气香肥润者，名马尾归，最胜他处；头大尾粗色白坚枯者，为镵头归，止宜入发散药尔。韩懋言川产者力刚而善攻，秦产者力柔而善补，是矣
《本草备要》	清	川	使气血各有所归，故名。**川**产力刚善攻，**秦**产力柔善补。以秦产头圆尾多、肥润气香者良，名马尾当归；尾粗坚枯者，名镵头当归，只宜发散用。治血酒制，有痰姜制
《本草求真》	清	秦州 汶州 川	**秦州**、**汶州**所出，头圆尾多，色紫气香肥润，名马尾当归，其性力柔善补；**川**产尾粗坚枯，名镵头当归，其性力刚善攻，只宜发散
《本草从新》	清	川 秦	**川**产力刚善攻，**秦**产力柔善补。以秦产头圆尾多，肥润气香，里白不油者为良，名马尾当归。尾粗坚枯者，名镵头当归，只宜发散用，宜酒制。治吐血，宜醋炒
《药物出产辨》	民国	陕西汉中府 兴安县西固 四川阶州 龙安 大宁厂 甘肃 河南 陕西兴安府	**陕西汉中府兴安县西固**等为最，其次则**四川阶州**、**龙安**、**大宁厂**、**甘肃**等。近日云南有来，味带苦辣，与西归之香甜纯味有别。**四川**、**甘肃**、**河南**产者亦可用之。但云南产者不适用。有种名单枝归者，产**陕西兴安府**。冬月出新

【古籍文献产地图示】

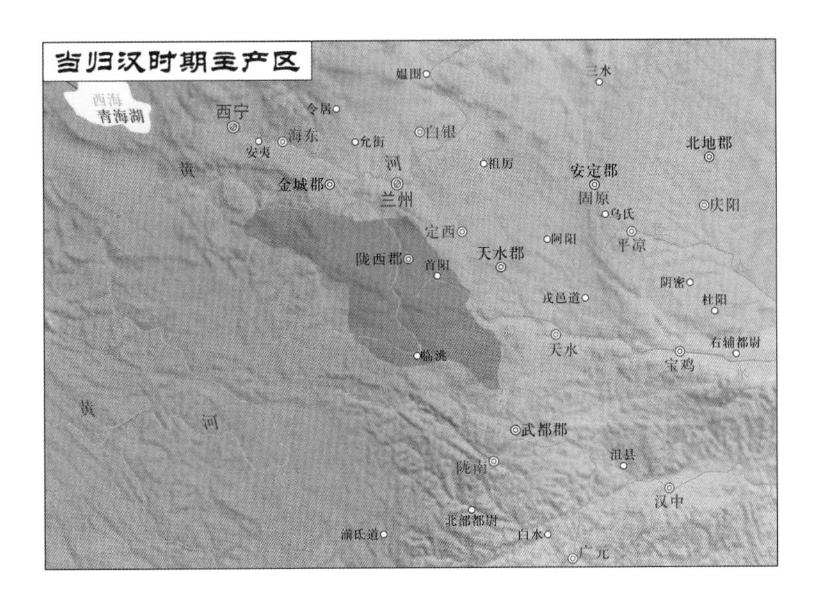
当归汉时期主产区
媪围
三水
西海
青海湖
西宁
令居
海东
安夷
允街
白银
北地郡
黄
河
祖厉
安定郡
金城郡
兰州
固原
乌氏
庆阳
定西
阿阳
平凉
陇西郡
首阳
天水郡
阴密
戎邑道
杜阳
天水
右辅都尉
临洮
宝鸡
黄
河
武都郡
沮县
陇南
汉中
北部都尉
湔氐道
白水
广元

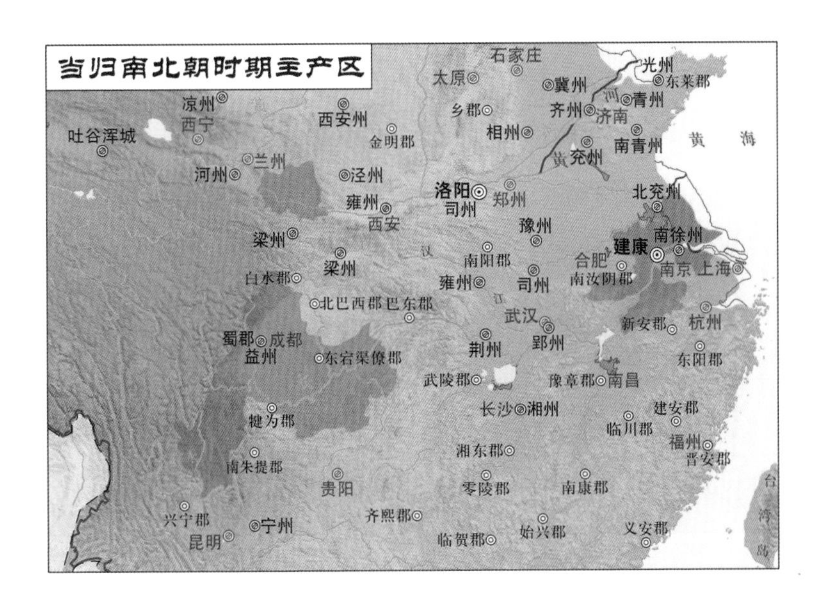
当归南北朝时期主产区
石家庄
光州
太原
冀州
东莱郡
凉州
青州
西宁
乡郡
齐州
西安州
济南
吐谷浑城
金明郡
相州
南青州
黄
海
兰州
黄
兖州
河州
泾州
洛阳
北兖州
雍州
司州
郑州
西安
豫州
梁州
南徐州
建康
梁州
南阳郡
合肥
南京
上海
白水郡
雍州
司州
南汝阴郡
北巴西郡
巴东郡
武汉
新安郡
杭州
蜀郡
成都
荆州
郢州
益州
东宕渠僚郡
东阳郡
武陵郡
豫章郡
南昌
长沙
湘州
建安郡
犍为郡
临川郡
福州
湘东郡
晋安郡
南朱提郡
贵阳
零陵郡
南康郡
台
湾
岛
兴宁郡
齐熙郡
宁州
始兴郡
义安郡
昆明
临贺郡

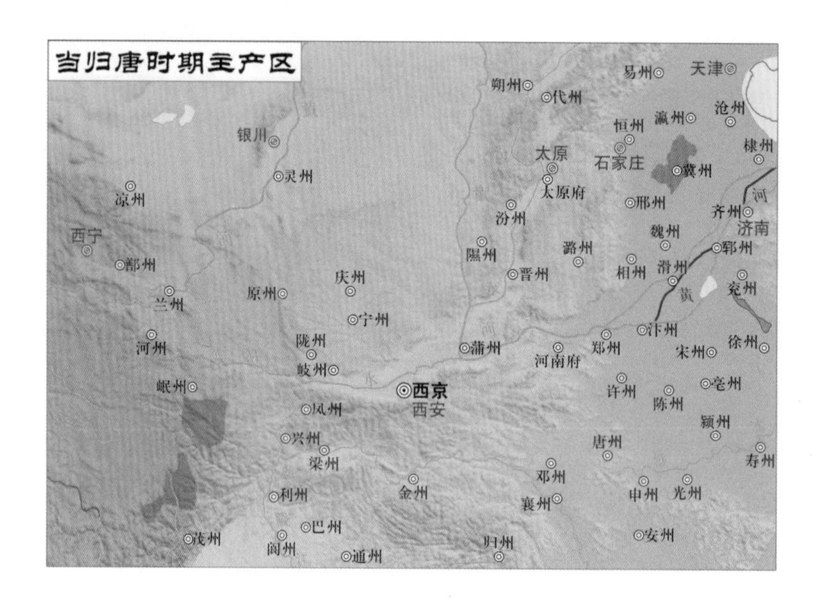
当归唐时期主产区
朔州
代州
易州
天津
沧州
瀛州
恒州
银川
太原
石家庄
冀州
棣州
灵州
太原府
凉州
邢州
齐州
济南
汾州
魏州
西宁
郓州
鄯州
隰州
潞州
滑州
晋州
相州
庆州
兖州
兰州
原州
宁州
汴州
陇州
蒲州
郑州
宋州
徐州
河州
河南府
岐州
亳州
许州
岷州
西京
西安
陈州
凤州
颍州
兴州
唐州
梁州
寿州
邓州
利州
金州
申州
光州
襄州
巴州
茂州
阆州
通州
归州
安州

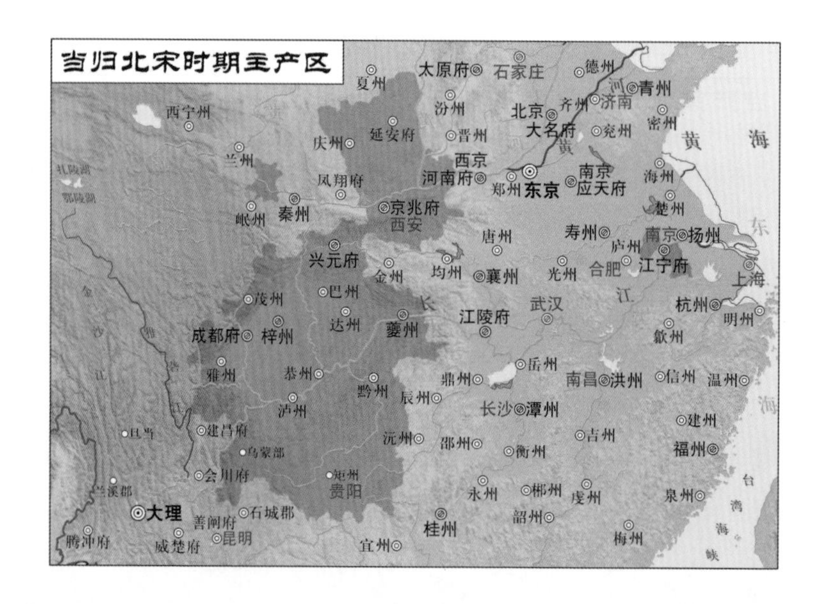
当归北宋时期主产区
太原府
石家庄
德州
夏州
青州
汾州
北京
齐州
济南
西宁州
密州
大名府
兖州
晋州
延安府
黄
海
兰州
庆州
西京
河南府
海州
凤翔府
郑州
东京
南京
应天府
京兆府
秦州
楚州
岷州
西安
唐州
寿州
南京
扬州
兴元府
庐州
东
金州
均州
襄州
光州
合肥
江宁府
上海
巴州
茂州
武汉
杭州
达州
明州
成都府
梓州
江陵府
歙州
夔州
雅州
恭州
岳州
黔州
鼎州
南昌
洪州
信州
温州
泸州
辰州
长沙
潭州
建州
建昌府
沅州
邵州
衡州
吉州
福州
乌蒙部
会川府
矩州
贵阳
永州
郴州
虔州
泉州
大理
石城郡
桂州
韶州
善阐府
昆明
腾冲府
威楚府
宜州
梅州

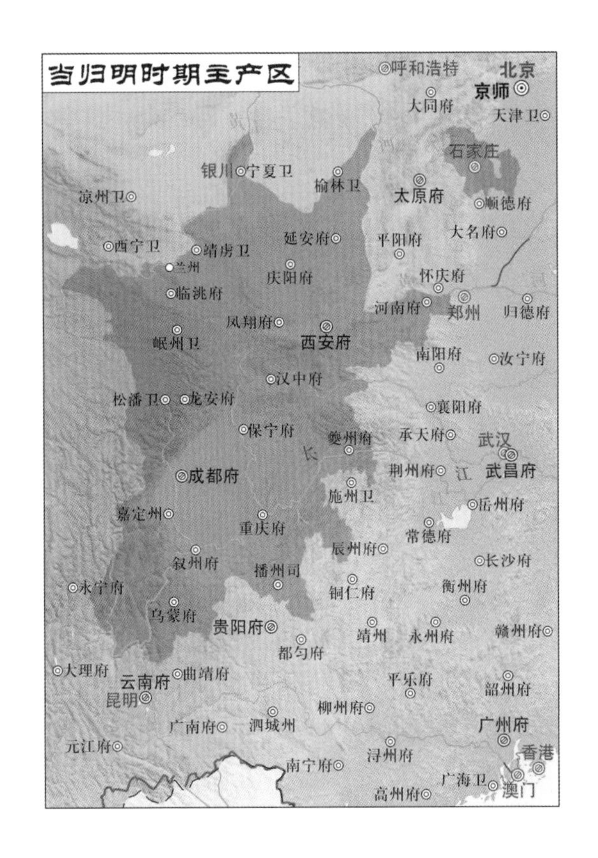

当归明时期主产区

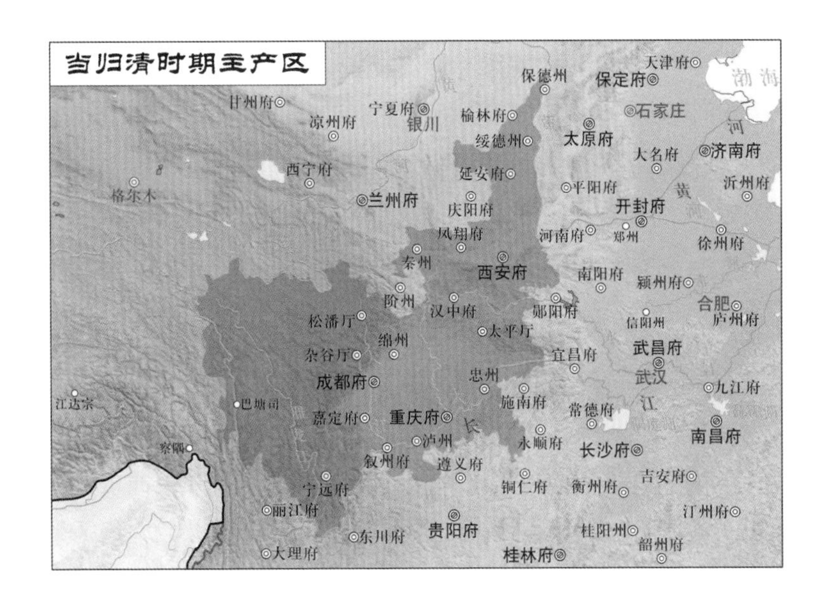

当归清时期主产区

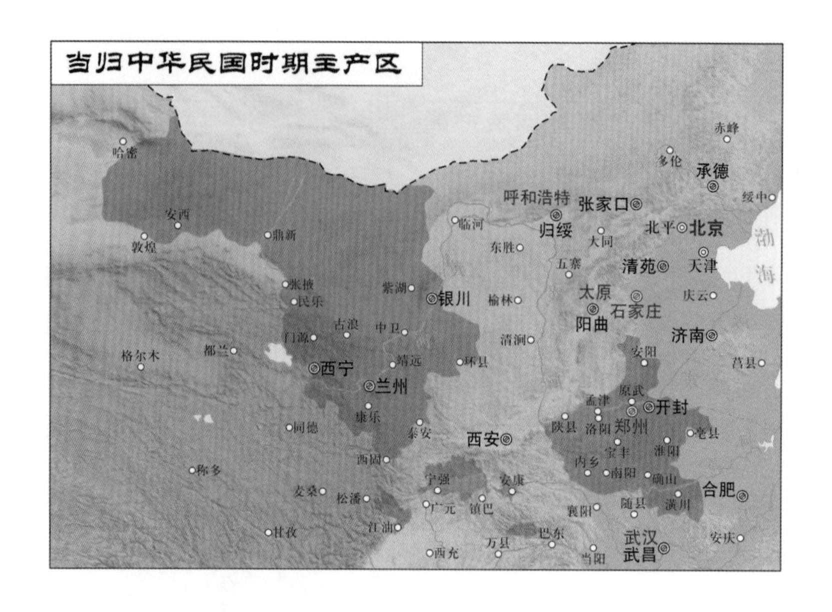

【古籍文献产地地理沿革】

《名医别录》记载当归产“陇西”；南北朝时增加了“西川北部”和“历阳”（即安徽和县）等产区；唐时期产区包括“当州、宕州、冀州、松州”；宋时期产区扩大，包括了四川、重庆、陕西，以及江苏南京和安徽滁州；在宋时期基础上，明时期甘肃产区有所扩大；清时期包括甘肃、陕西、四川三省的部分地区；民国时期产区进一步扩大，包括陕西、四川、甘肃、河南等地。其中唐代《新修本草》记载“宕州最胜”；北宋《本草图经》记载“以蜀中者为胜”；明代《本草品汇精要》载“松州者最胜。”民国《药物出产辨》载“陕西汉中府兴安县西固等为最”。

【现代产区情况】

结合第四次全国中药资源普查数据和实地调查，当归分布于甘肃、青海、云南、贵州、四川、重庆、陕西、湖北、新疆、黑龙江，但产区主要集中在甘肃岷县、渭源、漳县、宕昌、康乐、临潭、卓尼等地。

【古代产地对应现代地区考】

（1）陇西：即陇西郡。战国秦昭襄王二十八年（前279年）以义渠地置。因在陇山以西得名。治狄道县（今甘肃临洮）。西汉时辖境相当于今甘肃陇西、天水等地以西，礼县、舟曲、卓尼、岷县等地以北及广河以东、以南的洮河中游地区。东汉西境扩大至今青海尖扎、同仁等地以东，南境缩小至今岷县一带，东境仅有今武山、礼县以西地区。

（2）历阳：即历阳郡。西晋永兴元年（304年）置。治历阳县（今安徽和县）。辖境相当于今安徽和县、含山。

（3）当州：唐贞观二十一年（647年）置，治通轨县（今四川黑水北部）。属剑南道。辖境相当于今四川黑水。

（4）宕州：北周天和元年（566年）以宕昌羌地置。治阳宕县（隋改为良恭县，今甘肃宕昌东南部）。辖境相当于今甘肃宕昌、曲舟等地。隋大业三年（607年）改为宕昌郡。唐武德元年（618年）复为宕州，移治怀道县（今甘肃舟曲西部）。安史之乱后地入吐蕃，遂废。

（5）冀州：西汉武帝所置十三刺史部之一。察郡、国十，约当今河北中南部、山东西端及河南北端。东汉治高邑县（今河北柏乡北固城），桓、灵间移治邺县（今河北临漳西南部邺城），领郡、国九，辖境较西汉为大，北展至今河北大清河、天津海河以南，东至于海。魏、晋治信都县（今河北冀州区），辖境渐小。晋惠帝后冀州为十六国后赵所有，先治襄国县（今河北邢台），后治邺县。前燕移治信都县，前秦复治邺县，后燕复移治信都县。北魏皇始二年（397年）平信都县仍置。隋大业三年（607年）改为信都郡。唐初复为冀州。龙朔二年（662年）改为魏州，咸亨三年（672年）复旧。天宝元年（742年）改为信都郡，乾元元年（758年）复为冀州。辖境相当于今河北冀州、南宫、新河、枣强、武邑、衡水、阜城等地。宋属河北东路。元属真定路。明洪武二年（1369年）省信都入州，辖境相当于今河北南宫、新河、枣强、武邑、冀州等地。属真定府。

（6）松州：唐武德元年（618年）置。治嘉诚县（今四川松潘）。辖境相当于今四川松潘、黑水等地。贞观以后缩小。贞观二年（627年）于州置都督府，都督羌族部落崌、懿、阔、邻等二十五州，仪凤后增至三十余州，天宝年间督一百零四州。广德后地入吐蕃。

（7）文州：北周武成二年（560年）置。治建昌县（隋改长松县，今甘肃文县西部）。隋大业初废。唐初复置，移治曲水县（今甘肃文县西南部）。辖境相当于今甘肃文县一带。北宋属利州路，南宋末废。元复置，以州治曲水县省入，属宣政院辖地脱思麻宣慰司。治今甘肃文县。明洪武四年（1371年）降为县。地处陇、蜀之间，为由陇入蜀捷径。

（8）兴安府：清乾隆四十七年（1782年）升兴安州为府。治安康县（今陕西安康）。属陕西省。辖境相当于今陕西石泉以东的汉水流域。1913年废。《药物出产辨》中记载："陕西汉中府兴安县西固等为最"，其中"兴安县"应该是文字错误，查得"兴安县"在广西桂林，所以此处应为"兴安府"。

25 肉 苁 蓉

【中国药典基原】

本品为列当科植物肉苁蓉*Cistanche deserticola* Y. C. Ma或管花肉苁蓉*C. tubulosa*（Schrenk）Wight的干燥带鳞叶的肉质茎。

【古籍文献产地记载】

古籍名称	古籍时期	古代地名	古籍描述
《名医别录》	汉	河西 代郡 雁门	生**河西**及**代郡雁门**。五月五日采，阴干
《本草经集注》	南北朝	代郡 雁门 并州 河南 陇西 北国 巴东 建平	**代郡雁门**属**并州**，多马处便有，言是野马精落地所生。生时似肉，以作羊肉羹，补虚乏极佳，亦可生啖。芮芮**河南**间至多。今第一出**陇西**，形扁广，柔润，多花而味甘。次出**北国**者，形短而少花。**巴东**、**建平**间亦有，而不如也
《本草图经》	北宋	陕西 西羌	肉苁蓉，生河西山谷及代郡雁门，今**陕西州郡**多有之，然不及**西羌**界中来者，肉厚而力紧。旧说是野马遗沥落地所生。今西人云大木间及土堑垣中多生此，非游牧之所而乃有者，则知自有种类耳。皮如松子，有鳞甲。苗下有一细扁根，长尺余，三月采根，采时掘取中央好者，以绳穿，阴干。至八月乃堪用
《本草品汇精要》	明	西羌 陇西	【名】肉松蓉。【苗】(《图经》曰)……或疑其初生于马沥后，乃滋殖如茜根生于人血之类是也。皮如松子有鳞甲。苗下有一细匾。根长尺余。然西羌来者肉浓而力紧。为佳也。采时掘取中央好者以绳穿至秋乃堪用。又有一种草苁蓉，极相类，但根茎圆紫色，北来人多取刮去花，压令匾以代肉者，功力殊劣耳。又下品有列当条，云生山南岩石上，如藕根初生，掘取亦名草苁蓉，性温补。男子，疑即是此物。今人鲜用，故少有辩之者，因附见于此(陶隐居云)……(《日华子》云)又有花苁蓉，即是春抽苗者，力较微耳。【地】(《图经》曰)生河西山谷及代郡雁门，今陕西州郡多有之。(陶隐居云)河南巴东建平。(道地)**西羌**、**陇西**。【时】(生)春生。(采)三月、五月五日取根。【收】阴干。【用】根肥润者为好。【质】形似松塔而长软。【色】紫
《本草纲目》	明		【释名】肉松容(《吴普》)、黑司命(《吴普》)。时珍曰：此物补而不峻，故有从容之号。从容，和缓之貌。【集解】别录曰：生河西山谷及代郡雁门，五月五日采，阴干……
	后蜀*	肃州福禄县	保升曰：出**肃州福禄县**沙中。三月、四月掘根，长尺余，切取中央好者三四寸，绳穿阴干，八月始好，皮有松子鳞甲。其草苁蓉四月中旬采，长五、六寸至一尺以来，茎圆紫色

（续表）

古籍名称	古籍时期	古代地名	古 籍 描 述
《本草原始》	明	陕西	**陕西州郡**俱有。色黑，长五六寸至一尺以来，皮有鳞甲，肉有筋膜。二月采阴干。肉苁蓉肥大柔软者佳，干枯瘦小者劣。吴普名肉松蓉
《本草述》	清		统而绎之，则是物以极**西**产者为良，为其得今气之厚也……精血。希雍亦曰：软而肥厚，大如臂者良。然则是物虽多伪造，但即上述说以求之，或亦不误矣
	三国前，年代不详*	平凉府华亭县宁夏卫	《舆图备考》云：肉苁蓉出**平凉府华亭县**，又出**宁夏卫**
	曹魏*	河西	吴普云：**河西**山阴地丛生
《药物出产辨》	民国	河南省陕西省山西省	北方养驴马之处均有出产。但**河南省**、**陕西省**、**山西省**出产者为多数。向日所来着咸肉苁蓉，到广东泡淡切片晒干。每斛得回一两二钱。近日所来者俱由出产地制妥晒干而来

【古籍文献产地图示】

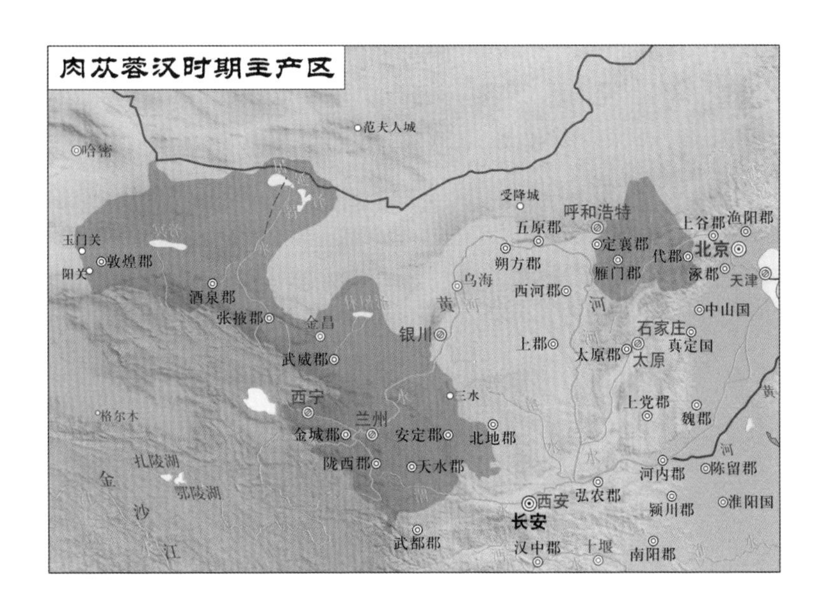

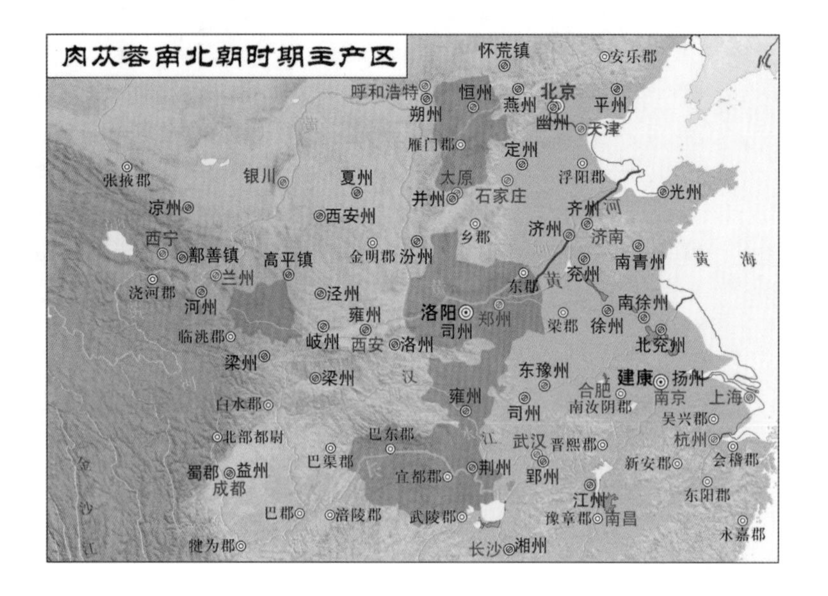

肉苁蓉南北朝时期主产区

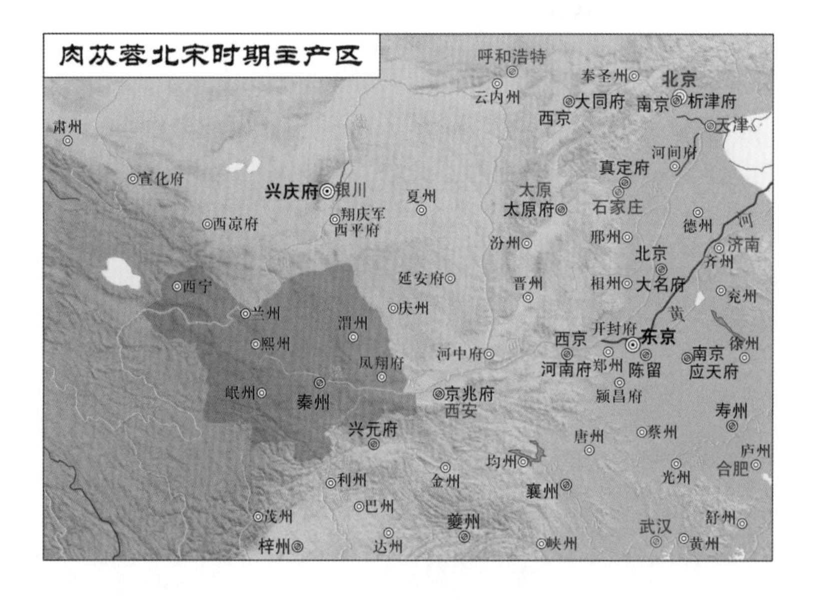

肉苁蓉北宋时期主产区

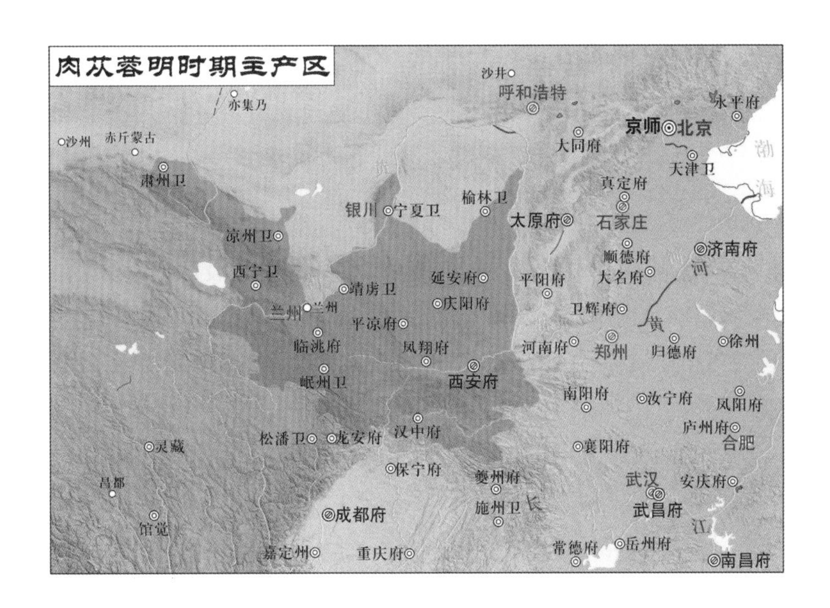

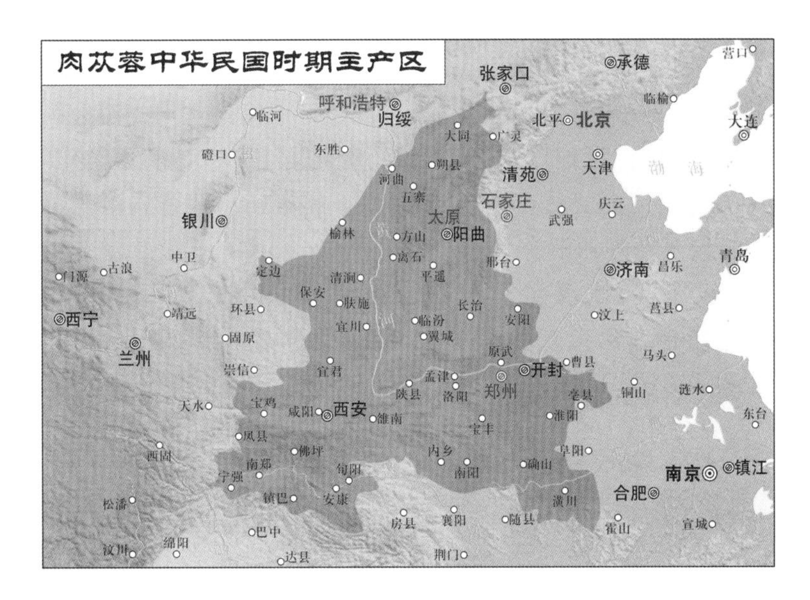

【古籍文献产地地理沿革】

《名医别录》记载肉苁蓉“生河西及代郡、雁门”；南北朝时期新增“陇西”“北国”“巴东”“建平”，减少产地“河西”；宋、明时期产区大致相同；民国时期记载产河南、陕西、山西。

【现代产区情况】

结合第四次全国中药资源普查数据和实地调查，肉苁蓉分布于新疆策勒、洛浦、民丰、于田、博乐、额敏、吉木乃、精河、裕民，内蒙古阿拉善右旗、额济纳旗、乌拉特后旗、五原，宁夏青铜峡、沙坡头、同心、中宁，以及甘肃等地，产区主要集中于新疆和内蒙古。

【古代产地对应现代地区考】

(1) 河西：春秋、战国时指今山西、陕西两地间黄河南段以西地。汉、唐时指今甘肃、青海两地黄河以西，即河西走廊和湟水流域。

(2) 代郡：本代国，赵国赵武灵王置郡。秦、西汉治代县（今河北蔚县东北部代王城）。西汉时辖境相当于今山西阳高、浑源等地以东，河北怀安、涞源等地以西的内外长城间地及内蒙古兴和，三国魏又移治代县。北部缩小。

(3) 雁门：战国赵武灵王置。秦、西汉治善无县（今山西右玉南）。辖境相当于今山西宁武、雁门关以北，大同、浑源以西，内蒙古黄旗海、岱海以南地区。东汉移治阴馆县（今山西朔州东南八十里夏官城）。属并州。此后辖境屡有变化。

(4) 陇西：即陇西郡。战国秦昭襄王二十八年（前279年）以义渠地置。因在陇山以西得名。治狄道县（今甘肃临洮）。西汉时辖境相当于今甘肃陇西、天水等地以西，礼县、舟曲、卓尼、岷县等地以北及广河以东、以南的洮河中游地区。东汉西境扩大至今青海尖扎、同仁等地以东，南境缩小至今岷县一带，东境仅有今武山、礼县以西地区。三国魏移治襄武县（今陇西东南）。属雍州。西晋属秦州。十六国时辖境缩小。北魏时仅及今陇西渭源等地，永安三年（530年）于郡置渭州。

(5) 巴东：巴东郡，东汉初平元年（190年）刘璋分巴郡置固陵郡，建安六年（201年）改为巴东郡。治鱼复县（三国蜀汉改名永安，晋复旧。今重庆奉节东）。辖境相当于今重庆万州、开州、云阳、奉节、巫溪等地。属益州。西晋泰始三年（267年）属梁州，太安二年（303年）复旧，东晋永和初属荆州，南朝齐曾属巴州，梁属信州。

(6) 建平：即建平郡，三国吴永安三年（260年）分宜都郡置。治巫县（今重庆巫山北，西晋移治今重庆巫山），一说治信陵县（今湖北秭归东南），属荆州。西晋又有建平都尉，咸宁元年（275年）改为郡，治巫县。吴、晋各有建平郡。西晋太康元年（280年）平吴，合并，治巫县。辖境相当于今重庆巫山和湖北秭归、兴山、恩施等地。南朝梁属信州。辖境缩小。

(7) 平凉府华亭县：平凉府，金升渭州置。治平凉县（今甘肃平凉）。辖境相当于今甘肃平凉、华亭、崇信和宁夏泾源等地。属凤翔路。元属巩昌都总帅府。这里指平凉府华亭县。

26 延 胡 索

【中国药典基原】

本品为罂粟科植物延胡索*Corydalis yanhusuo* W. T. Wang 的干燥块茎。

【古籍文献产地记载】

古籍名称	古籍时期	古代地名	古 籍 描 述
《本草品汇精要》	明	奚国 镇江	延胡索，无毒，蔓生……【苗】春生苗，作蔓延被，郊野或园圃间多有之，其根如半夏而色黄，至秋采之，为产家之圣药也。【地】生**奚国**，从安东道来。(道地)**镇江**为佳。【时】春生苗。秋取根。【收】暴干……【质】类半夏而坚小。【色】黄
《本草纲目》	明	二茅山	【集解】藏器曰：延胡索生奚，从安东道来，根如半夏，色黄。时珍曰：奚乃东北夷也。今**二茅山**西上龙洞种之。每年寒露后栽，立春后生苗，叶如竹叶样，三月长三寸高，根丛生如芋卵样，立夏掘起
《本草原始》	明	茅山	玄胡索，今出**茅山**西上龙洞种之。每年寒露后栽，立春后生苗，叶如竹叶，高三寸许。根丛生如半夏，色黄。立秋掘取。始生胡地。玄，言其色也；索，言其苗交纽也。(修治)以茅山者为胜，炒过，咀片入剂
《本草求真》	清	茅山	延胡索……根如半夏，肉黄小而坚者良。延胡索出**茅山**佳
《本草述》	清	茅山上 龙洞 笕桥	延胡索即玄胡索。之颐曰：今**茅山上龙洞**仁和**笕桥**亦种之。寒露前栽种，立春后生苗，高三四寸，延蔓布地，叶必三之，宛如竹叶，片片成个，细小嫩绿，边色微红，作花黄色，亦有紫色者，根丛生，乐蔓延，状似半夏，但黄色耳。立夏掘起，阴干者良。修治：粒粒金黄色者良
《药物出产辨》	民国	宁波府	延胡索，产**浙江省宁波府**。八月新

【古籍文献产地图示】

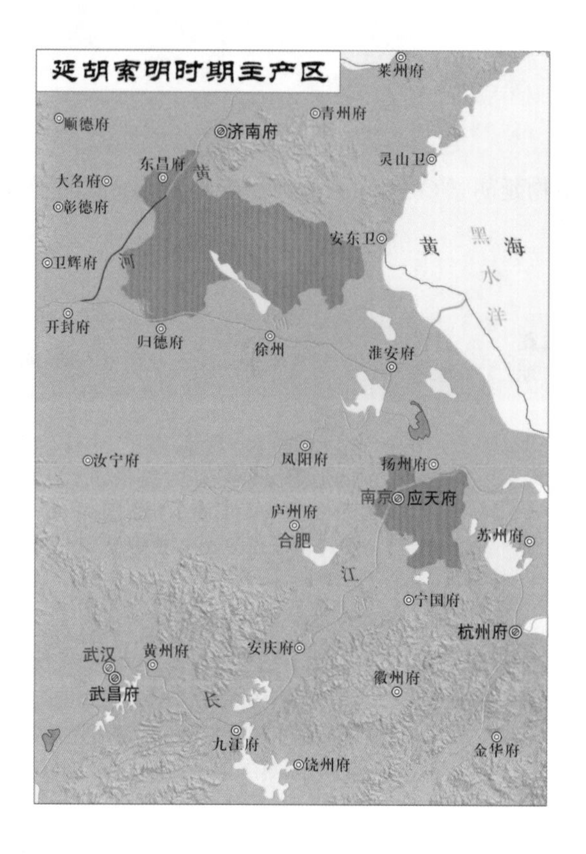
延胡索明时期主产区
莱州府
顺德府
济南府
青州府
东昌府
黄
灵山卫
大名府
彰德府
安东卫
黄
黑
海
卫辉府
河
水
洋
开封府
归德府
徐州
淮安府
汝宁府
凤阳府
扬州府
南京
应天府
庐州府
合肥
苏州府
江
宁国府
杭州府
武汉
黄州府
安庆府
武昌府
徽州府
长
九江府
饶州府
金华府

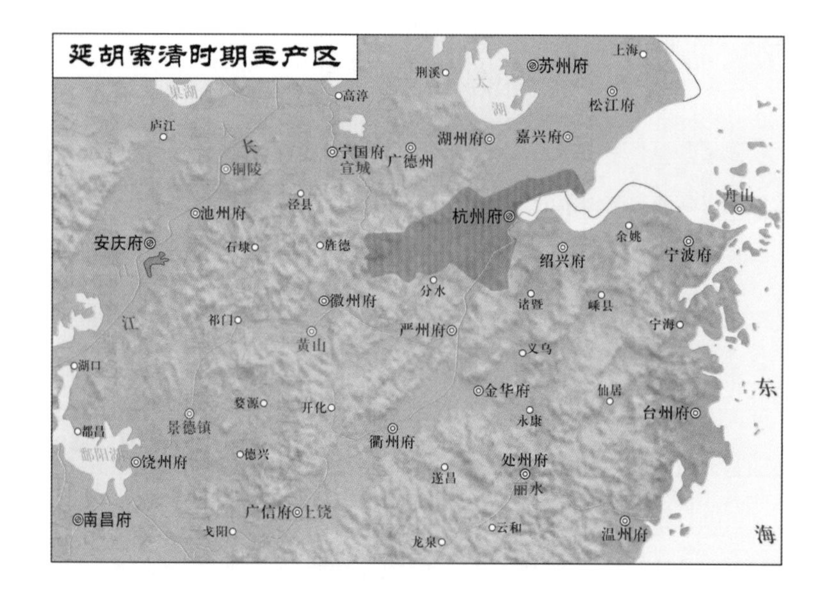
延胡索清时期主产区
上海
荆溪
苏州府
太
湖
高淳
松江府
庐江
长
湖州府
嘉兴府
宁国府
广德州
宣城
铜陵
泾县
舟山
池州府
杭州府
余姚
安庆府
石埭
旌德
绍兴府
宁波府
分水
徽州府
诸暨
嵊县
祁门
江
严州府
宁海
黄山
义乌
湖口
东
婺源
开化
金华府
仙居
都昌
景德镇
永康
台州府
德兴
饶州府
衢州府
处州府
遂昌
丽水
南昌府
广信府
上饶
弋阳
云和
龙泉
温州府
海

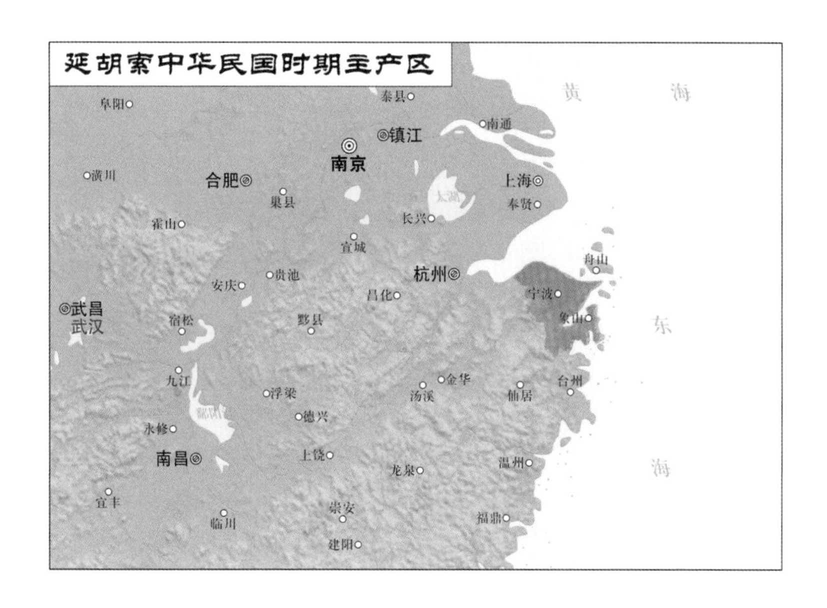

【古籍文献产地地理沿革】

明代延胡索主要产区包括山东“奚国”和江浙地区“镇江”“茅山”；清时期只记载江浙地区的“茅山”和“筧桥”；民国时期记载为“浙江省宁波府”。

【现代产区情况】

结合第四次全国中药资源普查数据和实地调查，产区集中于陕西城固、洋县，浙江东阳、磐安、永康，重庆开州，安徽宣城等地。

【古代产地对应现代地区考】

（1）奚国：春秋鲁地，在今山东滕州东南。

（2）镇江：即镇江府。北宋政和三年（1113年）以润州为徽宗潜邸，升为镇江府。治丹徒县（今镇江）。属两浙路。辖境相当于今江苏镇江、金坛等地。元至元十三年（1276年）改为镇江路。至正十六年（1356年）朱元璋改为江淮府，同年又改为镇江府。明属南京。

（3）茅山：即句曲山。相传汉有咸阳三茅君得道，来掌此山，故谓之“茅山”（《梁书·陶弘景传》）。在江苏句容东南，跨金坛、溧水、溧阳等地界。齐、梁时陶弘景隐居于此。《唐六典》列为江南道名山之一。

（4）宁波府：本庆元路，元至正二十七年（1367年）朱元璋改为明州府，明洪武十四年（1381年），改为宁波府。因府属有定海县，取“海定则波宁”之意。治鄞县（今宁波）。辖境相当于今浙江宁波、象山、奉化等地，及慈溪东南部、舟山群岛等地。清为宁绍台道治。鸦片战争时，当地人民曾组织黑水党反抗英侵略军。清道光二十二年（1842年）中英签订南京条约，被开为商埠。1912年废。

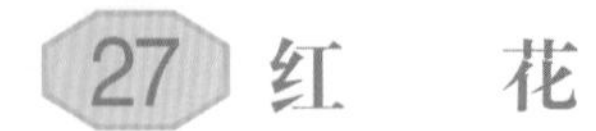

27 红 花

【中国药典基原】

本品为菊科植物红花 *Carthamus tinctorius* L. 的干燥花。

【古籍文献产地记载】

古籍名称	古籍时期	古代地名	古籍描述
《本草图经》	北宋	梁汉 西域	生**梁汉**及**西域**，今**处处**有之。人家场圃所种，冬而布子于熟地，至春生苗，夏乃有花。下作球汇多次，花蕊出球上，圃人承露采之，采已复出，至尽而罢。球中结实，白颗如小豆大。其花暴干，以染真红及作燕脂……其实亦同叶，颇似蓝，故有蓝名，又名黄蓝
《本草品汇精要》	明	镇江	名红花、黄蓝。【苗】……（道地）**镇江**……【采】五、六月取花。【收】暴干。【用】花，实……【色】红。【味】辛，甘，苦。【气】气厚于味，阳中之阴。【臭】香
	西晋*	梁汉 西域 仓魏	《博物志》云：此种乃张骞使西域所得也。生**梁汉**及**西域**，今**仓魏**亦种之
《本草原始》	明		即红花也。始生梁汉及西域。花生时，但作黄色茸茸，故一名黄蓝。《博物志》云：黄蓝，张骞所得。今处处有之，人家场圃所种。冬而布子于熟地，春生苗，叶如小蓟，夏乃有花。花下作梂猬多刺，花叶出梂上。圃人承露采之，采已复出，至尽而罢。梂中结实，白颗如小豆大。其花暴干，以染真红及作胭脂，主产后血病为胜。其实亦同。花红色，叶颇似蓝，故名红蓝花，俗呼红花
《药物出产辨》	民国	四川 河南	产**四川**、**河南**、**安徽**为最，**云南**次之。有由石叻来者名石生花，即洋红花是也。原出长白山，运往咖喇

（续表）

古籍名称	古籍时期	古代地名	古 籍 描 述
		安徽 云南	吉打后付船而来。先到石叻沽售，故名石生花，实非产石叻。味辛辣，四川、河南等省之货，味辛香而不辣，色娇鲜红，洋花色波，红少实多
《增订伪药条辨》	民国	亳州 浙江宁波 山东 孟河 河南怀庆 湖南 陕西 河川 宴州 西藏	伪名洋红花，形虽似而色不清。不知何物伪充，色甚清红。炳章按：红花三四月出新。河南归德州出者，名散红花，尚佳。**亳州**出者，亦名散红花，略次，**浙江宁波**出者。名杜红花，亦佳，皆红黄色。**山东**出者，名大散花，次之，**孟河**出者更次。**河南怀庆**出者，名怀红花，略次。**湖南**产着亦佳。**陕西**产者名西红花，较次。日本出者，色淡黄味薄，名洋红花。又有片红花，色鲜红，别是一种红花，鲜捣压成薄片，晒干……**河川**出者，名结子花，其色红紫者佳。**宴州**出者，为大结子花……结子花，伪者以苏木研末，用面糊捣透。做成粒子，甚次，不如用杜红花之为妥。又有**西藏**红花一种，花丝长，色黄兼微红，性潮润，气微香……为红花中之极品

【古籍文献产地图示】

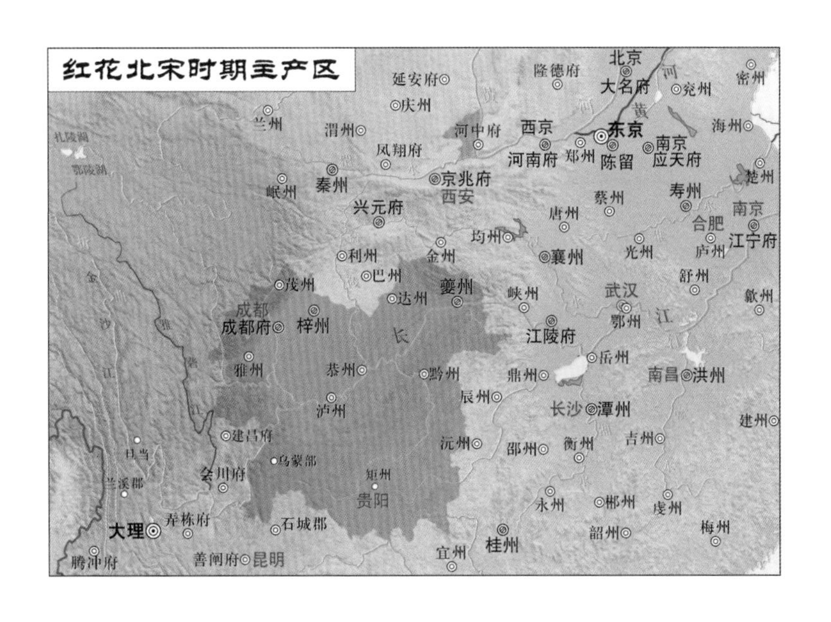

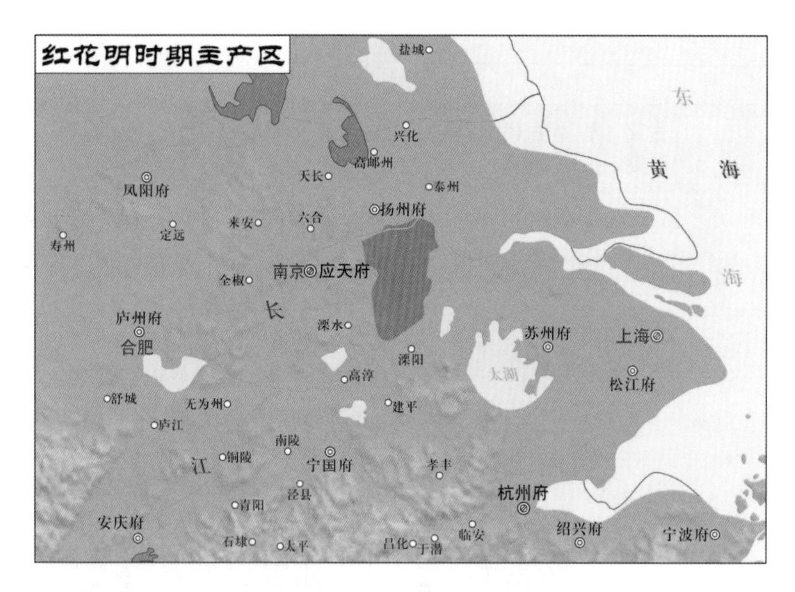

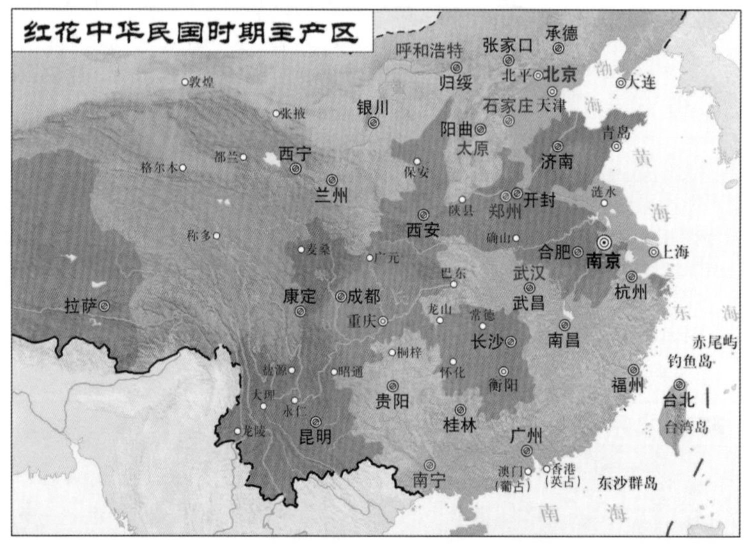

【古籍文献产地地理沿革】

红花是张骞出使西域带回种子，又名“红蓝花”，西晋《博物志》记载“生梁汉及西域，今仓魏亦种之”。明代《本草品汇精要》记载“（道地）镇江”；民国时期记载产区包括四川、河南、安徽、云南，以及湖南、陕西等地。

【现代产区情况】

结合第四次全国中药资源普查数据和实地调查，红花分布于新疆、云南、山西、安徽、甘肃、贵州、河北、河南、湖北、内蒙古、青海、浙江，产地集中在新疆奇台、吉木萨尔、木垒哈萨克、呼图壁、塔城、额敏、裕民、托里、察布查尔、霍城，云南巍山、弥渡、南涧、宾川、永胜、泸水，甘肃玉门、金塔等地。

【古代产地对应现代地区考】

（1）西域：有广义、狭义之分。广义指古代玉门、阳关以西，包括中亚、西亚，甚至欧洲、印度半岛等均在其内；狭义则专指玉门、阳关以西，历代中原王朝统治或势力范围所及地区。

（2）镇江：即镇江府。北宋政和三年（1113年）以润州为徽宗潜邸，升为镇江府。治丹徒县（今镇江）。属两浙路。辖境相当于今江苏镇江、金坛等地。元至元十三年（1276年）改为镇江路。至正十六年（1356年）朱元璋改为江淮府，同年又改为镇江府。明属南京。

28 远 志

【中国药典基原】

本品为远志科植物远志 *Polygala tenuifolia* Willd. 或卵叶远志 *P. sibirica* L. 的干燥根。

【古籍文献产地记载】

古籍名称	古籍时期	古代地名	古 籍 描 述
《名医别录》	汉	太山 冤句	生**太山**及**冤句**川谷。四月采根、叶，阴干
《本草经集注》	南北朝	兰陵	冤句县属兖州济阴郡，今犹从彭城北**兰陵**来……小草状似麻黄而青
《千金翼方·药出州土》	唐	华州	关内道： **华州**：覆盆子、杜蘅、茵芋、木防己、黄精、白术、柏白皮、茯苓、茯神、天门冬、薯蓣、王不留行、款冬花、牛膝、细辛、鳖甲、丹参、鬼臼、白芷、白蔹、野狼牙、水蛭、松花、鳖头、桑螵蛸、松子、松萝、兔肝、远志……
《新修本草》	唐	太山 宛朐 兰陵	一名棘菀，一名葽绕，一名细草。生**太山**及**宛朐**川谷。四月采根、叶，阴干……宛朐县属兖州济阴郡，今犹从彭城北**兰陵**来……小草状似麻黄而青

（续表）

古籍名称	古籍时期	古代地名	古 籍 描 述
《本草图经》	北宋	泰山 冤句 河 陕 京西 泗州 商州 夷门	远志，生**泰山**及**冤句**川谷，今**河**、**陕**、**京西**州郡亦有之。根黄色，形如蒿根；苗名小草，似麻黄而青，又如荜豆。叶亦有似大青而小者；三月开花，白色；根长及一尺。四月采根、叶，阴、干。今云晒干用。**泗州**出者花红，根、叶俱大于它处；**商州**者根又黑色。俗传**夷门**远志最佳。古方通用远志、小草，今医但用远志，稀用小草
《本草品汇精要》	明	夷门	【名】棘菀、葽绕、细草。【苗】小草苗。（道地）**夷门**者为佳。【时】（生）春生苗。（采）四月取根叶。【收】晒干。【用】根肥大者为好。【质】类枸杞根而长。【色】黄。【味】苦
《本草原始》	明	河陕 洛西	始生太山及冤句山谷，今**河陕**、**洛西**州郡皆有之。茎叶青色而极细小，故苗名小草。三月开白花，亦有红花者。其根长及一尺……入药根苗俱用。四月采用，皮皱粗大者良

【古籍文献产地图示】

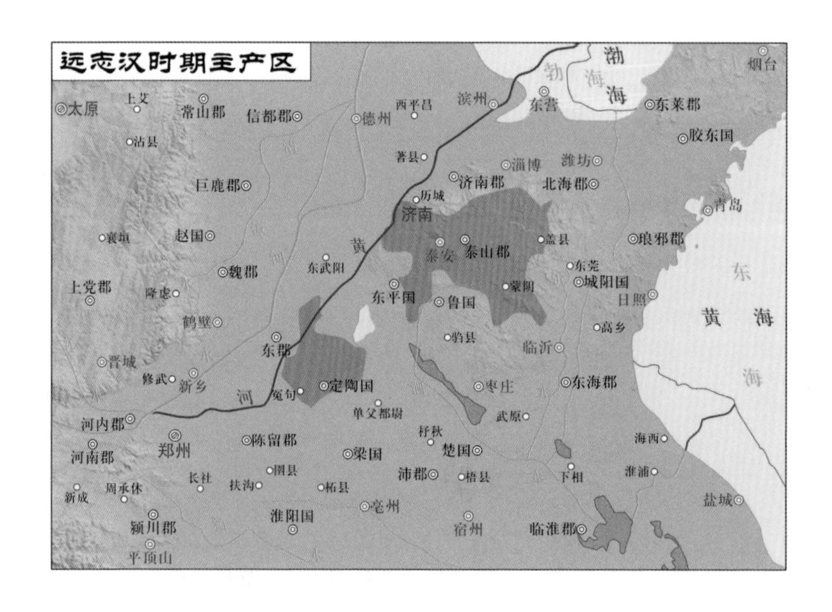

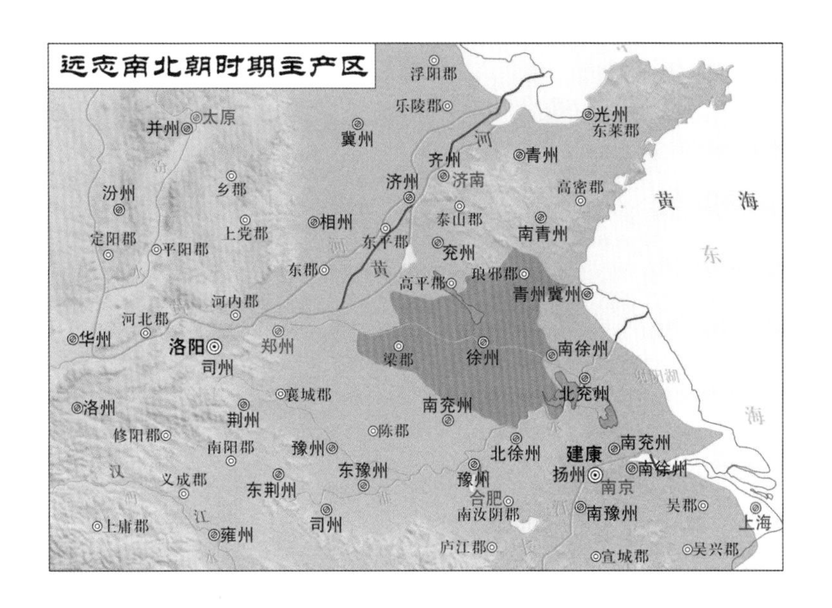
远志南北朝时期主产区
浮阳郡
乐陵郡
并州
太原
冀州
光州
东莱郡
齐州
河
青州
济州
济南
乡郡
汾州
高密郡
黄 海
泰山郡
相州
上党郡
南青州
定阳郡
平阳郡
东平郡
兖州
东
东郡
黄
高平郡
琅邪郡
青州冀州
河内郡
河北郡
华州
洛阳
郑州
南徐州
梁郡
徐州
司州
北兖州
洛州
襄城郡
荆州
南兖州
海
修阳郡
陈郡
南阳郡
豫州
北徐州
建康
南兖州
汉
文成郡
东豫州
扬州
南徐州
东荆州
豫州
南京
合肥
江
南汝阴郡
吴郡
南豫州
上庸郡
雍州
司州
上海
庐江郡
宣城郡
吴兴郡

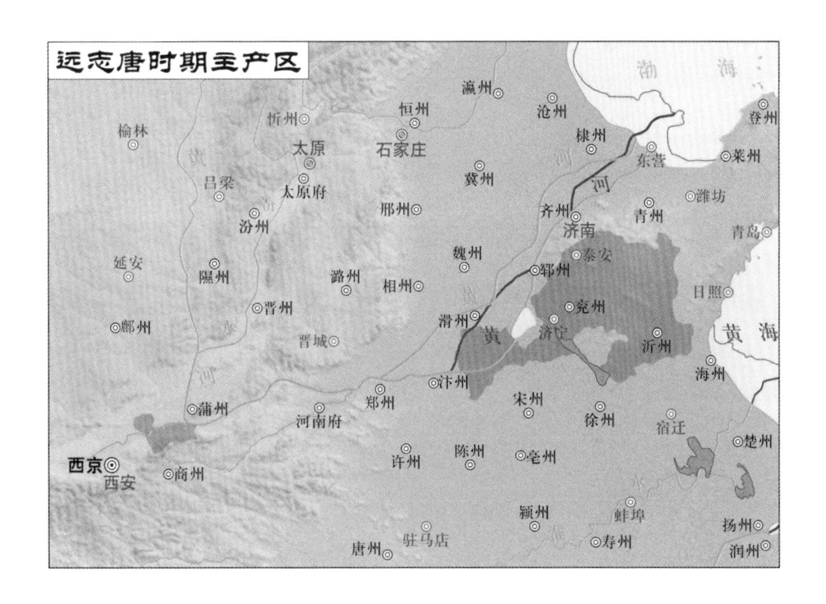
远志唐时期主产区
渤 海
瀛州
沧州
登州
忻州
恒州
榆林
棣州
太原
石家庄
东营
莱州
黄
河
吕梁
冀州
太原府
潍坊
邢州
齐州
青州
汾州
济南
青岛
魏州
泰安
延安
隰州
路州
郓州
相州
日照
晋州
兖州
滑州
黄 海
鄜州
晋城
黄
济宁
沂州
河
海州
汴州
宋州
蒲州
郑州
徐州
河南府
宿迁
楚州
西京
陈州
亳州
许州
西安
商州
颍州
蚌埠
扬州
驻马店
唐州
寿州
润州

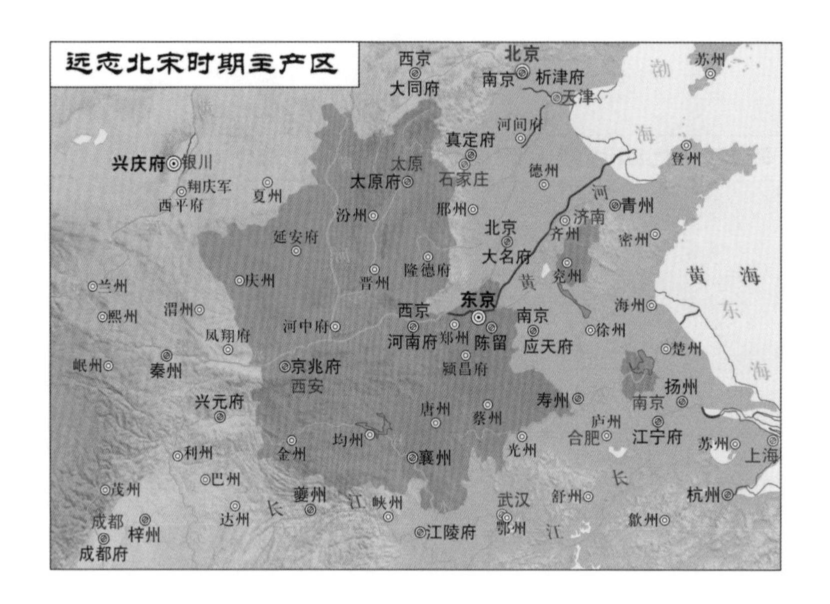

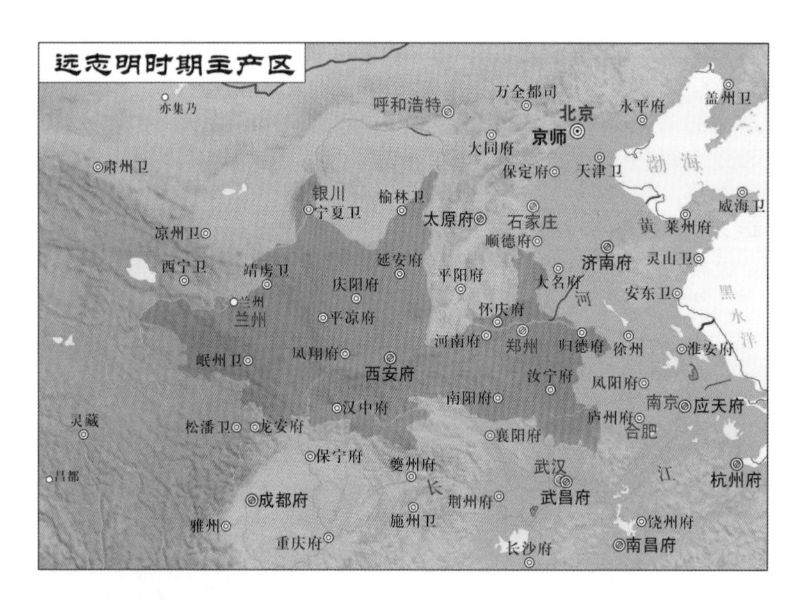

【古籍文献产地地理沿革】

唐以前远志主要集中于山东省境内；唐时期增加了“华州”；宋、明时期增加了陕西、河南以及安徽、湖北部分地区，北宋《本草图经》提出“俗传夷门远志最佳”；明代《本草品汇精要》也以夷门为道地产区。

【现代产区情况】

结合第四次全国中药资源普查数据和实地调查，远志分布于山西、陕西、河北，产地集中在山西新绛、闻喜、襄汾等地。

【古代产地对应现代地区考】

（1）太山："太山"之名，始见于沈约（南朝梁文学家）的宋书。泰山最早出处春秋时期《诗经·鲁颂》："泰山岩岩，鲁邦所詹。"所以《名医别录》中"太山"应该指泰山，位于山东泰安北。

（2）冤句：西汉置，治所在今山东曹县西北。王莽改名济平亭县。东汉复为冤句县。北宋元祐元年（1086年）改为宛亭县。

（3）兰陵：战国楚县，在今山东兰陵西南兰陵镇。南朝宋废，东魏复置，北齐又废。隋开皇十六年（596年）分丞县复置，大业初又废。寻改丞县为兰陵县，在今枣庄东南旧峄西北。唐武德四年（621年）复改为丞县。

（4）夷门：夷门山，在开封。

（5）泗州：北周大象二年（580年）改东楚州置。置宿预县（今江苏宿迁东南废黄河北岸古城）。隋大业三年（607年）改为下邳郡。唐武德四年（621年）复为泗州。开元二十三年（735年）移治临淮县（今江苏泗洪东南、盱眙对岸，今已沦入洪泽湖中）。天宝元年（742年）改为临淮郡。乾元元年（758年）复为泗州。辖境相当于今江苏泗洪、泗阳、涟水、灌南、宿迁、邳州、睢宁等地及安徽泗县、五河等地。北宋景德二年（1005年）临淮县徙治，遂移盱眙县于州郭下。属淮南东路。

（6）商州：北周宣政元年（578年）改洛州置，因处古商于（於）之地得名。治上洛县（元废入州。今陕西商州区）。隋大业三年（607年）改为上洛郡。唐武德元年（618年）复为商州。辖境相当于今陕西秦岭以南、旬河以东（旬阳除外）与湖北郧西上津镇地区。天宝元年（742年）改为上洛郡。乾元元年（758年）复为商州。开元中属山南西道，后属京畿道。北宋属永兴军路，金属京兆府路，元属奉元路。

29 赤 芍

【中国药典基原】

本品为毛茛科植物芍药*Paeonia lactiflora* Pall. 或川赤芍*P. veitchii* Lynch的干燥根。

【古籍文献产地记载】

古籍名称	古籍时期	古代地名	古籍描述
《本草图经》	北宋	中岳 淮南	生**中岳**川谷及丘陵，今**处处**有之，**淮南**者胜。春生红芽作丛；茎上三枝五叶，似牡丹而狭长，高一、二尺；夏开花，有红、白、紫数种；子似牡丹子而小；秋时采根，根亦有赤、白二色。崔豹《古今注》云……木芍药。木者花大而色深，俗呼为牡丹，非也……安其生服炼法云：芍药二种：……二者木芍药……木芍药色紫瘦，多脉，若取审看，勿令差错……
《本草品汇精要》	明	茅山	【名】花根。【苗】(《图经》曰）……【地】(《图经》曰）生中岳川谷及丘陵，今处处有之。(道地）**茅山**者最胜……【时】(生）春生芽。(采）二月、八月取根。【收】暴干。【用】根肥者为好。【质】类乌药而皮赤。【色】赤。【制】以竹刀刮去粗皮，细锉，微炒。生亦可用
	唐*	海盐 杭 越	(《日华子》云）**海盐**、**杭**、**越**者亦佳
《本草纲目》	明	扬州	【集解】……时珍曰：昔人言洛阳牡丹、扬州芍药甲天下。今药中所用，亦多取**扬州**者。十月生芽，至春乃长，三月开花。其品凡三十余种，有千叶、单叶、楼子之异。入药宜单叶之根，气味全厚。根之赤白，随花之色也
《本草原始》	明	中岳 淮南	始生**中岳**川谷及丘陵，今**处处**有之，**淮南**者胜。春生红芽作丛，茎上三枝五叶，似牡丹而狭长，高一、二尺。夏开花，有红白紫数种。子似牡丹子而小。秋时采根，根亦有赤白二色……赤者名木芍药……《本草蒙筌》云：赤芍药色应南方……赤芍药，八月采根
《药物出产辨》	民国	陕西汉中府 汉口 北外 山西 四川	原产**陕西省汉中府**。向日均以**汉口**来之狗头芍为最好气味，但不能开片，药肆不用。近所用者，俱产自**北外**，由天津运来。三伏天出新。**山西**产者为京芍，粉白色。**四川**亦有出，次之

【古籍文献产地图示】

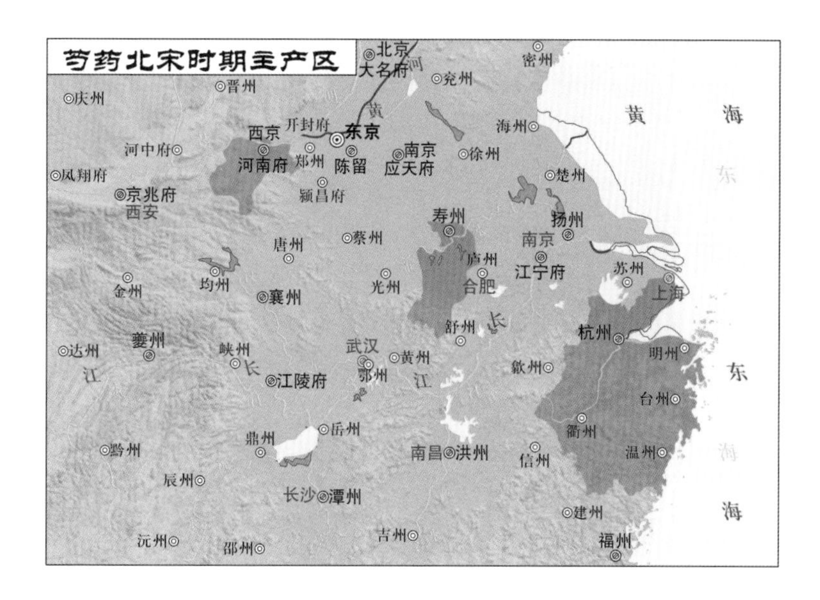
芍药北宋时期主产区
北京
大名府
密州
兖州
晋州
庆州
黄
河
黄　海
开封府
西京
东京
海州
河中府
河南府
郑州
陈留
南京
应天府
徐州
凤翔府
颍昌府
楚州
京兆府
西安
寿州
扬州
唐州
蔡州
南京
庐州
江宁府
金州
均州
襄州
光州
合肥
苏州
上海
舒州
杭州
达州
夔州
峡州
武汉
黄州
明州
江
长
江陵府
鄂州
江
歙州
东
台州
岳州
衢州
鼎州
黔州
南昌
洪州
信州
温州
辰州
长沙
潭州
建州
沅州
邵州
吉州
福州
东
海
海

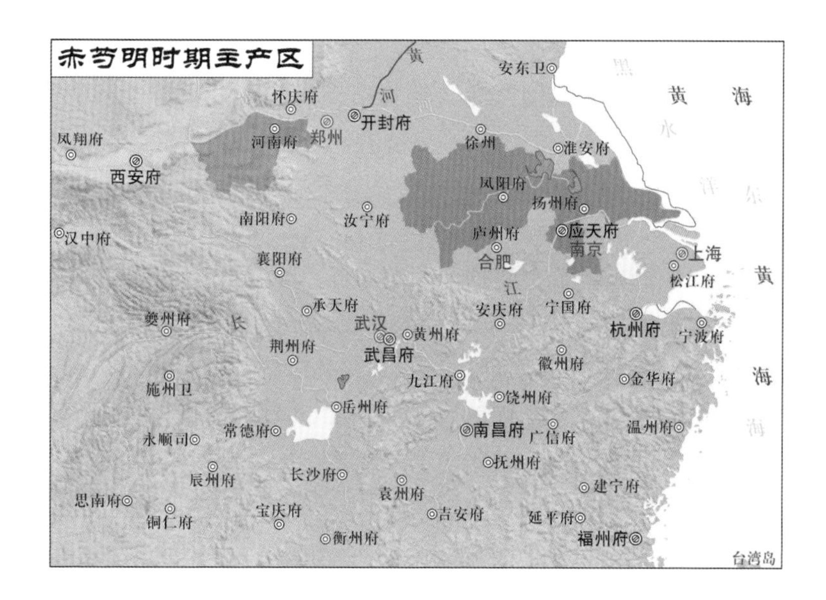
赤芍明时期主产区
黄
安东卫
河
怀庆府
黄　海
开封府
凤翔府
河南府
郑州
徐州
淮安府
西安府
凤阳府
扬州府
南阳府
汝宁府
汉中府
庐州府
应天府
南京
上海
合肥
襄阳府
松江府
黄
江
承天府
安庆府
宁国府
夔州府
长
武汉
黄州府
杭州府
宁波府
荆州府
武昌府
徽州府
施州卫
九江府
金华府
海
岳州府
饶州府
常德府
南昌府
广信府
温州府
永顺司
抚州府
辰州府
长沙府
袁州府
建宁府
思南府
宝庆府
吉安府
延平府
铜仁府
衡州府
福州府
台湾岛

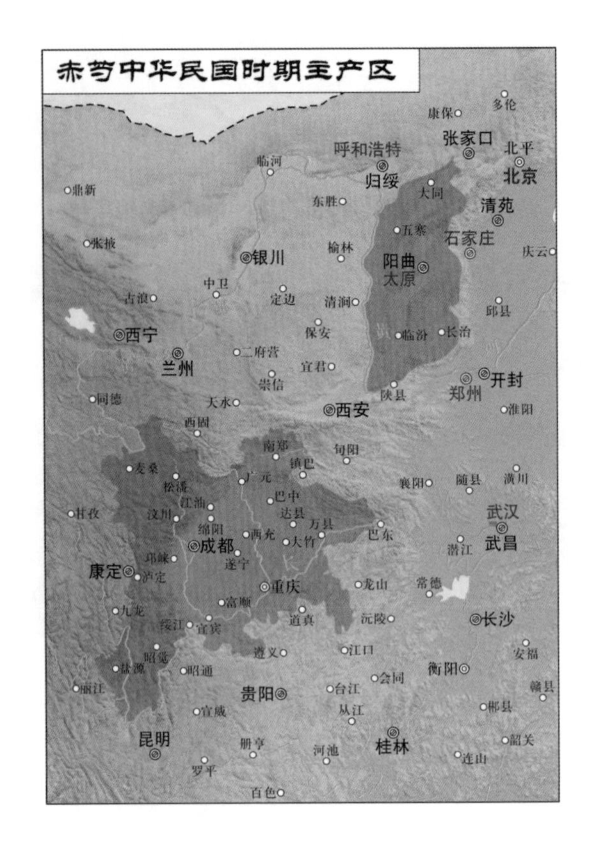

【古籍文献产地地理沿革】

赤芍药首载于北宋《本草图经》，其产区记载主要集中于河南嵩山和浙江；明时期记载其产于浙江部分地区；民国以后，《药物出产辨》记载赤芍产陕西“汉中府”、山西及四川。

【现代产区情况】

结合第四次全国中药资源普查数据和实地调查，赤芍分布于内蒙古大部分地区、甘肃中部和南部、四川西北部、青海东北部，以及宁夏、湖南、陕西、河北少部分地区；产区集中于内蒙古兴安盟突泉、扎赉特旗、呼伦贝尔、锡林浩特、赤峰，四川甘孜、金川、小金、理县、黑水、红原、壤塘、松潘、炉霍、阿坝、道孚、泸定、丹巴，甘肃甘南、陇南、岷县、永登、平凉，云南香格里拉、维西等地。

【古代产地对应现代地区考】

（1）中岳：指位于河南省西部的嵩山。茅山：即句曲山。相传汉有咸阳三茅君得道，来掌此山，故谓之“茅山”（《梁书陶・弘景传》）。在江苏句容东南，跨金坛、溧水、溧阳等地界。齐、梁时陶弘景隐居于此。

（2）淮南：即淮南路。北宋初置。太平兴国元年（976年）析为东西两路，至道三年

(997年)复合为淮南路。初治楚州(治今江苏淮安),治平中徙治扬州(治今扬州)。辖境南至长江,东至海,西至今湖北黄陂、红安和河南新县、光山,北逾淮水,包有江苏、安徽的淮北地区各一部分和河南永城、鹿邑、郸城等地。熙宁五年(1072年)分为东西两路。

(3) 海盐:即海盐县。秦置。治今上海金山区南柘林。西汉移治武原乡(今浙江平湖东),属会稽郡。东汉永建二年(127年),移治故邑山(今平湖东南)。永建四年(129年)后属吴郡。东晋咸康七年(341年)移治今海盐。南朝梁天监六年(507年)属信义郡。太清三年(547年)侯景于此置武原郡。陈永定二年(558年)属海宁郡。寻省入盐官县。唐景云二年(711年)分嘉兴县复置。先天元年(712年)又废,开元五年(717年)再置,属苏州。五代唐属杭州,晋天福三年(938年)改属秀州。南宋庆元元年(1195年)属嘉兴府。元元贞元年(1295年)升为海盐州。明洪武二年(1369年)复降为县。明、清属嘉兴府。

(4) 扬州:西汉武帝所置十三刺史部之一。辖境相当于今安徽淮河和江苏长江以南及江西、浙江、福建三地,湖北武穴和英山、黄梅,河南固始、商城等地。东汉治历阳(今安徽和县),末年移治寿春(今安徽寿县)、合肥(今安徽合肥西北)。三国魏、吴各置扬州:魏治寿春;吴治建业(今江苏南京)。西晋灭吴后复合,治建邺(建业改名,建兴初又改建康)。其后辖境渐小。隋开皇九年(589年)改为蒋州,移治石头城(今南京清凉山)。唐武德八年(625年)改蒋州为扬州,乾元元年(758年)改为升州。

(5) 汉中府:明洪武三年(1370年)改兴元路置,治南郑县(今陕西汉中),属陕西布政司,辖境相当于今陕西凤县、佛坪、宁陕、旬阳、白河等地以南即大巴山以北地区,万历二十三年(1595年)东境缩至今佛坪、西乡、镇巴一线。1913年废。

30 苍 术

【中国药典基原】

本品为菊科植物茅苍术*Atractylodes lancea*(Thunb.)DC. 或北苍术*A. chinensis*(DC.)Koidz. 的干燥根茎。

【古籍文献产地记载】

古籍名称	古籍时期	古代地名	古籍描述
《名医别录》	汉	郑山 汉中 南郑	一名山姜,一名山连。生**郑山**山谷、**汉中**、**南郑**。二月、三月、八月、九月采根,暴干

（续表）

古籍名称	古籍时期	古代地名	古 籍 描 述
《本草经集注》	南北朝	南郑 蒋山 白山 茅山	郑山即**南郑**也，今处处有，以**蒋山**、**白山**、**茅山**者为胜。十一月、十二月、正月、二月采好，多脂膏而甘。《仙经》云：亦能除恶气，弭灾诊。丸散煎饵并有法。其苗又可做饮，甚香美，去水。术乃有两种……赤术，叶细无桠，根小苦而多膏，可作煎用……东境术大而无气烈，不任用。今市人卖者，皆以米粉涂之令白，非自然，用时宜刮去之
《本草图经》	北宋	嵩山 茅山	术，生郑山山谷、汉中、南郑，今处处有之，以**嵩山**、**茅山**者为佳。春生苗，青色无桠。一名山蓟，以其叶似蓟也。茎作蒿杆状，青赤色，长三、二尺以来；夏开花……有黄白花者；入伏后结子，至秋而苗枯；根似姜，而傍有细根，皮黑，心黄白色，中有膏液紫色。二月、三月、八月、九月采，暴干。谨按术有二种：《尔雅》云：术，山蓟……生山中名术。陶注本草云：……赤术细苦而多膏是也
《本草品汇精要》	明	茅山 蒋山 嵩山	【名】山连、山精、天苏、山蓟。【苗】……【地】出郑山山谷、汉中、南郑，今处处有之……（道地）**茅山**、**蒋山**、**嵩山**者为胜。【时】（生）春生苗。（采）八九月、十一十二月取根。【收】暴干。【用】根干坚实者为好。【质】类姜而无桠。【色】黑褐
《本草原始》	明	茅山 西山	以**茅山**者为良。苗高二三尺，其叶抱茎而生，稍间叶似棠梨，其脚下叶有三五叉，有锯齿小刺。根茎黑色，故名苍术。术，山之精也，故抱朴子名山精。服之令人长生，辟谷至神仙，故来仙家“仙术”之称。茅山苍术坚小肉白，气味甘辛。他山苍术块大肉黄，气味辛烈。又有一种苍术，皮白肉白，坚实，气味亦甘辛，较**茅山**者次之，北人呼为南苍术，比**西山**者胜。修治：苍术性燥，凡用去上粗皮，以米泔浸一宿去其油，切片焙干；亦有用脂麻同炒以制其燥者
《本草备要》	清	茅山	出**茅山**，坚小有朱砂点者良。糯米泔浸，焙干，同芝麻炒，以制燥……古方本草不分苍、白。陶隐居言有两种，始各施用
《本草述》	清	茅山	出**茅山**。细而带糖香味甘者真。米泔浸洗极净，刮去皮，拌黑豆蒸，又拌蜜酒蒸，又拌人乳透蒸，凡三次，蒸时须烘晒极干，气方透

（续表）

古籍名称	古籍时期	古代地名	古 籍 描 述
《药物出产辨》	民国	湖北襄阳 郧阳 马山口 紫荆关 京山县 米河 河南	产于**湖北襄阳**、**郧阳**、**马山口**、**紫荆关**、**京山县**、**米河**等处。俱由汉口运来。名内行双术，身细味香辛。有产**河南**直隶东西北山。身松浮大皮黄，名为海船津双术，味淡不如……米泔滚水泡过，晒干

【古籍文献产地图示】

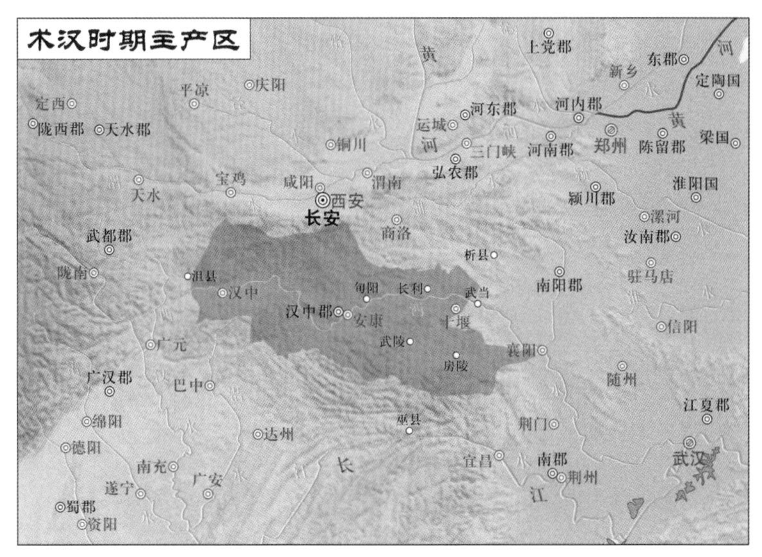

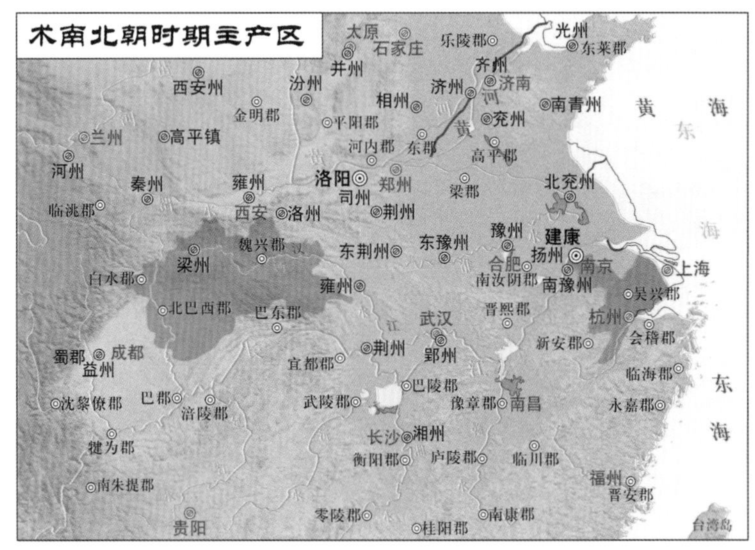

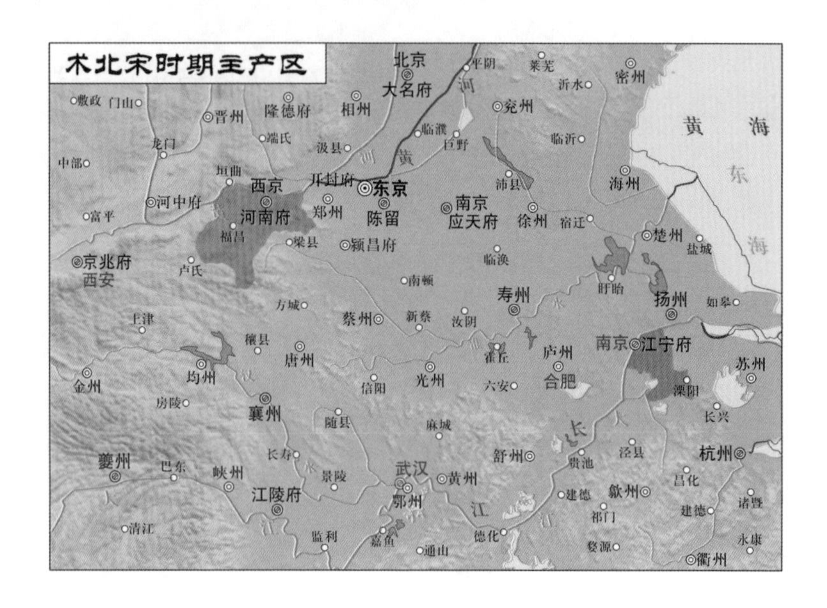

术北宋时期主产区
北京
大名府
平阴
莱芜
密州
敷政
门山
晋州
隆德府
相州
兖州
沂水
黄
海
龙门
端氏
临濮
巨野
临沂
中部
垣曲
汲县
河
东
西京
开封府
东京
沛县
海州
河中府
河南府
郑州
陈留
南京
应天府
徐州
宿迁
富平
福昌
荥县
颍昌府
楚州
盐城
京兆府
西安
卢氏
临涣
南顿
盱眙
方城
寿州
扬州
如皋
上津
蔡州
新蔡
汝阴
穰县
唐州
南京
江宁府
苏州
庐州
金州
均州
霍丘
信阳
光州
六安
合肥
房陵
襄州
溧阳
随县
长兴
麻城
杭州
长寿
舒州
泾县
夔州
巴东
峡州
景陵
武汉
黄州
贵池
江陵府
鄂州
建德
歙州
诸暨
清江
监利
嘉鱼
通山
德化
祁门
建德
婺源
永康
衢州

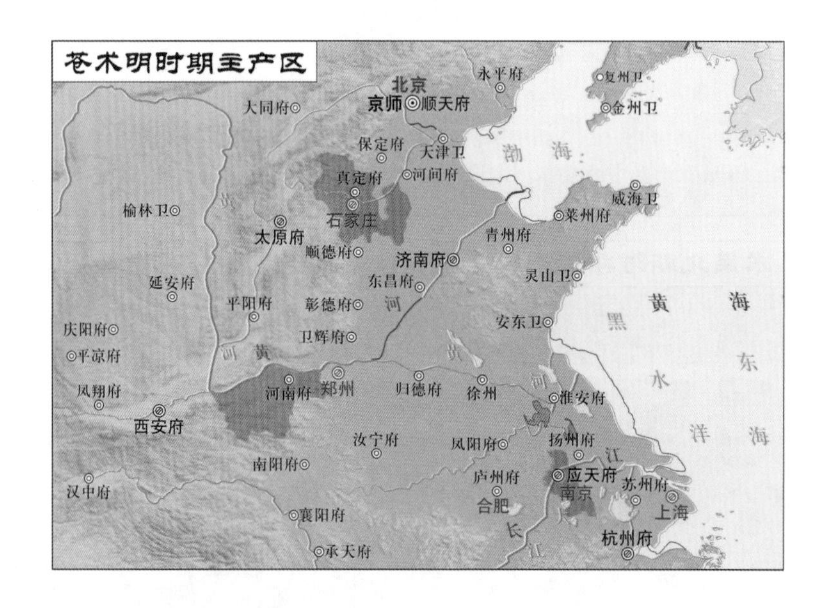

苍术明时期主产区
北京
永平府
复州卫
京师
顺天府
大同府
金州卫
保定府
天津卫
渤
海
真定府
河间府
威海卫
榆林卫
石家庄
莱州府
太原府
顺德府
青州府
济南府
东昌府
灵山卫
延安府
平阳府
彰德府
河
黄
海
安东卫
庆阳府
卫辉府
黑
东
平凉府
郑州
归德府
徐州
水
凤翔府
河南府
淮安府
西安府
汝宁府
凤阳府
扬州府
洋
海
南阳府
应天府
南京
庐州府
苏州府
汉中府
合肥
上海
襄阳府
长
杭州府
承天府
江

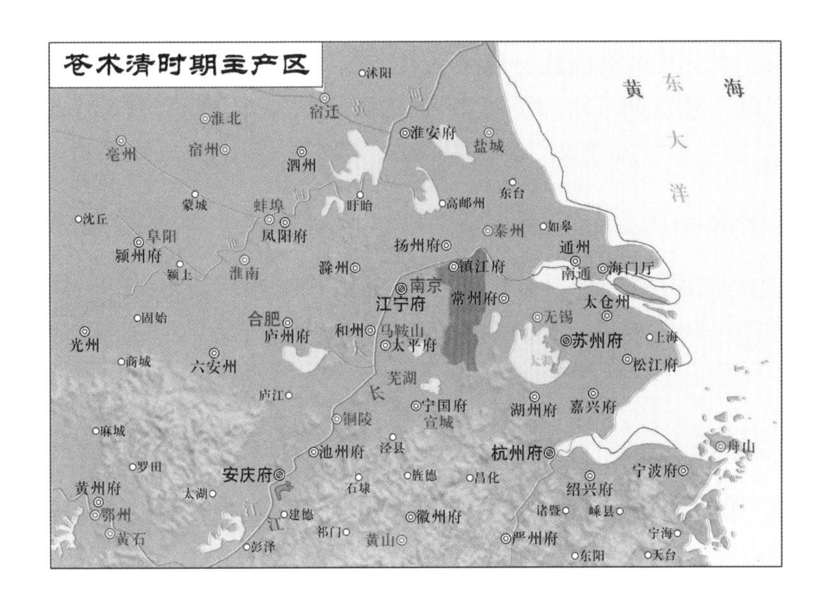

苍术清时期主产区

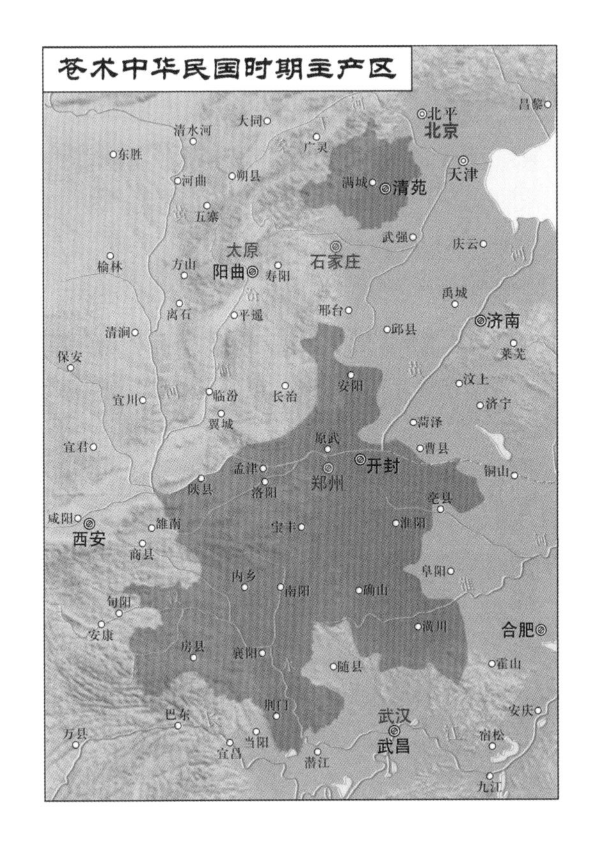

苍术中华民国时期主产区

【古籍文献产地地理沿革】

术的产区历代以来时有变迁。自汉至宋记载以茅山、蒋山、白山为产区；宋时期增加了河南“嵩山”；明时期又增加了河北“西山”；清代基本公认以江苏茅山为准；民国时期，产区扩大，包括“湖南襄阳、郧阳、马山口、紫荆关、京山县、米河”，以及河南直隶。

【现代产区情况】

结合第四次全国中药资源普查数据，苍术分布于河北、内蒙古、山西、陕西、黑龙江、吉林、辽宁、北京、天津、安徽、湖北、江苏、河南等地；主产区集中于湖北、河北、黑龙江、内蒙古等地。

【古代产地对应现代地区考】

（1）南郑：即南郑县。战国秦县。治今陕西汉中。楚汉之际，项羽封刘邦为汉王，都于此。西魏废帝三年（554年）改为光义县。隋开皇初复旧名。历为汉中郡、汉川郡及梁州、兴元府、兴元路、汉中府治。1949年移治今汉中东十八里铺，1958年并入今汉中，1961年复置，即今陕西南郑。

（2）汉中：即汉中郡，战国秦惠王十三年（前325年）置。治南郑县（今陕西汉中）。辖境相当于今陕西秦岭以南，米仓山、大巴山以北，留坝、勉县以东，湖北郧阳、保康以西地区。西汉移治西城县（今陕西安康西北）。东汉复还旧治，后为张鲁所据，改名汉宁郡。

（3）蒋山：一名蒋陵。即今江苏南京中山门外钟山。原称钟山。三国吴主孙权为避祖父钟讳，以东汉末秣陵尉蒋子文葬于此而改名。《通鉴》：东晋咸和三年（328年）苏峻反，“至蒋陵覆舟山”，即此。为扬州（治今南京）大山。

（4）白山：在今江苏南京东。

（5）茅山：即句曲山。相传汉有咸阳三茅君得道，来掌此山，故谓之“茅山”（《梁书·陶弘景传》）。在江苏句容东南，跨金坛、溧水、溧阳等地界。齐、梁时陶弘景隐居于此。《唐六典》列为江南道名山之一。

（6）西山：指河北平山房山。

（7）嵩山：即嵩高山。《尔雅·释山》：“嵩高为中岳。”一名“嵩山”，又名“外方山”。山分二支，东曰太室，西曰少室。在今河南登封北。

31 杜　仲

【中国药典基原】

本品为杜仲科植物杜仲 *Eucommia ulmoides* Oliv. 的干燥树皮。

【古籍文献产地记载】

古籍名称	古籍时期	古代地名	古籍描述
《名医别录》	东汉	上党 上虞 汉中	一名思仲，一名木绵。生**上虞**及**上党**、**汉中**。二月、五月、六月、九月采皮，阴干
《本草经集注》	南北朝	上虞 上党 汉中 建平 宜都	一名思仙，一名思仲，一名木绵。生**上虞**山谷又**上党**及**汉中**。二月、五月、六月、九月采皮，阴干……上虞在豫州，虞、号之虞，非会稽上虞县也。今用出**建平**、**宜都**者，状如厚朴，折之多白丝为佳。用之薄削去上甲皮横理，切令丝断也
《千金翼方·药出州土》	唐	商州 硖州	山南西道： **商州**：……杜仲、莽草、枳实、芍药。 山南东道： **硖州**：杜仲
《本草图经》	北宋	商州 成州 峡州	生上虞山谷及上党、汉中。今出**商州**、**成州**、**峡州**近处大山中亦有之。木高数丈，叶如辛夷，亦类柘；其皮类厚朴，折之内有白丝相连。二月、五月、六月、九月采皮用。江南人谓之檰。初生叶嫩时，采食，主风毒脚气，及久积风冷、肠痔、下血。亦宜干末作汤，谓之檰芽。花、实苦涩，亦堪入药。木作屐，亦主益脚……月采皮用。江南人谓之檰。初生叶嫩时，采食，主风毒脚气，及久积风冷、肠痔、下血。亦宜干末作汤，谓之檰芽。花、实苦涩，亦堪入药。木作屐，亦主益脚……采皮用。江南人谓之檰。初生叶嫩时，采食，主风毒脚气，及久积风冷、肠痔、下血。亦宜干末作汤，谓之檰芽。花、实苦涩，亦堪入药
《本草品汇精要》	明	建平 宜都	【名】思仲、木绵、思仙、檰芽。【苗】……【地】(《图经》曰)……(道地)**建平**、**宜都**者佳。【时】(生)春生叶。(采)二月、五月、六月、九月取皮。【收】晒干。【用】皮。【质】类厚朴内有白丝。【色】紫。【味】辛甘。【性】平温。【气】气之厚者，阳也
《本草备要》	清	汉中	皮中有丝……出**汉中**。厚润者良。去粗皮锉，或酥炙、酒炙、蜜炙，盐酒炒、姜汁炒，断丝用
《本草求真》	清	汉中	(乔木)……出**汉中**厚润者良。去粗皮锉。或酥或酒或蜜以炙。或姜或盐或酒以炒

（续表）

古籍名称	古籍时期	古代地名	古籍描述
《本草从新》	清	湖广 湖南	产**湖广湖南**者佳（色黄、皮薄肉厚）。去粗皮锉。或酥炙、蜜炙、盐酒炒、姜汁炒、断丝用……（川杜仲色黑、皮厚肉薄、不堪用）
《增订伪药条辨》	民国	四川绥定 洛阳 巴河 贵州 施南 宝庆	杜仲，乃树之膜皮也。其树之叶作倒蛊之卵形，端尖，但能剥杜仲之树干，非高树丈，大可一二人抱者不可。考其年龄，在数十年者，割剖之时间，自五月之九月，过此则不易分剖矣。其皮在根间者，厚松而次；在中段者，皮厚细糯为佳；枝杈以上，皮虽细极薄，效力亦弱矣。产**四川绥定**、**洛阳**者，体质坚重，外皮细结，内皮光黑，中层丝厚，扯之韧长如丝者，最佳。**巴河**产者亦佳。**贵州**及鄂之**施南**、湘之**宝庆**等处者，皮粗质轻，皆次。浙之温、台与闽西，质松皮粗，内层丝皮其薄，皆不道地

【古籍文献产地图示】

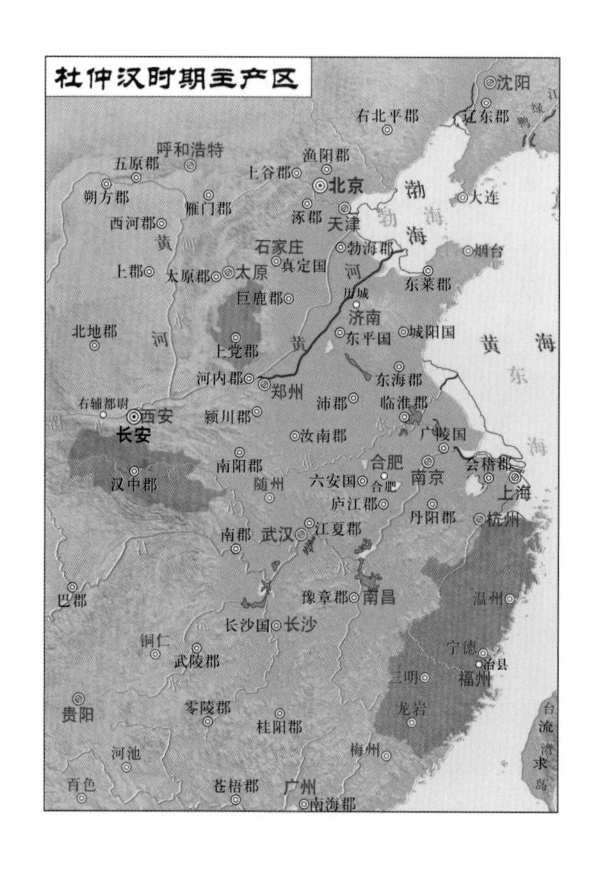

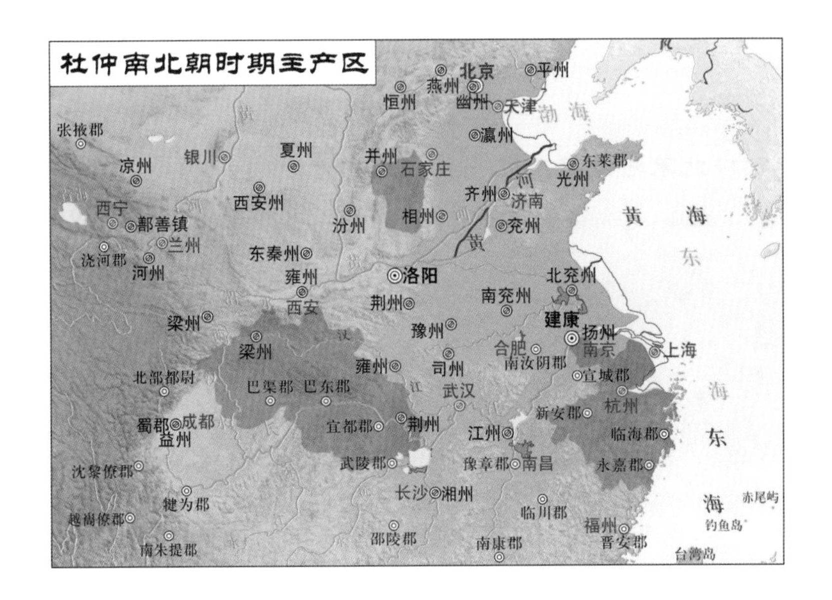

杜仲南北朝时期主产区

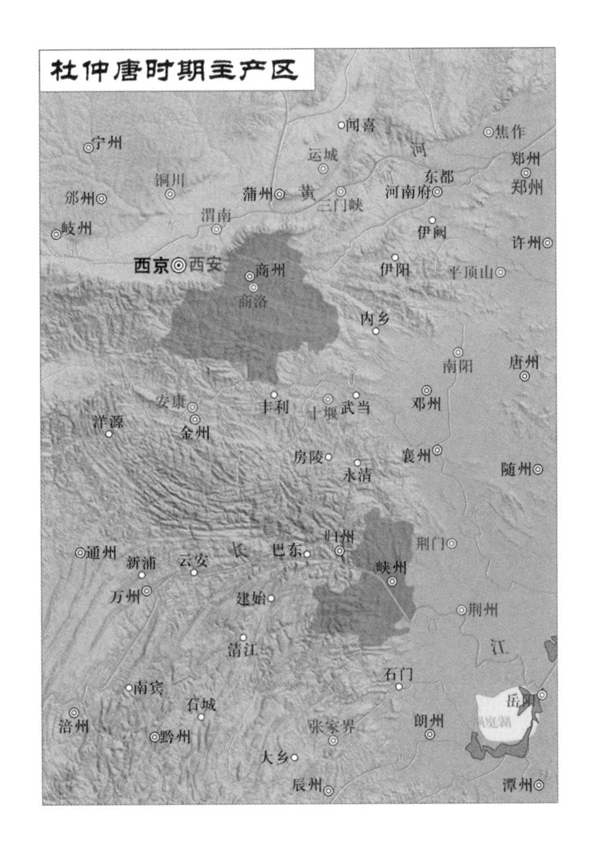

杜仲唐时期主产区

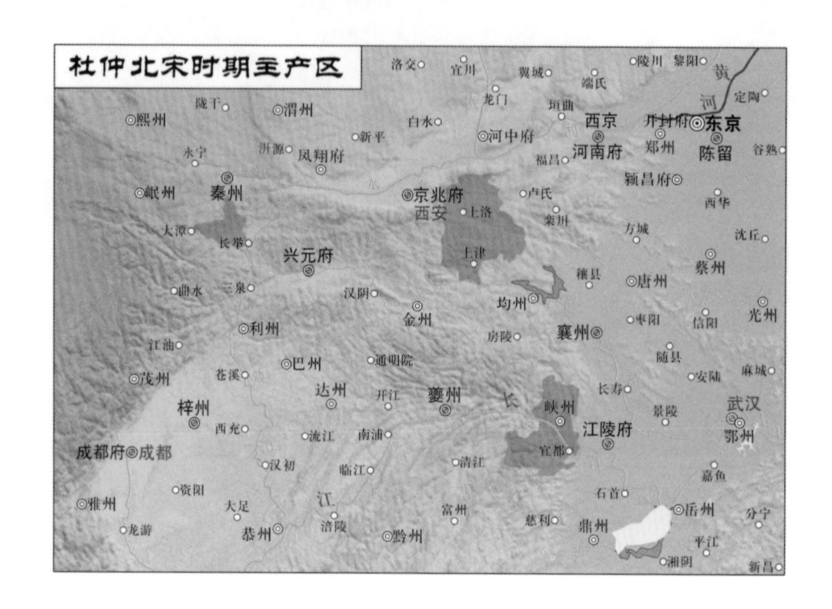

杜仲北宋时期主产区

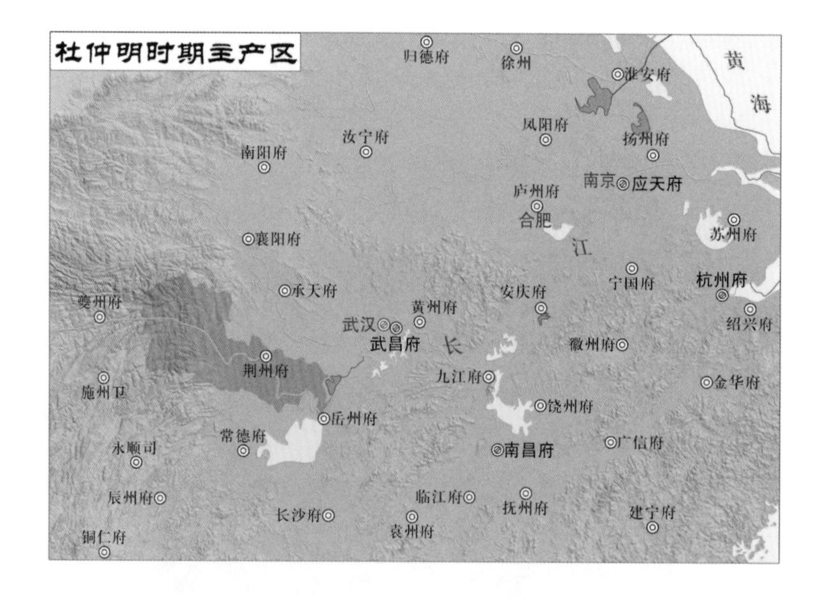

杜仲明时期主产区

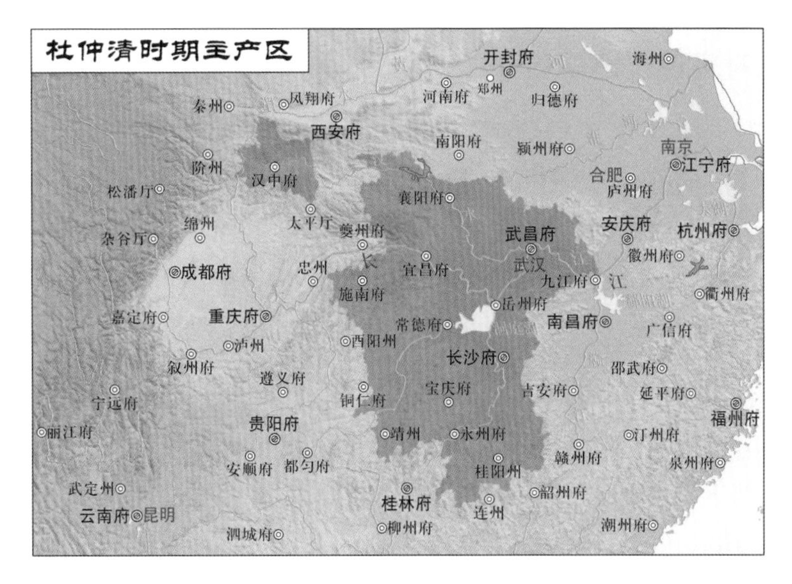

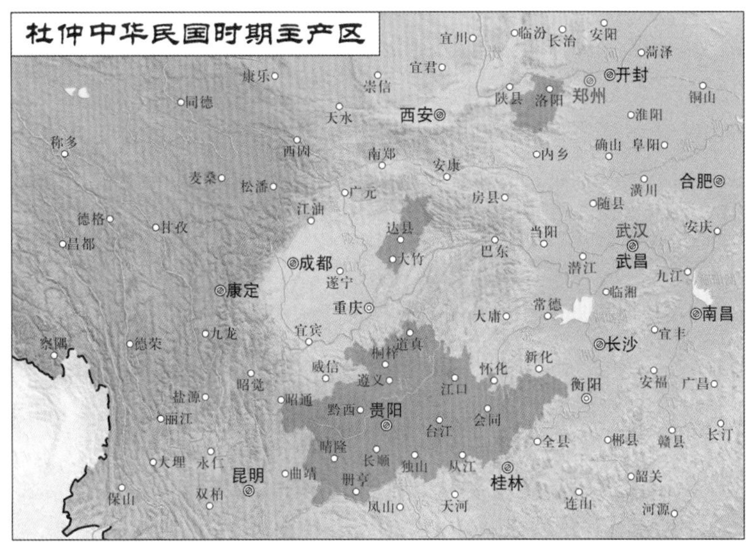

【古籍文献产地地理沿革】

《名医别录》记载杜仲“生上虞及上党、汉中”；南北朝时期杜仲产地扩大，增加“宜都”“建平”；唐、宋时期相似，在“商州”“峡州”基础上又增加“成州”；明时期提出“建平”“宜都”为道地产区；清时期产区扩展到湖南、湖北；民国时期产区又转向四川、河南、贵州。

【现代产区情况】

结合第四次全国中药资源普查数据，杜仲产区主要集中于四川、贵州、湖北、陕西、河南、云南等地。

【古代产地对应现代地区考】

（1）上党：指上党郡，春秋晋地，战国赵、韩各置上党郡：赵上党郡在山西和顺、榆社等地以南，南与韩的上党郡相接；韩上党郡有今山西沁河以东一带。秦取赵、韩两郡合置上党郡。治壶关县（今长治北）。西汉移治长子县（今长治北）。西汉辖境相当于今山西和顺、榆社等地以南，沁河流域以东地区。东汉末移治壶关县。其后辖境渐缩，治所屡迁：西晋移治潞县（今潞城东北四十里古城村）。前燕慕容儁移治安民城（在今襄垣北）。后治壶关县，北魏皇始元年（396年）又移治安民城，太平真君中复治壶关县。

（2）汉中：即汉中郡，战国秦惠王十三年（前325年）置。治南郑县（今陕西汉中）。辖境相当于今陕西秦岭以南，米仓山、大巴山以北，留坝、勉县以东，湖北郧阳、保康以西地区。西汉移治西城县（今陕西安康西北）。东汉复还旧治，后为张鲁所据，改名汉宁郡。

（3）上虞：西汉置。以舜避丹朱于此而名；或说以禹与诸侯会事讫，因相虞乐，故名（《水经·渐江水注》引《晋太康地记》）。治今浙江上虞，属会稽郡。

（4）商州：北周宣政元年（578年）改洛州置，因处古商于（於）之地得名。治上洛县（元废入州。今陕西商州）。隋大业三年（607年）改为上洛郡。唐武德元年（618年）复为商州。辖境相当于今陕西秦岭以南、旬河以东（旬阳除外）与湖北郧西上津镇地。天宝元年（742年）改为上洛郡。乾元元年（758年）复为商州。开元中属山南西道，后属京畿道。北宋属永兴军路，金属京兆府路，元属奉元路。

（5）峡州："峡"一作"硖"。北周武帝改拓州置，因扼三峡之口得名。治夷陵县（今宜昌西北，唐贞观时移治今宜昌，南宋端平初移治江南岸，元仍移江北）。辖境相当于今湖北宜昌等地，唐代略大。宋属荆湖北路。

（6）成州：西魏废帝以南秦州改名。治洛谷城（今西和洛峪镇）。辖境相当于今甘肃礼县、西和等地。隋移治上禄县（今礼县南）。唐属陇右道。辖境相当于今礼县、西和、成县地区。宝应元年（762年）地入吐蕃。贞元五年（789年）置行成州于同谷西界泥公山。咸通十三年（872年）复置州。后定治同谷县（今甘肃成县）。五代梁开平初改为汶州。后唐同光三年（925年）复旧名。北宋属秦凤路，南宋属利州路。辖境相当于今成县。蒙古省同谷县入州。

（7）建平：即建平郡，三国吴永安三年（260年）分宜都郡置。治巫县（今重庆巫山北部，西晋移治今重庆巫山），一说治信陵县（今湖北秭归东南部），属荆州。西晋又有建平都尉，咸宁元年（275年）改为郡，治巫县。吴、晋各有建平郡。西晋太康元年（280年）平吴，合并，治巫县。辖境相当于今重庆巫山和湖北秭归、兴山、恩施等地。南朝梁属信州。辖境缩小。

（8）宜都：南朝陈置。治今湖北宜都，为宜都郡治。隋开皇七年（611年）为松州治，十一年（615年）改名宜昌。唐武德二年（619年），复名宜都，为江州治。贞观八年（634年）后县属硖州。元属硖州路，明属夷陵州。

（9）绥定：即绥定府。清嘉庆七年（1802年）升达州置。治达县（今四川达川），属四川省。辖境相当于今四川达川、宣汉、开江、大竹、渠县等地。1913年废。

（10）洛阳："洛"本作"雒"，三国魏改。故城有二：一在今河南洛阳东白马寺二里洛河北岸。战国时改称雒阳。东周以后，东汉、三国魏、西晋、北魏均建都于此；新莽以此为陪都。绿林起义军所建立的更始帝，亦曾建都于此。秦置县，为三川郡治，汉以后至北周先后为河南郡、司州、洛州治。北魏末年，城被毁于战火。隋以后废。一在汉魏故城西十八里，即在今洛阳。隋大业初建，以为东都；武周续修，改称神都。隋、唐洛阳故城，是仅次于长安的第二大都市。隋（炀帝）、武周、五代唐均都于此；五代梁、晋、汉、周，北宋、金（宣宗以后）均以此为陪都。隋以后先后为河南郡、河南府、金昌府、河南路治。今洛阳旧城系金哀宗时改筑，仅当隋、唐故城洛北、沪西的一小部分。此洛阳应指后者。

（11）巴河：位于湖北东部。

（12）施南：即施南府。清雍正十三年（1737年）置。治恩施县（今湖北恩施）。属湖北省。乾隆后辖境相当于今湖北恩施建始、宣恩、咸丰、来凤、利川等地。1912年废。

（13）宝庆：即宝庆府。南宋宝庆元年（1225年）以理宗潜藩升邵州置。治邵阳县（今湖南邵阳）。辖境相当于今湖南安化、邵阳间的资水流域。元至元十四年（1277年）升为路。明洪武元年（1368年）又复为府。属湖广省。九年（1376年）增领武冈州，辖境扩至今武冈、新宁、城步等地。清属湖南省。1913年废。

32 连 翘

【中国药典基原】

本品为木犀科植物连翘*Forsythia suspensa*（Thunb.）Vahl的干燥果实。

【古籍文献产地记载】

古籍名称	古籍时期	古代地名	古 籍 描 述
《名医别录》	汉	太山	生太山山谷。八月采，阴干
《本草经集注》	南北朝		处处有，今用茎连花实也

（续表）

古籍名称	古籍时期	古代地名	古籍描述
《本草图经》	北宋	泰山 近京 河中 江宁府 泽州 润州 淄洲 兖州 鼎州 岳州 利州 南康军	连翘生**泰山**山谷，今**近京**及**河中**、**江宁府**、**泽**、**润**、**淄**、**兖**、**鼎**、**岳**、**利州**、**南康军**皆有之。有大翘、小翘二种，生下湿地或山岗上；叶青黄而狭长，如榆叶、水苏辈；茎赤色，高三、四尺许；花黄可爱；秋结实似莲作房，翘出众草，以此得名；根黄如蒿根。八月采房，阴干。其小翘生岗原之上；叶、花、实皆似大翘而细。南方生者，叶狭而小，茎短，才高一、二尺，花亦黄，实房黄黑，内含黑子如粟粒，亦名旱连草，南人用花、叶。中品鳢肠亦名旱莲，人或以此当旱连，非也。《尔雅》谓之连，一名异翘，一名连苕，又名连草。今南中医家说云：连翘盖有两种：一种似椿实之未开者，壳小坚而外完，无跗萼，剖之则中解，气甚芬馥，其实才干，振之皆落，不着茎也；一种乃如菡萏，壳柔，外有跗萼抱之，无解脉，亦无香气，干之虽久，着茎不脱，此甚相异也。今如菡萏者，江南下泽间极多。如椿实者，乃自蜀中来，用之亦胜江南者。据本草言，则蜀中来者为胜。然未见其茎叶如何也
《本草品汇精要》	明	泽州	【名】异翘、兰华、折根、三廉、连苕、连草、轵。【苗】(《图经》曰)……【地】(《图经》曰)生泰山山谷及河中、江宁府、润、淄、兖、鼎、岳利州、南康军皆有之。(道地)**泽州**【时】(生)春生苗。(采)八月取子壳。【收】阴干。【用】子壳。【色】黄褐。【味】苦。【性】平，微寒。【气】气味俱轻，阴中阳也。【臭】香
《本草原始》	明		始生太山山谷，今处处山谷有之。此物有二种，一种似椿实之未开者，壳小坚而外完，无跗萼，剖之则中解，气甚芬馥，其实才干，振之皆落，不著茎也。图经曰大翘者即此也。一种乃如菡萏，壳柔，外有跗萼抱之，无解脉，亦无香气，干之虽久，著茎不脱，图经曰小翘者即此也。俗多用如椿实者，其实折之其开片片相比如翘应以此得名尔
《药物出产辨》	民国	河南怀庆府 湖北郧阳府 湖北紫荆关 山东 山西	产**河南怀庆府**，**湖北紫荆关**、**郧阳府**，**山东**、**山西**等处均有出产。八月新。主治：苦，平、微寒……

【古籍文献产地图示】

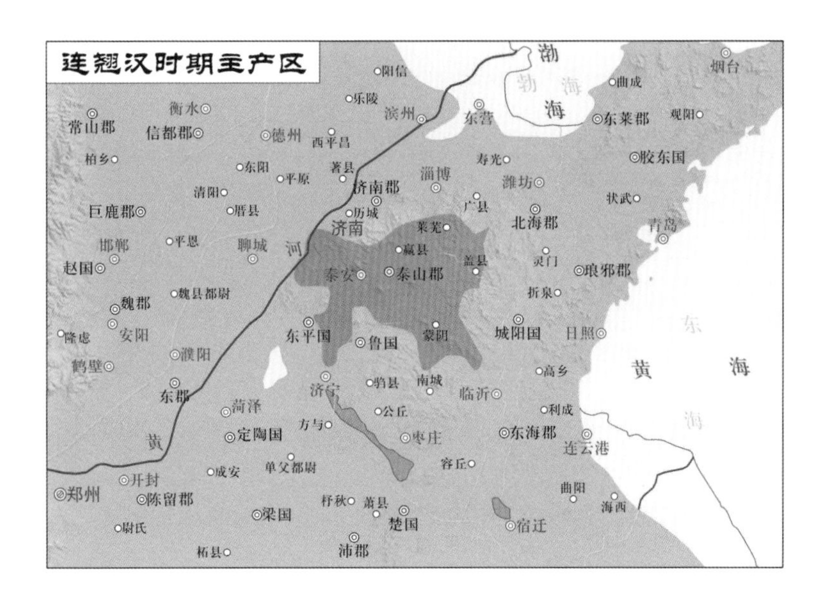
连翘汉时期主产区
渤海
烟台
阳信
曲成
乐陵
衡水
滨州
东营
东莱郡
观阳
常山郡
信都郡
德州
西平昌
柏乡
东阳
著县
寿光
胶东国
平原
淄博
潍坊
清阳
济南郡
状武
巨鹿郡
厝县
历城
广县
北海郡
青岛
济南
莱芜
邯郸
平恩
聊城
河
嬴县
赵国
泰安
泰山郡
盖县
灵门
琅邪郡
魏郡
魏县都尉
折泉
隆虑
安阳
东平国
蒙阴
城阳国
日照
东
鲁国
濮阳
鹤壁
驺县
南城
高乡
黄
海
东郡
菏泽
济宁
临沂
利成
公丘
方与
定陶国
枣庄
东海郡
黄
连云港
单父都尉
成安
容丘
开封
郑州
陈留郡
曲阳
杼秋
萧县
海西
梁国
楚国
尉氏
宿迁
柘县
沛郡

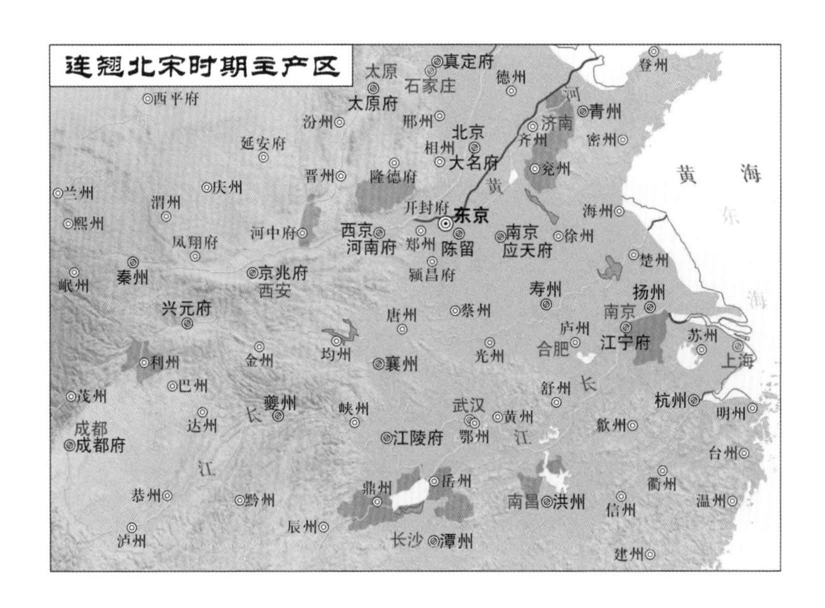
连翘北宋时期主产区
真定府
登州
太原
德州
石家庄
西平府
太原府
河
青州
汾州
邢州
济南
北京
齐州
密州
延安府
相州
大名府
晋州
隆德府
兖州
黄
海
兰州
庆州
渭州
黄
开封府
海州
东
熙州
东京
河中府
西京
南京
徐州
凤翔府
河南府
郑州
陈留
应天府
楚州
秦州
京兆府
颍昌府
岷州
西安
寿州
扬州
兴元府
唐州
蔡州
南京
庐州
苏州
金州
均州
合肥
江宁府
上海
利州
襄州
光州
巴州
舒州
长
茂州
杭州
明州
夔州
峡州
武汉
长
达州
黄州
歙州
成都
鄂州
江
成都府
江陵府
台州
江
岳州
衢州
鼎州
泰州
黔州
南昌
洪州
信州
温州
辰州
泸州
长沙
潭州
建州

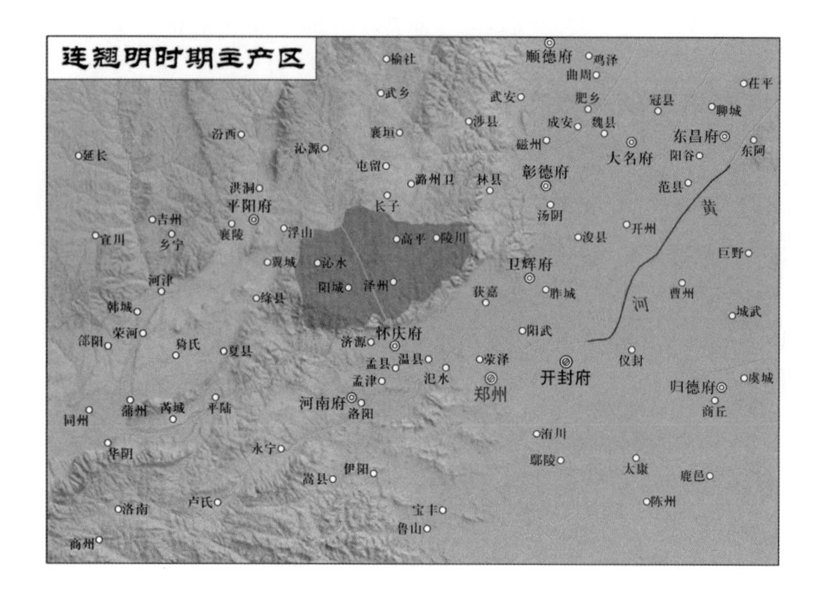
连翘明时期主产区
榆社
顺德府
鸡泽
曲周
茌平
武乡
武安
肥乡
冠县
聊城
汾西
沁源
襄垣
涉县
成安
魏县
东昌府
延长
屯留
磁州
大名府
阳谷
东阿
洪洞
潞州卫
林县
彰德府
范县
平阳府
长子
黄
吉州
汤阴
宜川
乡宁
襄陵
浮山
高平
陵川
开州
浚县
巨野
翼城
沁水
卫辉府
河津
阳城
泽州
获嘉
胙城
曹州
韩城
绛县
河
城武
荣河
怀庆府
阳武
郃阳
猗氏
夏县
济源
仪封
孟县
温县
荥泽
开封府
孟津
汜水
郑州
归德府
虞城
河南府
蒲州
芮城
平陆
洛阳
商丘
同州
洧川
华阴
永宁
伊阳
鄢陵
太康
嵩县
鹿邑
洛南
卢氏
宝丰
陈州
鲁山
商州

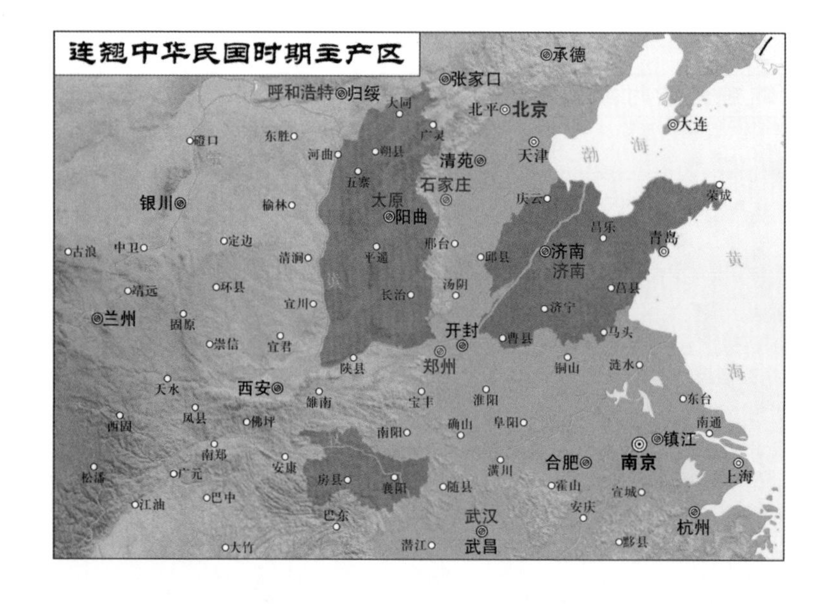
连翘中华民国时期主产区
承德
张家口
呼和浩特
归绥
大同
北平
北京
大连
磴口
东胜
广灵
河曲
朔县
清苑
天津
渤
海
五寨
石家庄
太原
银川
榆林
阳曲
庆云
荣成
古浪
中卫
定边
平遥
邢台
邱县
济南
青岛
清涧
黄
靖远
环县
长治
汤阴
莒县
宜川
济宁
兰州
固原
开封
崇信
宜君
曹县
陕县
郑州
铜山
涟水
海
天水
西安
雒南
宝丰
淮阳
东台
西固
凤县
佛坪
确山
阜阳
南通
南阳
镇江
南郑
安康
潢川
合肥
南京
上海
松潘
广元
房县
襄阳
随县
霍山
宜城
巴中
安庆
江油
巴东
武汉
杭州
武昌
大竹
潜江
黟县

【古籍文献产地地理沿革】

《名医别录》、南北朝《本草经集注》记载连翘产“太山”；宋代《本草图经》记载连翘产区较多，包括山东、河南、四川、湖北、湖南、湖北、江苏等；明时期提出“泽州”为道地产区；民国时期产“河南恒庆府，湖北紫荆关、郧阳府，山东、山西”。

【现代产区情况】

结合第四次全国中药资源普查数据和实地调查，连翘产区集中于山西安泽、古县、绛县、新绛、屯留，河南卢氏、洛宁、辉县、林州，陕西韩城等地。

【古代产地对应现代地区考】

（1）太山：“太山”之名，始见于沈约（南朝梁文学家）的《宋书》。泰山最早出处春秋时期《诗经·鲁颂》：“泰山岩岩，鲁邦所詹。”所以《名医别录》中“太山”应该指泰山，位于山东泰安北。

（2）近京：今河南开封附近。

（3）河中：即河中府。唐开元九年（721年），升蒲州置。以地当黄河中游得名。同年降为蒲州。天宝元年（742年）改为河东郡。乾元元年（758年），复为蒲州，三年（760年）又升为河中府。治河东县（今山西永济西南蒲州）。辖境相当于今山西西南部运城永济、临猗、河津、万荣等地和芮城、陕西大荔两地的部分地区。唐属河东道，北宋属永兴军路，金属河东南路，元属晋宁路。明洪武二年（1369年），降为蒲州。

（4）江宁府：五代南唐升元元年（937年）改金陵府置。建都于此，称为西都。治上元、江宁县（今江苏南京）。辖境相当于今江苏南京、镇江句容、常州溧阳等地。北宋开宝八年（975年）改为升州，天禧二年（1018年）复为江宁府。属江南东路。南宋初改建康府，元升为建康路，后改集庆路，明为应天府，清顺治二年（1645年）复改为江宁府。历为江南省、江苏省治。辖境相当于今江苏南京、镇江句容、常州溧阳等地。雍正八年（1730年）溧阳改属镇江府。1912年废。

（5）泽州：隋开皇初以建州改名，因州内濩泽水为名。治高都县（旋改丹川县，今山西晋城东北高都镇）。大业初改为长平郡，唐武德元年（618年）改为盖州。又于濩泽县（今阳城）置泽州，八年（625年）移治端氏县（今沁水东六十里端氏村），贞观元年（627年）移治晋城县（今山西晋城），废盖州，以其县来属。辖境相当于今山西晋城等地。天宝初改为高平郡，乾元初复为泽州。宋属河东路。金天会六年（1128年）改为南泽州，天德三年（1151年）复为泽州，属河东南路。元属晋宁路。明为直隶州，省晋城入州，属山西省。

（6）润州：隋开皇十五年（595年）置。以州东润浦得名。治延陵县（唐改名丹徒县，今江苏镇江）。大业三年（607年）废为延陵县。唐武德三年（620年）复置。辖境相当于今江苏镇江、南京、金坛等地。天宝元年（742年）改为丹阳郡，乾元元年（758年）复为润州。北宋政和三年（1113年）以徽宗潜邸，升为镇江府。

（7）淄州：隋开皇十六年（596年）置，治所在贝丘县。开皇十八年（598年）改名淄川县，即今山东淄博西南淄川城。大业初废。唐武德元年（618年）复置，治所在淄川县。天宝元年（742年）改淄川郡，乾元元年（758年）又改淄州。辖境相当于今山东淄博、邹平等地。蒙古中统五年（1264年）升为淄川路。

（8）兖州：西汉武帝所置十三刺史部之一。约当今山东西南部及河南东部，即北至山东莱芜、茌平、长清等地，东至沂河上游和莒县，东南至平邑、蒙阴等地，南至鱼台、单县、曹县，西南至河南鹿邑、淮阳、扶沟等地，西至开封、延津和古黄河。东汉治昌邑县（今山东金乡西北）。魏、晋移治廪丘县（今山东郓城西北）。其后治所屡有迁徙，辖境逐渐缩小。南朝宋元嘉三十年（453年）移治瑕丘城（隋置县，宋改瑕县，金改嵫阳县，今山东兖州）。唐辖境相当于今山东济宁、莱芜、泰安等地。明洪武十八年（1385年）升为兖州府。

（9）鼎州：北宋大中祥符五年（1012年）改朗州置，以神鼎出于其地得名。治武陵县（今常德）。辖境相当于今湖南常德、沅江等地。属荆湖北路。南宋乾道元年（1165年）升为常德府。

（10）岳州：隋开皇九年（589年）改巴州置。治巴陵县（今岳阳）。辖境相当于今湖南沅江等地以东，湘阴、平江等地以北地区。北宋以后逐渐缩小，南宋时只有今岳阳、南县等地。属荆湖北路。元至元十三年（1276年）升为岳州路。

（11）利州：西魏废帝三年（554年）改西益州置。治兴安县（隋改绵谷县，今广元）。隋大业初改为义成郡。唐武德元年（618年）复为利州。天宝元年（742年）改为益昌郡。乾元元年（758年）复为利州。辖境相当于今四川广元、青川、旺苍和陕西宁强等地部分地区。宋属利州路或利州东路。辖境略为缩小。元至元十四年（1277年）升为广元路。

（12）南康军：北宋太平兴国七年（982年）分洪、江等州置，治星子县（今江西庐山）。属江南西路。南宋绍兴初改属江南东路。辖境相当于今江西庐山、都昌、永修、安义等地。元至元十四年（1277年）升为路。

33 何 首 乌

【中国药典基原】

本品为蓼科植物何首乌*Polygonum multiflorum* Thunb. 的干燥块根。

【古籍文献产地记载】

古籍名称	古籍时期	古代地名	古籍描述
《本草图经》	北宋	顺州南河县 岭外 江南 西洛 嵩山 南京柘城县	何首乌,本出**顺州南河县**,**岭外**、**江南**诸州亦有,今在处有之,以**西洛**、**嵩山及南京柘城县**者为胜
《本草纲目》	明	南河县 恩州 韶州 潮州 贺州 广州 潘州四会县 邕州 桂州 康州 春州 高州 勒州 循州晋兴县	一云:春采根,秋采花。九蒸九曝,乃可服……苗如木,叶有光泽,形如桃柳,其背偏,皆单生不相对。有雌雄:雄者苗色黄白,雌者黄赤。根远不过三尺,夜则苗蔓相交,或隐化不见。春末、夏中、秋初三时,候晴明日兼雌雄采之。乘润以布帛拭去泥土,勿损皮,烈日曝干,密器贮之,每月再曝。用时去皮为末,酒下最良。遇有疾,即用茯苓汤下为使……明州刺史李远附录云:何首乌以出**南河县**及岭南**恩州**、**韶州**、**潮州**、**贺州**、**广州**、**潘州四会县**者为上,**邕州**、**桂州**、**康州**、**春州**、**高州**、**勒州**、**循州晋兴县**出者次之,真仙草也……方用新采者,去皮,铜刀切薄片,入甑内,以瓷锅蒸之。旋以热水从上淋下,勿令满溢,直候无气味,乃取出曝干用……
	唐*	虔州 江南	本出**虔州**,**江南**诸道皆有
《本草原始》	明		本出顺州南河县,岭外、江南诸州亦有,今在处有之,以西洛嵩山及南京柘城县者为胜。春生苗,叶叶相对,如山芋而不光泽。其茎蔓延竹木墙壁间。夏秋开黄白花,似葛勒花。结子有棱,似荞麦而细小,才如粟米大。秋冬取根,大者如拳,各有五棱瓣,似小甜瓜。有赤白二种,赤者雄,白者雌……赤白何首乌各半斤,米泔浸三夜,竹刀刮去皮,切,焙,石臼为末,炼蜜丸梧桐子大,每空心温酒下五十丸。亦可末服。明州刺史李远传经验:……

【古籍文献产地图示】

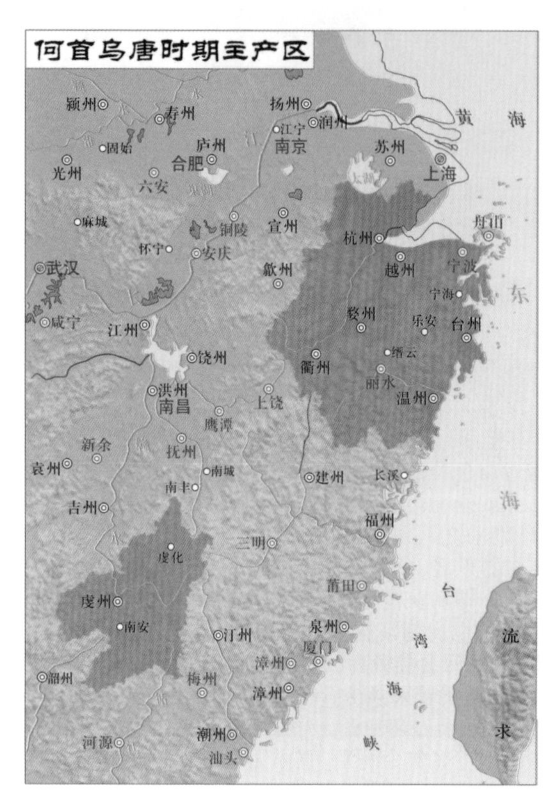
何首乌唐时期主产区
颍州
寿州
扬州
润州
黄
海
江宁
南京
苏州
庐州
固始
光州
合肥
六安
上海
麻城
铜陵
宣州
杭州
舟山
怀宁
安庆
宁波
武汉
歙州
越州
东
宁海
咸宁
江州
婺州
乐安
台州
饶州
缙云
衢州
洪州
丽水
南昌
温州
上饶
鹰潭
新余
抚州
袁州
南城
建州
长溪
南丰
吉州
福州
虔化
三明
莆田
台
虔州
南安
泉州
汀州
湾
流
漳州
厦门
韶州
梅州
漳州
海
潮州
河源
峡
求
汕头

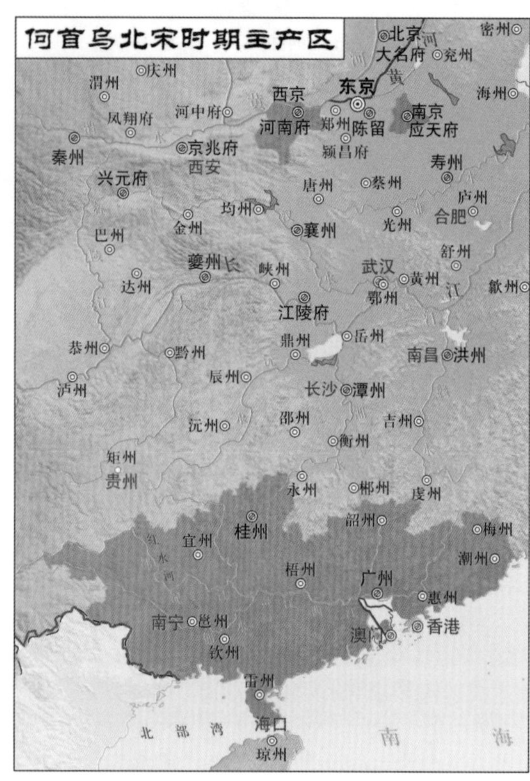
何首乌北宋时期主产区
北京
密州
大名府
兖州
庆州
渭州
西京
东京
海州
凤翔府
河中府
南京
河南府
郑州
陈留
应天府
秦州
京兆府
颍昌府
西安
寿州
兴元府
唐州
蔡州
庐州
均州
金州
襄州
光州
合肥
巴州
舒州
夔州
峡州
武汉
黄州
达州
歙州
鄂州
江陵府
恭州
黔州
鼎州
岳州
南昌
洪州
泸州
辰州
长沙
潭州
沅州
邵州
吉州
衡州
矩州
贵州
永州
郴州
虔州
韶州
梅州
宜州
桂州
潮州
梧州
广州
惠州
南宁
邕州
钦州
澳门
香港
雷州
北部湾
海口
南
海
琼州

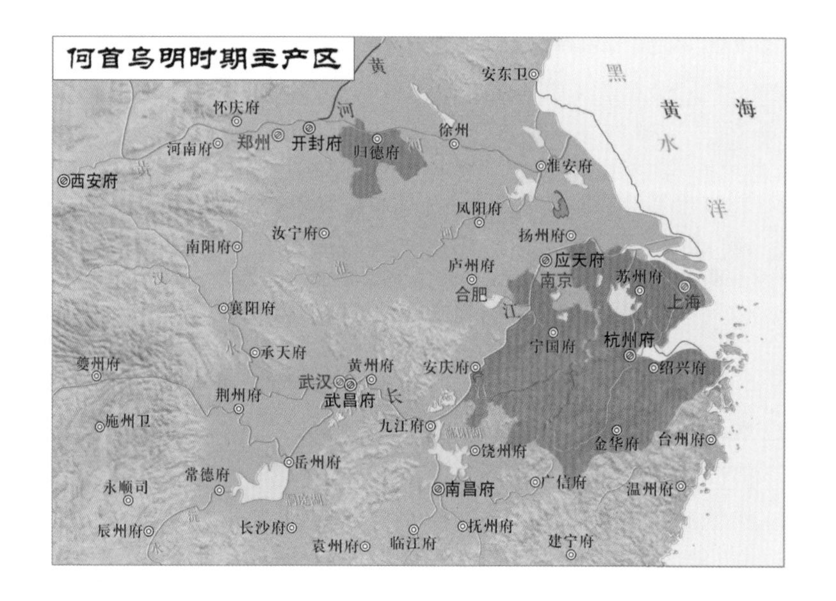
何首乌明时期主产区
黄
安东卫
黑
黄
海
怀庆府
河
徐州
郑州
开封府
归德府
河南府
水
淮安府
西安府
凤阳府
洋
汝宁府
扬州府
南阳府
庐州府
应天府
南京
苏州府
合肥
上海
襄阳府
江
宁国府
杭州府
承天府
夔州府
黄州府
安庆府
绍兴府
武汉
荆州府
武昌府
长
施州卫
九江府
金华府
台州府
岳州府
饶州府
永顺司
常德府
广信府
南昌府
温州府
辰州府
长沙府
抚州府
袁州府
临江府
建宁府

【古籍文献产地地理沿革】

明代《本草纲目》收录唐时期有关记载“本出虔州，江南诸道皆有”，宋时期以后产区类似，涉及河南、安徽、江苏、浙江、广东、广西等地。

【现代产区情况】

结合第四次全国中药资源普查数据和实地调查，何首乌分布广泛，产区主要集中于四川盐边，云南文山、丘北、富宁、双柏、罗平、云龙、永胜，广东高州、德庆、郁南，广西隆安等地。

【古代产地对应现代地区考】

（1）岭外：“岭”一作“领”。即“岭南”“领南”，亦称“领表”“岭表”。从中原人看来，岭南地区处在五岭之外，故名。

（2）河南柘城县：隋开皇十六年（596年）置。治今河南柘城北。属宋州。唐贞观元年（627年）废入谷熟、宁陵两地，永淳元年（682年）复置。北宋属应天府。金、元属睢州。明嘉靖中移治今柘城。明、清属归德府。

（3）韶州：隋开皇九年（589年）以东衡州改置。取州北韶石为名。治曲江县（今广东韶关西南，南汉移治今广东韶关）。十一年（591年）废入广州。唐武德四年置番州，贞观元年（627年）复改为韶州。辖境相当于今广东韶关曲江、乐昌、仁化、南雄、翁源、始兴、乳源等地。五代南汉分南雄、始兴地置雄州，辖境缩小。元至元十五年（1278年）升为韶州路。

（4）潮州：隋开皇十一年（591年）置。以“潮流往复”得名。治海阳县（今广东潮州）。大业三年（607年）改义安郡。唐武德四年（621年）复为潮州。辖境相当于今广东梅州、汕头所辖地区（兴宁、五华两地除外）。天宝、至德时曾改为潮阳郡。五代时南汉割今梅州及梅县、平远、蕉岭等三地地置敬州（宋改为梅州），辖境缩小。宋属广南东路。元至元十六年（1279年）升为潮州路。

（5）恩州：唐贞观二十三年（649年）置。治齐安县（至德中改为恩平县，今恩平东北）。大顺二年（891年）移治阳江县（今阳江）。辖境相当于今广东阳江、恩平两地。宋属广南东路。庆历八年（1048年）因河北路有恩州，改名南恩州。

（6）贺州：隋开皇九年（589年）平陈置。因贺水为名。大业二年（606年）废，唐武德四年（621年）复置。治临贺县（今广西贺州东南贺街）。辖境相当于今贺州等地。属岭南道，宋属广南西路。元时扩大至今广东怀集，属湖广行省。明洪武十年（1377年）降为贺县。

（7）广州：三国吴黄武五年（226年）分交州东部置。旋废。永安七年（264年）复置。治番禺县（今广东广州）。辖境相当于今广东、广西桂江中上游、容县、北流以南，宜州以西北以外的大部分地区。南朝以后辖境渐小。隋大业初改为南海郡。唐武德时复为广州。治南海县（今广州）。五代南汉升为兴元府，并建都于此。宋复为广州，治南海、番禺两县（今广州）。元升为广州路。唐为岭南道、宋为广南东路治。

（8）潘州：唐贞观八年（634年）改南宕州置。治茂名县（今广东高州）。辖境相当于今广东茂名、吴川等地。天宝、至德时曾改为南潘郡。北宋开宝五年（972年）省入高州。

（9）岭南四会县：秦置。县因东有古津水、浈江，西有建水，北有龙江，四水俱臻得名。治今广东四会（会城）。历属南海郡、广州、端州、肇庆路、肇庆府。1993年改为市。

（10）邕州：唐贞观六年（632年）改南晋州为邕州。因邕溪水为名。治宣化县（今广西南宁南），北宋皇祐中移今广西南宁。辖境相当于今广西南宁、平果、巴马、大新、天等、德保、宁明、凭祥等地。属岭南道，为邕管经略使治。五代晋天福七年（942年）改名诚州，南汉初复旧。宋增入今广西崇左、上思、龙州、百色、马山、都安和贵州望谟、册亨等地。属广南西路。元至元十六年（1279年）改为邕州路。泰定元年（1324年）改为南宁路。

（11）桂州：南朝梁天监六年（507年）分广州苍梧、郁林之境置。无定治。因桂江为名（《元和志》）。大同六年（540年）始移治始安县（唐至德二载改为临桂县。今桂林）。隋大业三年（607年）改为始安郡。唐武德四年（621年）复为桂州。辖境相当于今广西桂林等地。南宋绍兴三年（1133年）以高宗潜邸，升为静江府。唐、宋时为桂管经略使、广南西路治。

（12）康州：本南康州，唐武德四年（621年）分端州之端溪县置，九年（626年）废。贞观元年（627年）复置南康州，十一年（637年）又废，十二年（638年）复置，改为康州。治端溪县（今广东德庆）。辖境相当于今广东德庆、郁南两地和云浮北部地。北宋开宝五年（972年）废，旋复置。治平后增辖今罗定及云浮南部地区，属广南东路。南宋绍兴元年（1131年）升为德庆府。

（13）春州：唐武德四年（621年）置。治阳春县（今阳春）。辖境相当于今广东阳春中、南部地。北宋大中祥符末废入新州。旋复，熙宁六年（1073年）又废入南恩州。

（14）高州：南朝梁置。治高凉县（今广东阳江西）。隋大业初改为高凉郡，唐武德六年（623年）复置高州。贞观二十三年（649年）移治良德县（今高州东北）。天宝元年（742年）改为高凉郡，乾元元年（758年）复为高州。大历十一年（776年）移治电白县（今高州东北）。辖境相当于今广东高州、电白部分地区。北宋辖境扩大至今茂名全境，属广南西路。元至元十五年（1278年）置安抚司，十七年（1280年）改置高州路。

（15）循州晋兴县：循州，隋开皇十年（595年）置。以境内循江为名（《元和志》）。治归善县（今广东惠东西北，唐初移治今广东惠州东）。大业三年（607年）改为龙川郡，唐武德五年（622年）复为循州。辖境相当于今广东惠州、新丰、兴宁、五华、陆丰、海丰、河源等地和揭西西部地区。五代南汉移治龙川县（今广东龙川西佗城），又分置祯州（后改为惠州），辖境缩小。宋属广南东路。元至元十三年（1276年）升为路，二十三年（1286年）复降为州。属江西行省。明洪武二年（1369年）省入惠州府。

（16）西洛嵩山：《本草纲目》引颂曰："何首乌……以西洛、嵩山及河南柘城县者为胜。"其中"西洛""嵩山"在今河南登封北。

34 羌 活

【中国药典基原】

本品为伞形科植物羌活*Notopterygium incisum* Ting ex H. T. Chang或宽叶羌活*N. franchetii* H. de Boiss.的干燥根茎和根。

【古籍文献产地记载】

古籍名称	古籍时期	古代地名	古 籍 描 述
《名医别录》	汉	雍州 陇西南安	一名胡王使者，一名独摇草。此草得风不摇，无风自动。生**雍州**，或**陇西南安**。二月、八月采根，暴干
《本草图经》	北宋	雍州 陇西南安 蜀汉	独活……出**雍州**川谷或**陇西南安**，今**蜀汉**出者佳。春生苗，叶如青麻；六月开花，作丛，或黄或紫；结实时叶黄者，是夹石上生；叶青者，是土脉中生。此草得风不摇，无风自动……二月、八月采根，暴干用……今人以紫色而节密者为羌活……**陇西**者，紫色，秦陇人呼为山前独活
《本草品汇精要》	明	蜀汉	【名】羌青，护羌使者。【苗】(《图经》曰）春生苗，叶如青麻……谨按旧本羌独不分，混而为一，然其形色功用不同，表里行经亦异，故分为二，则各适其用也。【地】(《图经》曰）出雍州川谷或陇西南安及文州宁化军。(道地）今**蜀汉**出者佳。【时】(生）春生苗。(采）二月、八月取根。【收】曝干。【用】根节密者为佳。【质】类川大黄苗而有节。【色】紫赤
	南北朝*	益州北部 西川	(陶隐居云）出**益州北部**及**西川**

（续表）

古籍名称	古籍时期	古代地名	古 籍 描 述
《本草原始》	明	雍州 陇西南安 益州北郡	亦生**雍州**川谷及**陇西南安**、**益州北郡**。此州县并是羌地，故此草以羌名。其苗叶如青麻，故《本经》名羌青……以羌中来者为良，故《本经》名护羌使者……故《吴普本草》名胡王使者
《本草述》	清	陇西 南安 雍州	一名羌活……因此种生于**雍州**川谷或**陇西南安**
《药物出产辨》	民国	四川打箭炉 灌县 龙安府 江油县 陕西 云南	产**四川打箭炉**、**灌县**、**龙安府**、**江油县**等处为佳，**陕西**次之，**云南**又次之

【古籍文献产地图示】

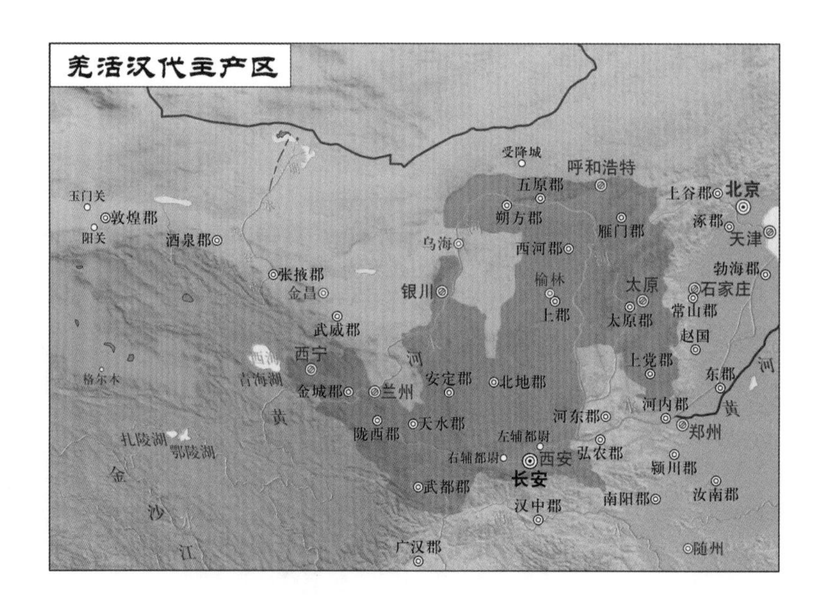

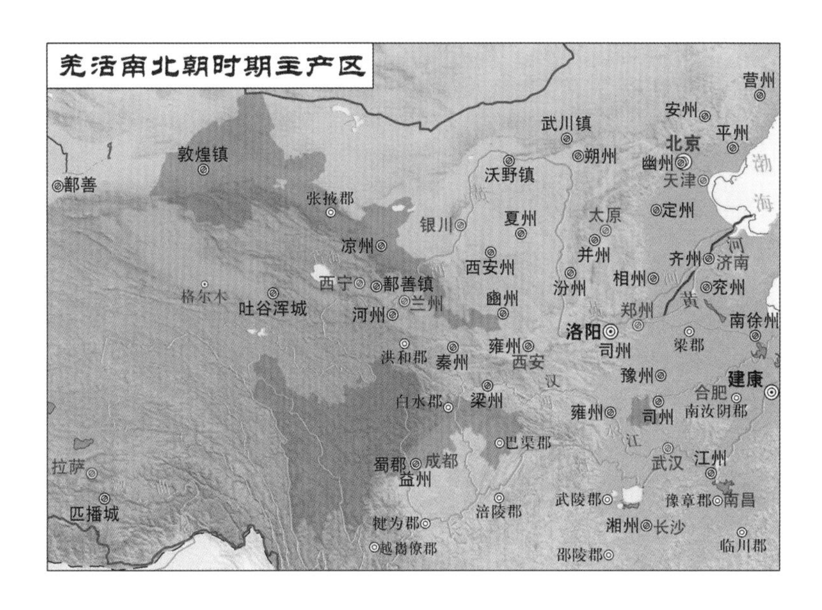
羌活南北朝时期主产区
营州
安州
武川镇
北京
平州
敦煌镇
朔州
幽州
渤
鄯善
沃野镇
天津
海
张掖郡
太原
定州
银川
夏州
凉州
并州
齐州
河
济南
西安州
相州
兖州
西宁
鄯善镇
汾州
格尔木
吐谷浑城
兰州
豳州
郑州
黄
河州
南徐州
洛阳
梁郡
洪和郡
雍州
司州
秦州
西安
豫州
建康
汉
白水郡
梁州
合肥
雍州
司州
南汝阴郡
巴渠郡
江
蜀郡
成都
武汉
江州
拉萨
益州
匹播城
武陵郡
豫章郡
南昌
涪陵郡
犍为郡
湘州
长沙
越嶲僚郡
邵陵郡
临川郡

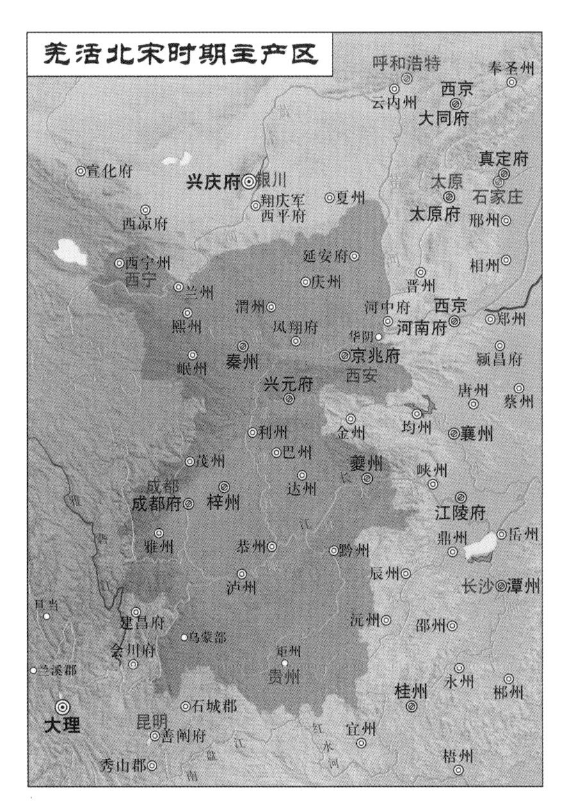
羌活北宋时期主产区
呼和浩特
奉圣州
西京
云内州
大同府
真定府
宣化府
兴庆府
银川
太原
翔庆军
夏州
石家庄
西平府
太原府
邢州
西凉府
延安府
相州
西宁州
西宁
庆州
晋州
兰州
渭州
河中府
西京
郑州
熙州
凤翔府
河南府
华阴
岷州
秦州
京兆府
颍昌府
西安
兴元府
唐州
蔡州
利州
金州
均州
襄州
巴州
茂州
夔州
峡州
成都
达州
成都府
梓州
江陵府
江
雅州
恭州
黔州
鼎州
岳州
辰州
泸州
长沙
潭州
建昌府
沅州
邵州
乌蒙部
会川府
矩州
贵州
桂州
永州
郴州
大理
石城郡
昆明
善阐府
宜州
秀山郡
梧州

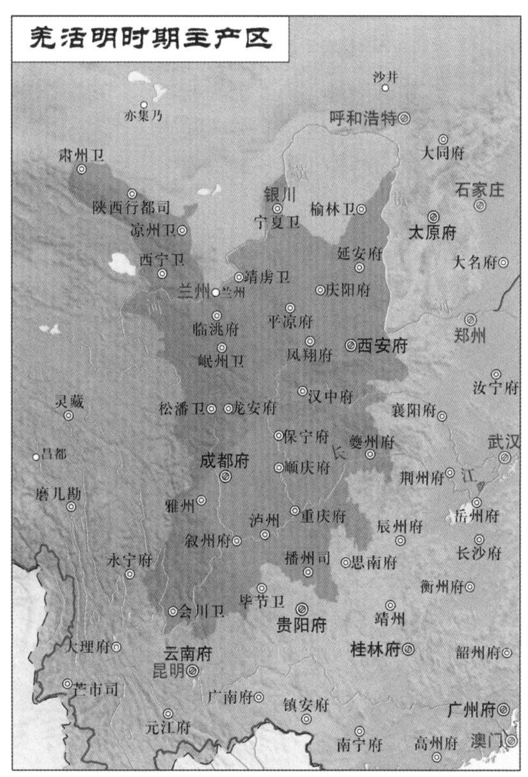
羌活明时期主产区
沙井
亦集乃
呼和浩特
大同府
肃州卫
石家庄
银川
陕西行都司
榆林卫
宁夏卫
凉州卫
太原府
延安府
西宁卫
大名府
靖虏卫
兰州
庆阳府
平凉府
临洮府
郑州
凤翔府
西安府
岷州卫
汝宁府
灵藏
汉中府
松潘卫
龙安府
襄阳府
保宁府
武汉
昌都
夔州府
成都府
顺庆府
荆州府
江
磨儿勘
雅州
泸州
重庆府
岳州府
辰州府
叙州府
永宁府
长沙府
播州司
思南府
衡州府
毕节卫
会川卫
贵阳府
靖州
大理府
云南府
桂林府
韶州府
昆明
芒市司
广南府
镇安府
广州府
元江府
南宁府
高州府
澳门

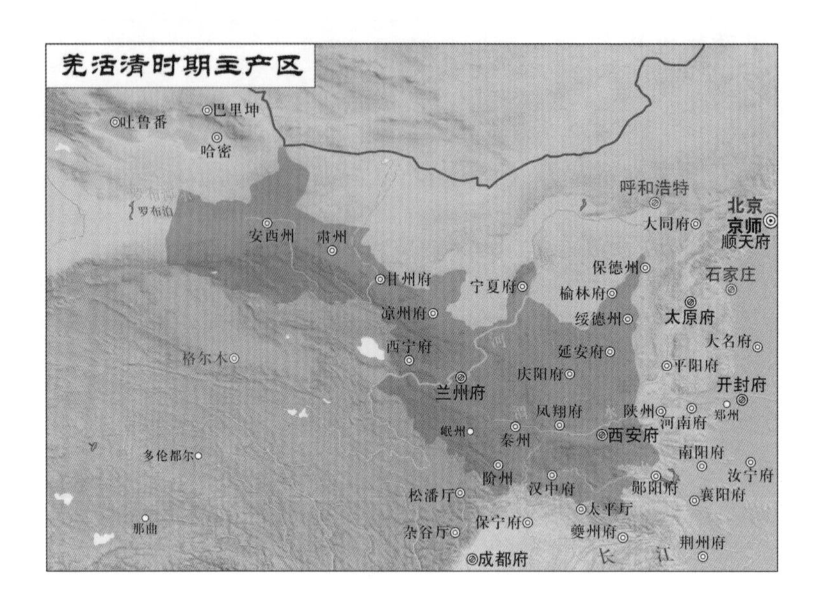
羌活清时期主产区
吐鲁番
巴里坤
哈密
罗布泊
安西州
肃州
甘州府
宁夏府
凉州府
西宁府
格尔木
兰州府
呼和浩特
大同府
北京
京师
顺天府
保德州
石家庄
榆林府
太原府
绥德州
大名府
延安府
平阳府
庆阳府
开封府
凤翔府
陕州
郑州
河南府
岷州
秦州
西安府
南阳府
多伦都尔
阶州
汉中府
郧阳府
汝宁府
襄阳府
松潘厅
太平厅
那曲
保宁府
杂谷厅
夔州府
荆州府
成都府
长
江

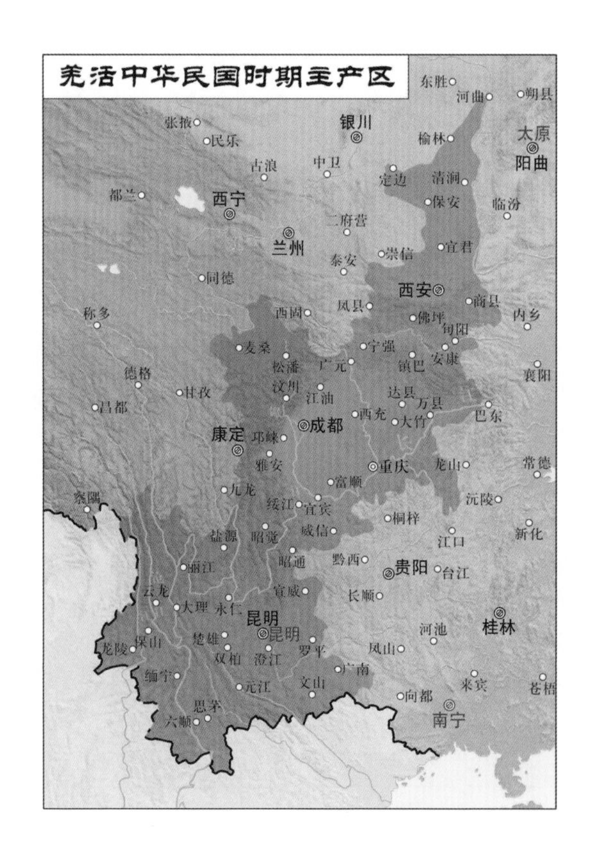
羌活中华民国时期主产区
东胜
河曲
朔县
张掖
银川
榆林
太原
阳曲
民乐
古浪
中卫
定边
清涧
都兰
西宁
保安
临汾
二府营
兰州
宜君
崇信
秦安
同德
西安
商县
称多
西固
凤县
佛坪
内乡
旬阳
麦桑
松潘
广元
宁强
镇巴
安康
德格
汶州
江油
达县
万县
襄阳
甘孜
昌都
西充
大竹
巴东
康定
邛崃
成都
雅安
重庆
龙山
常德
察隅
九龙
富顺
绥江
宜宾
沅陵
桐梓
盐源
昭觉
威信
江口
新化
丽江
昭通
黔西
贵阳
台江
云龙
宣威
长顺
大理
永仁
昆明
桂林
河池
龙陵
保山
楚雄
双柏
昆明
罗平
凤山
澄江
广南
缅宁
元江
文山
向都
来宾
苍梧
思茅
南宁
六顺

【古籍文献产地地理沿革】

《名医别录》记载羌活产地为“雍州”及“陇西南安”，即今陕西中部、甘肃东南部、宁夏南部及青海黄河以南；南北朝时期产“益州北部”和“西川”，即今四川、湖北和甘肃一带；宋时期在东汉产地的基础上增加了四川；明清时期产地变化不大；民国《药物出产辨》指出道地产区为四川打箭炉、灌县、龙安府、江油县等处，陕西、云南次之。

【现代产区情况】

结合第四次全国中药资源普查数据和实地调查，羌活分布于甘肃、四川、青海、山西、陕西、湖北，以及西藏、新疆、云南等地。

【古代产地对应现代地区考】

（1）雍州：东汉兴平元年（194年）分凉州河西四郡置。治姑臧县（今甘肃武威），辖境相当于今甘肃河西走廊地区。建安十八年（213年）复《禹贡》九州，遂并三辅之地及凉州入雍州。治长安县（今西安西北），辖境相当于今陕西中部，甘肃、宁夏南部及青海湟水流域。魏文帝复分置凉州，辖境只有今陕西中部及甘肃东南部。其后逐渐缩小。唐时辖今陕西秦岭以北、乾县以东、铜川以南、渭南以西地。为关内道采访使治。

（2）陇西南安：即陇西郡。战国秦昭襄王二十八年（前279年）以义渠地置。因在陇山以西得名。治狄道县（今甘肃临洮）。西汉时辖境相当于今甘肃陇西、天水等地以西，礼县、舟曲、卓尼、岷县等地以北及广河以东、以南的洮河中游地区。东汉西境扩大至今青海尖扎、同仁等地以东，南境缩小至今岷县一带，东境仅有今武山、礼县以西地区。南安，即今陇西南安镇。

（3）益州：西汉武帝以《禹贡》梁州益以新开辟西南夷地置，故名。为十三刺史部之一。察郡八。有今四川、贵州、云南三地大部分，湖北西北部和甘肃小部分地区。东汉初治雒县（今四川广汉北）；中平中移治绵竹县（今四川德阳东北）；兴平中又移治成都县（今四川成都）。东汉时北部武都郡地分属凉州，辖境缩小；南部因哀牢夷内属，增置永昌郡，辖境扩大。三国魏以后辖境不断缩小。东北部分置梁州，西晋南部分置宁州，南朝梁及西魏，北周又多所分置。隋大业三年（607年）改为蜀郡，唐武德初复为益州，辖境仅有今成都周围。天宝元年（742年）改为蜀郡。至德二载（757年）升为成都府。北宋太平兴国六年（981年）降为益州，端拱元年（988年）复为成都府，淳化五年（994年）又降为益州，嘉祐五年（1060年）复为成都府。

（4）四川打箭炉：“打箭炉”本地名，即今四川康定。此地为达、折两水汇流之处，藏语谓汇流为“渚”，故称“达折渚”，音讹附会为“打箭炉”。清雍正七年（1729年）置厅，属雅州府。光绪三十年（1904年）升直隶厅，属四川省。辖厅西诸土司，相当今四川甘孜藏族自治州及西藏宁静山以东地区。其后各土司陆续改流，分置府、州、厅、县，辖境缩小。宣统三年（1911年）改为康定府。1913年废府。改置康定县。

（5）龙安府：明嘉靖四十五年（1566年）改龙州宣抚司置。治今平武（万历中置宁武县为附郭，后改平武县）。辖境相当于今四川平武和江油，以及青川、北川部分地区。明、清属四川省。1913年废。

35 青　蒿

【中国药典基原】

本品为菊科植物黄花蒿 *Artemisia annua* L. 的干燥地上部分。

【古籍文献产地记载】

古籍名称	古籍时期	古代地名	古籍描述
《本草图经》	北宋	华阴	生**华阴**川泽，今**处处**有之。春生苗，叶极细，嫩时人亦取杂诸香菜食之，至夏高三、五尺；秋后开细淡黄花，花下便结子，如粟米大，八、九月间采子，阴干。根、茎、子、叶并入药用，干者炙作饮香，尤佳。青蒿亦名方溃。凡使子勿使叶，使根勿使茎，四者若同，反以成疾。得童子小便浸之良。治骨蒸热劳为最，古方多单用者
《本草品汇精要》	明	汝阴 荆 豫 楚州	【名】青蒿、方溃、犼蒿、菣、蒿菣。【苗】（《图经》曰）……【地】（《图经》曰）……（道地）**汝阴荆豫楚州**。【时】（生）春生苗。（采）八月、九月取。【取】暴干。【用】根茎子叶。【质】类野艾而蒿背不白。【色】青白。【味】苦。【性】寒泄。【气】味厚于气阴也……

【古籍文献产地图示】

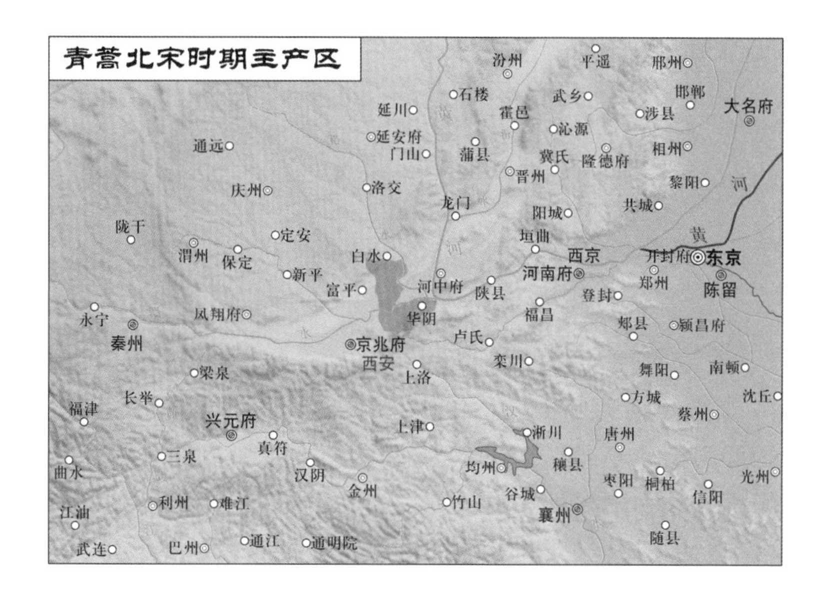
青蒿北宋时期主产区
汾州
平遥
邢州
石楼
武乡
邯郸
大名府
延川
霍邑
涉县
沁源
延安府
门山
蒲县
冀氏
隆德府
相州
通远
晋州
黎阳
庆州
洛交
龙门
阳城
共城
陇干
定安
垣曲
黄
河
渭州
保定
白水
西京
开封府
东京
新平
河中府
河南府
郑州
陈留
富平
陕县
登封
永宁
凤翔府
华阴
福昌
郏县
颍昌府
秦州
卢氏
京兆府
西安
栾川
梁泉
上洛
舞阳
南顿
长举
方城
沈丘
福津
兴元府
上津
淅川
蔡州
唐州
真符
三泉
穰县
曲水
汉阴
均州
枣阳
桐柏
光州
信阳
金州
谷城
利州
难江
竹山
江油
襄州
随县
武连
巴州
通江
通明院

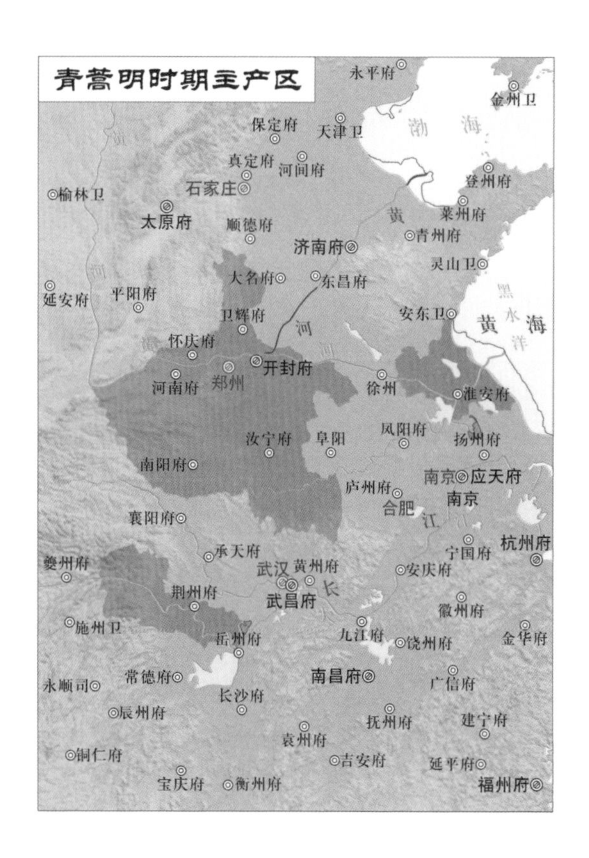
青蒿明时期主产区
永平府
金州卫
保定府
天津卫
渤
海
真定府
河间府
石家庄
登州府
榆林卫
莱州府
太原府
顺德府
黄
济南府
青州府
灵山卫
大名府
东昌府
延安府
平阳府
黑
水
洋
卫辉府
安东卫
黄
海
河
怀庆府
开封府
郑州
河南府
徐州
淮安府
汝宁府
阜阳
凤阳府
扬州府
南阳府
南京
应天府
庐州府
合肥
南京
江
襄阳府
宁国府
杭州府
承天府
夔州府
武汉
黄州府
安庆府
长
荆州府
武昌府
徽州府
施州卫
九江府
岳州府
饶州府
金华府
永顺司
常德府
南昌府
广信府
长沙府
辰州府
抚州府
建宁府
袁州府
铜仁府
吉安府
延平府
宝庆府
衡州府
福州府

【古籍文献产地地理沿革】

宋代《本草图经》记载青蒿“生华阴川泽”；明代《本草品汇精要》提出青蒿道地产区为“汝阴、荆、豫、楚州”。

【现代产区情况】

结合第四次全国中药资源普查数据和实地调查，青蒿分布非常广泛。

【古代产地对应现代地区考】

（1）华阴：今陕西省渭南华阴。

（2）汝阴：即汝阴郡。三国魏景初二年（238年）置。治汝阴县（今安徽阜阳），属豫州。后废。西晋泰始二年（266年）分汝南郡复置。辖境相当于今安徽颍河流域以西和河南新蔡、淮滨等地。其后渐小。北魏孝昌中为颍州治。隋开皇初废。大业初及唐天宝、至德间，又曾改颍州为汝阴郡。另有南汝阴郡，东晋侨置，南朝梁天监五年（506年）改为汝阴郡，治汝阴县（今安徽合肥）。为豫州治。后又为南豫州、合州治。隋开皇初废。

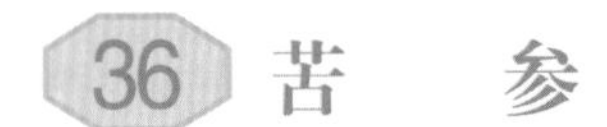

36 苦　参

【中国药典基原】

本品为豆科植物苦参 *Sophora flavescens* Ait. 的干燥根。

【古籍文献产地记载】

古籍名称	古籍时期	古代地名	古 籍 描 述
《名医别录》	汉	汝南	一名地槐，一名菟槐，一名骄槐，一名白茎，一名虎麻，一名岑茎，一名禄白，一名陵郎。生**汝南**及田野。三月、八月、十月采根，暴干
《本草经集注》	南北朝		……今出**近道**，**处处**有。叶极似槐树，故有槐名。花黄，子作荚。根味至苦恶
《本草图经》	北宋	汝南 河北	苦参生**汝南**山谷及田野，今近道处处皆有之。其根黄色，长五、七寸许，两指粗细；三、五茎并生，苗高三、二尺

（续表）

古籍名称	古籍时期	古代地名	古 籍 描 述
			以来；叶碎青色，极似槐叶，故有水槐名，春生冬凋；其花黄白，七月结实如小豆子。**河北**生者无花子。五月、六月、八月、十月采根，曝干用……
《本草品汇精要》	明	成德军 泰州 邵州	无毒……【名】水槐、地槐、菟槐、骄槐、虎麻、芩茎、陵郎、禄白、白茎……【苗】……【地】……（道地）**成德军**、**泰州**、**邵州**。【时】（生）春生苗。（采）三月、八月、十月取根实。【收】暴干。【用】根实。【质】根如桑，根实如小豆。【色】黄白。【味】苦。【性】寒泄。【气】气薄味厚阴也。【臭】腥……
《药物出产辨》	民国	广西贺县 北江 乐昌 城口 连州	产**广西贺县**，**广东北江**、**乐昌**、**城口**、**连州**等处。主治：苦，寒……

【古籍文献产地图示】

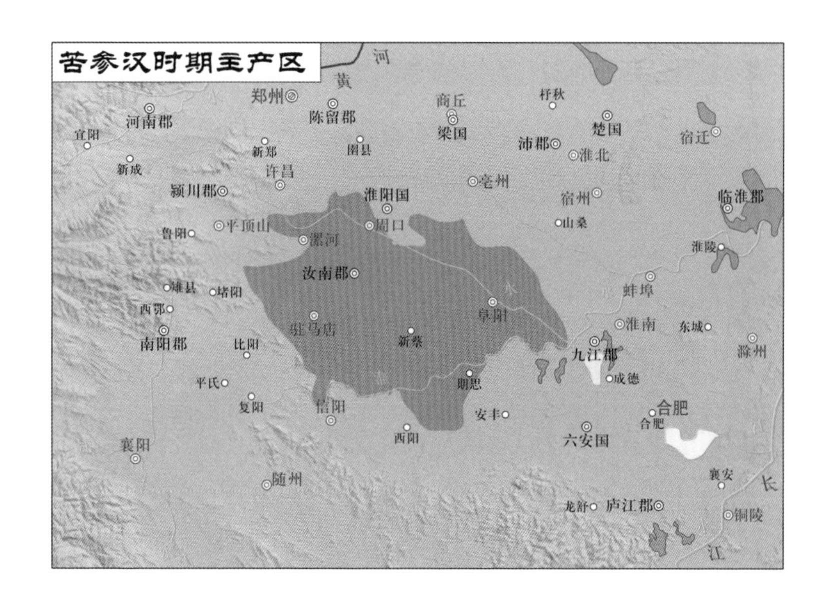

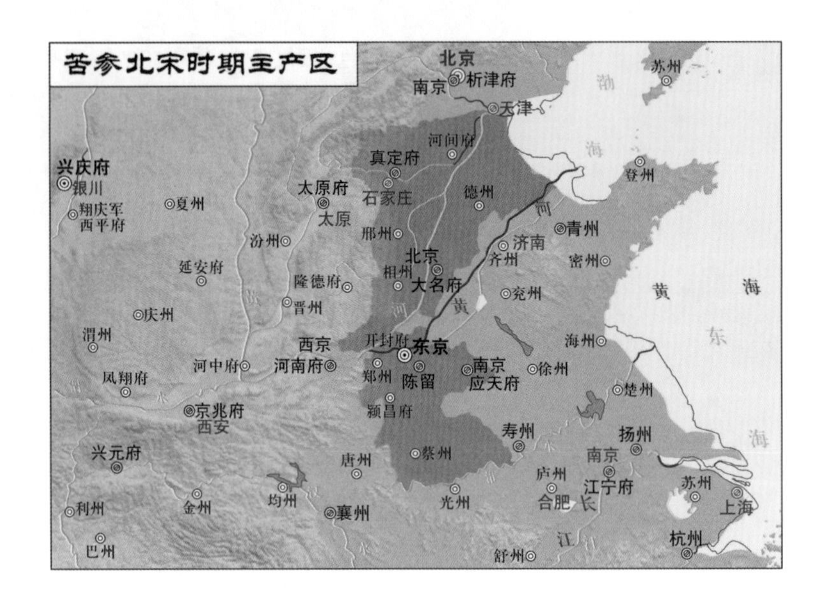
苦参北宋时期主产区
北京
南京
析津府
苏州
渤
天津
河间府
真定府
海
兴庆府
银川
太原府
石家庄
德州
登州
翔庆军
西平府
夏州
太原
河
邢州
济南
青州
汾州
北京
齐州
密州
延安府
隆德府
相州
大名府
黄
晋州
兖州
黄
海
庆州
渭州
西京
开封府
东京
海州
东
河中府
河南府
南京
徐州
凤翔府
郑州
陈留
应天府
楚州
京兆府
西安
颍昌府
寿州
扬州
海
兴元府
蔡州
唐州
南京
庐州
江宁府
苏州
均州
光州
合肥
长
上海
利州
金州
襄州
杭州
巴州
江
舒州

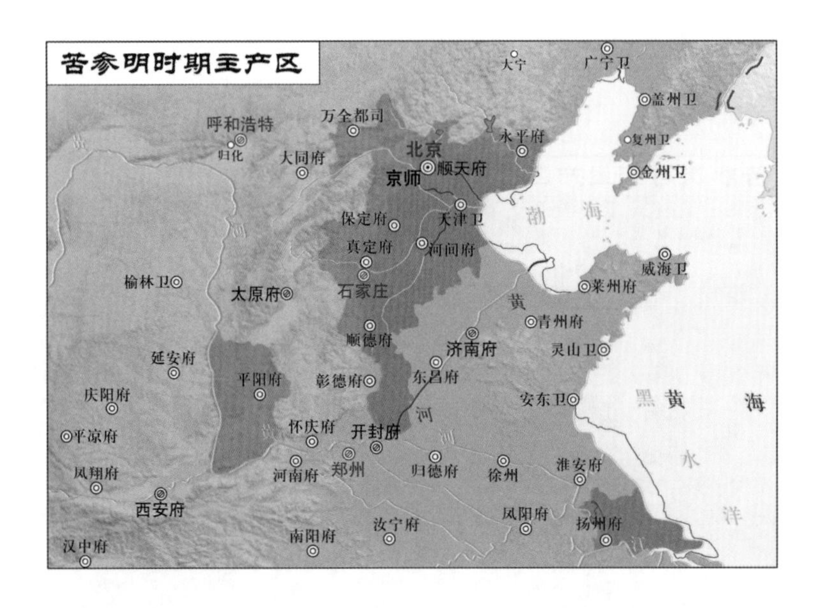
苦参明时期主产区
大宁
广宁卫
盖州卫
万全都司
呼和浩特
水平府
归化
大同府
北京
复州卫
京师
顺天府
金州卫
天津卫
渤
海
保定府
真定府
河间府
威海卫
榆林卫
太原府
石家庄
莱州府
黄
青州府
顺德府
济南府
灵山卫
延安府
平阳府
彰德府
东昌府
庆阳府
安东卫
黑
黄
海
平凉府
怀庆府
开封府
河
水
凤翔府
河南府
郑州
归德府
徐州
淮安府
西安府
凤阳府
扬州府
洋
南阳府
汝宁府
汉中府

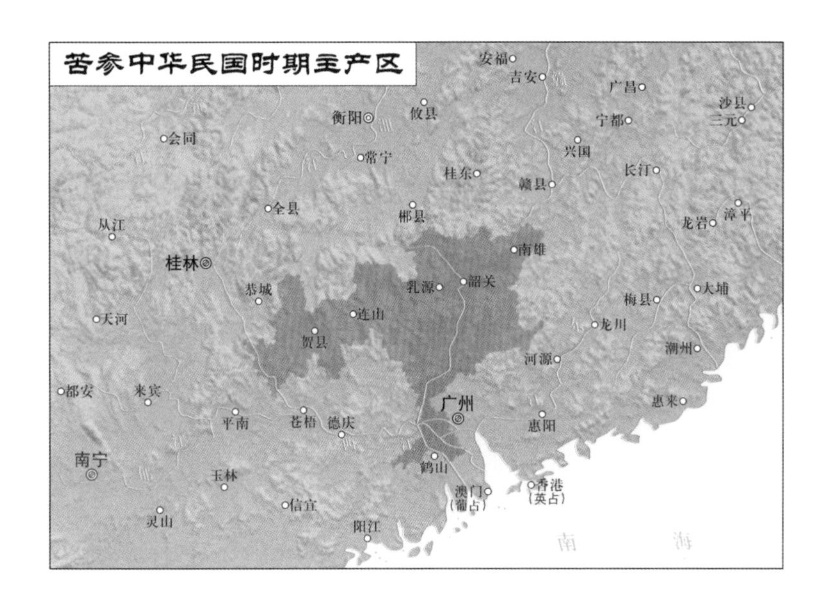

【古籍文献产地地理沿革】

《名医别录》记载苦参生“汝南”；直至宋代，又增加“河北”产区；明代《本草品汇精要》提出道地产区“成德军”“泰州”“邵州”；民国时期产区记载向南扩大至广东、广西。

【现代产区情况】

结合第四次全国中药资源普查数据和实地调查，苦参产区主要集中于山西闻喜，内蒙古喀喇沁旗，辽宁建昌，黑龙江泰康、江林等地。

【古代产地对应现代地区考】

（1）汝南：即汝南郡。汉王四年（前203年）置。治平舆县（今属河南）。辖境相当于今河南颍河、淮河之间，京广铁路西侧一线以东，安徽茨河、西淝河以西，淮河以北地区。东汉以后治所屡迁。辖境渐小。东汉、魏、晋属豫州。东晋移治悬瓠城（今河南汝南，南朝宋移上蔡县治），并曾侨置司州于此。北魏、北齐属豫州。北周末属舒州。隋开皇初废。大业及唐天宝、至德时又先后改蔡州、豫州为汝南郡。

（2）河北：即河北路。北宋至道、咸平十五路之一。治大名府（治今河北大名东北）。辖境相当于今河北阜平、唐县、满城、容城、霸州和其东信安镇与海河以南，及山东、河南黄河以北的大部。

（3）成德军：成德县，西汉置。治今安徽寿县东南。属九江郡。东晋废。

（4）泰州：五代南唐升元元年（937年）升海陵制置院置。治海陵县（今泰州）。辖境相当于今江苏泰州、如皋等地和海安、东台的部分地区。南宋以后辖境缩小。元至元十四年（1277年）改升为泰州路，二十一年（1284年）复为州。属扬州路。元末张士诚毁州城，迁州治于新城（今泰州北五里）。明初复还旧治。洪武初以州治海陵县入，领如皋一县（今江苏如皋）。属扬州府。清不辖县。

（5）邵州：唐贞观十年（636年）改南梁州置。治邵阳县（今邵阳）。辖境相当于今湖南新化以南的资水流域（其支流夫夷水上游除外）和巫水上游。五代楚天福初改为敏州，汉复本名。北宋属荆湖南路。崇宁后分西南部另置武冈军，辖境缩小。南宋宝庆元年（1225年）升为宝庆府。

37 板 蓝 根

【中国药典基原】

本品为十字花科植物菘蓝 *Isatis indigotica* Fort. 的干燥根。

【古籍文献产地记载】

古籍名称	古籍时期	古代地名	古籍描述
《新修本草》	唐	河内	味苦，寒，无毒。主解诸毒，杀蛊疰鬼螫毒，久服头不白，轻身。其叶汁，杀百药毒，解野狼毒、射罔毒。其茎叶，可以染青。生**河内**平泽
《本草图经》	北宋	河内 福州 江宁	蓝实，生**河内**平泽，今处处有之。人家蔬圃中作畦种莳，三月、四月生苗，高三、二尺许；叶似水蓼，花红白色；实亦若蓼子而大，黑色。五月、六月采实……又**福州**有一种马蓝，四时俱有，叶类苦益菜，土人连根采之，焙，捣下筛，酒服钱匕，治妇人败血，甚佳。又**江宁**有一种吴蓝，二三月内生，如蒿状，叶青，花白。性寒，去热解毒，止吐血。此二种虽不类，而俱有蓝名
《本草品汇精要》	明	太原 庐陵 南康	【地】（《图经》曰）出河内、平泽、福州、**太原**、**庐陵**、**南康**、江宁，今处处有之

【古籍文献产地图示】

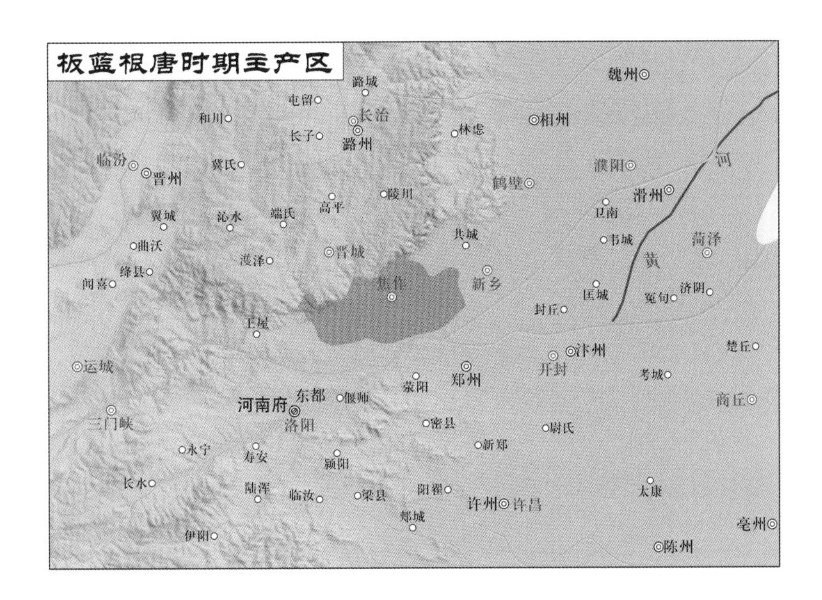
板蓝根唐时期主产区
魏州
潞城
屯留
长治
和川
长子
潞州
林虑
相州
临汾
晋州
冀氏
濮阳
河
鹤壁
陵川
滑州
翼城
沁水
端氏
高平
卫南
曲沃
共城
韦城
菏泽
濩泽
晋城
黄
绛县
新乡
焦作
闻喜
匡城
冤句
济阴
封丘
王屋
汴州
楚丘
运城
开封
郑州
荥阳
考城
东都
偃师
河南府
商丘
三门峡
洛阳
密县
尉氏
永宁
新郑
寿安
颍阳
长水
陆浑
临汝
梁县
阳翟
太康
许州
许昌
郏城
亳州
伊阳
陈州

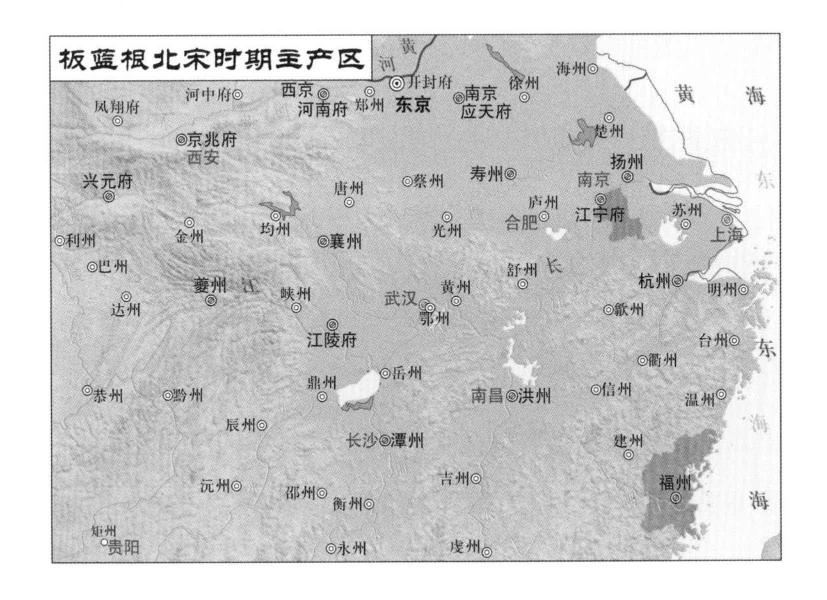
板蓝根北宋时期主产区
黄
河
开封府
徐州
海州
凤翔府
河中府
西京
河南府
郑州
东京
南京
应天府
黄
海
京兆府
西安
楚州
扬州
兴元府
唐州
蔡州
寿州
南京
东
庐州
江宁府
苏州
利州
金州
均州
襄州
光州
合肥
上海
巴州
长
舒州
杭州
明州
夔州
江
峡州
黄州
武汉
鄂州
歙州
达州
江陵府
台州
东
衢州
岳州
鼎州
恭州
黔州
南昌
洪州
信州
温州
辰州
海
长沙
潭州
建州
吉州
福州
沅州
邵州
衡州
海
矩州
贵阳
永州
虔州

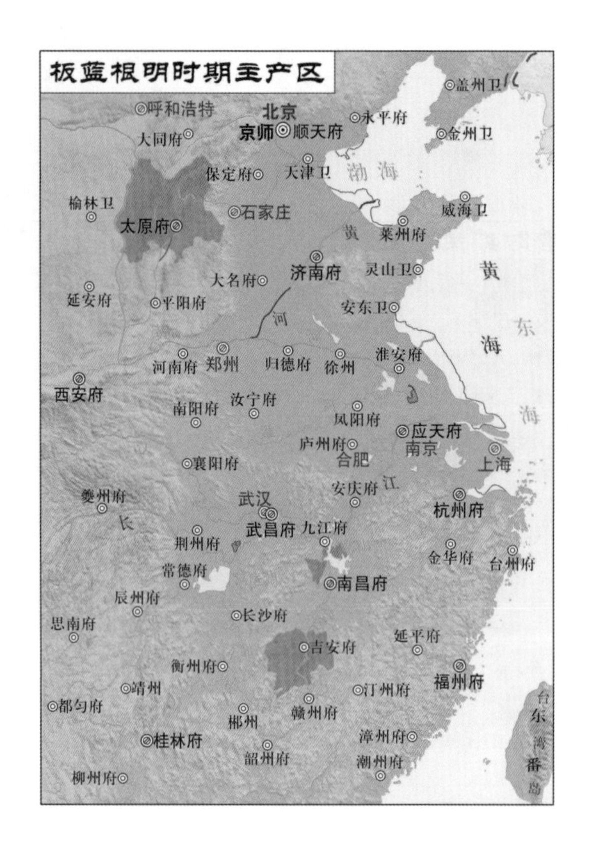

板蓝根明时期主产区

【古籍文献产地地理沿革】

唐代《新修本草》记载板蓝根“生河内平泽”；北宋由于品种不同，增加“福州”马蓝和“江宁”吴蓝，据考证马蓝即爵床科马蓝，吴蓝尚不清楚；明时期向西扩大产区，增加了“太原”“庐陵”“南康”。

【现代产区情况】

结合第四次全国中药资源普查数据和实地调查，板蓝根产区主要为江苏南通、如皋，河北安国，甘肃民乐、陇西，河南洛宁、原阳等地。

【古代产地对应现代地区考】

（1）河内：春秋、战国时以黄河以北为河内，以南为河外。《正义》：“河内谓怀州（治今沁阳）。”

（2）江宁：即江宁府。五代南唐升元元年（937年）改金陵府置。建都于此，称为西都。治上元、江宁县（今江苏南京）。辖境相当于今江苏南京、镇江句容、常州溧阳等地。北宋开宝八年（975年）改为升州，天禧二年（1018年）复为江宁府。属江南东路。南宋初改建康府，元升为建康路，后改集庆路，明为应天府，清顺治二年（1645年）复改为江宁府。历为江南省、江苏省治。辖境相当于今江苏南京、镇江句容、常州溧阳等地。雍正八年(1730年)溧阳改属镇江府。1912年废。

(3) 福州:唐开元十三年(725年)改闽州置。因州西北福山得名(《元和志》)。治闽县(今福州)。辖境相当于今福建尤溪口以东的闽江流域和屏南、福安等地以东地区。天宝、至德间曾改为长乐郡。五代闽一度改为长乐府。唐为福建路治。南宋景炎元年(1276年)端宗即位于此,曾改名福安府。元至元十五年(1278年)升为福州路。

(4) 太原:即太原府。本并州,唐开元十一年(723年)因为高祖发祥地,建为北都,升为太原府,后曾改为北京,并为河东节度使治。治太原,晋阳两县(今太原西南古城营)。辖境相当于今山西文水以北、阳曲以南的汾水中游及其以东地区。五代时,北汉建都于此。北宋太平兴国四年(979年)灭北汉,降为并州,并移治阳曲县(今太原)。唐属河东道,北宋为河东路治,金为河东北路治。元初改为太原路,大德九年(1305年)改为冀宁路。明初复为太原府,辖境相当于今山西内长城以南,中阳、文水、祁县、昔阳等地以北地区。清辖境缩小。明、清为山西省会。1912年废。

(5) 庐陵:即庐陵县。西汉置。因庐水得名。治今江西泰和西北。属豫章郡。东汉兴平元年(194年)并入高昌县。隋开皇十年(590年)改石阳县复置。治今吉水东北。唐永淳元年(682年)移治今吉安。隋至清先后为吉州、庐陵郡、吉州路、吉安路、吉安府治。1914年改为吉安县。

(6) 南康:即南康军。北宋太平兴国七年(982年)分洪、江等州置,治星子县(今江西庐山)。属江南西路。南宋绍兴初改属江南东路。辖境相当于今江西庐山、都昌、永修、安义等地。元至元十四年(1277年)升为路。

38 郁 金

【中国药典基原】

本品为姜科植物温郁金 *Curcuma wenyujin* Y. H. Chen et C. Ling、姜黄 *C. longa* L.、广西莪术 *C. kwangsiensis* S. G. Lee et C. F. Liang 或蓬莪术 *C. phaeocaulis* Val. 的干燥块根。

【古籍文献产地记载】

古籍名称	古籍时期	古代地名	古籍描述
《千金翼方·药出州土》	唐	益州	剑南道: **益州**:……郁金

（续表）

古籍名称	古籍时期	古代地名	古籍描述
《新修本草》	唐	蜀地 西戎 岭南	此药苗似姜黄，花白质红，末秋出茎，心无实，根黄赤，取四半子根，去皮火干之。生**蜀地**及**西戎**，马药用之。破血而补。胡人谓之马蒁。**岭南**者有实似小豆，不堪啖
《本草图经》	北宋	广南 江西 蜀	本经不载所出州土，今**广南**、**江西**州郡亦有之，然不及**蜀**中者佳。四月初生，苗似姜黄，花白质红，末秋出茎心，无实。根黄赤，取四畔子根，去皮火干之。古方稀用。今小儿方及马医多用之……根如蝉腹有节，皮黄内赤者真……
《本草品汇精要》	明	蜀地 潮州	【苗】(《图经》曰)……(《衍义》曰)郁金不香，今人将染衣，最鲜明，然不柰日炙染成衣，则微有郁金之气。【地】(《图经》曰)……(道地)**蜀地潮州**。【时】(生)四月生苗。(采)二月、八月取根。【收】刮去皮，火干。【质】类姜黄，轻浮而小。【色】黄、赤。【味】辛、苦。【性】寒、泄。【气】气薄味厚阴也
《本草原始》	明	郁林郡	根锐圆有横纹，如蝉腹状，色黄赤类金。始产**郁林郡**，故名郁金
《本草备要》	清	川 广	出**川广**，体锐圆如蝉肚，外黄内赤，色鲜微香，味苦带甘者真(市人多以姜黄伪之)
《本草求真》	清	川 广	因瘀去而金得泄，故命其名曰郁金……出**川广**，圆如蝉肚，外黄内赤，色鲜微香带甘者真。市人多以姜黄伪充
《本草从新》	清	川 广	出**川广**。体锐圆如蝉肚。外黄内赤。色鲜微香。折之光明脆微。苦中带甘者乃真。今市中所用者多是姜黄，并有以蓬莪术伪之者，俱俊削性烈，挟虚者大忌
《药物出产辨》	民国	四川 两广	产**四川**为正地道，好气味，色金黄，有产**两广**者名土金，色淡白，无味，不适用

（续表）

古籍名称	古籍时期	古代地名	古籍描述
《增订伪药条辨》	民国	川 两广 温州 江西	出**川**、**广**，体锐圆如蝉肚，皮黄肉赤，色鲜微香。折之光明脆彻，苦中带甘者乃真。今市中所售者多是姜黄，并有以蓬莪术伪之者，俱峻削性烈，挟虚者大忌，用者慎之。况郁金苦寒，色赤人心；姜黄辛温，色黄入脾；莪术味苦，色青入肝。胡得混售而贻害耶！炳章按：郁金，山草之根，野生也。**两广**、**江西**咸有之，而以蜀产者为胜。上古不堪重，用以治马病，故又名马术，因其形像莪术也。自唐以后，始入药料，治血证有功，本非贵重之品。清初吴乱未靖时，蜀道不通，货少居奇，致价数倍，甚则以姜黄辈伪之者。然其形锐圆，如蝉腹状，根杪有细须一缕，如菱脐之苗，长一二寸，市人呼"金线吊虾蟆""蝉肚爵金"是也。其皮黄白，有皱纹，而心内黄赤。剉开俨然两层，如井栏，产四川重庆。惟本年生者嫩小而黄，若遗地未采，遇年而收，则老而深黯色，如三七状，为老广郁金。然老郁金治血证，化瘀削积之力胜于嫩者，若开郁散痛，即嫩黄者亦效。乃今年传黑者为野郁金，黄者为假，并误其为姜黄，殊不知此物本是野生。若姜黄皮有节纹，肉色深黄无晕，蓬术色黑无心，最易辨也。然老郁金虽产四川，近今名称广郁金。所谓川郁金，乃**温州**产地，色黯黑，形扁亦有心，惟不香耳

【古籍文献产地图示】

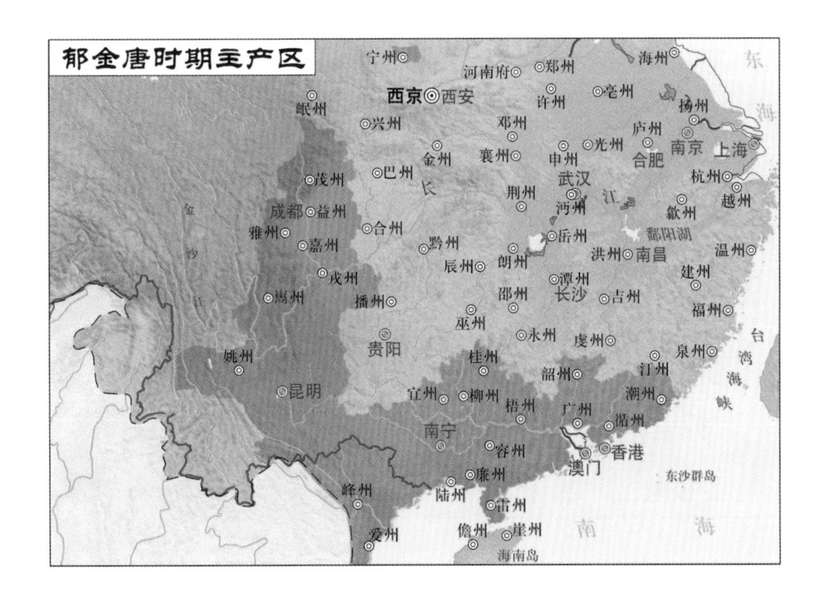

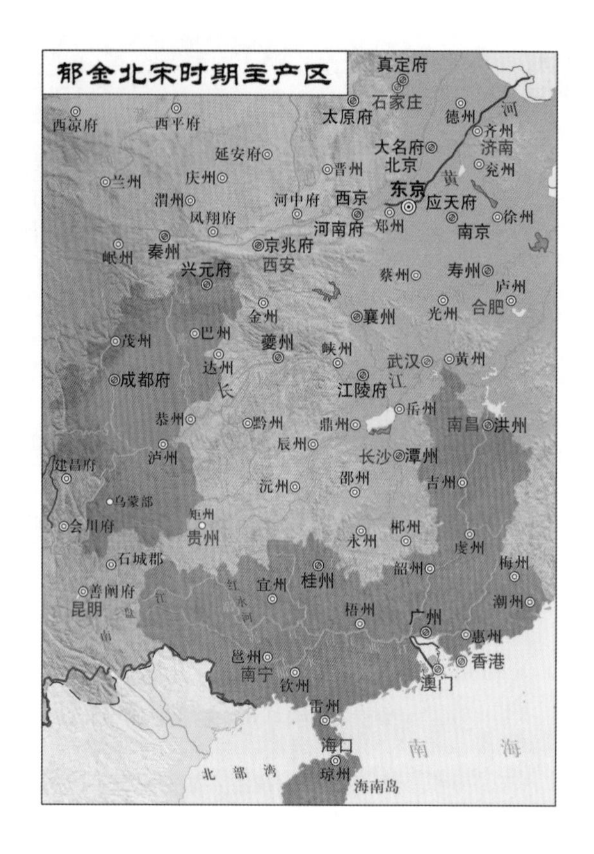

郁金北宋时期主产区

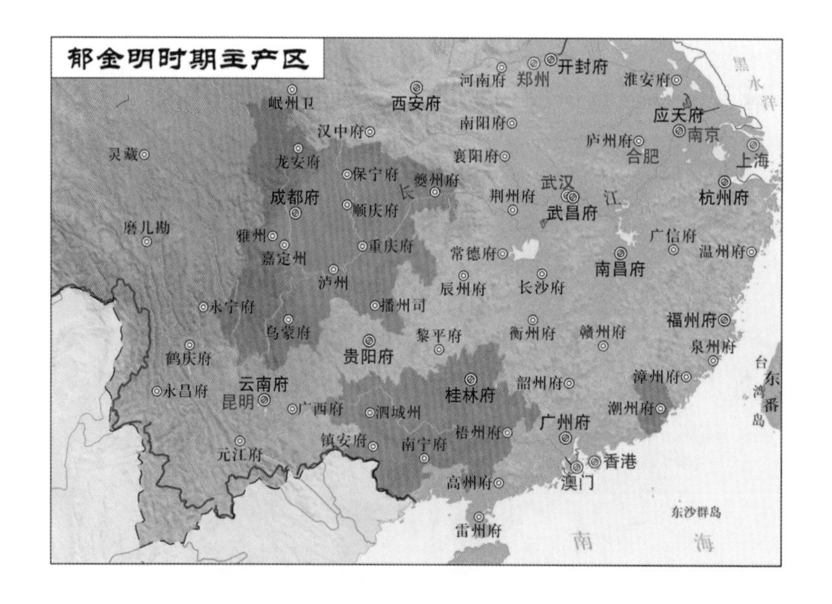

郁金明时期主产区

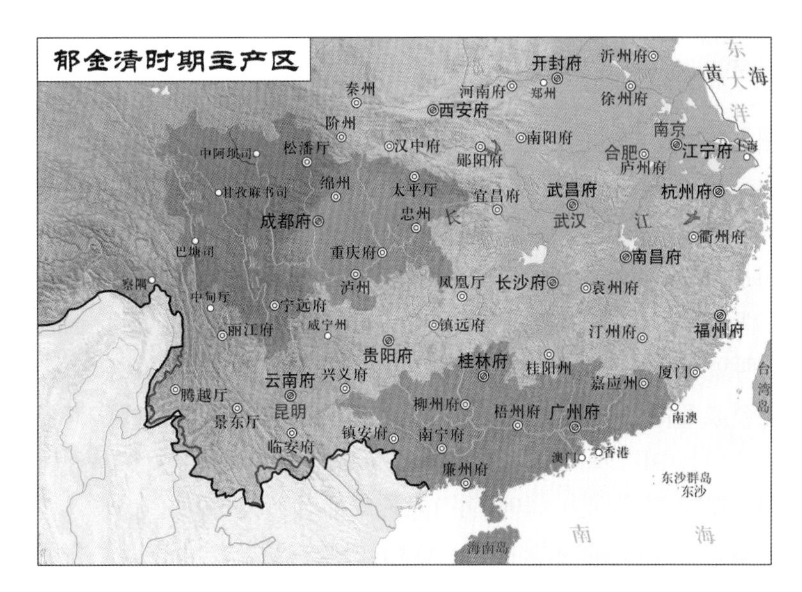

郁金清时期主产区

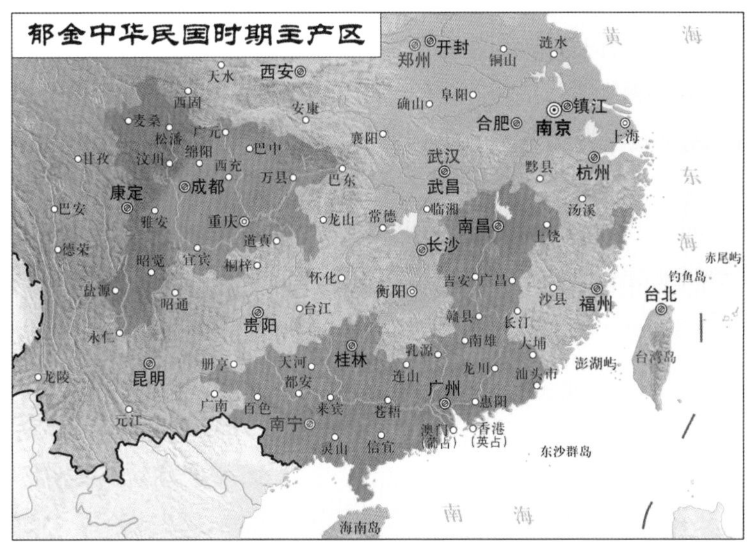

郁金中华民国时期主产区

【古籍文献产地地理沿革】

唐时期记载郁金“生蜀地及西戎”“益州”“岭南”，主要分布在四川和两广地区；宋时期产区增加了江西；明清时期产区缩小，分布四川、广东“潮州府”和广西“郁林郡”；民国时期，分布范围最广，包括四川、重庆、广西、广东、江西等省，以及浙江温州地区。

【现代产区情况】

结合第四次全国中药资源普查数据和实地调查，郁金产区主要集中于广西灵山，四川乐山，以及浙江温州等地。

【古代产地对应现代地区考】

（1）益州：西汉武帝以《禹贡》梁州益以新开辟西南夷地置，故名。为十三刺史部之一。察郡八。有今四川、贵州、云南三地大部分，湖北西北部和甘肃小部分地区。东汉初治雒县（今四川广汉北）；中平中移治绵竹县（今四川德阳东北）；兴平中又移治成都县（今四川成都）。东汉时北部武都郡地分属凉州，辖境缩小；南部因哀牢夷内属，增置永昌郡，辖境扩大。三国魏以后辖境不断缩小。东北部分置梁州，西晋南部分置宁州，南朝梁及西魏，北周又多所分置。隋大业三年（607年）改为蜀郡，唐武德初复为益州，辖境仅有今成都周围。天宝元年（742年）改为蜀郡。至德二载（757年）升为成都府。北宋太平兴国六年（981年）降为益州，端拱元年（988年）复为成都府，淳化五年（994年）又降为益州，嘉祐五年（1060年）复为成都府。

（2）郁林郡：西汉元鼎六年（前111年）取南越地置。治布山县（今桂平西古城）。辖境相当于今广西河池、凌云、天等等地以东，鹿寨、桂平等地以西，凭祥、十万大山以北，三江、贵州榕江两地以南和越南高平等地。东汉属交州；三国吴永安末属广州。凤凰三年（274年）析置桂林郡。东晋太兴元年（318年）析置晋兴郡。辖境缩小。南朝梁为定州治，后为南定州治。隋开皇九年（589年）废。大业中及唐天宝、至德时又曾分别改郁州、郁林州为榆林郡。

（3）潮州：即潮州府。明洪武二年（1369年）改潮州路置。治梅阳县（今广东潮州）。同年废梅州来属。辖境相当于今广东梅州和汕头及其所辖地区（兴宁、五华两地除外）。属广东。

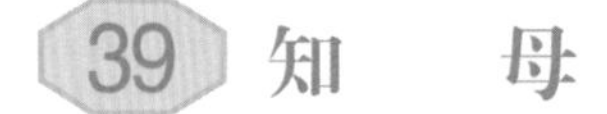

39 知　母

【中国药典基原】

本品为百合科植物知母 *Anemarrhena asphodeloides* Bge. 的干燥根茎。

【古籍文献产地记载】

古籍名称	古籍时期	古代地名	古籍描述
《名医别录》	汉	河内	一名女雷，一名女理，一名儿草，一名鹿列，一名韭逢，一名儿踵草，一名东根，一名水须，一名沈燔，一名薅。生**河内**川谷。二月、八月采根，暴干

（续表）

古籍名称	古籍时期	古代地名	古 籍 描 述
《本草经集注》	南北朝	彭城	今出**彭城**。形似菖蒲而柔润，叶至难死，掘出随生，须枯燥乃止。甚治热结，亦主疟热烦也
《千金翼方·药出州土》	唐	相州 幽州	河北道： **相州**：知母、磁石。 **幽州**：人参、知母、蛇胆
《本草图经》	北宋	河内 解州 滁州	知母，生**河内**川谷，今濒河诸郡及**解州**、**滁州**亦有之。根黄色，似菖蒲而柔润；叶至难死，掘出随生，须燥乃止；四月开青花如韭花；八月结实。二月、八月采根，暴干用
《本草品汇精要》	明	卫州 威胜军 隰州	【名】蚳母、连母、野蓼、地参、水参、儿踵草、水浚、货母、女雷、女理、蝭母、儿草、鹿列、韭逢、东根、水须、沈燔、昌支、荨。【苗】(《图经》曰)春生苗，叶如韭，四月开青花，如韭花，八月结实。其根黄色，似菖蒲而柔润。叶至难死，掘出随生，须枯燥乃已。【地】(《图经》曰)……(陶隐居云)……(道地)**卫州**、**威胜军**、**隰州**。【时】(生)春生苗。(采)二月、八月取。【收】阴干。【用】根黄白、脂润者为好

【古籍文献产地图示】

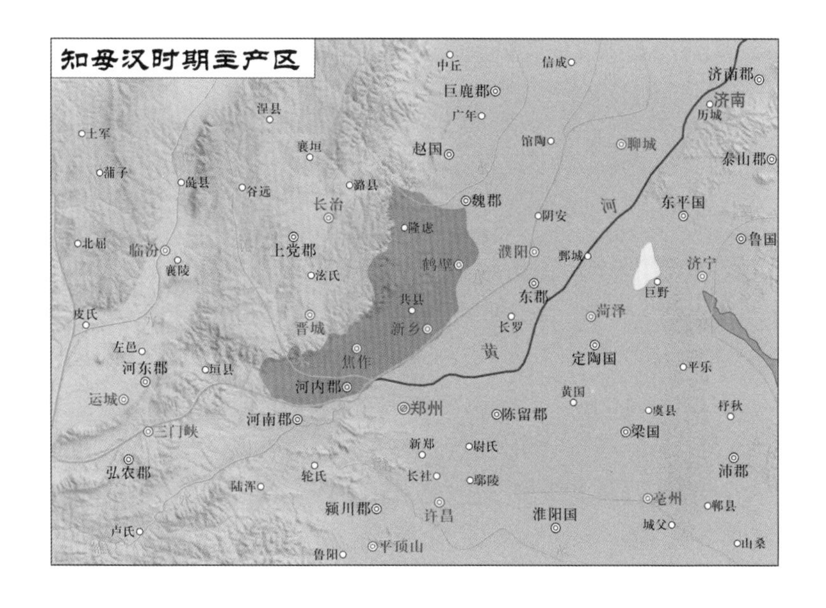

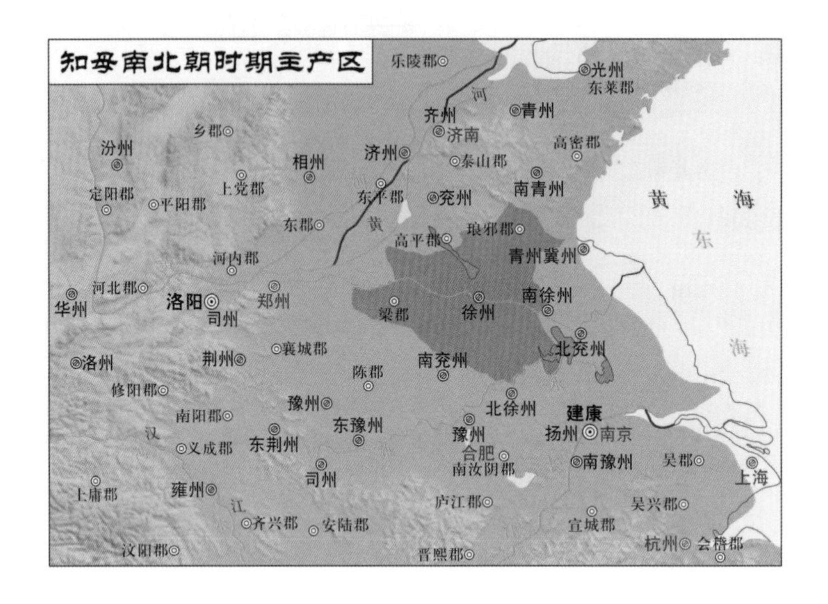

知母南北朝时期主产区

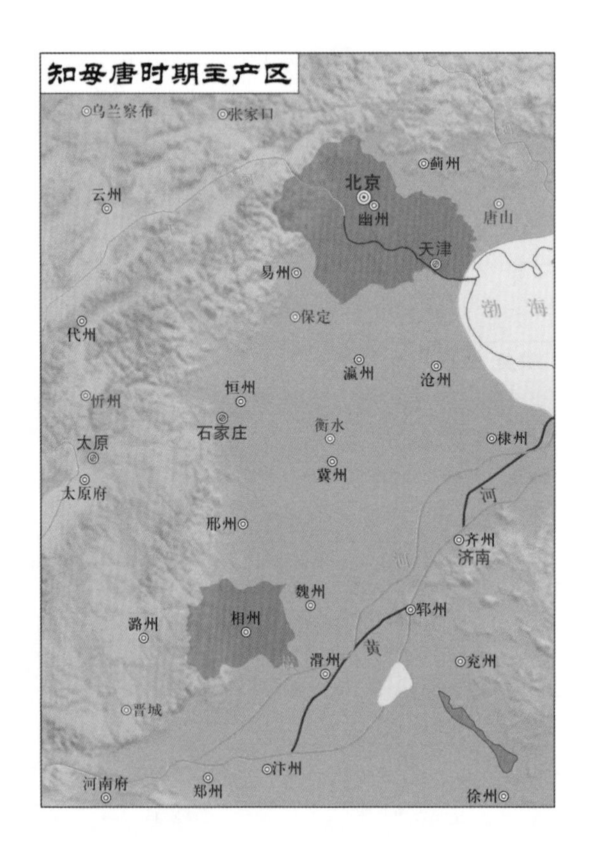

知母唐时期主产区

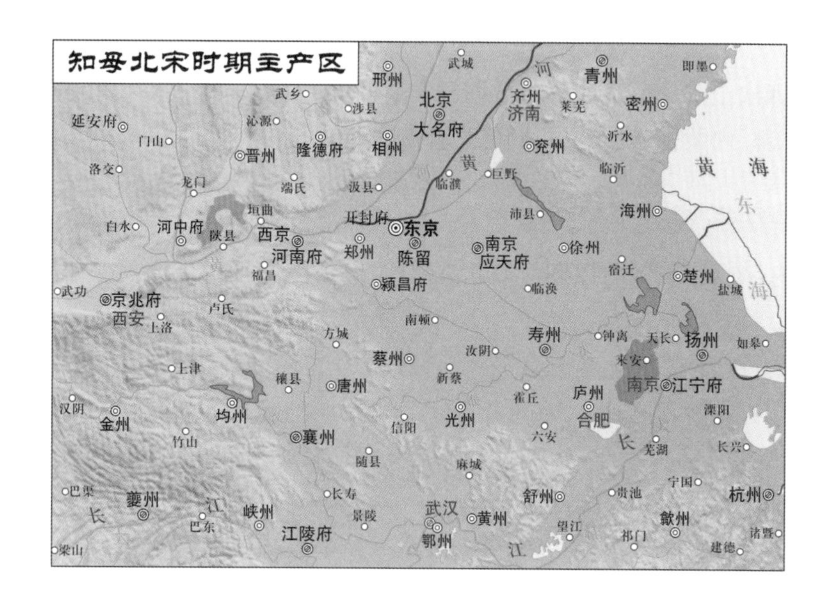

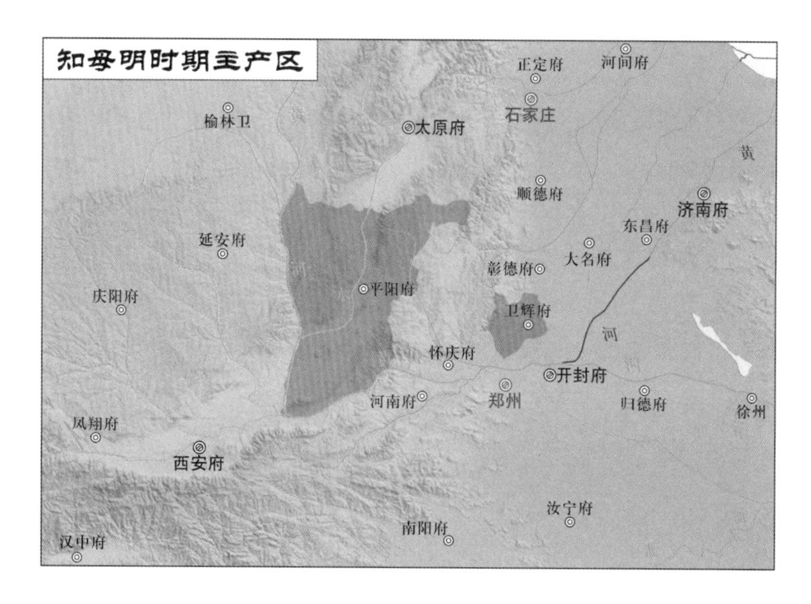

【古籍文献产地地理沿革】

《名医别录》记载知母“生河内”；南北朝向西转移至江苏“彭城”；唐代《千金翼方·药出州土》记载“相州”“幽州”；宋代《本草图经》记载“濒河诸郡及解州、滁州亦有之”，产区转向山西运城和安徽滁州；明代《本草品汇精要》以“卫州、威胜军、隰州”为道地产区，属于山西、河南境内。

【现代产区情况】

结合第四次全国中药资源普查数据和实地调查，知母分布于河北、山西、山东、陕西北部、甘肃东部、内蒙古、辽宁、吉林和黑龙江南部等地。

【古代产地对应现代地区考】

（1）河内：春秋、战国时以黄河以北为河内，以南为河外。《正义》："河内谓怀州（治今沁阳）。"

（2）彭城：春秋、战国宋邑。在今江苏徐州。

（3）相州：北魏天兴四年（401年）分冀州置。治邺县（今河北临漳西南邺镇）。辖境相当于今河北邢台、广宗以南，河南林州、汤阴、清丰、范县等地以北，山东武城、莘县以西地区。其后屡有改变。东魏天平元年（534年）改为司州。北周建德六年（577年）复名相州。大象二年（580年）移治安阳城（河北今安阳西南，隋置县，移治今河北安阳）。唐辖境相当于今河北成安、广平和魏县西南部，河南鹤壁，安阳汤阴、林州、内黄等地和濮阳西部地区。北宋属河北西路，辖境缩小。金明昌三年（1192年）升为彰德府。

（4）幽州：东汉魏晋州，治蓟县（今北京西南隅）。东汉辖境西扩展至今山西阳高，南略同战国燕国南界。

（5）解州：五代汉乾祐元年（948年）置。治解县（今运城西南解州）。北宋属永兴军路。辖境相当于今山西运城等地。

（6）滁州：隋初改南谯州置。治新昌县（后改名清流县，今滁州）。辖境相当于今安徽滁州。大业初废，地属江都郡。唐武德三年（620年）分扬州地复置。治清流县，辖境仍旧。宋属淮南东路。元至元十四年（1277年）升为路，二十年（1283年）仍降为州，属扬州路。明初省郭下清流县。属南直隶。清为直隶州，属安徽省。

（7）卫州：北周宣政元年（578年）分相州汲郡置。治枋头城（今河南浚县西南）。隋大业初改为汲郡。唐武德初复为卫州。贞观元年（627年）移治汲县（今河南卫辉）。天宝初又改为汲郡。乾元初复为卫州。辖境相当于今河南新乡、卫辉、辉县、浚县、淇县、滑县等地。宋、金属河北西路。金大定二十六年（1186年）以河患，移治共城县（今河南辉县），二十八年（1188年）复治汲县。贞祐三年（1215年）移治胙城县（今河南延津北胙城）。蒙古宪宗元年（1251年）复治汲县。中统元年（1260年）升为卫辉路。

（8）隰州：隋开皇四年（584年）改汾州为西汾州，五年（585年）又改为隰州。治隰川县（今隰县）。大业三年（607年）改为龙泉郡。唐武德元年（618年）复为隰州。天宝元年（742年）改为大宁郡，乾元元年（758年）复为隰州。辖境相当于今山西隰县、石楼、永和、大宁、蒲县等地和孝义的部分地区。金天会六年(1128年),以中京路有隰州,改为南隰州。天德三年(1151年)仍为隰州。辖境略有缩小。明洪武二年(1369年)省州治隰川县入州。辖境有今隰县、大宁、永和三地。清雍正二年(1724年)升为直隶州,辖境扩大。1912年废,改为隰县。唐属河东道,北宋属河东路。金属河东南路,元属晋宁路,明属平阳府,清属山西省。

40 金 银 花

【中国药典基原】

本品为忍冬科植物忍冬 *Lonicera japonica* Thunb. 的干燥花蕾或带初开的花。

【古籍文献产地记载】

古籍名称	古籍时期	古代地名	古 籍 描 述
《增订伪药条辨》	民国	河南 亳州 湖北 广东 河南淮庆 济南 禹州	以**河南**所产为良。**亳州**出者。朵小性粳。更次。**湖北**、**广东**出者。色黄黑。梗多屑重。气味俱浊。产**河南淮庆**者为淮密。色黄白软糯而净。朵粗长。有细毛者为最佳。**济南**出者为济银。色深黄。朵碎者次。**禹州**产者曰禹密。花朵较小。无细毛。易于变色。亦佳
《药物出产辨》	民国	广东 东江增城 派潭 新安 惠州 北江连滩 罗定 广西南宁 河南禹州府 蜜县 山东济南府 镇江	**广东**产者为土银花,**广西**亦有产,均名土银花,稍次……广东以**东江增城**、**派潭**、**新安**、**惠州**一带为最好,**北江连滩**、**罗定**次之,**广西南宁**又次之。顶蜜花产**河南禹州府蜜县**,名曰蜜银花……秋夏出新。中蜜花产**山东济南府**,名曰济银花……秋夏出新。又有一种净山银花,由**镇江**来……秋夏出新

【古籍文献产地图示】

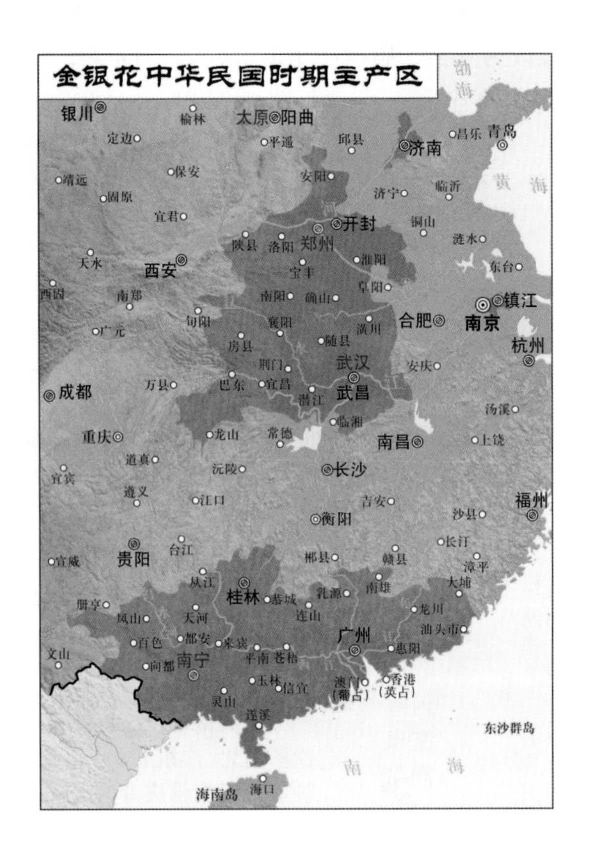

【古籍文献产地地理沿革】

《增订伪药条辨》记载："以河南所产为良"，山东、湖北、广东、广西、江苏、安徽等地有出产。《药物出产辨》记载"广东产者为土银花，广西亦有产，均名土银花，稍次"，在谢宗万先生编著《中药品种理论与应用》中提道："常以与金银花同属植物的花蕾入药，统称为土银花"，品种包括灰毡毛忍冬、细苞忍冬、大花忍冬、盘叶忍冬等11种同属植物，这些土银花品种产地大部分在长江以南，所以正品金银花产区主要为河南、山东。

【现代产区情况】

结合第四次全国中药资源普查数据和实地调查，金银花分布广泛，产区主要为山东平邑，河南封丘、延津、密县，河北巨鹿等地。

【古代产地对应现代地区考】

河南淮庆：通“怀”，即怀庆。明洪武元年（1368年）改怀庆路置。属河南分省。后属河南布政使司。治河内县（今河南沁阳）。辖境相当于今河南黄河以北，修武、武陟两地以西地区。清属河南省。雍正二年（1724年）以开封府原武县（今河南原阳西南原武）来属，乾隆四十八年（1783年）又以开封府阳武县（今河南原阳）来属，辖境扩大。1913年废。

41 细 辛

【中国药典基原】

本品为马兜铃科植物北细辛 *Asarum heterotropoides* Fr. Schmidt var. *mandshuricum*（Maxim.）Kitag.、汉城细辛 *A. sieboldii* Miq. var. *seoulense* Nakai或华细辛 *A. sieboldii* Miq. 的干燥根和根茎。前二种习称“辽细辛”。

【古籍文献产地记载】

古籍名称	古籍时期	古代地名	古 籍 描 述
《名医别录》	汉	华阴	生**华阴**。二月、八月采根，阴干
《本草经集注》	南北朝	东阳 临海 华阴	今用**东阳临海**者，形段乃好，而辛烈不及**华阴**，高丽者。用之去其头节。范子云：细辛出**华阴**，色白者善。吴氏云：细辛一名细草
《本草图经》	北宋	华山 华州	细辛，生**华山**山谷，今**处处**有之，然他处所出者，不及**华州**者真。其根细，而其味极辛，故名之曰细辛。二月、八月采根，阴干用
《本草品汇精要》	明	华阴	【名】小辛、细草。【苗】（《图经》曰）……【地】（陶隐居云）……（《图经》曰）（道地）**华阴**山谷。【时】（生）春生苗。（采）二月、八月取根。【收】阴干。【用】根细褐而长者为好质类马蹄香。色土褐……【制】（雷公云）拣去土，并头芦、双叶爪，水浸一宿。至明漉出，暴干，锉碎用
《本草备要》	清	华阴	产**华阴**者真，拣去双叶者用

（续表）

古籍名称	古籍时期	古代地名	古 籍 描 述
《本草求真》	清	华阴	产**华阴**者真，去双叶者用
《本草述》	清	华山	沈括《梦溪笔谈》云：细辛出**华山**，极细而直，柔韧，深紫色
《药物出产辨》	民国	奉天 吉林	产自**奉天**、**吉林**两省。五月新
《增订伪药条辨》	民国	辽 冀 关东 江南宁 国泾县 江宁句 容滁州 白阳山	伪名洋细辛。形虽似而无味。按细辛气味辛温……**辽冀**产者。名北细辛……细辛六月出新。**关东**出者。为北细辛。根茎细清白。**江南宁国泾县**出亦佳。**江宁句容滁州白阳山**等处。皆次。亳州出者为山细辛，山东出为东细辛，均次，不堪药用

【古籍文献产地图示】

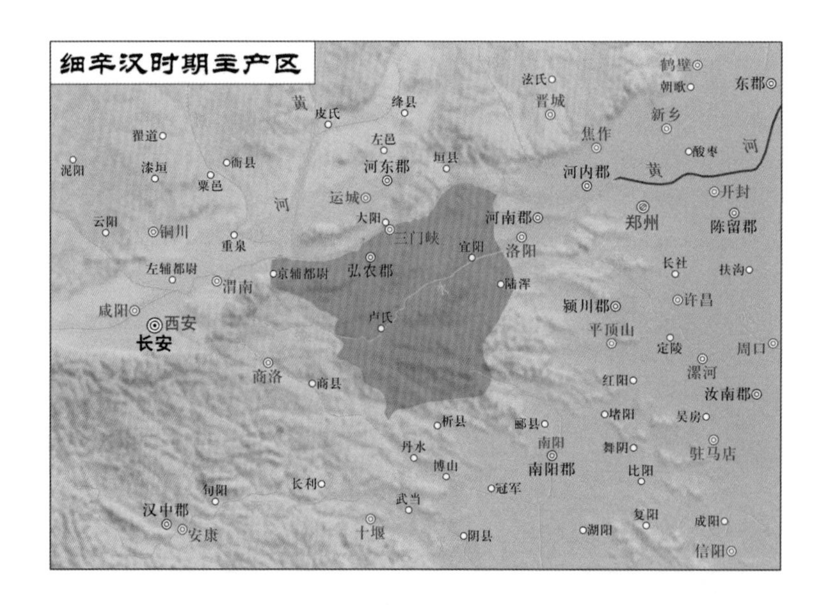

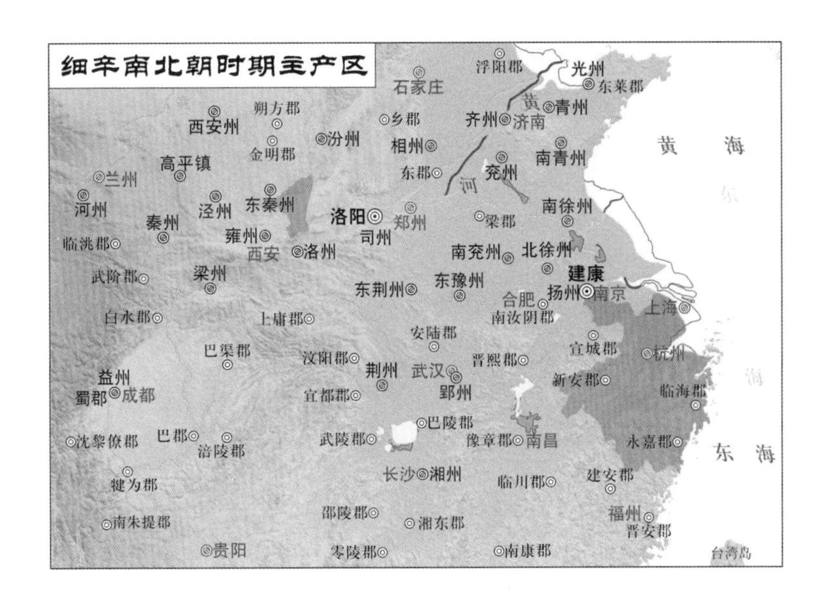

细辛南北朝时期主产区

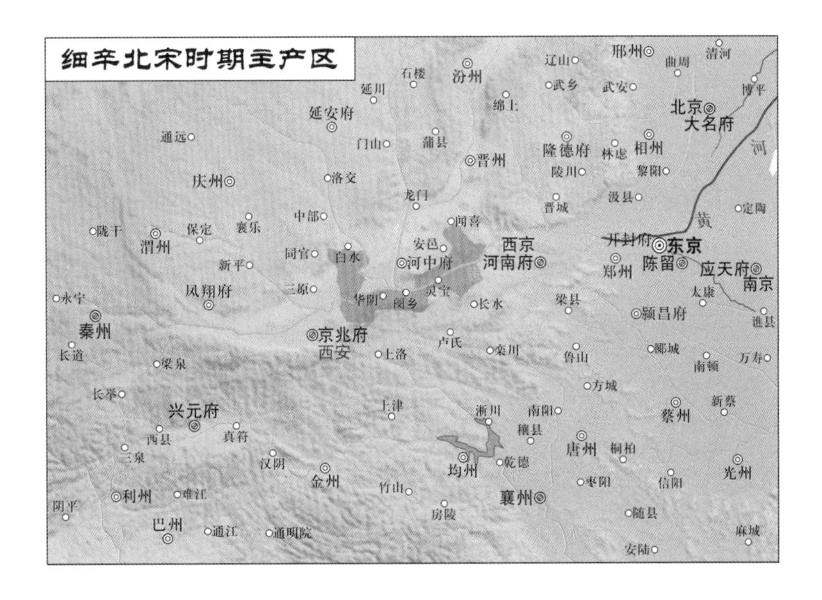

细辛北宋时期主产区

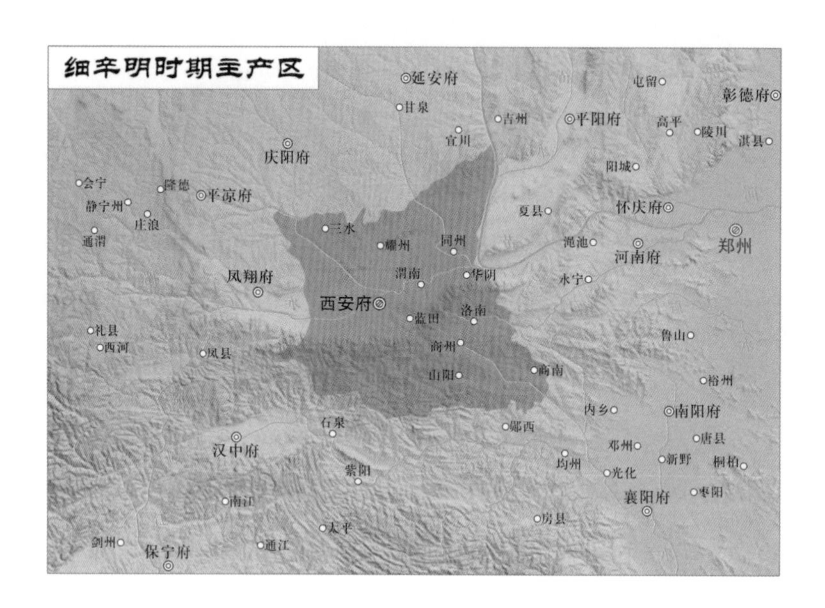
细辛明时期主产区
延安府
屯留
彰德府
甘泉
吉州
平阳府
高平
陵川
淇县
宜川
庆阳府
阳城
会宁
隆德
平凉府
静宁州
庄浪
夏县
怀庆府
通渭
三水
耀州
同州
渑池
河南府
郑州
凤翔府
渭南
华阴
永宁
西安府
蓝田
洛南
礼县
西河
凤县
商州
鲁山
山阳
商南
裕州
内乡
南阳府
石泉
郧西
唐县
汉中府
邓州
新野
桐柏
均州
光化
紫阳
南江
襄阳府
枣阳
房县
太平
剑州
保宁府
通江

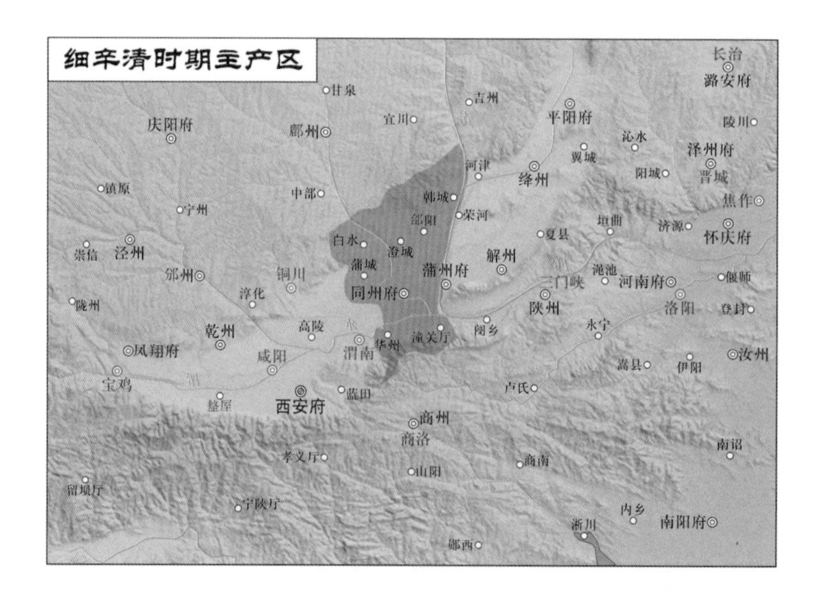
细辛清时期主产区
长治
潞安府
甘泉
吉州
庆阳府
鄜州
宜川
平阳府
陵川
沁水
泽州府
河津
翼城
绛州
阳城
晋城
镇原
中部
韩城
焦作
宁州
郃阳
荣河
垣曲
济源
怀庆府
白水
夏县
崇信
泾州
澄城
解州
邠州
蒲城
铜川
蒲州府
三门峡
渑池
河南府
偃师
陇州
淳化
同州府
陕州
洛阳
登封
乾州
高陵
渭南
潼关厅
阌乡
永宁
华州
凤翔府
咸阳
嵩县
伊阳
汝州
宝鸡
卢氏
盩厔
西安府
蓝田
商州
商洛
南召
孝义厅
商南
山阳
留坝厅
宁陕厅
内乡
淅川
南阳府
郧西

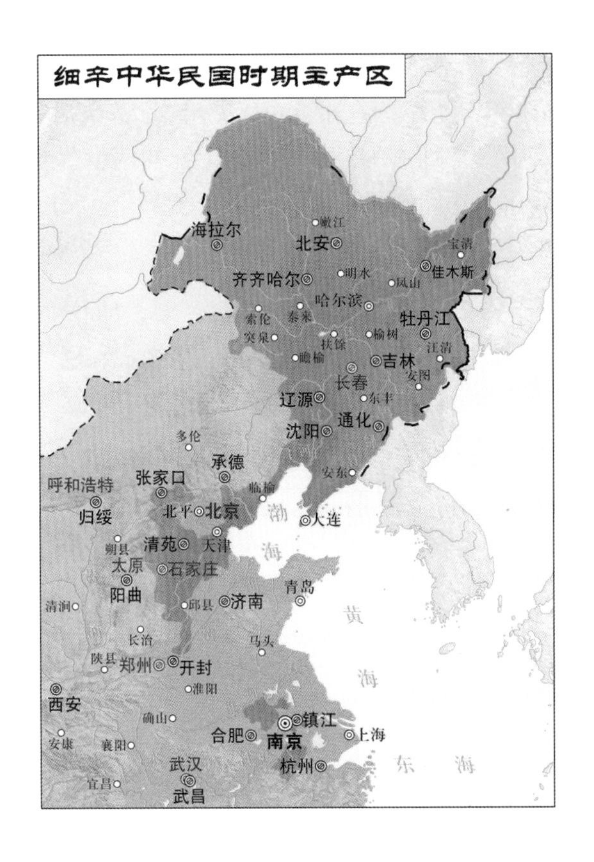

【古籍文献产地地理沿革】

清代以前，“华阴”一直为细辛的道地产区；南北朝时期也曾记载细辛产“东阳”和“临海”，宋、明时期也曾记载“华州”；民国时期，细辛以黑龙江、吉林、辽宁以及河北地区为主产区。

【现代产区情况】

结合第四次全国中药资源普查数据和实地调查，吉林、辽宁、内蒙古、甘肃、湖南、湖北、陕西、山东、安徽、河南、陕西、四川、重庆、江西、浙江、黑龙江等地均有细辛分布。

【古代产地对应现代地区考】

（1）华阴：今陕西省渭南华阴。

（2）东阳：即东阳郡。三国吴宝鼎元年（266年）分会稽郡西部置。以在金华山之阳，瀫水之东得名。治长山县（今金华）。西晋辖境相当于今浙江金华、衢州两地（包括所属地区）及遂昌。属扬州。陈天嘉三年（562年）改为金华郡。隋大业初又改婺州为东阳郡。治金华县（今浙江金华）。唐武德四年（621年）复为婺州。天宝、至德时又改婺州为东阳郡。

（3）华州：西魏废帝三年（554年）改东雍州置。治郑县（今华州西南）。隋大业初废。唐武德元年（618年）复置。治郑县（今华州）。圣历后辖境相当于今陕西华州、华阴、潼关等地及渭南渭河北岸地区。垂拱、上元初两度曾改名太州，辖境亦屡有变迁。属关内道。宋属永兴军路。

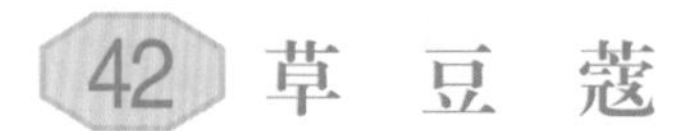

42 草豆蔻

【中国药典基原】

本品为姜科植物草豆蔻*Alpinia katsumadai* Hayata的干燥近成熟种子。

【古籍文献产地记载】

古籍名称	古籍时期	古代地名	古籍描述
《本草图经》	北宋	南海 岭南	豆蔻，即草豆蔻也。生**南海**，今**岭南**皆有之。苗似芦，叶似山姜、杜若辈，根似高良姜。花作穗，嫩叶卷之而生，初如芙蓉，穗头深红色，叶渐展，花渐出，而色渐淡；亦有黄白色者。南人多采以当果实，尤贵。其嫩者并穗入盐同淹治，叠叠作朵不散落……根，苗微作樟木气。其山姜花茎叶，皆姜也。但根不堪食，足与豆蔻花相乱而微小耳。花生叶间，作穗如麦粒，嫩红色。南人取其未大开者，谓之含胎花……
《本草品汇精要》	明	南海 岭南	【名】草豆蔻。【苗】（《图经》曰）……【地】生**南海**，今**岭南**皆有之。【时】（生）春生苗。（采）十月取。【收】曝干。【用】实。【色】苍褐
《本草纲目》	明	建宁	【集解】……时珍曰：草豆蔻、草果虽是一物，然微有不同。今**建宁**所产豆蔻，大如龙眼而形微长，其皮黄白薄而棱峭，其仁大如缩砂仁而辛香气和。滇广所产草果，长大如诃子，其皮黑浓而棱密，其子粗而辛臭，正如斑蝥之气
《本草求真》	清	闽	**闽**产名草蔻。如龙眼而微长。皮黄白薄而棱峭。仁如砂仁而辛香气和。滇广所产名草果。如诃子。皮黑浓而棱密。子粗而辛臭。虽是一物。微有不同
《本草述》	清		一名草豆蔻，一名草果……
	北宋*	建宁	宗奭曰：草豆蔻气味极辛微香……产闽之**建宁**者气芳烈，类白豆蔻，善散冷气，疗胃脘痛，理中焦；产滇黔南

（续表）

古籍名称	古籍时期	古代地名	古籍描述
			粤者气猛而浊，俗乎草果是也，善破瘴疠，消谷食及一切宿食停滞作胀闷及痛
《药物出产辨》	民国	广东琼州	产**广东琼州**属，印度，暹罗亦有。味同

【古籍文献产地图示】

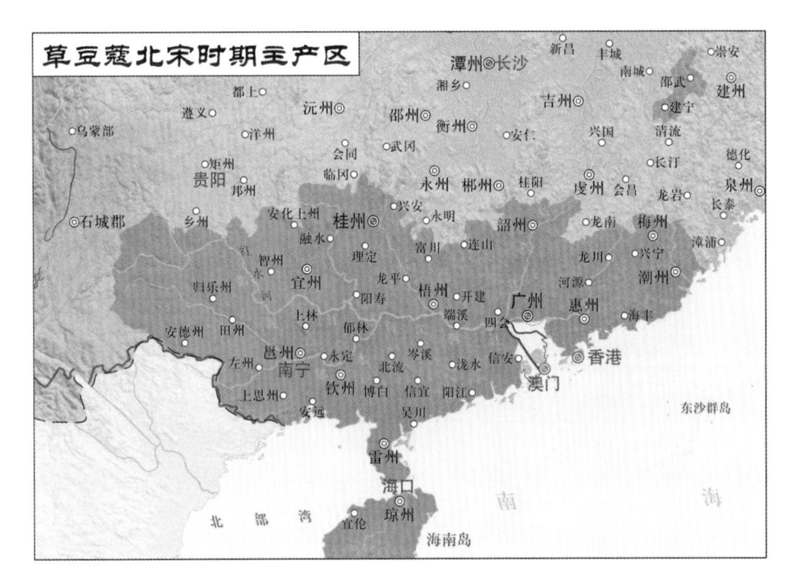

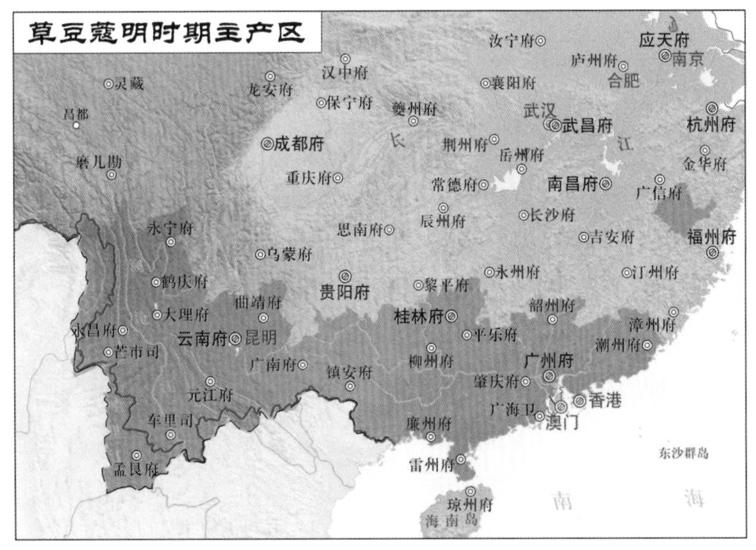

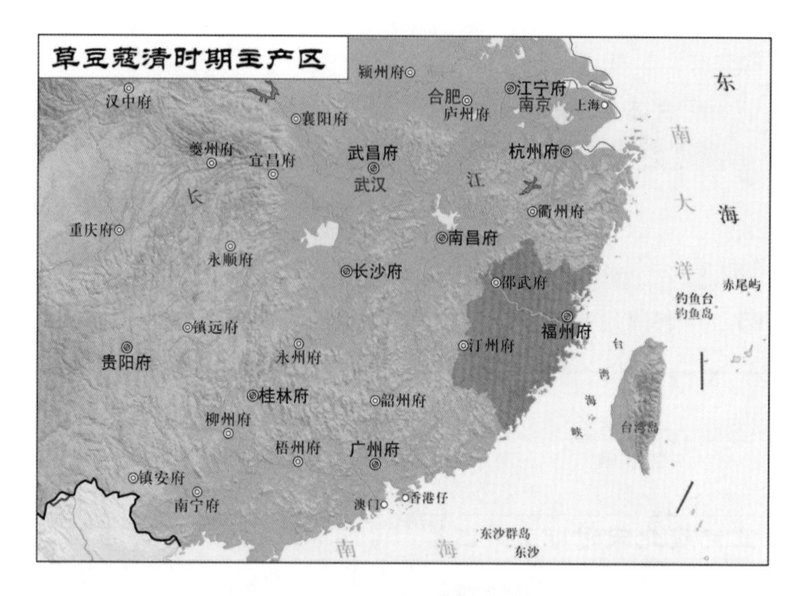

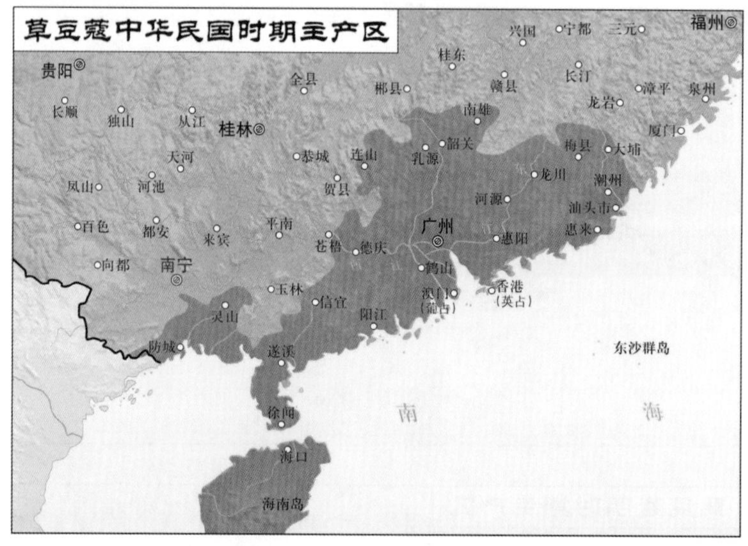

【古籍文献产地地理沿革】

北宋《本草图经》记载草豆蔻“生南海，今岭南皆有之”，《本草衍义》认为“建宁者气芳烈，类白豆蔻”；明代李时珍也提出“建宁”产草豆蔻。

【现代产区情况】

结合第四次全国中药资源普查数据和实地调查，草豆蔻分布于海南、广东、广西等地。

【古代产地对应现代地区考】

（1）岭南：地区名。即岭表、岭外。泛指五岭以南地区。

（2）建宁：即建宁府。南宋绍兴三十二年（1162年），以孝宗曾封为建王，升建州置。治建安、瓯宁两县（今建瓯），属福建路。辖境相当于今福建建瓯以北的建溪流域及寿宁、周宁等地。元至元十六年（1279年）改为路。明洪武元年（1368年）复为府。属福建省。治所、辖境同建宁路。1913年废。

43 茯 苓

【中国药典基原】

本品为多孔菌科真菌茯苓*Poria cocos*（Schw.）Wolf的干燥菌核。

【古籍文献产地记载】

古籍名称	古籍时期	古代地名	古籍描述
《本草经集注》	南北朝	郁州	马间为之使。得甘草、防风、芍药、紫石英、麦门冬共疗五脏。恶白蔹。畏牡蒙、地榆、雄黄、秦胶、龟甲。案药名无马间，或者马茎，声相近故也。今出**郁州**，彼土人乃故斫松作之，形多小，虚赤不佳。自然成者，大如三、四升器，外皮黑细皱，内坚白，形如鸟兽龟鳖者，良。又复时燥则不水。作丸散者，皆先煮之两三沸，乃切，曝干。白色者补，赤色利，俗用甚多……吾尝掘地得昔人所埋一块，计应卅许年，而色理无异，明其全不朽矣，而无茯神
《千金翼方·药出州土》	唐	雍州 虢州	关内道 **雍州**：柏子仁、茯苓。 河南道 **虢州**：茯苓、茯神、桔梗、桑上寄生、细辛、栝蒌、白石英
《新修本草》	唐	华山 雍州南山	今大山亦有茯苓，白实而块小，不复采者。今第一出**华山**，形极粗大。**雍州南山**亦有，不如华山者
《本草图经》	北宋	泰山 华山 嵩山	茯苓，生**泰山**山谷，今**泰**、**华**、**嵩山**皆有之。出大松下，附根而生，无苗、叶、花、实，作块如拳在土底，大者至数斤，似人形，龟形者佳。皮黑，肉有赤、白二种。或云是多年松脂流入土中变成，或云假松气于根上生。今东人采之法：山中古松久为人斩伐者，其枯折搓篝，枝叶不复上生者，谓之茯苓拨。见之，即于四面丈余地内，以铁头锥刺地；如有茯苓，则锥固不可拨，于是掘土取之。其拨大者，茯苓亦大。皆自作块，不附著根上。其抱根而轻虚者为茯神。然则假气而生者，其说胜矣。二月、八月采者，良，皆阴干

（续表）

古籍名称	古籍时期	古代地名	古 籍 描 述
《本草品汇精要》	明	严州	【名】茯菟。【地】(道地)**严州**者佳。【时】(生)无时。(采)二月、八月。【收】阴干。【用】坚实者为上。【色】白、赤
《本草从新》	清	云南 浙江	松根灵气结成，产**云南**，色白而坚实者佳，去皮产**浙江**者，色虽白而体松，其力甚薄，近今茯苓颇多种者，其力更薄也

【古籍文献产地图示】

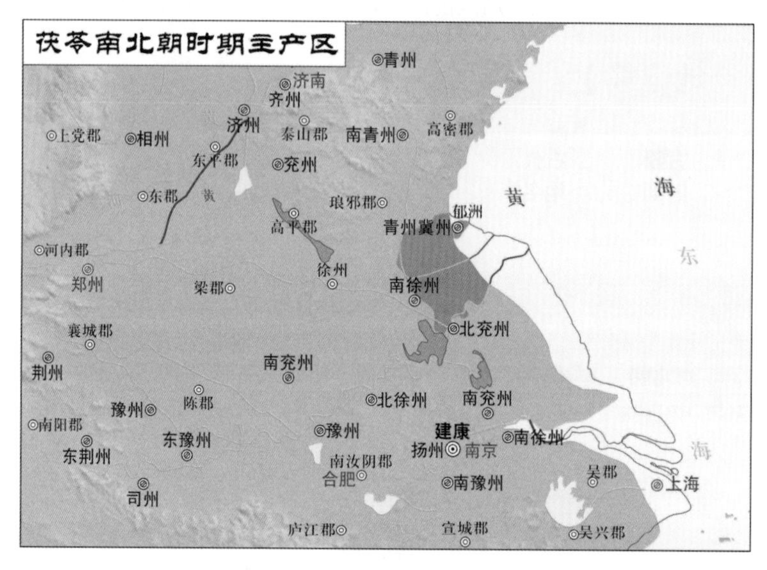

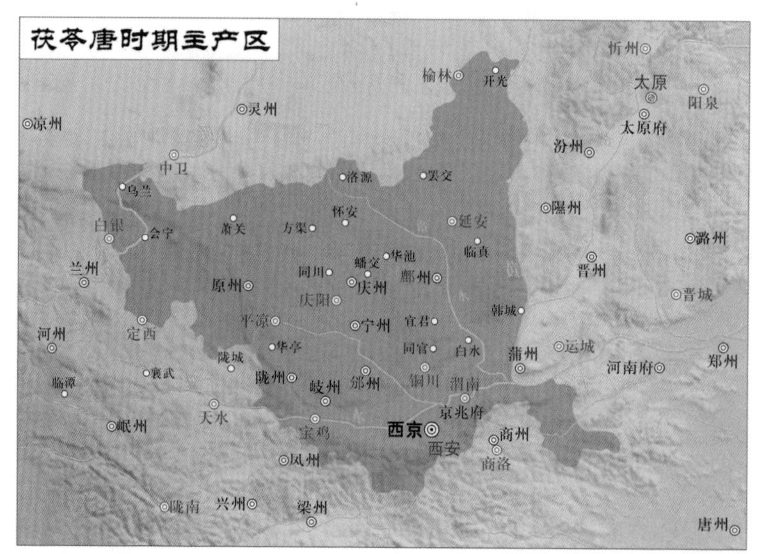

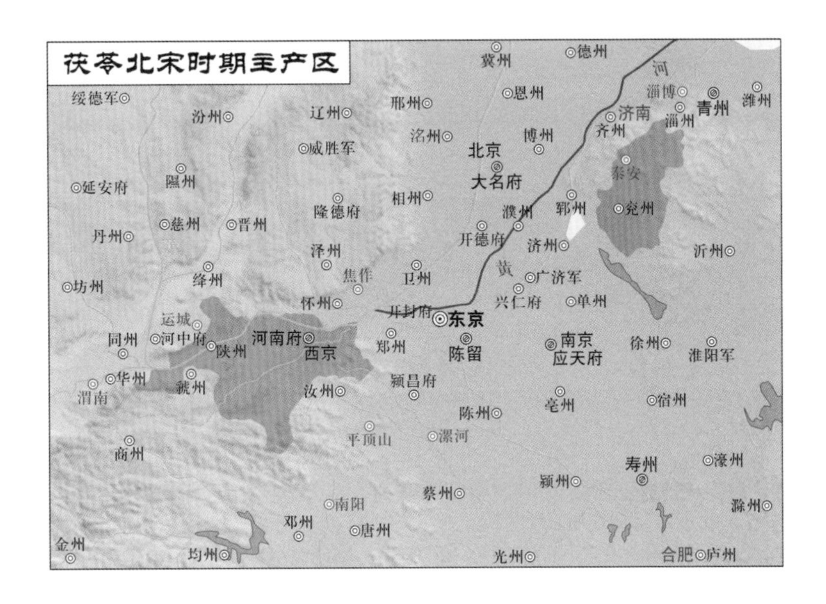
茯苓北宋时期主产区
冀州
德州
河
绥德军
汾州
辽州
邢州
恩州
淄博
青州
潍州
济南
齐州
淄州
洺州
博州
威胜军
北京
大名府
泰安
隰州
延安府
相州
隆德府
濮州
郓州
兖州
丹州
慈州
晋州
开德府
济州
沂州
泽州
绛州
焦作
卫州
黄
广济军
坊州
怀州
兴仁府
单州
开封府
运城
东京
同州
河中府
陕州
河南府
西京
郑州
陈留
南京
应天府
徐州
淮阳军
华州
虢州
渭南
汝州
颍昌府
亳州
宿州
陈州
平顶山
漯河
商州
寿州
濠州
颍州
蔡州
南阳
滁州
邓州
唐州
金州
均州
光州
合肥
庐州

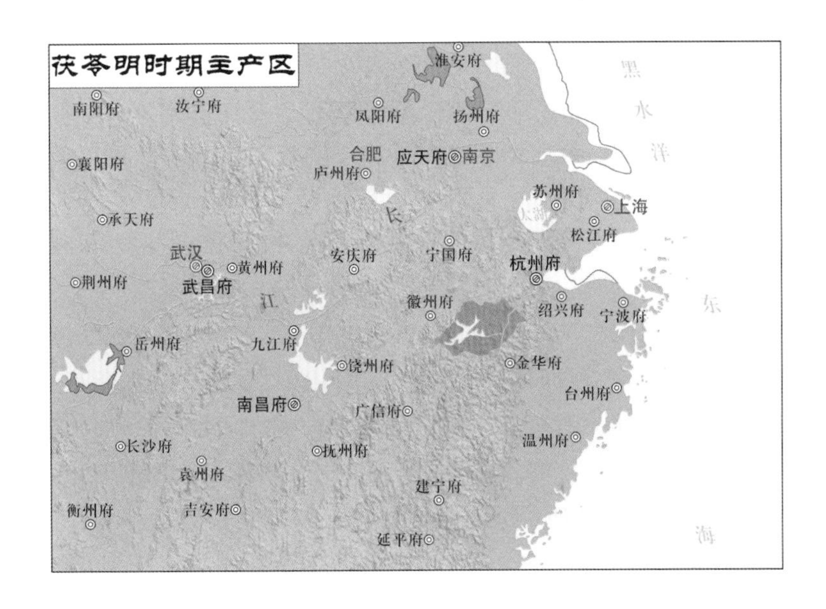
茯苓明时期主产区
淮安府
黑
南阳府
汝宁府
凤阳府
扬州府
水
襄阳府
合肥
应天府
南京
洋
庐州府
苏州府
上海
承天府
长
太湖
松江府
武汉
安庆府
宁国府
杭州府
荆州府
黄州府
武昌府
江
徽州府
绍兴府
宁波府
东
岳州府
九江府
饶州府
金华府
台州府
南昌府
广信府
温州府
长沙府
抚州府
袁州府
建宁府
衡州府
吉安府
海
延平府

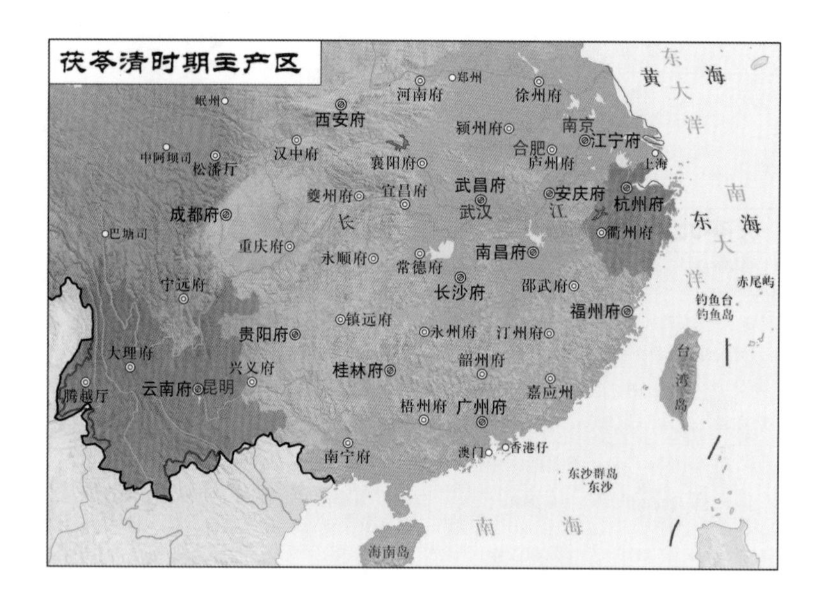

【古籍文献产地地理沿革】

南北朝时期茯苓产区在今江苏连云港附近,唐时期产区扩大,包括“雍州”“虢州”;宋时期向西转移,包括“泰、华、嵩山”;明时期再向南转移到“严州”;清时期记载新产区“云南”,且质量优良。

【现代产区情况】

结合第四次全国中药资源普查数据和实地调查,茯苓分布于安徽、湖北、湖南、广东、广西、四川、贵州、云南、浙江,产区主要集中于安徽金寨、岳西,湖北罗田、英山、麻城,云南丽江、玉龙,以及广西、福建、贵州、浙江等地。

【古代产地对应现代地区考】

(1) 郁州:即郁洲。在今江苏连云港东云台山一带。古时悬在海中,清初因海岸扩展,始与大陆相连。东汉末,郦原将家入海,住郁洲山中,即此。东晋隆安五年(401年)孙恩攻建康不克,浮海至此。南朝宋泰始初失淮北地,以洲“在海中,周回数百里,岛出白鹿,土有田畴鱼盐之利”,且“海中易固”(《南齐书·州郡志》),遂于此侨置青、冀两州。先后为齐郡、北海郡治。自隋至宋,置东海县。唐武德时又曾置环州。

(2) 雍州:东汉兴平元年(194年)分凉州河西四郡置。治姑臧县(今甘肃武威),辖境相当于今甘肃河西走廊地区。建安十八年(213年)复《禹贡》九州,遂并三辅之地及凉州入雍州。治长安县(今西安西北),辖境相当于今陕西中部、甘肃、宁夏南部及青海湟水流域。魏文帝复分置凉州,辖境只有今陕西中部及甘肃东南部。其后逐渐缩小。唐时辖今陕西秦岭以北、乾县以东、铜川以南、渭南以西地区。为关内道采访使治。

（3）虢州：隋开皇三年（583年）以东义州改名。治卢氏县（今卢氏）。大业初废。义宁元年（617年）置虢郡，武德元年（618年）改为虢州。贞观八年（634年）移治弘农县（北宋改为虢略县，元废。今灵宝）。天宝元年（742年）改为弘农郡，乾元元年（758年）复为虢州。辖境相当于今河南卢氏，灵宝、栾川等地。宋以后略小。元至元八年（1271年）废入陕州。唐属河南道，北宋属永兴军路，金属南京路。

（4）严州：唐武德四年（618年）置。治桐庐县（今桐庐西北）置。七年（624年）废。北宋宣和三年（1121年）改睦州复置。治建德县（今建德东北梅城镇）。辖境相当于今浙江建德、淳安、桐庐等地。南宋咸淳元年（1265年）升为建德府。

44 枳 实

【中国药典基原】

本品为芸香科植物酸橙 *Citrus aurantium* L. 及其栽培变种或甜橙 *C. sinensis* Osbeck 的干燥幼果。

【古籍文献产地记载】

古籍名称	古籍时期	古代地名	古 籍 描 述
《名医别录》	汉	河内	生**河内**。九月、十月采，阴干
《本草经集注》	南北朝	河内	枳实……生**河内**川泽。九月、十月采，阴干……今处处有。采破令干用之。除中核，微炙令香。亦如橘皮以陈者为良。枳树茎及皮，疗水胀，暴风骨节疼急。枳实，俗方多用，道家不须
《千金翼方·药出州土》	唐	商州 金州	山南西道： **商州**：……枳实、芍药； **金州**：獭肝、枳茹、莽草、蜀漆、獭肉、枳实、枳刺、恒山
《本草品汇精要》	明	成州 商州 京西 江湖	枳实……【苗】其树如橘而小，高五七尺，叶如橙，多刺。春生白花，至秋成实。七月、八月采皮厚而小者为枳实。九月、十月采皮薄而大者为枳壳。用之，须陈久者为胜……【地】生河内川泽，今**京西**、**江湖**州郡皆有之。（道地）**成州**、**商州**川谷。【时】春生新叶。七月、八月取实。【收】日干……【质】类青皮而坚厚。【色】青黑

【古籍文献产地图示】

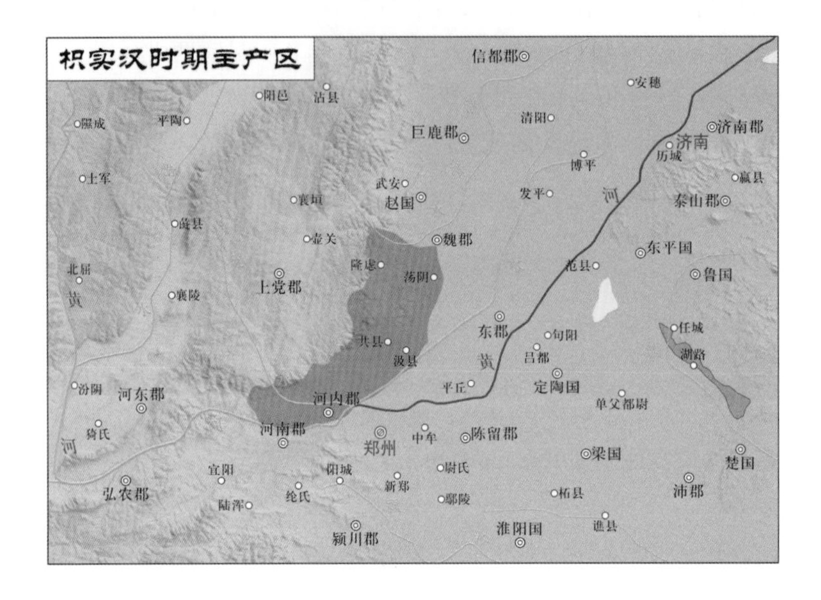

枳实汉时期主产区
信都郡
阳邑
沾县
平陶
清阳
巨鹿郡
济南郡
济南
历城
博平
土军
武安
赵国
发平
嬴县
襄垣
泰山郡
壶关
魏郡
东平国
北屈
隆虑
荡阴
范县
鲁国
上党郡
襄陵
东郡
任城
共县
吕都
汲县
湖陵
汾阴
河东郡
平丘
定陶国
河内郡
单父都尉
猗氏
河南郡
中牟
陈留郡
郑州
梁国
楚国
宜阳
阳城
尉氏
新郑
弘农郡
沛郡
纶氏
鄢陵
柘县
陆浑
颍川郡
淮阳国
谯县
黄
河

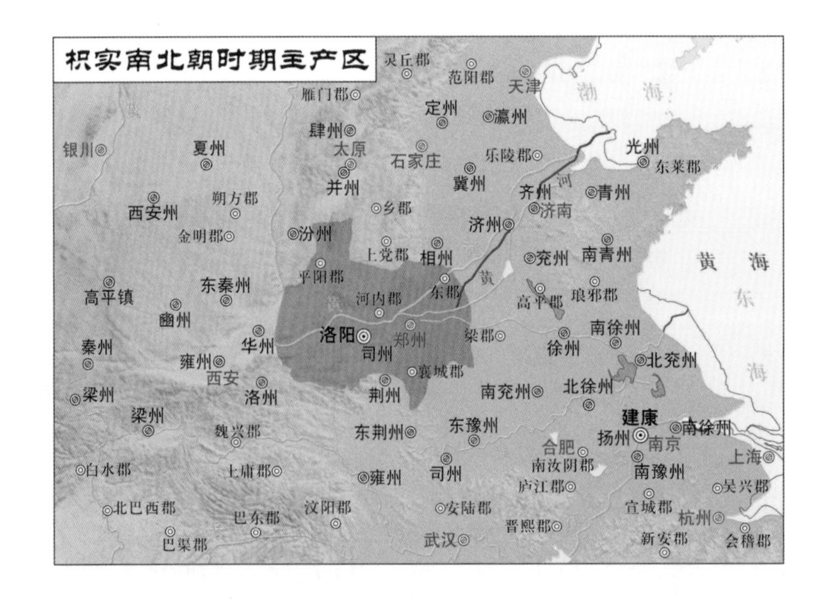

枳实南北朝时期主产区
灵丘郡
范阳郡
天津
雁门郡
定州
瀛州
渤
海
银川
夏州
肆州
太原
石家庄
乐陵郡
光州
东莱郡
并州
冀州
齐州
青州
西安州
朔方郡
乡郡
济南
金明郡
汾州
济州
上党郡
相州
兖州
南青州
黄
海
平阳郡
高平镇
东秦州
河内郡
东郡
高平郡
琅邪郡
豳州
南徐州
秦州
华州
洛阳
司州
郑州
梁郡
徐州
北兖州
雍州
西安
洛州
襄城郡
梁州
荆州
南兖州
北徐州
梁州
魏兴郡
东荆州
东豫州
建康
南徐州
合肥
扬州
南京
白水郡
上庸郡
雍州
司州
南汝阴郡
南豫州
上海
庐江郡
吴兴郡
北巴西郡
汶阳郡
安陆郡
宣城郡
杭州
巴东郡
晋熙郡
巴渠郡
武汉
新安郡
会稽郡

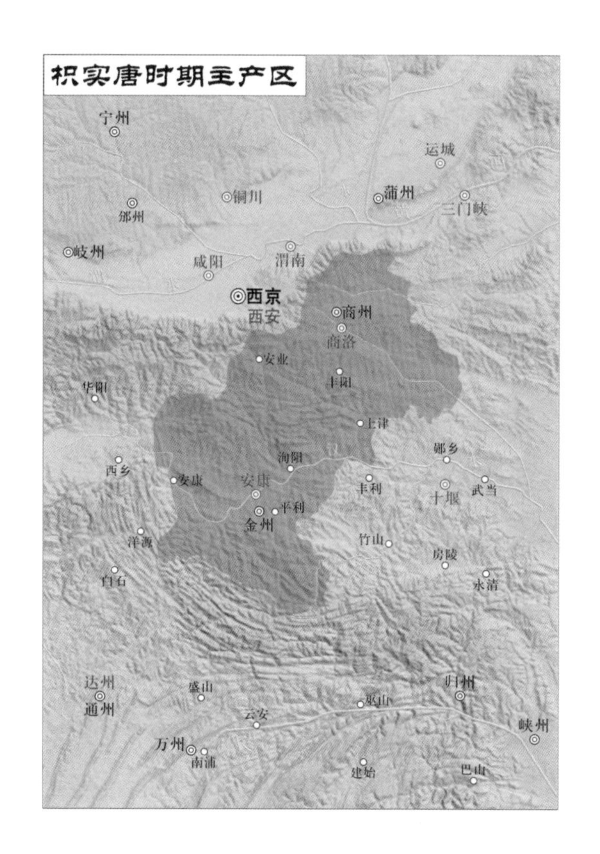

枳实唐时期主产区

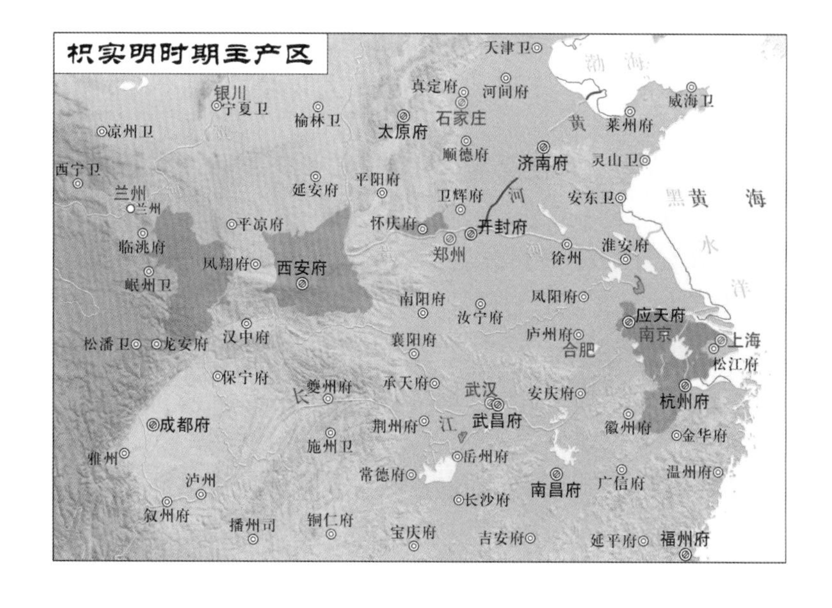

枳实明时期主产区

【古籍文献产地地理沿革】

《名医别录》和南北朝《本草经集注》均记载枳实生“河内”；唐代《千金翼方·药出州土》记载产区包括“商州”“金州”；明时期产区扩大，包括甘肃、陕西、河南、江苏、浙江等地；其中《本草品汇精要》记载“成州”“商州”质量好，而《本草纲目》记载枳实产“商州”者为佳。

【现代产区情况】

结合第四次全国中药资源普查数据和实地调查，枳实产湖南、江西、四川、重庆、湖北、贵州、云南等地。

【古代产地对应现代地区考】

（1）河内：春秋、战国时以黄河以北为河内，以南为河外。《正义》：“河内谓怀州（治今沁阳）。”

（2）商州：北周宣政元年（578年）改洛州置，因处古商于（於）之地得名。治上洛县（元废入州。今陕西商州）。隋大业三年（607年）改为上洛郡。唐武德元年（618年）复为商州。辖境相当于今陕西秦岭以南、旬河以东（旬阳除外）与湖北郧西上津镇地区。天宝元年（742年）改为上洛郡。乾元元年（758年）复为商州。开元中属山南西道，后属京畿道。北宋属永兴军路，金属京兆府路，元属奉元路。明洪武七年（1374年）降为县；成化十三年（1477年）复生为州，属西安府，清雍正三年（1725年）属陕西省。1913年降本州为商县。1988年改为商州市。

（3）金州：西魏废帝三年（554年）改东梁州置，因其地产金得名。治西城县（后曾一度改名吉安、金川。今安康）。唐时辖境相当于今陕西石泉以东、旬阳以西的汉水流域。南宋王彦与金将撒离喝大战于此。明万历十一年（1583年）改名兴安州。

（4）成州：西魏废帝以南秦州改名。治洛谷城（今西和洛峪镇）。辖境相当于今甘肃礼县、西和等地。隋移治上禄县（今礼县南）。唐属陇右道。辖境相当于今礼县、西和、成县地区。宝应元年（762年）地入吐蕃。贞元五年（789年）置行成州于同谷西界泥公山。咸通十三年（872年）复置州。后定治同谷县（今甘肃成县）。五代梁开平初改为汶州。后唐同光三年（925年）复旧名。北宋属秦凤路，南宋属利州路。辖境相当于今成县。蒙古省同谷县入州。明洪武十年（1377年）降为成县。

（5）京西：今河南洛阳。

45 栀　　子

【中国药典基原】

本品为茜草科植物栀子 *Gardenia jasminoides* Ellis 的干燥成熟果实。

【古籍文献产地记载】

古籍名称	古籍时期	古代地名	古籍描述
《名医别录》	汉	南阳	一名越桃。生**南阳**。九月采实，暴干
《新修本草》	唐	南阳	一名木丹，一名越桃。生**南阳**川谷。九月采实，曝干……**处处**有，亦两三种小异，以七道者为良。经霜乃取之。今皆入染用，于药甚稀……
《本草图经》	北宋	南方 南阳 西蜀	栀子，生**南阳**川谷，今**南方**及**西蜀**州郡皆有之。木高七、八尺；叶似李而厚硬，又似樗蒲子；二、三月生白花，花皆六出，甚芬香，俗说及西域詹匐也；夏秋结实如诃子状，生青熟黄，中人深红。九月采实，暴干。南方人竞种以售利……
《本草品汇精要》	明	临江军 江陵府 建州	【名】木丹、越桃……【苗】(《图经》曰)木高七八尺；叶似李而厚硬，又似樗蒲子。二三月生白花，花皆六出，甚芬香，俗说及西域薝蔔也。夏秋结实如诃子状，生青熟黄，中仁深红。皮薄而圆小刻，房七棱至九棱者为山栀子，甚佳。【地】(《图经》曰)……(道地)**临江军**、**江陵府**、**建州**产。【时】(生)春生叶。(采)九月取实。【收】暴干……【色】黄赤……
《本草纲目》	明	蜀	时珍曰：卮子，叶如兔耳，厚深绿，春荣秋瘁。入夏开花，大如酒杯，白瓣黄蕊，随即结实，薄皮细子有须，霜后收之。**蜀**中有红卮子，花烂红色，其实染物则赭红色

（续表）

古籍名称	古籍时期	古代地名	古籍描述
《本草原始》	明	南阳 南方 西蜀州郡	始生**南阳**川谷，今**南方**及**西蜀州郡**皆有之。木高七八尺，叶似李而厚硬，二、三月生白花，花皆六出，甚芬香。夏秋结实如诃子状，生青熟黄，中人深红。九月采实，暴干。皮薄而圆小，刻房七棱至九棱者为佳。卮，酒器也。卮子象之，故名。俗作栀子……
《药物出产辨》	民国	北江 星子 连州 乐昌 英德 清远 翁源 广西	以**广东北江**、**星子**、**连州**产者佳，其次**乐昌**、**英德**、**清远**、**翁源**亦可。身短而圆者为山栀，合药用。身长者为水栀，染料用。**广西**均有出产……

【古籍文献产地图示】

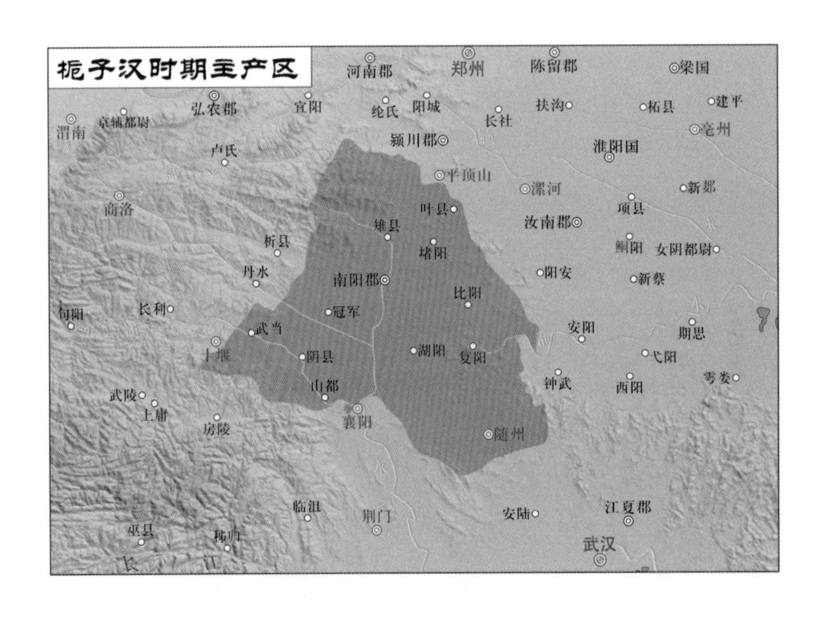

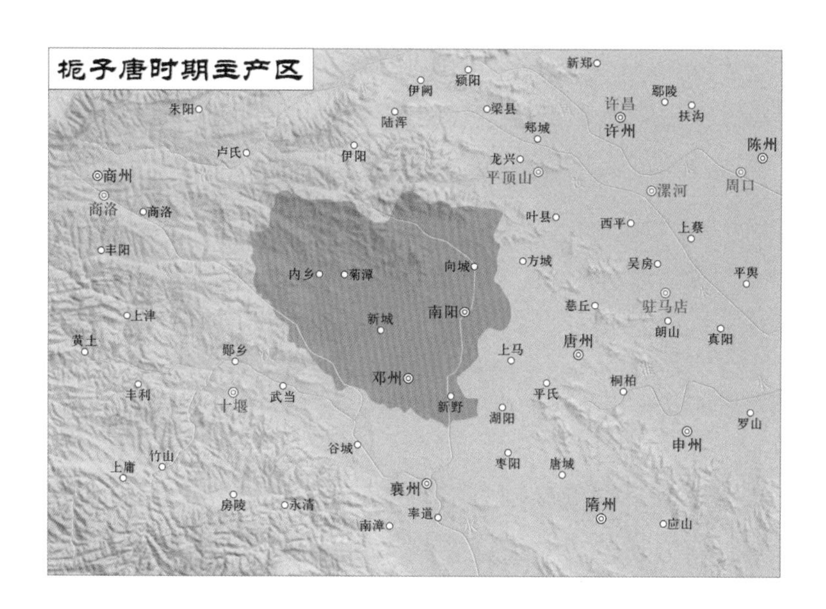
栀子唐时期主产区
新郑
伊阙
颍阳
鄢陵
许昌
朱阳
梁县
扶沟
陆浑
郏城
许州
卢氏
伊阳
龙兴
陈州
商州
平顶山
周口
漯河
商洛
商洛
叶县
西平
上蔡
丰阳
方城
吴房
向城
内乡
菊潭
平舆
驻马店
慈丘
上津
新城
南阳
朗山
真阳
黄土
唐州
上马
郧乡
邓州
桐柏
丰利
武当
平氏
十堰
新野
湖阳
罗山
申州
谷城
竹山
上庸
枣阳
唐城
襄州
房陵
永清
隋州
率道
应山
南漳

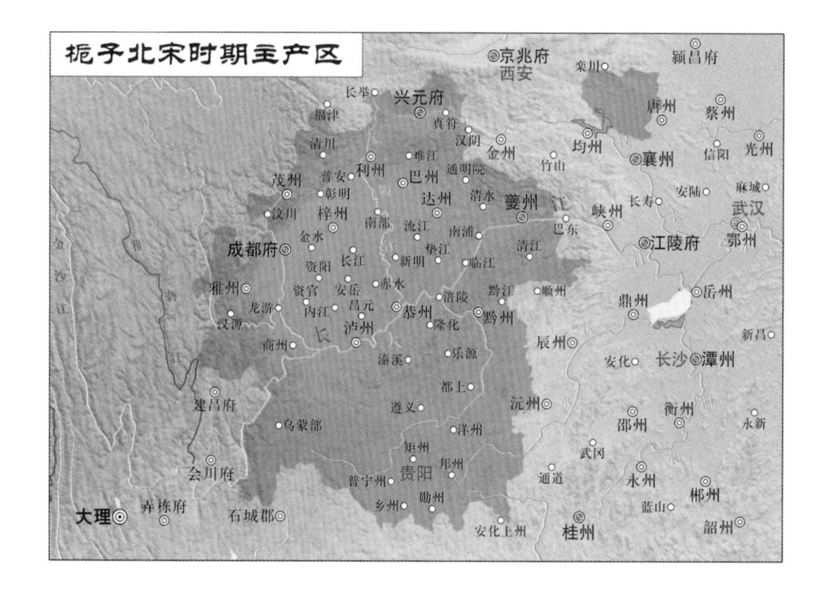
栀子北宋时期主产区
京兆府
西安
颍昌府
栾川
长举
兴元府
唐州
福津
真符
蔡州
汉阴
金州
均州
清川
利州
难江
信阳
光州
竹山
普安
巴州
通明院
襄州
茂州
彰明
清水
安陆
麻城
达州
长寿
梓州
夔州
峡州
武汉
汶川
南部
巴东
金水
流江
南浦
江陵府
鄂州
成都府
长江
巴江
清江
资阳
新明
临江
雅州
资官
安岳
赤水
黔江
施州
鼎州
岳州
龙游
昌元
涪陵
内江
恭州
黔州
汉源
泸州
隆化
新昌
荣州
辰州
溱溪
乐源
安化
长沙
潭州
都上
建昌府
沅州
衡州
遵义
乌蒙部
邵州
永新
洋州
矩州
武冈
会川府
贵阳
普宁州
通道
永州
郴州
勘州
乡州
蓝山
大理
弄栋府
石城郡
安化上州
桂州
韶州

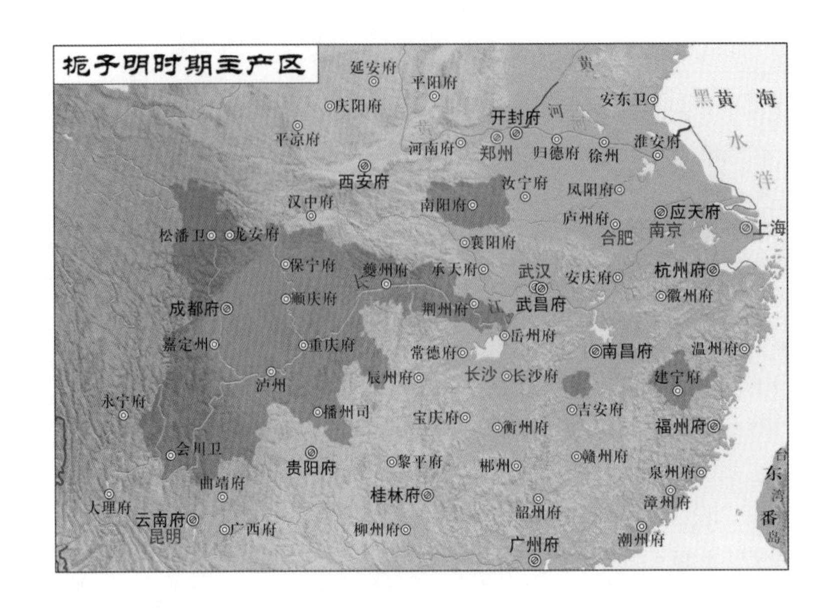

栀子明时期主产区

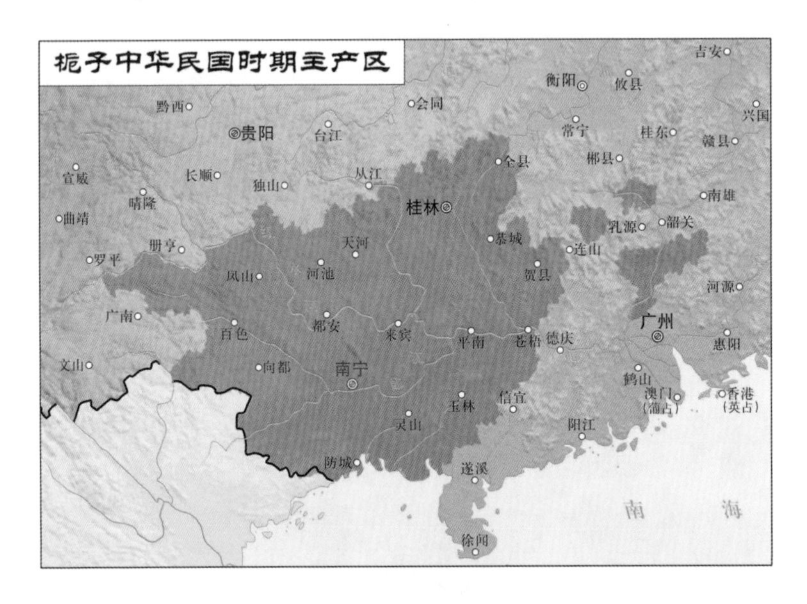

栀子中华民国时期主产区

【古籍文献产地地理沿革】

唐代以前,本草记载栀子均产“南阳”;宋时期产区增加“西蜀”;明时期产区向东部扩大,包括“临江军、江陵府、建州”,并提出此为道地产区;民国时期以“广东北江、星子、连州”所产质量好,其次“乐昌、英德、清远、翁源”以及广西亦有产。

【现代产区情况】

结合第四次全国中药资源普查数据和实地调查,栀子分布广泛,安徽、福建、广东、广西、贵州、海南、河南、湖北、湖南、江苏、江西、四川、重庆、浙江、云南、陕西、山西等地，产区为江西樟树、金溪、临川、永丰、新干、丰城、高安、崇仁，湖南岳阳、浏阳、醴陵、衡阳、桃源，河南方城、社旗、唐河，湖北长阳，四川纳溪，重庆江津等地。

【古代产地对应现代地区考】

（1）南阳：即南阳郡。战国秦昭襄王三十五年（前272年）置。治宛县（今河南南阳）。汉辖境相当于今河南熊耳山以南叶县、内乡间地区和湖北大洪山以北广水、郧阳间地区。其后渐小。西晋时改为国，南朝宋仍为郡。隋初废。当荆、襄和关、洛地区的交通孔道，魏晋南北朝时南北常交战于此。

（2）西蜀：指今四川成都平原一带。

（3）临江军：北宋淳化三年（992年）分筠、袁、吉三州地置。治清江县（今江西樟树西南临江镇）。属江南西路。辖境相当于今江西樟树、新余、新干、峡江等地。元至元十四年（1277年）升为路。

（4）江陵府：唐上元元年（670年）置南都，以荆州为江陵府。治江陵县（今江陵）。辖境相当于今湖北枝江以东，潜江以西，荆门、当阳以南地区。五代时南平国建都于此。宋为荆湖北路治。南宋建炎四年（1130年）改为荆南府，淳熙中复改江陵府。元至元十三年（1276年）升为江陵路，改为荆南府路，大德中改为江陵路，天历二年（1329年）改为中兴路。

（5）建州：唐武德四年（621年）置。治建安县（今建瓯）。辖境相当于今福建南平以上的闽江流域（沙溪中上游除外）。北宋属福建路，辖境西北部及南部缩小，仅有今建瓯以北的建溪流域及寿宁、周宁等地。五代晋天福八年（943年）王延政在此称帝，建国号为殷。南宋建炎四年（1130年）范汝为起义于此。绍兴三十二年（1162年）升为建宁府。

（6）英德：即英德县。明洪武二年（1369年）降为英德州为县。治今广东英德（英城）。明、清属韶州府。

（7）清远：隋平陈废清远郡置。治今广东清远。属广州，大业初属南海郡，唐、宋属广州，元属广州路，明、清属广州府。1988年改清远市。北宋置大富银场、静定铁场、钱纠铅场。

（8）翁源：即南朝梁承末置。以县界处翁水之源得名（《元和志》）。治今广东翁源北。属始兴郡。陈于此置清远郡。隋平陈废郡。属广州，大业属南海郡。唐初属番州。贞观后属韶州。贞元元年（785年）移治旧县北。北宋淳化中移治今翁源西北。景祐五年（1038年）移治今曲江南。南宋建炎三年（1129年）又移治今翁源西南。元至元中省入真阳县。大德五年（1301年）复置，移治今翁源西北新江。属英德州。明洪武初移治今翁源西翁城。至清均属韶州府。1947年迁今治（龙仙镇）。

46 枸 杞

【中国药典基原】

本品为茄科植物宁夏枸杞*Lycium barbarum* L. 的干燥成熟果实。

【古籍文献产地记载】

古籍名称	古籍时期	古代地名	古 籍 描 述
《名医别录》	汉	常山	一名羊乳，一名却暑，一名仙人杖，一名西王母杖。生**常山**及诸丘陵阪岸上。冬采根，春夏采叶，秋采茎实，阴干
《本草图经》	宋	常山 蓬莱县南丘村 润州	生**常山**平泽，及诸丘陵阪岸，今**处处**有之。春生苗，叶如石榴叶而软薄堪食，俗呼甜菜；其茎干高三、五尺，作丛；六月、七月生小红紫花；随便结红实，形微长如枣核。其根名地骨。春夏采叶，秋采茎实，冬采根。陆机疏云：一名苦杞，一名地骨。春生作羹茹；其茎似莓；子秋熟，正赤。正月上寅采根，二月上卯治服之；三月上辰采茎，四月上巳治服之；五月上午采叶，六月上未治服之；七月上申采花，八月上酉治服之；九月上戌采子，十月上亥治服之；十一月上子采根，十二月上丑治服之……李当之云：子似枸杞，冬月熟，色赤。苏恭云：形似空疏，木高丈许，白皮；其子七月、八月熟，形似枸杞子，而两两相并。今注云：虽相似，然溲疏有刺，枸杞无刺，以此为别。是三物相似，而二物又有刺。溲疏亦有巨骨之名，如枸杞谓之地骨，当亦相类，用之宜细辨耳或云溲疏以高大为别，是不然也。今枸杞极有高大者，其入药神良。世传**蓬莱县南丘村**多枸杞，高者一、二丈，其根蟠结甚固。故其乡人多寿考，亦饮食其水土之品使然耳。**润州**州寺大井傍生枸杞，亦岁久。故土人目为枸杞井，云饮其水甚益人。溲疏，生熊耳川谷及田野丘墟地，四月采，古今方书鲜见用者，当亦难别耳。又按枸杞一名仙人杖。而陈藏器《拾遗》别两种仙人杖：一种是枯死竹竿之色黑者，一种是菜类，并此为三物而同一名也。陈子昂《观玉篇》云：余从补阙乔公北征，夏四月次于张掖，河州草木无他异，唯有仙人杖，往往丛生。予昔尝饵之，此役也，息意滋味。戍人有荐嘉疏者，此物存焉。因为乔公唱言其功，时东莱王仲烈亦同旅，闻之

（续表）

古籍名称	古籍时期	古代地名	古 籍 描 述
			喜，而甘心食之，旬有五日，行人有自谓知药者，谓乔公曰：此白棘也。仲烈遂疑曰：吾亦怪其味甘。乔公信是言，乃讥予，予因作《观玉篇》。按此仙人杖作菜茹者，叶似苦苣，白棘木类，何因相似而致疑如此。或曰乔公所谓白棘，当是狗棘，狗棘是枸杞之有针者。而《本经》无白棘之别名，又其味苦，仙人杖味甘，设疑为枸棘，枸棘亦非甘物
《本草品汇精要》	明	陕西甘州 茂州	【名】枸忌、地辅、却暑、地仙苗、枸檵、苦杞、托卢、仙人杖，西王母杖。【苗】春生苗，叶如石榴叶而软薄，其茎干高三五尺，作丛，六七月生小红紫花，随便结实，形微，长如枣核沈存中云：陕西枸杞长一二丈，其围数寸，无刺，根皮如厚朴，甘美，异于诸处，子如樱桃，全少核。今人相传谓枸杞与枸蕀相类，其实形长而无刺者真枸杞，圆而有刺者枸蕀也，衍义曰枸杞当用梗皮，地骨当用根皮，枸杞子当用红实，本一物而有三用，实微寒，梗皮寒，根大寒，亦三等。孟子所谓性犹杞柳之杞，后人徒劳分别。又谓之枸蕀，兹强生名耳。凡杞未有无刺者，虽大至有成架，然亦有刺，但此物小则多刺，大则少刺，还如酸枣与棘，其实皆一也。【地】(《图经》曰）生常山平泽及丘陵阪岸，今处处有之。（道地）实**陕西甘州，茂州**。【时】(生）春生苗。（采）春取叶，秋取茎实。【收】阴干
《本草纲目》	明	兰州 灵州 九原 蓬莱县南丘村 润州开元寺	【集解】……宗奭曰：枸杞、枸棘，徒劳分别。凡杞未有无刺者。虽大至于成架，尚亦有棘。但此物小则刺多，大则刺少，正如酸枣与棘，其实一物也。时珍曰：古者枸杞、地骨皮取常山者为上，其他丘陵阪岸者皆可用。后世惟取陕西者良，而又以甘州者为绝品。今陕之**兰州**、**灵州**、**九原**以西枸杞，并是大树，其叶厚根粗。河西及甘州者，其子圆如樱桃，曝干紧小少核，干亦红润甘美，味如葡萄，可作果食，异于他处者。沈存中《笔谈》亦言：陕西极边生者高丈余，大可作柱。叶长数寸，无刺。根皮如厚朴。则入药大抵以河西者为上也。《种树书》言：收子及掘根种于肥壤中，待苗生，剪为蔬食，甚佳。【修治】时珍曰：凡用拣净枝梗，取鲜明者洗净，酒润一夜，捣烂入药……【发明】……又有花、实、根、茎、叶作煎，或单榨子汁煎膏服之者，其功并同。世传**蓬莱县南丘村**多枸杞，高者一、二丈，其根盘结甚固。其乡人多寿考，亦饮食其水土之气使然。又**润州开元寺**大井旁生枸杞，岁久。土人目为枸杞井，云饮其水甚益人也

（续表）

古籍名称	古籍时期	古代地名	古籍描述
《本草原始》	明	甘州	古以常山者为上，今以**甘州**者为佳。春生苗叶，如榴叶软薄，堪食，俗呼甜菜，其茎干高三五尺，作丛。六月、七月生小红紫花，随便结实，形微长如枣核
《本草备要》	清	甘州	南方树高数尺，北方并是大树。以**甘州**所产，红润少核者良。酒浸捣用。根名地骨皮。叶名天精草
《本草求真》	清	甘州	出**甘州**红润少核者良
《本草从新》	清	甘州	南方树高数尺，北方并是大树。以**甘州**所产，红润少核者佳。酒润捣。甘草水浸一夜
《本草述》	清	甘州	南方树高数尺，北方并是大树。以**甘州**所产，红润少核者佳。酒润捣。甘草水浸一夜
《增订伪药条辨》	民国	甘州 潼关 甘肃镇蕃 宁夏	以**陕西甘州**所产者为胜。近有一种粒小色淡。皆本地所出之土枸杞。非甘州上品也。**陕西潼关**长城边出者。肉厚糯润。紫红色。颗粒粗长。**宁夏**产者。颗大色红有蒂。略次。东北关外行之。**甘肃镇蕃**长城边出者。粒细红圆活。此货过霉天即变黑。甚难久藏。略次。他如闽浙及各地产者。各地皆曰：土杞子。粒小。江南古城亳州苏州江北出者

【古籍文献产地图示】

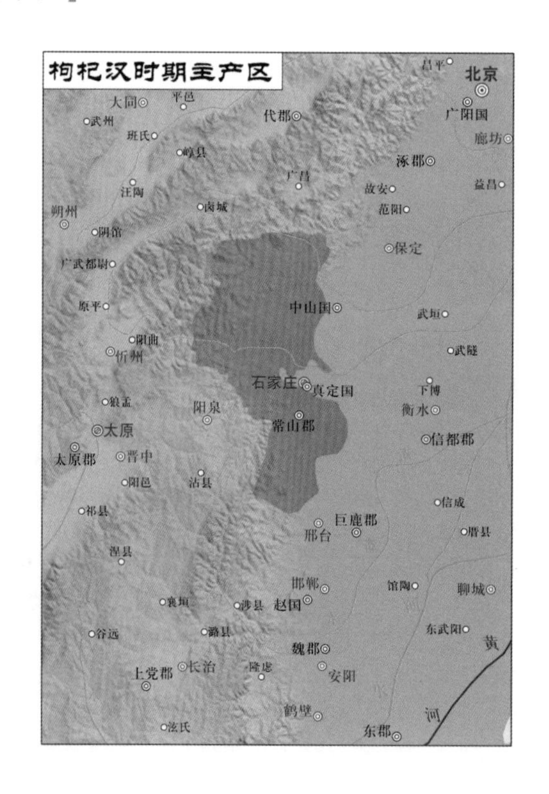

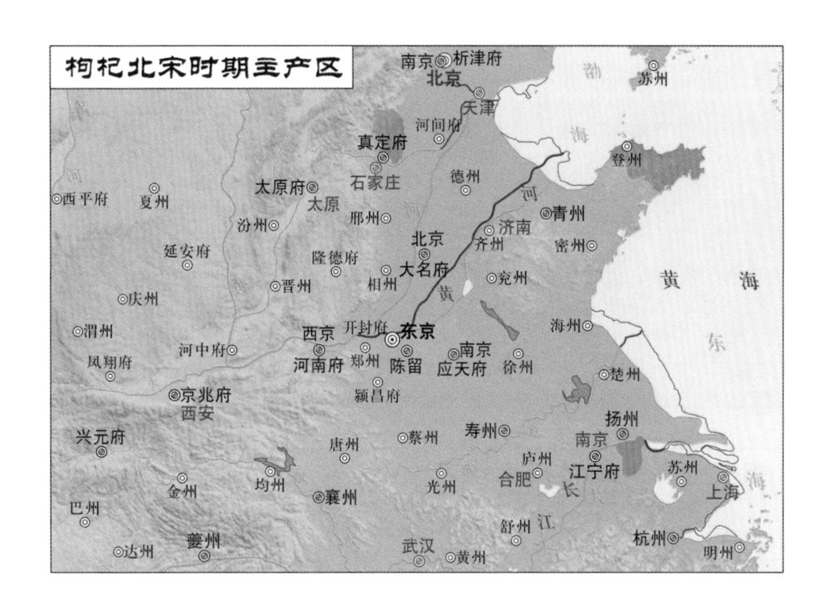
枸杞北宋时期主产区
南京
析津府
北京
天津
苏州
渤
海
河间府
真定府
登州
石家庄
德州
太原府
西平府
夏州
太原
青州
汾州
邢州
济南
北京
齐州
密州
延安府
隆德府
大名府
兖州
晋州
相州
黄
黄
海
庆州
海州
渭州
西京
开封府
东京
东
河中府
南京
凤翔府
河南府
郑州
陈留
应天府
徐州
楚州
颍昌府
京兆府
西安
扬州
兴元府
寿州
蔡州
唐州
南京
庐州
江宁府
苏州
金州
均州
襄州
光州
合肥
长
上海
巴州
舒州
江
杭州
达州
夔州
武汉
黄州
明州

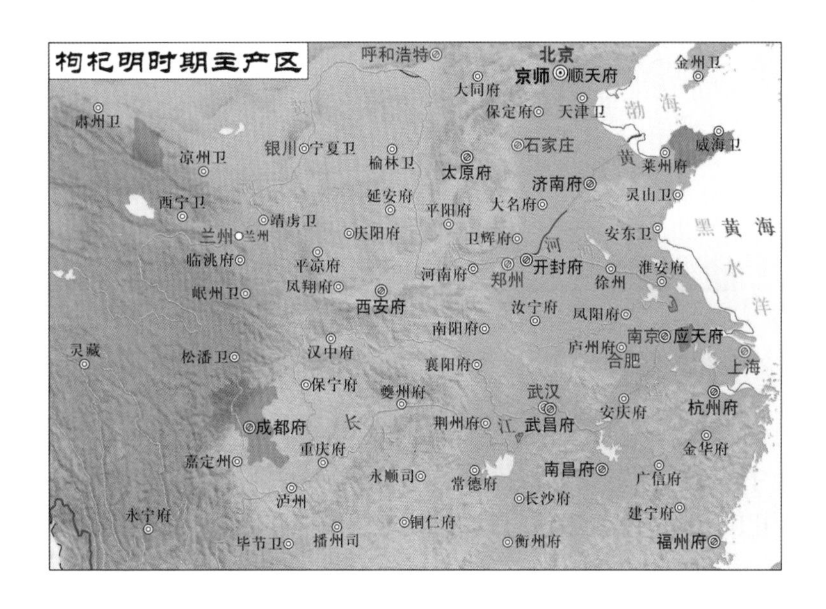
枸杞明时期主产区
呼和浩特
北京
京师
顺天府
金州卫
大同府
肃州卫
保定府
天津卫
渤
海
石家庄
威海卫
银川
宁夏卫
凉州卫
榆林卫
黄
莱州府
太原府
济南府
西宁卫
延安府
灵山卫
平阳府
大名府
靖虏卫
兰州
庆阳府
卫辉府
安东卫
黑
黄
海
河
临洮府
平凉府
河南府
郑州
开封府
淮安府
水
徐州
岷州卫
凤翔府
西安府
汝宁府
凤阳府
洋
南阳府
灵藏
庐州府
南京
应天府
松潘卫
汉中府
合肥
襄阳府
上海
保宁府
武汉
夔州府
杭州府
安庆府
成都府
长
荆州府
江
武昌府
重庆府
金华府
嘉定州
永顺司
常德府
南昌府
广信府
泸州
长沙府
永宁府
建宁府
铜仁府
毕节卫
播州司
衡州府
福州府

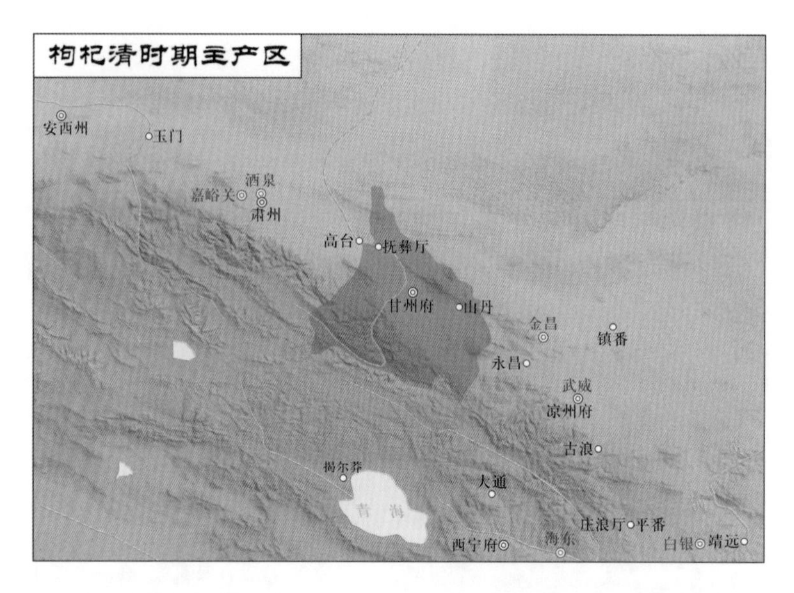

枸杞清时期主产区

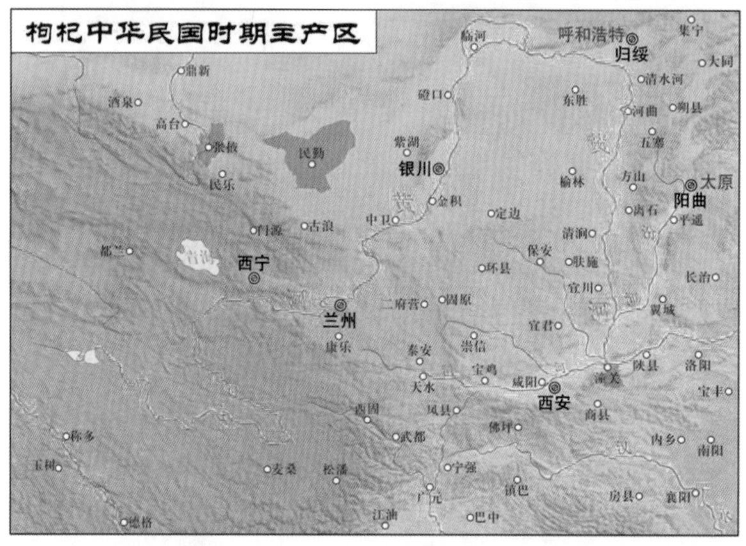

枸杞中华民国时期主产区

【古籍文献产地地理沿革】

《名医别录》记载枸杞产“常山”，即今河北保定市大茂山；宋时期增加“蓬莱”和润州，即今山东蓬莱和江苏镇江市；明时期增加“甘州”“茂州”，且以此地产者为佳；清时期记载均以“甘州”产者为佳；民国时期记载枸杞产地集中在甘肃、陕西、宁夏，以“甘州”产者质量为优。

【现代产区情况】

结合第四次全国中药资源普查数据和实地调查，枸杞分布于宁夏、新疆、山西、青海、内蒙古、甘肃、河北、吉林等地，产区为宁夏中宁、固原、惠农、平罗，甘肃景泰、靖远、瓜州，青海格尔木、德令哈，内蒙古土默特左旗、固阳、托克托、杭锦后旗、巴彦淖尔临河、五原，河北巨鹿，新疆精河等地。

【古代产地对应现代地区考】

（1）常山：古恒山。在今河北保定大茂山。

（2）润州：隋开皇十五年（595年）置。以州东润浦得名。治延陵县（唐改名丹徒县，今江苏镇江）。大业三年（607年）废为延陵县。唐武德三年（620年）复置。辖境相当于今江苏镇江、南京、金坛等地。天宝元年（742年）改为丹阳郡，乾元元年（758年）复为润州。北宋政和三年（1113年）以徽宗潜邸，升为镇江府。地当江南运河入江口，为南北交通枢纽。

（3）甘州：即甘州卫。明洪武初废甘州路，后置甘州左、右、中、前、后五卫。同城而治，即今甘肃张掖。为陕西行都司驻地。景泰七年（1456年）以所属高台站置高台守御千户所。辖境相当于今甘肃张掖民乐、临泽及青海祁连等地。清雍正二年（1724年）改置甘州府。

（4）茂州：唐贞观八年（634年）改南会州置，“以郡界茂湿山为名”（《旧唐书·地理志》）。治汶山县（今茂县）。天宝元年（742年）改为通化郡，乾元元年（758年）复为茂州。辖境相当于今四川茂县、汶川、北川等地和理县部分地区。初都督羁縻州十，后增至三十余州。宋属成都府路，领羁縻州十。元属吐蕃宣慰司。明洪武中废汶山县入州，属成都府。清雍正六年（1728年）升为直隶州，属四川省。辖境相当于今茂县、汶川和黑水、松潘的部分地区。1913年废，改本州为茂县。

（5）潼关：东汉置。在今陕西潼关县东北杨家庄附近。当陕西、河南、山西三地交通要冲，自古为军事重地。建安十六年（211年）曹操破马超于此；东晋末刘裕伐秦，复由此进取长安。唐天授二年（691年）于此置潼津县，移治今潼关东北港口。后废。明洪武九年（1376年）改置潼关卫。清雍正四年（1726年）置潼关县，乾隆十二年（1747年）升为厅。1913年复改为潼关县。1958年撤销，1961年复置县，移驻吴村而故关仍存。

（6）甘肃镇蕃：即民勤县，位于今甘肃武威。明洪武中，置临河卫，洪武二十九年（1396年）置镇番卫。清雍正二年（1724年）改为镇番县。

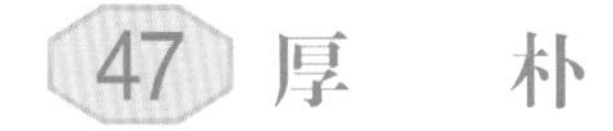

47 厚 朴

【中国药典基原】

本品为木兰科植物厚朴*Magnolia officinalis* Rehd. et Wils. 或凹叶厚朴*M. officinalis* Rehd. et Wils. var. *biloba* Rehd. et Wils. 的干燥干皮、根皮及枝皮。

【古籍文献产地记载】

古籍名称	古籍时期	古代地名	古籍描述
《名医别录》	汉	冤句	一名厚皮，一名赤朴。其树名榛，其子名逐折。生交趾、**冤句**。三、九、十月采皮，阴干
《本草经集注》	南北朝	建平 宜都	今出**建平**、**宜都**，极厚、肉紫色为好，壳薄而白者不如。用之削去上甲错皮，俗方多用，道家不须也
《本草图经》	北宋	冤句 京西 陕西 江淮 湖南 蜀川 梓州 龙州	厚朴，出交阯**冤句**，今**京西**、**陕西**、**江淮**、**湖南**、**蜀川**山谷中往往有之，而以**梓州**、**龙州**者为上。木高三、四丈，茎一、二尺。春生，叶如槲叶，四季不凋；红花而青实；皮极鳞皱而厚。紫色多润者佳，薄而白者不堪。三月、九月、十月采皮，阴干
《本草品汇精要》	明	蜀川 商州 归州 梓州 龙州	浓朴……【名】浓皮、赤朴、榛、逐折。【苗】(《图经》曰)……【地】(《图经》曰)……(道地)**蜀川**、**商州**、**归州**、**梓州**、**龙州**最佳。【时】(生)春生叶。(采)三月、九月、十月取皮。【收】阴干。【用】皮紫浓者佳。【质】类桂皮而粗浓。【色】紫。【味】苦、辛
《本草纲目》	明		【集解】……朴树肤白肉紫，五六月开细花，结实如冬青子，生青熟赤，有核。七八月采之，味甘美……
	北宋*	伊阳县 商州	宗奭曰：今**伊阳县**及**商州**亦有……有油
《本草原始》	明	京西 陕西 江淮 湖南 蜀川 梓州 龙州	其木质朴而皮厚，故名厚朴。故《日华子》名烈朴。《别录》名赤朴。始出交趾、冤句，今**京西**、**陕西**、**江淮**、**湖南**、**蜀川**山谷中往往有之，而以**梓州**、**龙州**者为上
《本草述》	清	建平 宜都 梓州 龙州	以**建平**、**宜都**及**梓州**、**龙州**者为上。木高三四尺，径一二尺，叶似槲叶，四季不凋，五六月开花红色，结实如冬青子，生青熟红，实中有核，味颇甘美，木皮鳞皱，以肉厚色紫多液者入药最良

【古籍文献产地图示】

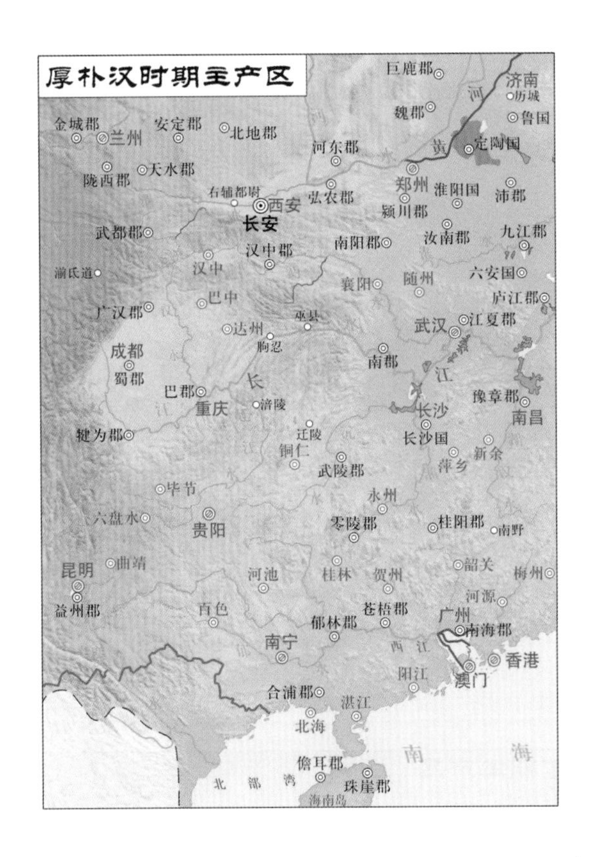

厚朴汉时期主产区

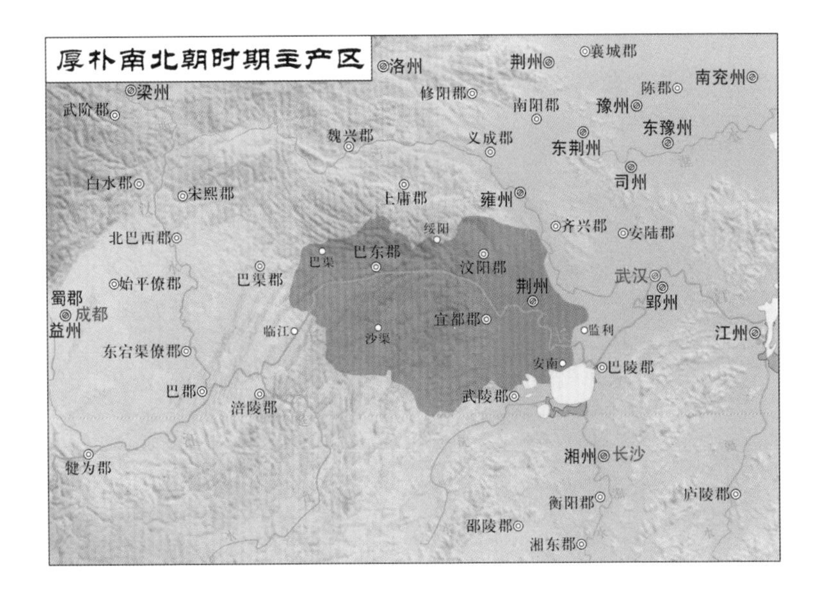

厚朴南北朝时期主产区

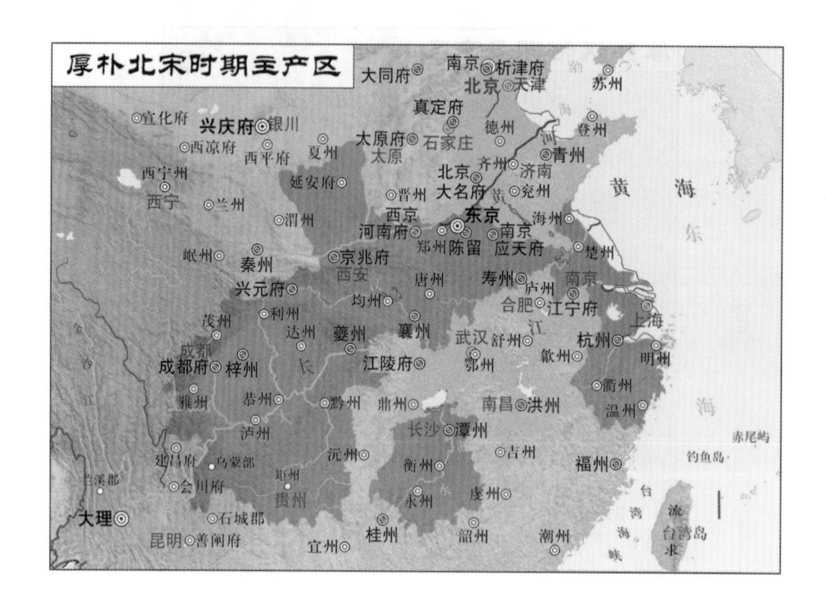
厚朴北宋时期主产区
大同府
南京
析津府
北京
天津
苏州
真定府
宣化府
兴庆府
银川
太原府
石家庄
德州
登州
西凉府
西平府
夏州
太原
齐州
青州
西宁州
西宁
兰州
延安府
北京
大名府
济南
兖州
黄
海
晋州
渭州
西京
东京
河南府
南京
海州
郑州
陈留
应天府
岷州
秦州
京兆府
西安
楚州
兴元府
唐州
寿州
庐州
南京
均州
合肥
江宁府
上海
茂州
利州
达州
夔州
襄州
武汉
舒州
杭州
成都府
梓州
江陵府
鄂州
歙州
明州
雅州
恭州
黔州
鼎州
南昌
洪州
衢州
温州
泸州
长沙
潭州
赤尾屿
建昌府
乌蒙部
沅州
吉州
钓鱼岛
会川府
衡州
福州
贵州
永州
虔州
台湾
大理
石城郡
桂州
韶州
潮州
台湾岛
昆明
善阐府
宜州

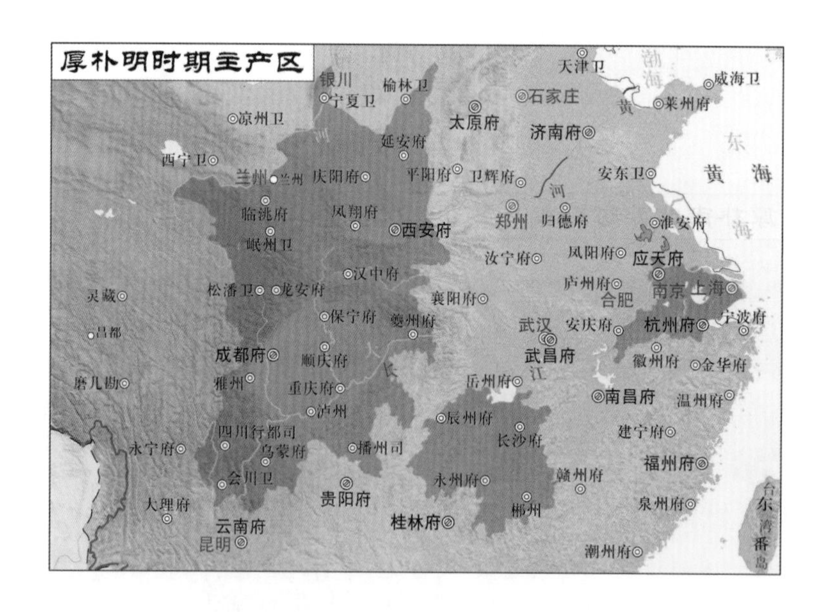
厚朴明时期主产区
银川
榆林卫
天津卫
宁夏卫
石家庄
威海卫
凉州卫
太原府
莱州府
济南府
延安府
黄海
西宁卫
兰州
庆阳府
平阳府
卫辉府
安东卫
临洮府
凤翔府
郑州
归德府
淮安府
西安府
岷州卫
汝宁府
凤阳府
应天府
汉中府
庐州府
南京
上海
灵藏
松潘卫
龙安府
合肥
襄阳府
昌都
保宁府
夔州府
武汉
安庆府
杭州府
宁波府
成都府
顺庆府
武昌府
磨儿勘
雅州
徽州府
金华府
重庆府
岳州府
泸州
南昌府
温州府
辰州府
四川行都司
长沙府
建宁府
永宁府
乌蒙府
播州司
福州府
会川卫
永州府
赣州府
大理府
贵阳府
泉州府
云南府
桂林府
郴州
昆明
潮州府

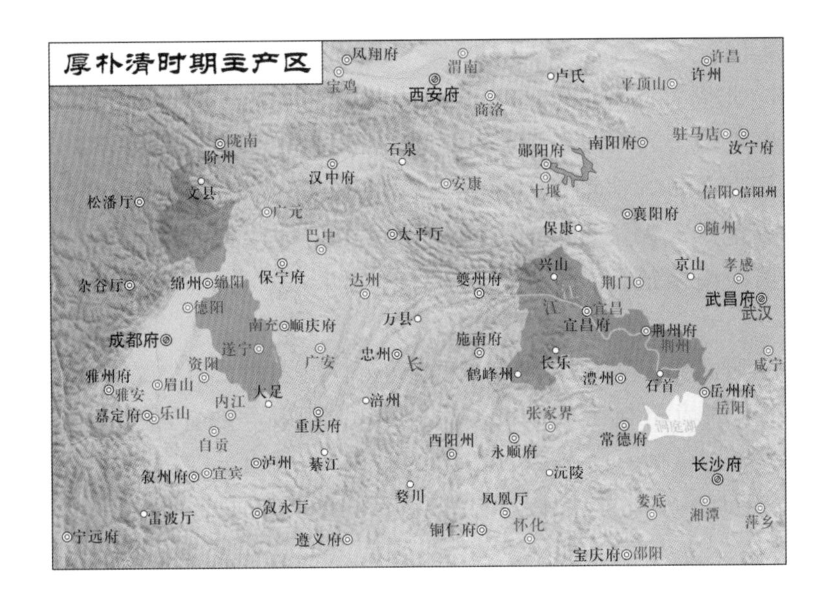

【古籍文献产地地理沿革】

《名医别录》记载厚朴始生"交趾、冤句";《本草经集注》记载"建平"(今重庆市)和"宜都"(今湖北宜都市)也产;宋、明时期产区主要集中在四川、重庆、湖北西部、湖南、陕西南部、山西、江淮地区,且宋代《本草图经》、明代《本草原始》均记载"梓州""龙州"质量最优,明代《本草品汇精要》记载蜀川、商州、归州、梓州、龙州为其道地产区;清时期提出"以建平、宜都及梓州、龙州者为上"。

【现代产区情况】

结合第四次全国中药资源普查数据和实地调查,厚朴分布于四川、重庆、湖北、湖南、安徽、浙江、福建、广西、云南、贵州、江西、陕西等地,产区主要为四川广元、德阳、绵阳、雅安、巴中、成都,湖北西部,以及浙江等地。

【古代产地对应现代地区考】

(1) 冤句:西汉置,治所在今山东曹县西北。王莽改名济平亭县。东汉复为冤句县。北宋元祐元年(1086年)改为宛亭县。

(2) 建平:三国吴永安三年(260年)分宜都郡置。治巫县(今重庆巫山北,西晋移治今重庆巫山)。辖境相当于今重庆巫山和湖北秭归、兴山、恩施等地。南朝梁属信州。辖境缩小。隋开皇初废。

(3) 宜都:南朝陈置。治今湖北宜都,为宜都郡治。隋开皇七年(587年)为松州治,十一年(591年)改名宜昌。唐武德二年(619年),复名宜都,为江州治。贞观八年(634年)后县属硖州。元属硖州路,明属夷陵州。清雍正十三年(1735年)改属荆州府。

1912年后属湖北省。

（4）商州：北周宣政元年（578年）改洛州置，因处古商于（於）之地得名。治上洛县（元废入州。今陕西商州）。隋大业三年（607年）改为上洛郡。唐武德元年（618年）复为商州。辖境相当于今陕西秦岭以南、旬河以东（旬阳除外）与湖北郧西上津镇地区。天宝元年（742年）改为上洛郡。乾元元年（758年）复为商州。开元中属山南西道，后属京畿道。北宋属永兴军路，金属京兆府路，元属奉元路。

（5）归州：唐武德二年（619年）分夔州秭归、巴东两县置。置秭归县（今秭归。明废入本州）。辖境相当于今湖北秭归、巴东、兴山等地。两宋属荆湖北路（南宋或隶夔州路）。端平三年（1236年）因蒙古兵至江北，移治江南。元至元十四年（1277年）升为路，十六年（1279年）复降为州，属湖广行省。明洪武初迁治江北（今秭归东南），四年（1371年）又徙治江南。九年（1376年）废，十三年（1380年）复置，属荆州府。嘉靖四十年（1561年）移回江北旧治。清雍正六年（1728年）升直隶州，属湖北省。十三年（1735年）仍降为州，属宜昌府，不辖县。1912年改县。

（6）梓州：隋开皇末改新州置，“因梓潼水为名”（《元和志》）。治昌城县（大业初改郪县，今三台）。辖境相当于今四川三台、盐亭、射洪等地。大业初改为新城郡，唐武德元年（618年）复为梓州。天宝元年（742年）改为梓潼郡，乾元元年（758年）复为梓州。辖境扩大至今中江。北宋为梓州路治。辖境约当今四川嘉陵江下游、涪江中、下游和沱江中、下游和筠连、合江以北以西地区。重和元年（1118年）升为潼川府。

（7）龙州：西魏废帝二年（553年）置。治江油县（今平武东南）。辖境相当于今四川平武、青川等地。隋大业初改为平武郡，唐武德元年（618年）改为龙门郡，旋加“西”字。贞观元年（627年）复为龙州。天宝元年（742年）改为江油郡。乾元元年（758年）复为龙州。

（8）伊阳县：明成化十二年（1476年）析汝州、鲁山、嵩县置，属汝州。治所即今河南汝阳。民国初属河南河洛道。1927年直属河南省。1959年改为汝阳县。

48 砂　仁

【中国药典基原】

本品为姜科植物阳春砂*Amomum villosum* Lour.、绿壳砂*A. villosum* Lour. var. *xanthioides* T. L. Wu et Senjen或海南砂*A. longiligularg* T. L. Wu的干燥成熟果实。

【古籍文献产地记载】

古籍名称	古籍时期	古代地名	古籍描述
《本草图经》	北宋	岭南	缩沙蜜,出南地,今惟**岭南**山泽间有之。苗茎作高良姜,高三四尺;叶青,长八九寸,阔半寸以来;三月、四月开花在根下;五、六月成实,五、七十枚作一穗,状似益智,皮紧,浓而皱如栗纹,外有刺,黄赤色。皮间细子一团,八漏可四十余粒,如黍米大,微黑色,七月、八月采
《本草品汇精要》	明	新州 南地	缩砂蜜……【苗】生**南地**者,苗似廉姜,形如白豆蔻。其皮紧厚而皱,黄赤色。又云:苗茎似高良姜,高三四尺。叶青,长八九寸,阔半寸许。三月、四月开花在根下,五六月成实,五七十枚作一穗,状似益智,皮紧厚而皱如粟纹,外有刺,黄赤色。皮间细子一团八隔,可四十余粒,如黍米大,微黑色也。【地】生南地,今惟岭南山泽间有之。出波斯国。(道地)**新州**。【时】春生苗。七月、八月取实。【收】暴干。【用】实。【质】类白豆蔻,皮紧厚而皱,黄赤色。【色】黑褐
《本草原始》	明	岭南	缩沙密,始生西海及西戎波斯国,今惟**岭南**山泽间有之。苗茎似高良姜,高三四尺,叶青,长八九寸,阔半寸已来;三月、四月开花近根处,五六月成实,五七十枚作一穗,状似白豆蔻,壳有粟文、细刺,黄赤色。壳内细子一团,八隔,可四十余粒,如黍米大,微黑色。八月采。此物实在根下,皮紧厚缩皱,仁类砂粒,密藏壳内,故名缩砂密也,俗呼砂仁
《本草求真》	清	岭南	缩砂密……出**岭南**,研碎用
《本草从新》	清	岭南	砂仁……出**岭南**,炒去衣研
《药物出产辨》	民国	广东阳春县 蟠龙山 大八山 罗定 怀乡 西乡 东安 新兴	春砂,产**广东阳春县**为最,以**蟠龙山**为第一,**大八山**为第二,**阳春县**属为第三。其次**罗定**、**怀乡**、**西乡**、**东安**、**新兴**等处均有出产,惟气味大不如也。凡**蟠龙**、**大八**、**阳春**三处所产者,酸甜苦辣味皆备,余均不备。蟠龙、大八山两处所出之春砂均属单粒,散子,无梗。用瓦埕装贮,使其时常剥开,其肉仍湿,则味更佳
《增订伪药条辨》	民国	岭南 阳春 罗定 广西	缩砂,伪名洋扣,味辣不香,色亦带黄。更有一种广扣,仁大味苦,均非真品。按缩砂仁产**岭南**山泽间,近以**阳春**出者为佳,故一名春砂,状似豆蔻,皮紧厚而皱,色黄赤,外有细刺,气味甚香。胡得掺用洋扣、广扣,鱼目混珠,殊可恨也。炳章按:缩砂即阳春砂,产广东肇庆府阳春县者,名阳春砂,三角长圆形,两头微尖,外皮刺灵红紫色,肉紫黑色,嚼之辛香

（续表）

古籍名称	古籍时期	古代地名	古 籍 描 述
			微辣，为最道地。**罗定**产者，头平而圆，刺短，皮紫褐色，气味较薄，略次。**广西**出者，名西砂，颗圆皮薄，刺更浅，色赭黑色，香味皆淡薄，更次

【古籍文献产地图示】

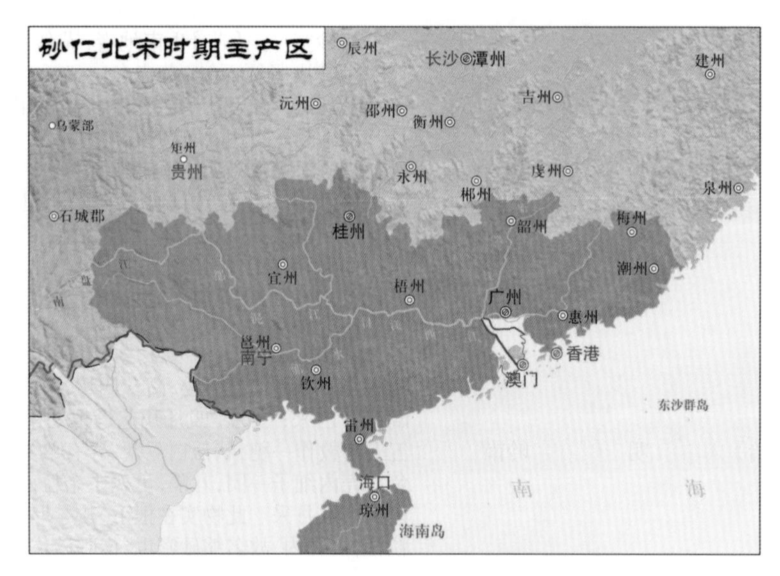

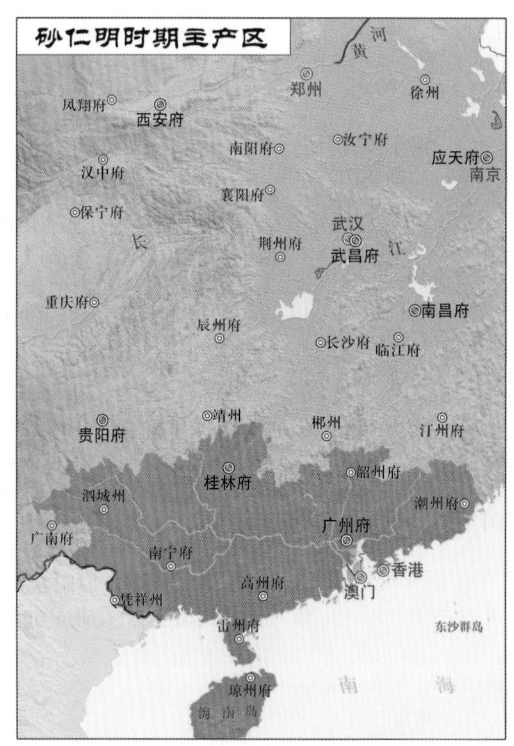

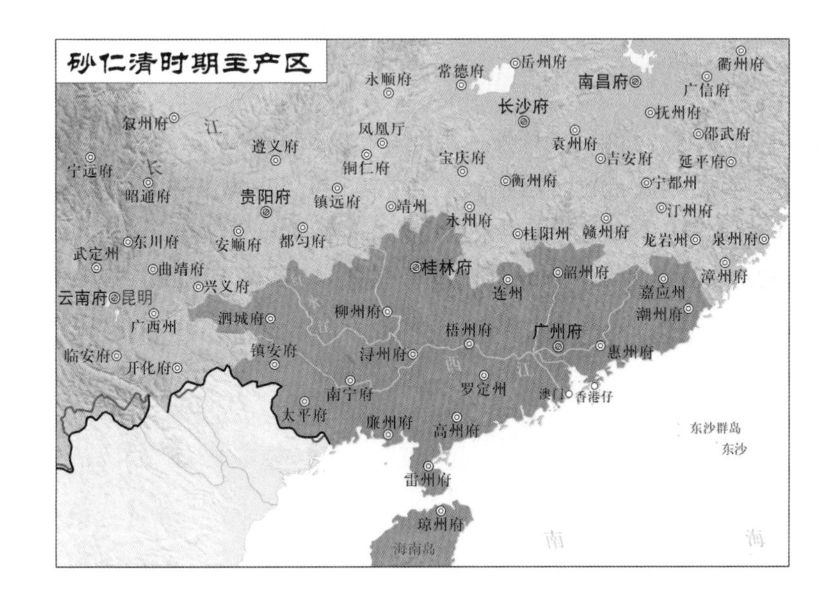

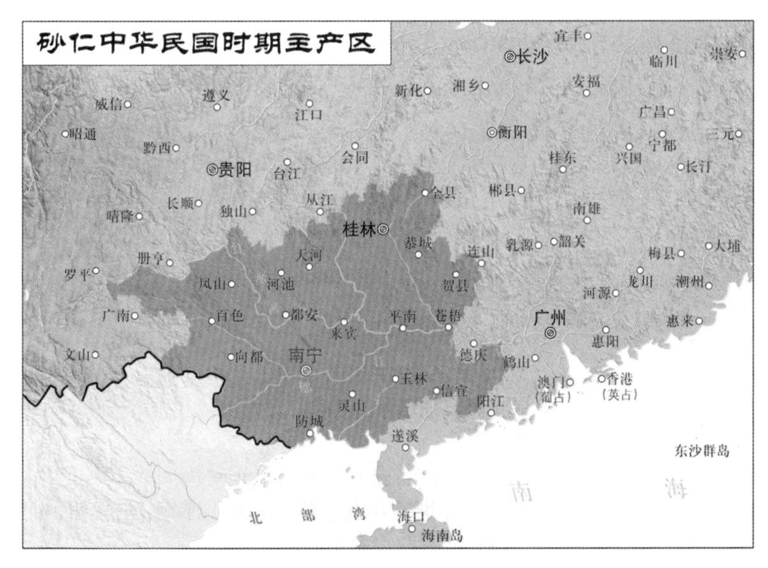

【古籍文献产地地理沿革】

从南北朝至民国时期，砂仁主要记载于岭南，即广东、广西、海南地区。其中《药物出产辨》记载：“广东阳春县为最，以蟠龙山为第一，大八山为第二，阳春县属为第三。”

【现代产区情况】

结合第四次全国中药资源普查数据和实地调查，砂仁产区分布于海南大部分地区，云南思茅、景洪、勐海、思茅、江城、梁河、麻栗坡、屏边、文山、勐腊，广东阳春、普宁、博罗，广西凌云、龙州、隆安、宁明、凭祥等地。

【古代产地对应现代地区考】

(1) 岭南：地区名。即岭表、岭外。泛指五岭以南地区。

(2) 新州：南朝梁武帝置。治新兴县(今新兴)。隋大业初废。唐武德四年(621年)复置。辖境相当于今广东新兴。宋属广南东路。元至元十六年(1279年)升为新州路，十九年(1282年)复为州。属江西行省广东道宣慰司。明洪武二年(1369年)省入肇庆府。

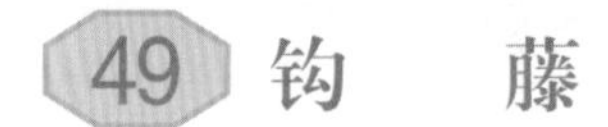

49 钩　藤

【中国药典基原】

本品为茜草科植物钩藤 *Uncaria rhynchophylla*(Miq.) Miq. ex Havil.、大叶钩藤 *U. macrophylla* Wall.、毛钩藤 *U. hirsuta* Havil.、华钩藤 *U. sinensis*(Oliv.) Havil. 或无柄果钩藤 *U. sessilifructus* Roxb. 的干燥带钩茎枝。

【古籍文献产地记载】

古籍名称	古籍时期	古代地名	古籍描述
《本草经集注》	南北朝	建平	微寒，无毒。主治小儿寒热，十二惊痫。出**建平**，亦作吊，藤字，惟治小儿，不入余方
《新修本草》	唐	梁州	微寒，无毒。主治小儿寒热，十二惊痫。出建平，亦作吊，藤字，惟治小儿，不入余方。谨案：出**梁州**，叶细长，茎间有刺，形若钓钩者是
《本草图经》	北宋	兴元府	《本经》不载所出州土。苏恭云出梁州，今**兴元府**亦有之。叶细茎长，节间有刺，若钓钩，三月采，字或作吊。葛洪治小儿方多用之。其赤汤，治卒得痫，用吊藤、甘草炙各二分，水五合，煮取二合，服如小枣大，日五夜三，大良。又广济及崔氏方，疗小儿惊痫诸汤饮，皆用吊藤皮
《本草品汇精要》	明	兴元府	无毒。主小儿寒热，十二惊痫(《名医》所录)。【苗】……个人有以穴隙间致酒瓮中盗取酒，以气吸之。酒既出而涓涓不断。【地】(《图经》曰)……(陶隐居云)……(道地)**兴元府**。【时】(生)春生叶。(采)三月采取藤。【收】日干。【用】藤皮。【质】类风藤而有钩。【色】青。【味】苦、甘。【性】寒、平泄。【气】气薄味厚，阴中之阳

（续表）

古籍名称	古籍时期	古代地名	古 籍 描 述
《本草纲目》	北宋*	河南北 江南 江西	《衍义》曰：**河南北**、**江南**、**江西**山中皆有之
	明		【集解】……时珍曰：状如葡萄藤而有钩，紫色。古方多用皮，后世多用钩，取其力锐尔
	北宋*	湖南 湖北 江南 江西	宗奭曰：**湖南**、**湖北**、**江南**、**江西**山中皆有之。藤长八九尺或一二丈，大如拇指，其中空。小人用致酒瓮中，盗取酒，以气吸之，涓涓不断
《本草原始》	明	秦中兴元府	原出梁州，今**秦中兴元府**有之，叶细长，茎间有刺若钓钩，故名钓钩。亦作吊藤，从简耳。俗呼钩藤。气味：甘，微寒，无毒。主治：小儿惊啼，十二惊痫，小儿惊啼，瘈疭热壅，可忤胎风。大人头旋目眩，平肝，除心热，小儿内钓腹痛，发斑疹。钓藤，《别录》木本下品，今移此。古人多用皮，后世多用钩，取其力锐耳。手足厥阴药也。钱氏方治小儿斑疹不快，钓藤钩子，紫草等分为末，每服一字或半钱，温酒服

【古籍文献产地图示】

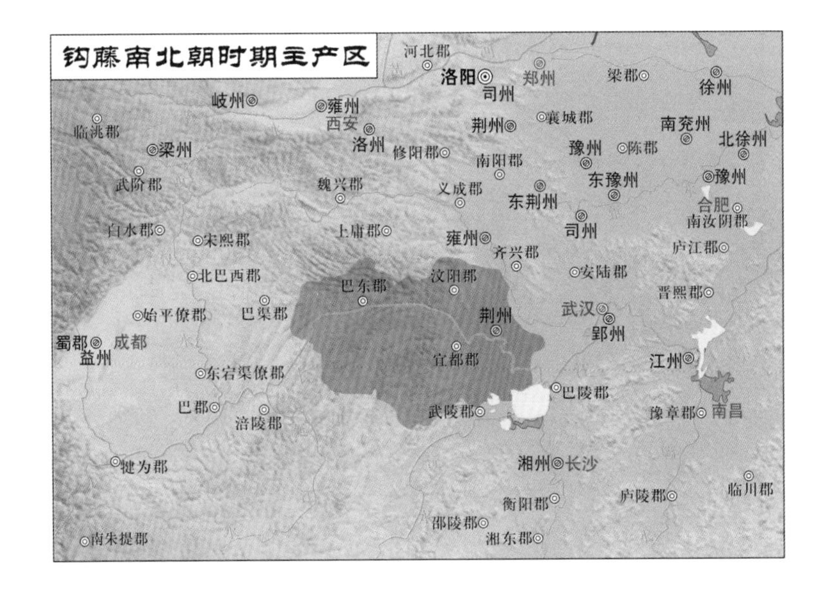

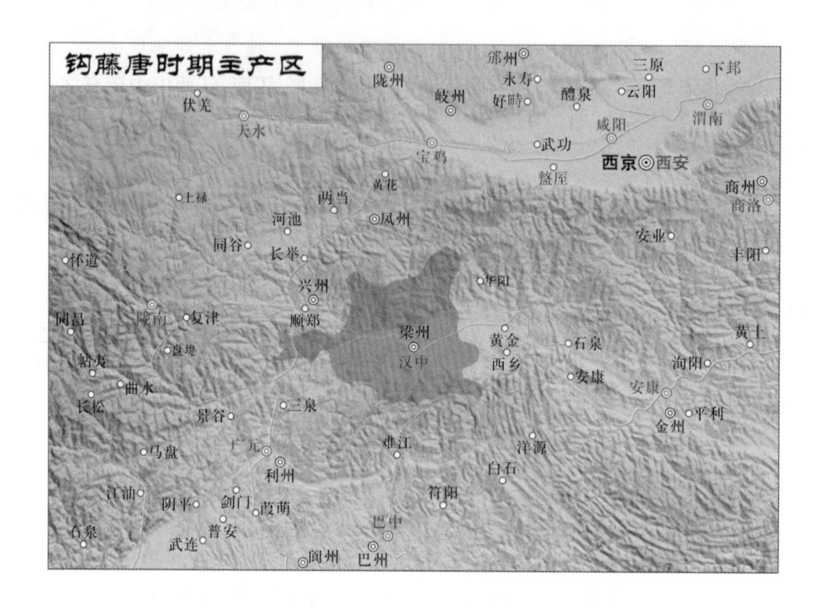
钩藤唐时期主产区
邠州
三原
下邽
陇州
永寿
岐州
好畤
醴泉
云阳
伏羌
咸阳
渭南
天水
武功
宝鸡
西京
西安
盩厔
商州
两当
黄花
商洛
河池
凤州
同谷
长举
安业
怀道
丰阳
兴州
华阳
同昌
复津
顺郑
梁州
黄金
黄土
汉中
石泉
西乡
洵阳
蛤夷
曲水
安康
长松
三泉
平利
景谷
金州
广元
难江
洋源
马盘
利州
白石
江油
阴平
剑门
葭萌
符阳
巴中
石泉
普安
武连
阆州
巴州

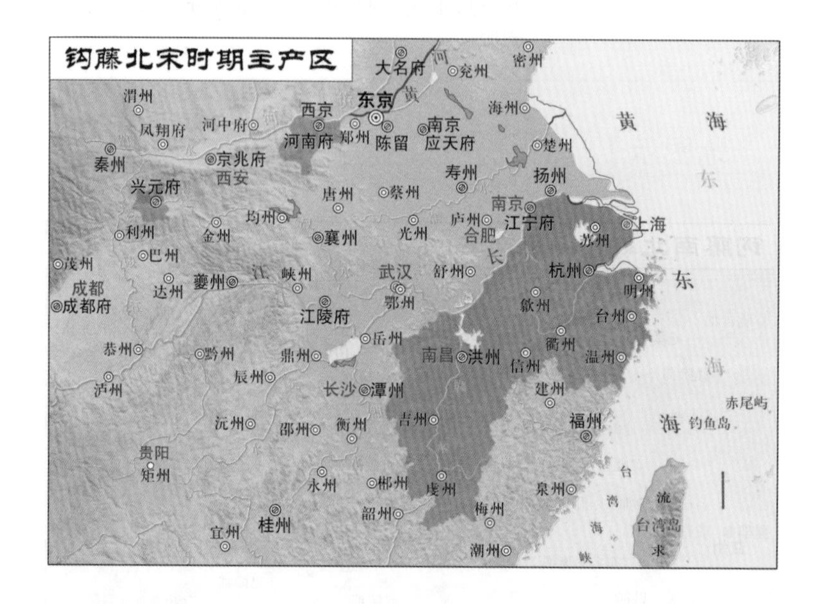
钩藤北宋时期主产区
大名府
兖州
密州
渭州
西京
东京
海州
黄
海
凤翔府
河中府
南京
河南府
郑州
陈留
应天府
楚州
秦州
京兆府
西安
寿州
扬州
兴元府
唐州
蔡州
南京
均州
庐州
江宁府
上海
利州
金州
襄州
光州
合肥
苏州
茂州
巴州
武汉
舒州
杭州
成都
夔州
峡州
明州
东
成都府
达州
鄂州
歙州
台州
江陵府
衢州
泰州
黔州
岳州
南昌
洪州
信州
温州
鼎州
辰州
泸州
长沙
潭州
建州
赤尾屿
沅州
邵州
衡州
吉州
福州
海
钓鱼岛
贵阳
矩州
永州
郴州
虔州
泉州
台
流
湾
桂州
韶州
梅州
海
台湾岛
宜州
潮州
峡
求

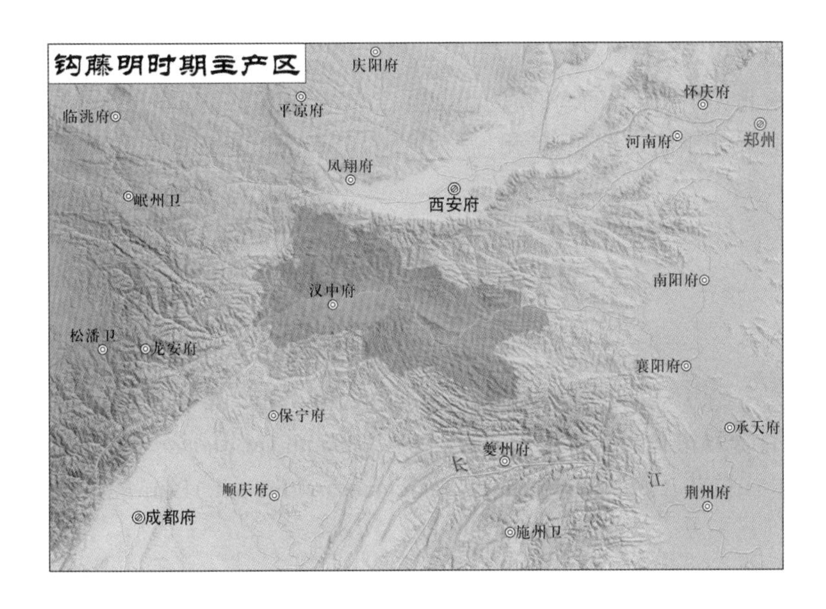

【古籍文献产地地理沿革】

《本草经集注》记载钩藤："出建平"，即今重庆巫山；北宋《本草衍义》记载为河南北、江南、江西山中；明代记载为"汉中"或"兴元府"，即今汉中市东。

【现代产区情况】

结合第四次全国中药资源普查数据，钩藤产区为广西、云南、浙江等地。

【古代产地对应现代地区考】

（1）建平：三国吴永安三年（260年）分宜都郡置。治巫县（今重庆巫山北，西晋移治今重庆巫山）。辖境相当于今重庆巫山和湖北秭归、兴山、恩施等地。南朝梁属信州。辖境缩小。隋开皇初废。

（2）梁州：三国魏景元四年（263年）分益州置，治沔阳县（今陕西勉县东）。西晋太康三年（282年）移治南郑县（今陕西汉中东），辖境相当于今陕西留坝、佛坪等地以南，西乡、镇巴，重庆巫溪、奉节、忠县、酉阳、永川等地以西，四川青川、江油、中江、遂宁、璧山等地以东，及贵州梓桐、道真、正安等地。其后逐渐缩小，治所亦屡有变迁，先后治西城县（今陕西安康西北）、苞中县（今汉中西北大钟寺）、城固县（今陕西城固东）等地。南朝宋元嘉十一年（434年）仍还治南郑县。隋大业三年（607年）废。唐武德元年（618年）复置，辖境相当于今陕西汉中地区。天宝元年（742年）改为汉中郡，乾元元年（758年）复为梁州，兴元元年（784年）升为兴元府。

（3）兴元府：唐兴元元年（784年）升梁州置。置南郑县（今汉中东，南宋移今汉中）。辖境相当于今陕西汉中城固、南郑、勉县等地及宁强北部地区。北宋为利州路治。

西境缩至今勉县。

（4）河南北：河南即指河南府，治洛阳县，（辖境相当于今河南洛水中下游，谷水、伊水、汜水流域，颍水上游及济源、孟州、温县地区。）河南北，即河南府北部。

50 重 楼

【中国药典基原】

本品为百合科植物云南重楼*Paris polyphylla* Smith var. *yunnanensis*（Franch.）Hand. -Mazz. 或七叶一枝花*P. polyphylla* Smith var. *chinensis*（Franch.）Hara的干燥根茎。

【古籍文献产地记载】

古籍名称	古籍时期	古代地名	古籍描述
《名医别录》	汉	山阳 宛朐	蚤休……有毒，生**山阳**及**宛朐**
《本草图经》	北宋	山阳 宛朐 河中 河阳 华 凤 文州 江淮	即紫河车也，俗呼重楼金线。生**山阳**川谷及**宛朐**，今**河中**、**河阳**、**华**、**凤**、**文州**及**江淮**间亦有之。苗叶似王孙、鬼臼等，作二、三层；六月开黄紫花，蕊赤黄色，上有金丝垂下；秋结红子；根似肥姜，皮赤肉白。四月、五月采根。日干用
《本草品汇精要》	明	滁州	【名】蚩休、紫河车、重楼、金线重台、螯休、草甘遂。【苗】(《图经》曰)……(《衍义》曰)无傍枝，止一茎挺生，高尺余，颠有四五叶。叶有岐，似虎杖。中心又起茎，亦如是生叶。惟根入药用。【地】(《图经》曰)生山阳川谷及冤句、河中、河阳、华凤、文州及江淮间亦有之。(道地)**滁州**。【时】(生)春生苗。(采)四月、五月取根。【收】日干。【用】根。【质】类肥菖蒲肌细而脆
《本草纲目》	明	王屋山	【集解】……保升曰：叶似鬼臼、牡蒙，年久者二、三重。根如紫参，皮黄肉白。五月采根，日干。大明曰：根如尺二蜈蚣，又如肥紫菖蒲……宗奭曰：蚤休无旁枝，止一茎挺生，高尺余，颠有四、五叶。叶有歧，似苦杖。中心又起茎，亦如是生叶。惟根入药用。时珍曰：重楼金线**处处**有之，生于深山阴湿之地。一茎独上，茎当叶心，叶绿色，似芍药，凡二、三层，每一层七叶。茎头夏月开花，一花七瓣，有金丝蕊，长三、四寸，**王屋山**产者至五、七层。根如鬼臼、苍术状，外紫中白，有粳糯二种

【古籍文献产地图示】

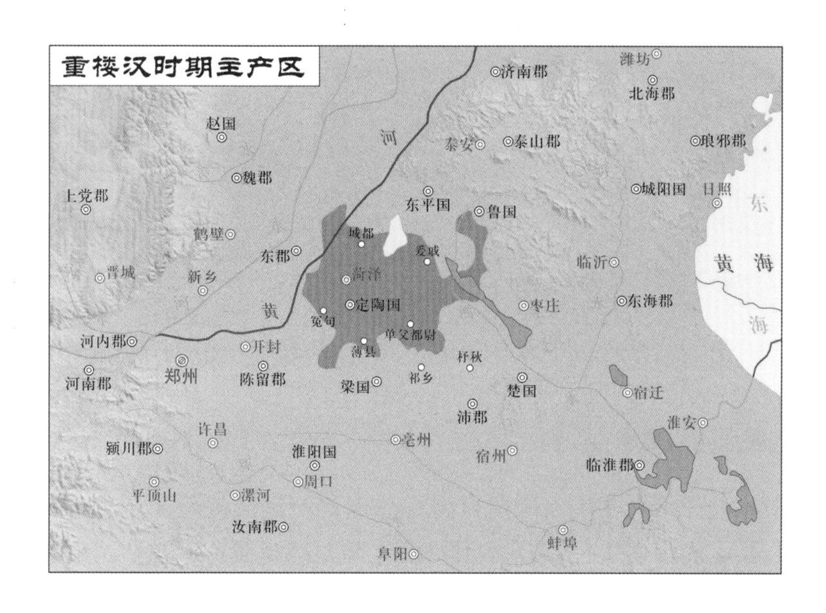
重楼汉时期主产区
济南郡
潍坊
北海郡
赵国
河
泰安
泰山郡
琅邪郡
魏郡
上党郡
东平国
城阳国
日照
东
鲁国
鹤壁
东郡
晋城
新乡
菏泽
临沂
黄海
定陶国
枣庄
东海郡
黄
冤句
单父都尉
海
河内郡
开封
杼秋
郑州
陈留郡
梁国
楚国
宿迁
河南郡
沛郡
淮安
许昌
亳州
颍川郡
淮阳国
宿州
临淮郡
平顶山
周口
漯河
汝南郡
蚌埠
阜阳

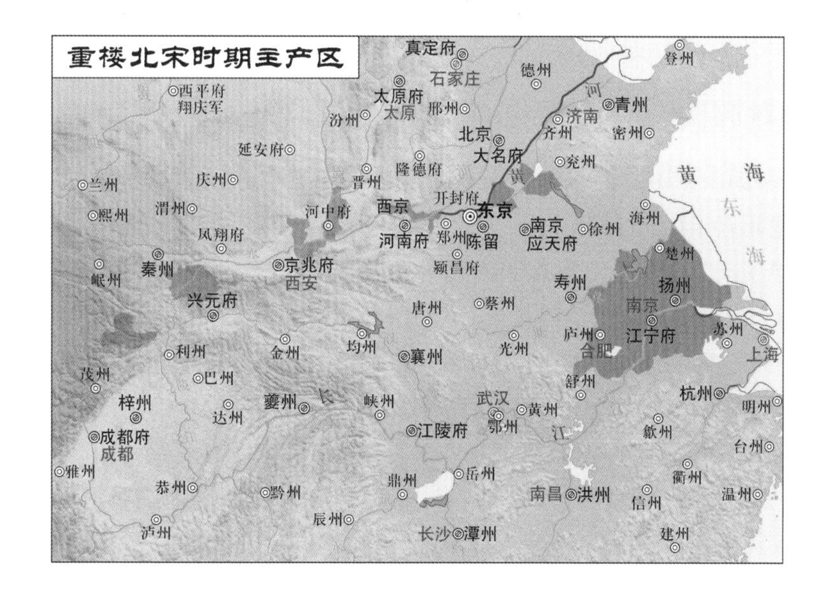
重楼北宋时期主产区
真定府
登州
石家庄
德州
西平府
翔庆军
太原府
太原
邢州
汾州
河
济南
青州
齐州
密州
北京
延安府
大名府
隆德府
兖州
黄
海
兰州
庆州
晋州
开封府
东
熙州
渭州
河中府
西京
东京
南京
应天府
徐州
海州
凤翔府
河南府
郑州
陈留
楚州
岷州
秦州
京兆府
西安
颍昌府
寿州
扬州
兴元府
唐州
蔡州
南京
苏州
庐州
江宁府
均州
利州
金州
襄州
光州
合肥
上海
茂州
巴州
舒州
梓州
夔州
长
峡州
武汉
黄州
杭州
明州
达州
鄂州
歙州
成都府
成都
江陵府
江
台州
衢州
雅州
岳州
鼎州
恭州
黔州
南昌
洪州
信州
温州
辰州
泸州
长沙
潭州
建州

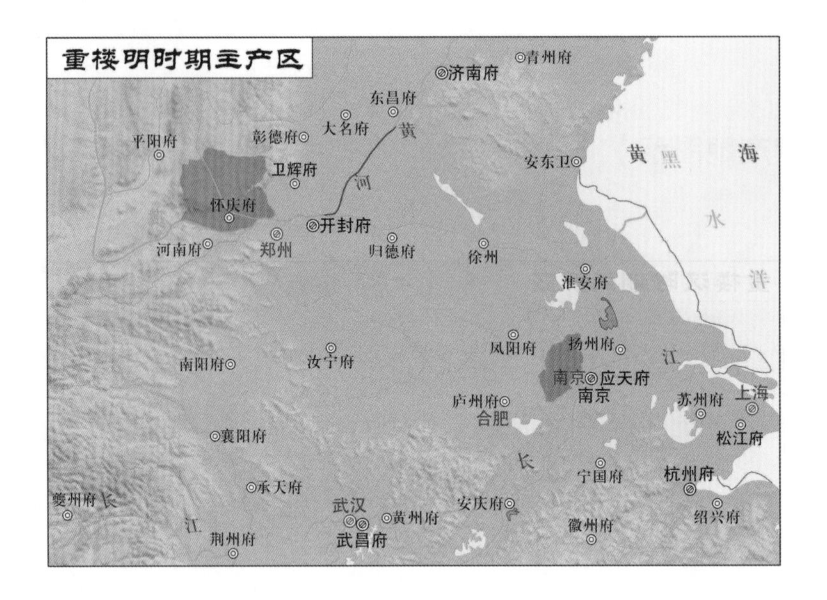

【古籍文献产地地理沿革】

《名医别录》记载重楼“生山阳及宛朐”；宋时期产区沿黄河及支流向西扩大，包括文州（甘肃文县）、陕西宝鸡、渭南和江淮地区；明时期记载产区包括“王屋山”和安徽滁州，以滁州质量为优。

【现代产区情况】

结合第四次全国中药资源普查数据，重楼产区集中于云南等地。

【古代产地对应现代地区考】

（1）山阳：即山阳国。西汉景帝中元六年（前144年）分梁国置，以梁孝王子定为山阳王。武帝建元五年（前136年）死，无后，国除为郡。天汉四年（前97年）更为昌邑国，立子髆为昌邑王。宣帝初，王贺有罪国除为山阳郡。竟宁元年（前33年）复为山阳国。河平四年（前25年）复为郡。治昌邑县（今山东巨野南部）。辖境相当于今山东郓城、嘉祥等地以南，成武、曹县等地以东，单县以北，独山湖以西，兼有湖东的兖州、邹城一部分地区；西南延伸至今河南民权境内。有铁官。汉、魏属兖州。西晋泰始初改为高平国。

（2）宛朐：今山东菏泽西南部。

（3）河中：即河中府。唐开元九年（721年），升蒲州置。以地当黄河中游得名。同年降为蒲州。天宝元年（742年）改为河东郡。乾元元年（758年），复为蒲州，三年（760年）又升为河中府。治河东县（今山西永济西南蒲州镇）。辖境相当于今山西西南部的运城等地和陕西大荔的部分地区。唐属河东道，北宋属永兴军路，金属河东南路，元属晋宁路。明洪武二年（1369年），降为蒲州。

（4）河阳：即河阳县。春秋晋邑，西汉置县。在今河南孟州西。汉、晋属河内郡。后废。北魏孝昌中复置。北齐废入温、轵两县。隋开皇十六年（596年）复置。移治北中城（今孟州南）。属怀州，大业中属河内郡。唐曾为盟州、孟州治。建中二年（781年）置河阳三城节度使于此。金大定中因河患移治今孟州。金、元为孟州治。明洪武初废入孟州。

（5）华州：西魏废帝三年（554年）改东雍州置。治郑县（今陕西华州西南）。隋大业初废。唐武德元年（618年）复置。治郑县（今华州）。圣历后辖境相当于今陕西华州、华阴、潼关等地及渭南渭河北岸地区。垂拱、上元初两度曾改名太州，辖境亦屡有变迁。属关内道。宋属永兴军路。今属京兆府路。元省郑县入州，属奉元路。明属西安府。清不辖县，属同州府。1913年改为县。

（6）凤州：西魏废帝三年（554年）改南岐州治。治梁泉县（今陕西凤县东北凤州）。辖境相当于今陕西凤县、留坝及甘肃徽县、成县、两当。隋大业三年（607年）改为河池郡。唐武德元年（618年）复为凤州。辖境缩小。天宝元年（742年）复改为河池郡，乾元元年（758年）又为凤州。五代初属岐，后属蜀。北宋属秦凤路。南宋属利州西路。蒙古至元五年（1268年）并梁泉县入州。属兴元路。辖境限于今凤县、留坝。明洪武七年（1374年）降为县。

（7）文州：北周武成二年（560年）置。治建昌县（隋改长松县，今甘肃文县西）。隋大业初废。唐初复置，移治曲水县（今文县西南）。辖境相当于今甘肃文县一带。北宋属利州路，南宋末废。元复置，以州治曲水县省入，属宣政院辖地脱思麻宣慰司。治今文县。明洪武四年（1371年）降为县。

（8）滁州：隋初改南谯州置。治新昌县（后改名清流县，今安徽滁州）。辖境相当于今安徽滁州。大业初废，地属江都郡。唐武德三年（620年）分扬州地复置。治清流县，辖境仍旧。宋属淮南东路。元至元十四年（1277年）升为路，二十年（1283年）仍降为州，属扬州路。明初省郭下清流县。属南直隶。清为直隶州，属安徽省。

（9）王屋山：此山在王屋县北。王屋县本为长平县，北周武成元年（559年）改名，并置王屋郡。治今河南济源王屋。隋大业中属河内郡。唐武德元年（618年）改为邵伯县。显庆二年（657年）复为王屋县。属洛州。开元后属河南府。北宋熙宁五年（1072年）属孟州。蒙古至元三年（1266年）废入济源县。

51 姜 黄

【中国药典基原】

本品为姜科植物姜黄 *Curcuma longa* L. 的干燥根茎。

【古籍文献产地记载】

古籍名称	古籍时期	古代地名	古籍描述
《千金翼方·药出州土》	唐	益州	剑南道： **益州**：苎根、枇杷叶、黄环、郁金、姜黄……
《本草图经》	北宋	江 广 蜀川	姜黄，旧不载所出州郡，今**江**、**广**、**蜀川**多有之。叶青绿，长一、二尺许，阔三、四寸，有斜文如红蕉叶而小；花红白色，至中秋渐凋，春末方生；其花先生，次方生叶，不结实。根盘屈，黄色，类生姜而圆，有节……八月采根，片切，暴干……谨按郁金、姜黄、莪药三物相近，苏恭不细辨，所说乃如一物。陈藏器解纷云：莪，味苦，色青；姜黄，味辛，温，色黄；郁金，味苦，寒，色赤，主马热病。三物不同，所用全别……
《本草品汇精要》	明	宜州 澧州	【苗】(《图经》曰)……【地】(《图经》曰)旧不载所出州郡，今江、广、蜀川多有之……(道地)**宜州**、**澧州**。【时】(收)八月取根。【收】暴干。【色】黄
《本草纲目》	明		恭曰：姜黄根叶都似郁金。其花春生于根，与苗并出，入夏花烂无子。根有黄、青白三色。其作之方法，与郁金同。西戎人谓之莪。其味辛少苦多，亦与郁金同，惟花生异耳。藏器曰：姜黄真者，是经种三年以上老姜，能生花。花在根际，一如蘘荷。根节坚硬，气味辛辣……时珍曰：近时以扁如干姜形者，为片子姜黄；圆如蝉腹形者，为蝉肚郁金，并可浸水染色。莪形虽似郁金，而色不黄也
	五代*	江南	大明曰：……**江南**生者，即为姜黄
《本草备要》	清	川 广	……色黄……出**川广**
《本草求真》	清	蜀川 广	……气温色黄……**蜀川**产者，色黄质嫩，有须，折之中空有眼，切之分为两片者，为片子姜黄……**广**生者，质粗形扁如干姜，仅可染色，不可入药，服之有损无益
《本草从新》	清	川 广	……出**川广**。藏器曰：郁金苦寒色赤，姜黄辛温色黄，莪术味苦色青，三物不同，所用各别。《经疏》云：姜黄主治，介乎三棱、郁金之间。时珍曰：姜黄、郁金、莪术，形状功用，大略相近……今时以扁如干姜形者，为片子姜黄，圆如蝉腹者，为蝉肚郁金。术形虽似郁金，而色青不赤为异耳

【古籍文献产地图示】

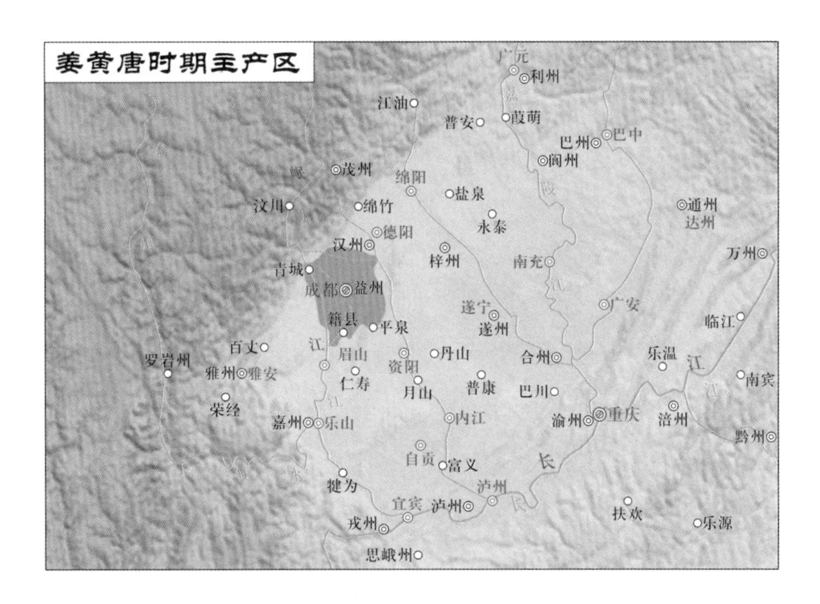
姜黄唐时期主产区
广元
利州
江油
普安
葭萌
巴州
巴中
阆州
茂州
绵阳
盐泉
汶川
绵竹
永泰
通州
达州
德阳
汉州
梓州
南充
万州
青城
成都
益州
遂宁
广安
遂州
临江
籍县
平泉
百丈
眉山
丹山
合州
乐温
罗岩州
雅州
雅安
资阳
南宾
仁寿
月山
普康
巴川
荣经
嘉州
乐山
内江
渝州
重庆
涪州
黔州
自贡
富义
犍为
泸州
宜宾
扶欢
乐源
戎州
思峨州

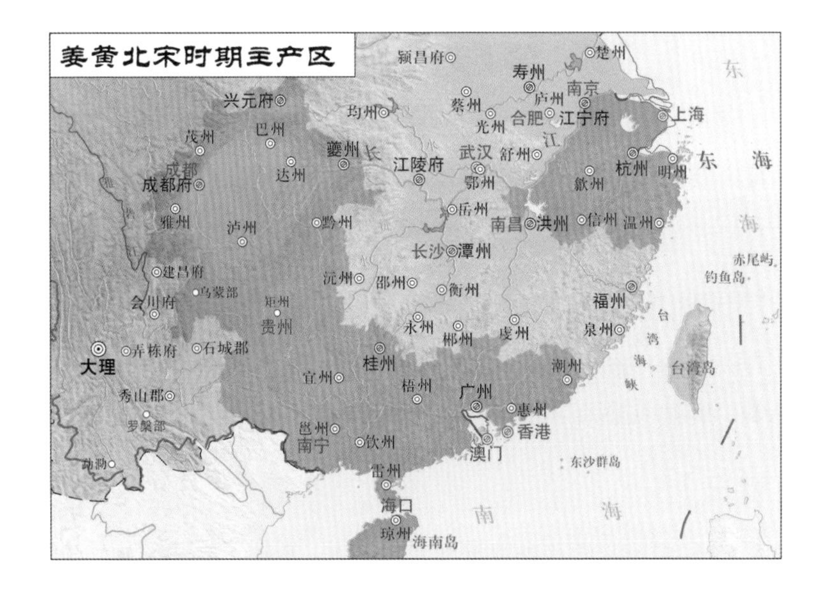
姜黄北宋时期主产区
颍昌府
楚州
寿州
兴元府
蔡州
庐州
南京
均州
光州
合肥
江宁府
上海
茂州
巴州
夔州
武汉
舒州
成都
达州
江陵府
杭州
明州
东
海
成都府
鄂州
歙州
雅州
泸州
岳州
黔州
南昌
洪州
信州
温州
长沙
潭州
建昌府
赤尾屿
钓鱼岛
沅州
邵州
衡州
乌蒙部
会川府
矩州
贵州
福州
永州
郴州
虔州
泉州
台湾岛
弄栋府
石城郡
大理
桂州
宜州
潮州
梧州
秀山郡
广州
惠州
罗槃部
邕州
南宁
钦州
香港
澳门
东沙群岛
雷州
海口
琼州
海南岛
南
海

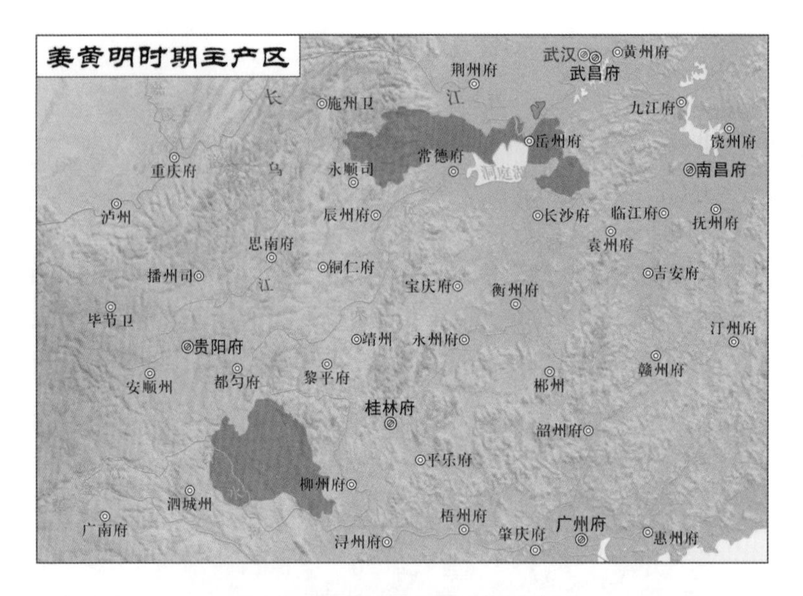

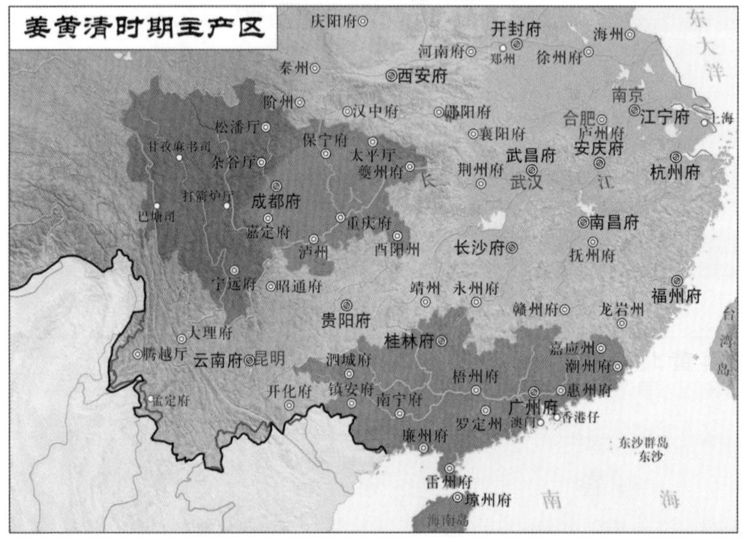

【古籍文献产地地理沿革】

唐时期记载“益州”有姜黄出产；宋时期产区扩大至四川、两广和江南地区；明时期记载以“宜州、澧州”为道地产区；清时期记载姜黄出“川广”。

【现代产区情况】

结合第四次全国中药资源普查数据和实地调查，姜黄分布于海南大部分地区，广东化州、平远、徐闻、英德，广西北流、凤山、靖西、那坡、钦北、昭平，四川安岳、汉源、马边、沐川、射洪、石棉、中江，云南大姚、江城、景洪、泸西、麻栗坡、马关、勐海、屏边、双柏、文山、西畴、彝良，以及重庆、湖南、贵州、福建等地。

【古代产地对应现代地区考】

（1）益州：西汉武帝以《禹贡》梁州益以新开辟西南夷地置，故名。为十三刺史部之一。察郡八。有今四川、贵州、云南三地大部分，湖北西北部和甘肃小部分地区。东汉初治雒县（今四川广汉北）；中平中移治绵竹县（今四川德阳东北）；兴平中又移治成都县（今四川成都）。东汉时北部武都郡地分属凉州，辖境缩小；南部因哀牢夷内属，增置永昌郡，辖境扩大。三国魏以后辖境不断缩小。东北部分置梁州，西晋南部分置宁州，南朝梁及西魏，北周又多所分置。隋大业三年（607年）改为蜀郡，唐武德初复为益州，辖境仅有今成都周围。天宝元年（742年）改为蜀郡。至德二载（757年）升为成都府。北宋太平兴国六年（981年）降为益州，端拱元年（988年）复为成都府，淳化五年（994年）又降为益州，嘉祐五年（1060年）复为成都府。

（2）宜州：唐乾封中改粤州置。治龙水（今广西宜州），辖境相当于今广西宜州一带。属岭南道。北宋西部扩大，辖今广西河池等地，属广南西路。南宋咸淳元年（1265年）升为庆远府。

（3）澧州：隋开皇九年（589年）置松州，寻改澧州。以澧水得名。治澧阳县（今澧县）。辖境相当于今湖南澧水流域（溇水上游除外）。大业初改为澧阳郡。唐初复为澧州。天宝、至德间又曾改为澧阳郡。元至元十四年（1277年）升为路，至正二十四年（1287年）朱元璋改为府，明洪武九年（1376年）又降为州，省澧阳县入州。属常德府。三十年（1397年）改属岳州府。清雍正七年（1729年）升为直隶州。属湖南省。乾隆以后，今桑植分属永顺府，辖区缩小。1913年改本州为县。

52 秦 艽

【中国药典基原】

本品为龙胆科植物秦艽 *Gentiana macrophylla* Pall.、麻花秦艽 *G. straminea* Maxim.、粗茎秦艽 *G. crasicaulis* Duthie ex Burk.或小秦艽 *G. dahurica* Fisch. 的干燥根。

【古籍文献产地记载】

古籍名称	古籍时期	古代地名	古 籍 描 述
《本草经集注》	南北朝	甘松 龙洞 蚕陵	飞乌或是地名，今出**甘松**、**龙洞**、**蚕陵**，长大黄白色为佳。根皆作罗文相交，中多衔土，用之熟破除去

（续表）

古籍名称	古籍时期	古代地名	古 籍 描 述
《新修本草》	唐	泾州 鄜州 岐州	今出**泾州**、**鄜州**，**岐州**者良。本作札，或作纠，作胶；正作艽也
《本草图经》	北宋	河陕	今**河陕**州郡多有之。根土黄色，而相交纠，长一尺以来，粗细不等；枝秆高五、六寸；叶婆娑，连茎梗俱青色，如莴苣叶；六月中开花紫色，似葛花，当月结子。每于春秋采根，阴干
《本草品汇精要》	明	泾州 鄜州 岐州	【名】秦瓜。【苗】（《图经》曰）……（陶隐居云）……【地】……（道地）**泾州**、**鄜州**、**岐州**者良。【时】（生）春生苗。（采）二月、八月取根。【收】曝干。【用】根罗纹者为佳。【质】形如防风而粗虚。【色】土褐。【味】苦辛
《本草原始》	明	河陕	已出秦中，根作罗纹交纠者佳，故名秦艽。始出飞鸟山谷，今**河陕**州郡多有之……春季采根，阴干
《本草述》	清	秦中 河陕	产于**秦中**，今**河陕**州郡多有之。其根长尺余，粗细不等。土黄色而相交纠，故曰秦艽。春秋采根，阴干。修治：根有罗纹，以左旋者为佳，右列者不堪入药，令人发脚气病也。拭去黄白毛，水洗去土用
《药物出产辨》	民国	汉中府 云南 四川	以**陕西省汉中府**产者为正地道，名曰西秦艽。其次**云南**产者为多，**四川**产者少，总其名曰川秦艽。气味不及西艽之佳也
《增订伪药条辨》	民国	宁夏府 五台山	秦艽，**陕西宁夏府**出者。色黄肥大芦少左旋者佳。**山西五台山**亦出。皮色略黑。肉黄白色。亦佳。以上皆名西秦艽。湖北产者，条细质松，毛屑较多，名汉秦艽。为次

【古籍文献产地图示】

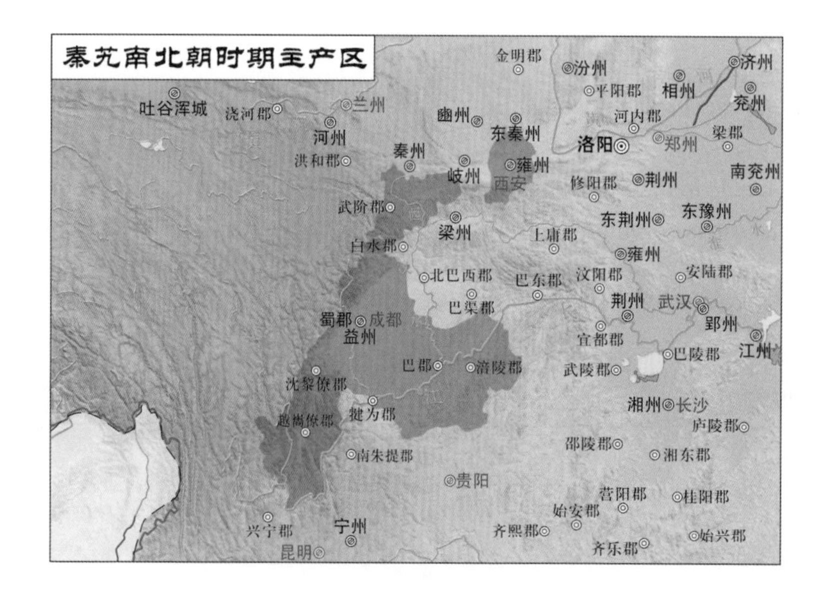

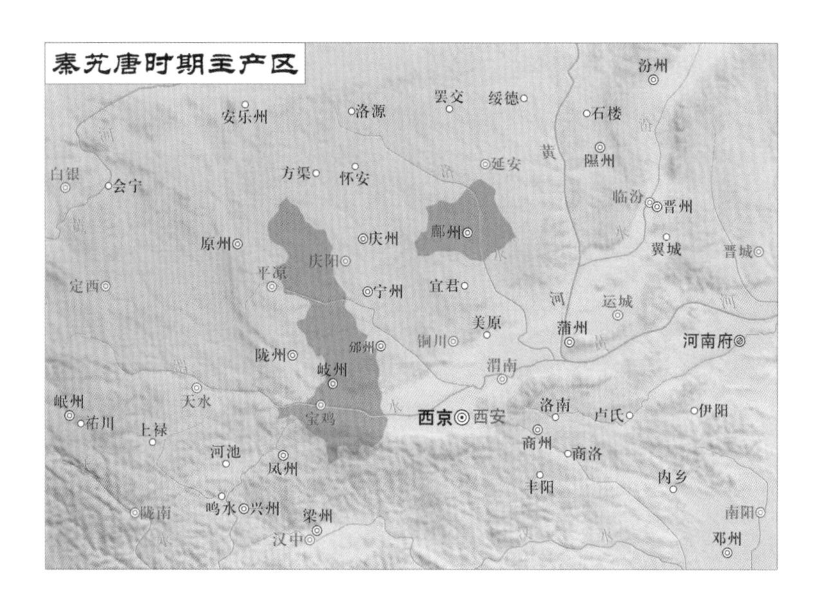
秦艽唐时期主产区
汾州
罢交
绥德
安乐州
洛源
石楼
隰州
延安
方渠
怀安
白银
会宁
临汾
晋州
庆州
鄜州
原州
翼城
晋城
庆阳
平凉
宁州
宜君
定西
运城
美原
蒲州
铜川
河南府
陇州
邠州
岐州
渭南
岷州
天水
洛南
卢氏
伊阳
西京
西安
宝鸡
祐川
上禄
商州
商洛
河池
凤州
内乡
丰阳
陇南
鸣水
兴州
梁州
南阳
汉中
邓州

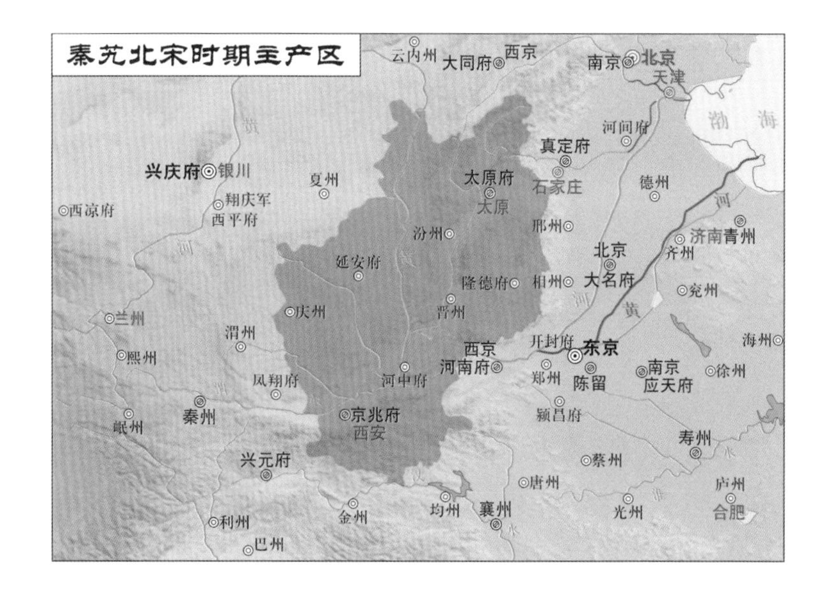
秦艽北宋时期主产区
云内州
大同府
西京
南京
北京
天津
渤
海
河间府
真定府
兴庆府
银川
夏州
太原府
石家庄
德州
翔庆军
西平府
西凉府
太原
邢州
汾州
济南
青州
北京
齐州
延安府
大名府
隆德府
相州
兖州
庆州
晋州
兰州
渭州
西京
开封府
东京
海州
熙州
河南府
郑州
陈留
南京
应天府
徐州
凤翔府
河中府
颍昌府
岷州
秦州
京兆府
西安
寿州
兴元府
蔡州
唐州
庐州
利州
金州
均州
襄州
光州
合肥
巴州

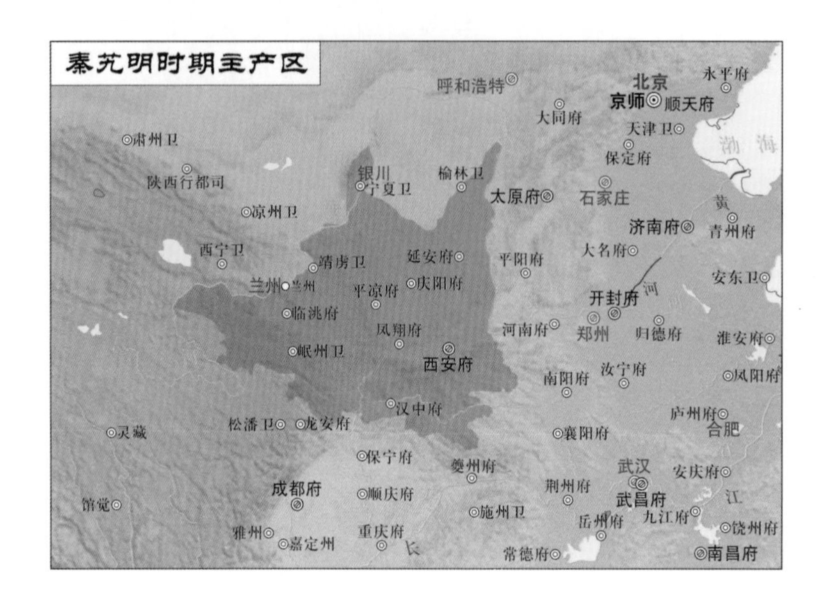

秦艽明时期主产区

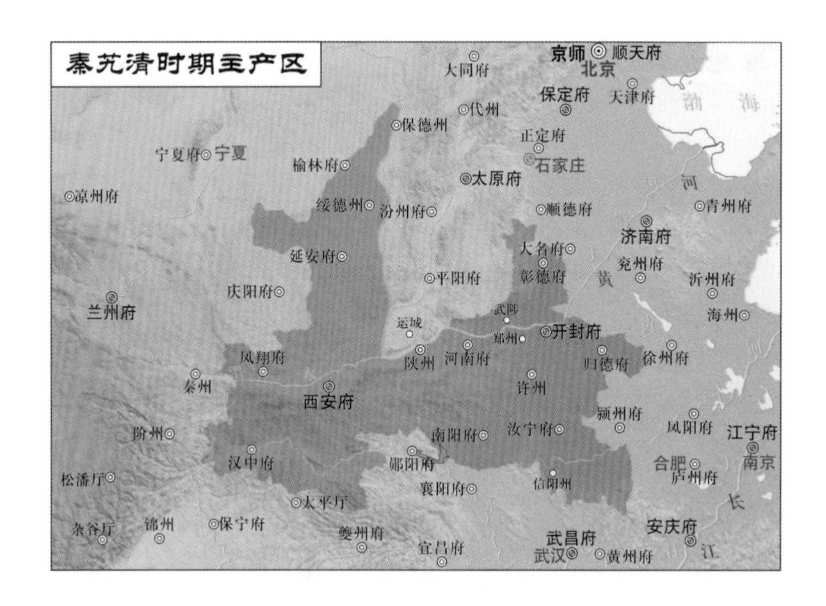

秦艽清时期主产区

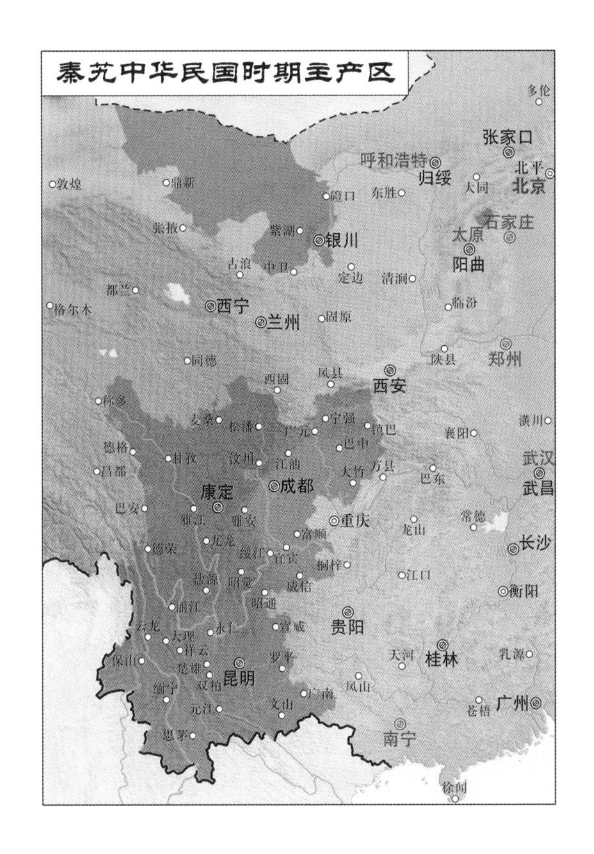

【古籍文献产地地理沿革】

南北朝时期记载秦艽生“甘松、龙洞、蚕陵”，即甘肃、四川一带；唐时期提出“泾州、鄜州，岐州者良”；宋、明、清时期，秦艽产区都集中在“河陕”，即河南、陕西；民国时期产区扩大，包括陕西汉中、云南、四川、山西五台山，且以“汉中府”“宁夏府”为道地产区。

【现代产区情况】

结合第四次全国中药资源普查数据和实地调查，秦艽分布于甘肃大部分地区，以及黑龙江、内蒙古、山西、陕西、四川、西藏、青海、新疆、宁夏、云南、辽宁、河北等地。

【古代产地对应现代地区考】

(1) 甘松：即甘松岭。亦名甘松山，又名松叶岭、松子岭，以产甘松得名。在今四川松潘境内（一说在今四川松潘西南十五里，一说在今四川松潘西北三百里）。十六国前凉之甘松护军、西秦之甘松郡、北魏之甘松县、唐之松州、明之松潘卫、清之松潘厅和今之松潘皆因此山得名。

（2）蚕陵：汉元鼎间置，因在蚕陵山下得名。治今四川茂县西北。两汉属蜀郡，三国蜀汉、西晋属汶山郡。东晋以后废。

（3）泾州：北魏神䴥三年（430年）置，取泾水（今泾河）为名。治临泾县（今甘肃镇原东南）。辖境相当于今甘肃平凉、华亭、崇信、泾川、灵台，陕西彬州、旬邑、永寿等地及甘肃镇原、宁夏泾源部分地区。后移治安定县（唐改为保定县，金改为泾川县。今泾川北泾河北岸，明移今治）。隋大业三年（607年）改为安定郡。唐初复为泾州。天宝元年（742年）改为安定郡，乾元元年（758年）复为泾州。辖境缩小，相当今甘肃镇原、泾川、灵台等地。广德元年（763年）地入吐蕃。大历三年（768年）复置。为泾原节度使治。北宋属秦凤路。金属庆原路。元属陕西行省。明初省泾川县入州，属平凉府。清属甘肃省，1913年废，改本州为泾县，第二年改为泾川县。

（4）鄜州："鄜"亦作"敷"。隋以后始专作"鄜"。西魏废帝三年（554年）改北华州置。治中部县（今陕西黄陵西南）。隋大业初改为上郡。唐武德元年（618年）复为鄜州。治洛交县（今富县）。辖境相当于今陕西甘泉以南、宜君及黄陵以北洛河中游地区。后缩小为今甘泉、富县及洛川北部地区。天宝元年（742年）改为洛交郡，乾元元年（758年）复为鄜州。北宋属永兴军路，金属鄜延路，元属延安路，明属延安府，清雍正三年（1725年）直属陕西省。1913年改本州为县，1964年改为富县。

（5）岐州：北魏太和十一年（487年）置。治雍县（今陕西凤翔南。隋移治今凤翔），辖境相当于今陕西秦岭以北，麟游、扶风、周至等以西地区。正光中莫折念生起义军擒杀西征都督元志于此。隋大业三年（607年）废。唐武德元年（618年）复置。辖境缩小，相当今宝鸡凤翔、岐山、扶风、麟游、眉县、太白等地。天宝元年（742年）改为扶风郡。

（6）汉中府：明洪武三年（1370年）改兴元路置，治南郑县（今陕西汉中），属陕西布政司，辖境相当于今陕西凤县、佛坪、宁陕、旬阳、白河等地以南即大巴山以北地区。万历二十三年（1595年），东境缩至今佛坪、西乡、镇巴一线。1913年废。

（7）宁夏府：明洪武三年（1370年）改宁夏府路置。五年（1372年）废。清雍正三年（1725年）复改宁夏卫为府。治宁夏、宁朔县（今宁夏银川），属甘肃省，辖境相当于今宁夏同心以北地区。1913年废。

53 党　参

【中国药典基原】

本品为桔梗科植物党参 *Codonopsis pilosula*（Franch.）Nannf.、素花党参 *C. pilosula*

Nannf. var. *modesta*(Nannf.)L. T. Shen或川党参*C. tangshen* Oliv. 的干燥根。

【古籍文献产地记载】

古籍名称	古籍时期	古代地名	古籍描述
《本草求真》	清	辽东 上党潞州 山西太行山	人参而有上党之号，盖缘隋文帝时，上党有人宅后，去宅一里许，见参异常，掘得人参，一如人体云，又上党人参，根颇几长。根下垂有及一尺余者，或十歧者，其价与银相等，**辽东**高丽百济诸参，均莫及焉，李时珍云，**上党潞州**也，民以人参为地方害，不复采取，今所用者，皆是辽参。观此则知诸参惟上党为最美，而上党既不可采，岂复别有党参之谓哉。近因辽参价贵，而世好奇居异，乃以**山西太行山**出之苗，及以防风桔梗荠尼伪造，相继混行，据知参有不同，性有各异，防风桔梗乃属表散风寒伤气之味，人参甘温乃属补肺益气之味，即山西太行新出党参，其性只能清肺，并无补益，与久经封禁真正之党参绝不相同……即山西太行山新出之党考之，张璐亦谓甘平清肺，并非等于真正党参确有补益。今人但见参贵，而即以此代参，不亦大相径庭乎？
《百草镜》	清	潞安 太原	党参，一名黄参，黄润者良，出**山西潞安**、**太原**等处，有白色者，总以净软壮实味甜者佳，嫩而小枝者名上党参，老而大者名黄党参
《本草纲目拾遗》	清	山西太行山 山西太行潞安州 陕西 川	上党参：本经逢原云：产**山西太行山**者，名上党人参。虽无甘温峻补之功，却有甘平清肺之力。不似沙参之性寒，专泄肺气也。味甘性平，治肺虚，能益肺气。 防风党参：从新云：古本草云参须上党者佳，今真党参久已难得，肆中所市党参，种类甚多，皆不堪用。惟防党性味和平足贵，根有狮子盘头者真，硬纹者伪也。白党即将此参煮晒已成，原汁已出，不堪用。翁有良辨误云：党参功用，可代人参，皮色黄，而横纹有类乎防风，故名防党。江南徽州等处呼为狮头参，因芦头大而圆凸也，古名上党人参。产于**山西太行潞安州**等处为胜，**陕西**者次之，味甚甜美，胜如枣肉。近今有**川**党，盖陕西毗连。移种栽植，皮白味淡。类乎桔梗，无狮头，较山西者迥别，入药也殊劣不可用

【古籍文献产地图示】

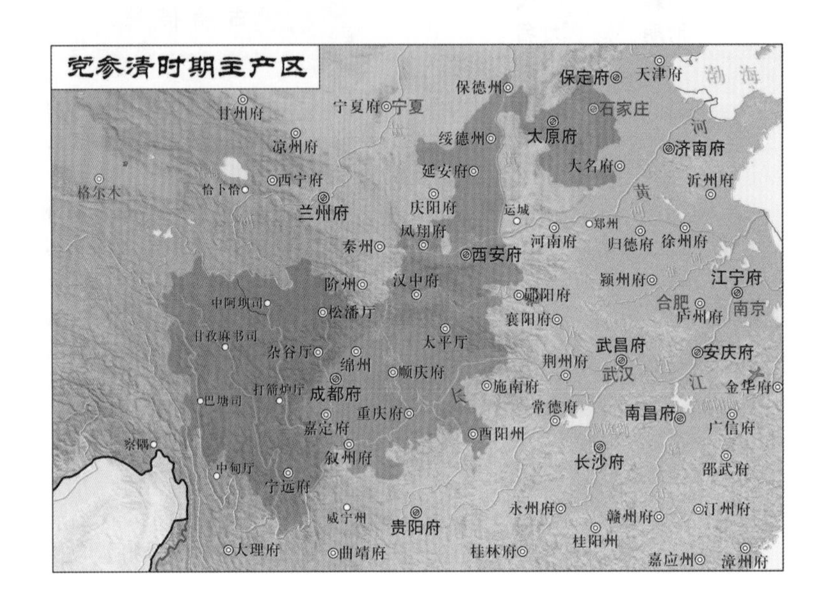

【古籍文献产地地理沿革】

清代记载党参产山西太行山脉、陕西和四川、重庆。

【现代产区情况】

结合第四次全国中药资源普查数据和实地调查，党参产区为甘肃陇西、临洮、渭源、通渭、文县、武都、宕昌，山西潞城、平顺、高平，以及四川等地。

【古代产地对应现代地区考】

（1）辽东：指辽东郡，治襄平（今辽宁辽阳），辖境相当于今辽宁大凌河以东地区。

（2）上党潞州：北周宣政元年（578年）分并州上党郡置。治襄垣县（今山西襄垣北）。隋开皇中移治壶关县（今山西壶关东南）。大业初废。唐武德中复置。治上党县（今山西长治）。天宝中改为上党郡，乾元初复为潞州。辖境相当于今山西长治武乡、襄垣、沁县、黎城、潞城、屯留、平顺、长子、壶关等地及河北涉县。北宋崇宁中升为隆德府。金又改为潞州。明嘉靖八年（1529年）升为潞安府。

54 益 智 仁

【中国药典基原】

本品为姜科植物益智 *Alpinia oxyphylla* Miq. 的干燥成熟果实。

【古籍文献产地记载】

古籍名称	古籍时期	古代地名	古籍描述
《本草图经》	北宋	岭南	益智子，生昆仑国，今**岭南**州郡往往有之。叶似蘘荷，长丈余。其根旁生小枝，高七、八寸，无叶，花蕚作穗，生其上，如枣许大。皮白，中仁黑，仁细者佳，含之摄涎唾。采无时。卢循为广州刺史，遗刘裕益智粽，裕答以续命汤，是此也
《本草纲目》	明	海南	【释名】时珍曰：脾主智，此物能益脾胃故也，与龙眼名益智义同。按苏轼记云：**海南**产益智，花实皆长穗，而分为三节……【集解】……顾微《广州记》云：其叶似蘘荷，长丈余。其根上有小枝，高八九寸，无华蕚。茎如竹箭，子从心出。一枝有十子丛生，大如小枣。其中核黑而皮白，核小者佳。时珍曰：按嵇含《南方草木状》云：益智二月花，连着实，五六月熟。其子如笔头而两头尖，长七八分，杂五味中，饮酒芬芳，亦可盐曝及作粽食。观此则顾微言其无华者，误矣。今之益智子形如枣核，而皮及仁，皆似草豆蔻云
	唐*	岭南	藏器曰：益智出昆仑及交趾国，今**岭南**州郡往往有之
《本草备要》	明	岭南	出**岭南**，形如枣核，用仁
《本草求真》	清	岭南	出**岭南**。形如枣核者盐炒用
《本草从新》	清	岭南	出**岭南**。形如枣核。取仁。盐水炒
《本草述》	清	岭南	核曰：出昆仑国及交趾，今**岭南**州郡往往有之。顾微《广州记》云：……嵇含《南方草木状》云：益智二月花，连著实，五六月方熟，其子如笔头而两头尖，长七八分，杂五味中饮酒芬芳，亦可盐曝及作粽食。顾微言无花者误矣。今之益智子形如枣核，而皮及仁皆似草豆蔻云
《药物出产辨》	民国	琼崖十三属陵水	产**琼崖十三属**，以**陵水**为上等。五六月新

【古籍文献产地图示】

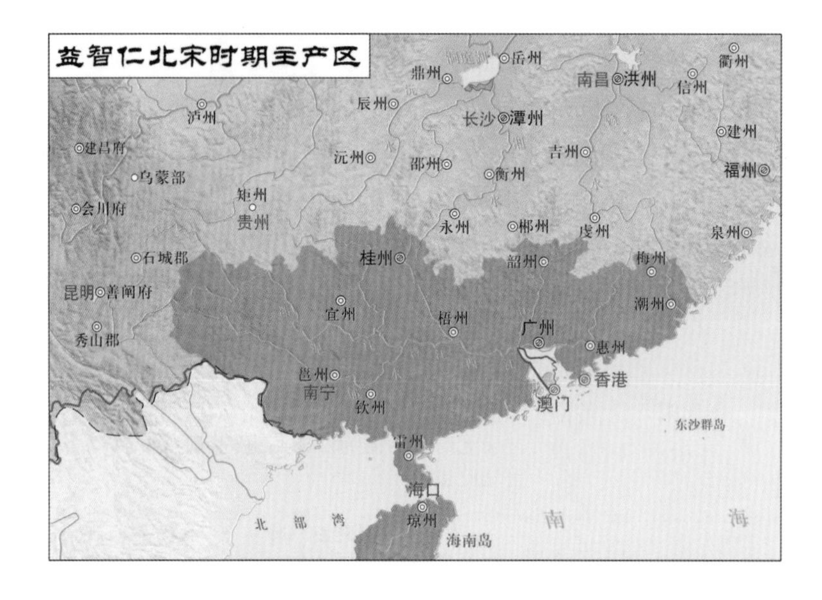
益智仁北宋时期主产区
岳州
衢州
鼎州
南昌
洪州
信州
辰州
长沙
潭州
泸州
建州
建昌府
沅州
邵州
吉州
福州
乌蒙部
衡州
矩州
贵州
会川府
永州
郴州
虔州
泉州
石城郡
桂州
韶州
梅州
昆明
善阐府
宜州
梧州
潮州
秀山郡
广州
惠州
邕州
香港
南宁
钦州
澳门
东沙群岛
雷州
海口
北部湾
琼州
南
海
海南岛

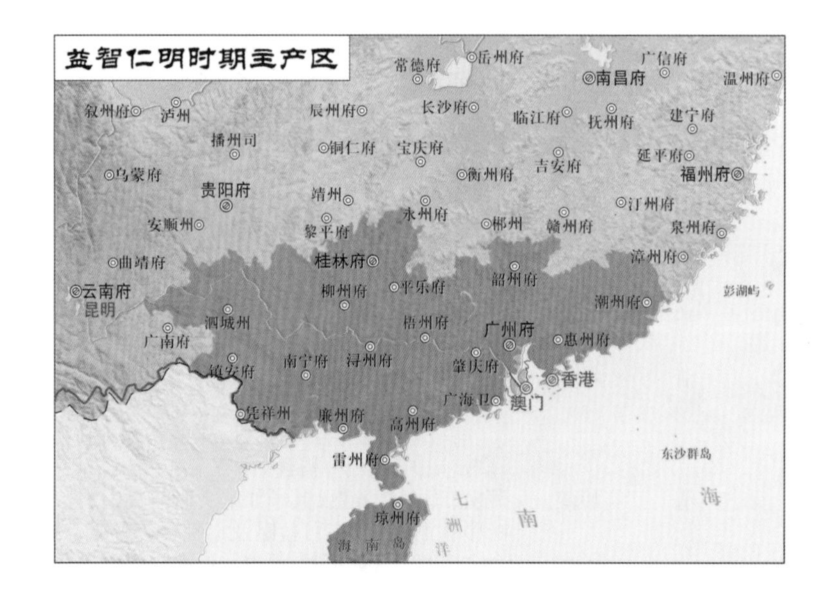
益智仁明时期主产区
常德府
岳州府
广信府
南昌府
温州府
叙州府
泸州
辰州府
长沙府
临江府
抚州府
建宁府
播州司
铜仁府
宝庆府
吉安府
延平府
乌蒙府
衡州府
福州府
贵阳府
靖州
汀州府
永州府
安顺州
黎平府
郴州
赣州府
泉州府
桂林府
漳州府
曲靖府
韶州府
柳州府
平乐府
彭湖屿
云南府
昆明
潮州府
泗城州
梧州府
广州府
广南府
惠州府
镇安府
南宁府
浔州府
肇庆府
香港
广海卫
澳门
凭祥州
廉州府
高州府
东沙群岛
雷州府
七
洲
洋
南
海
琼州府
海南岛

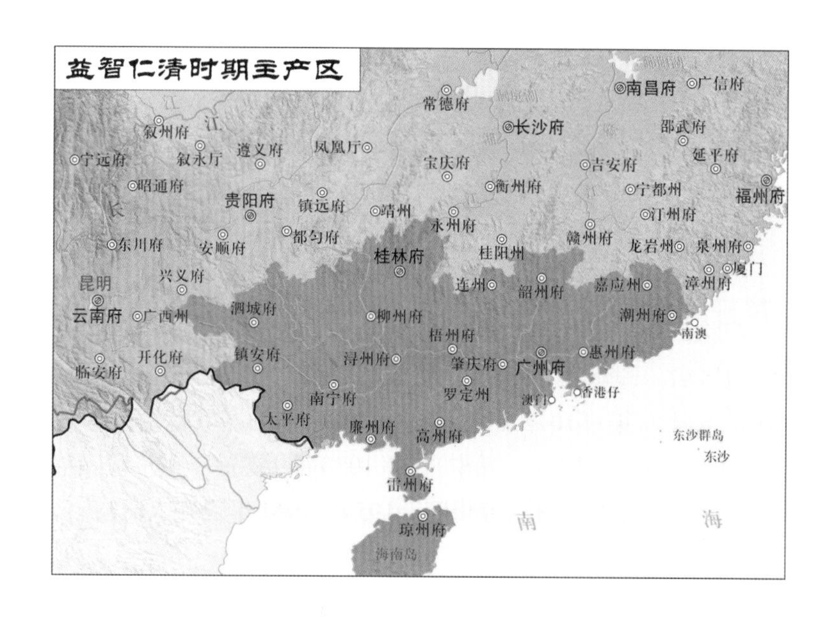
益智仁清时期主产区
南昌府
广信府
常德府
长沙府
邵武府
叙州府
叙永厅
遵义府
凤凰厅
宝庆府
吉安府
延平府
宁远府
昭通府
贵阳府
镇远府
靖州
衡州府
宁都州
福州府
永州府
汀州府
东川府
安顺府
都匀府
桂林府
桂阳州
赣州府
龙岩州
泉州府
厦门
昆明
兴义府
连州
韶州府
嘉应州
漳州府
云南府
广西州
泗城府
柳州府
潮州府
梧州府
南澳
临安府
开化府
镇安府
浔州府
肇庆府
广州府
惠州府
南宁府
罗定州
澳门
香港仔
太平府
廉州府
高州府
东沙群岛
东沙
雷州府
琼州府
南
海
海南岛

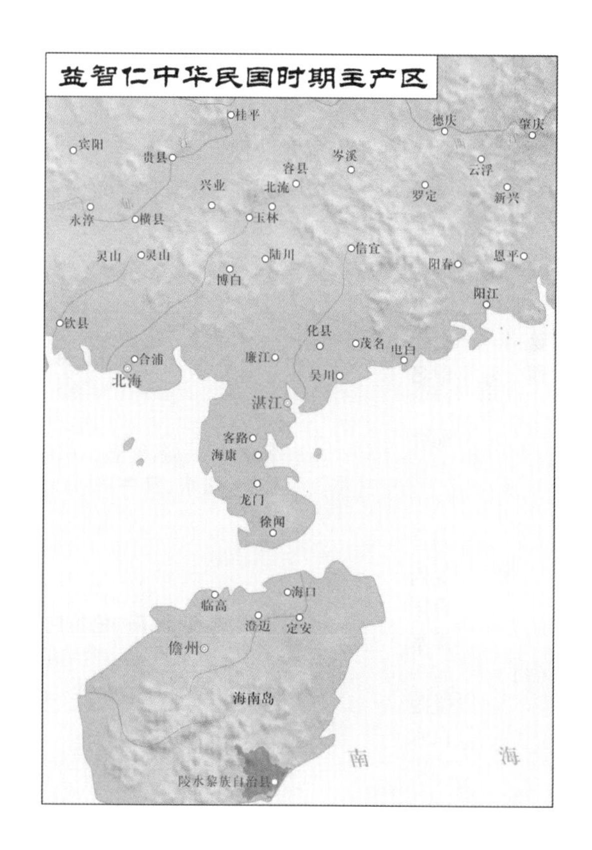
益智仁中华民国时期主产区
桂平
德庆
肇庆
宾阳
贵县
岑溪
容县
云浮
兴业
北流
罗定
新兴
永淳
横县
玉林
灵山
灵山
陆川
信宜
阳春
恩平
博白
阳江
钦县
化县
茂名
电白
合浦
廉江
北海
吴川
湛江
客路
海康
龙门
徐闻
海口
临高
澄迈
定安
儋州
海南岛
南
海
陵水黎族自治县

【古籍文献产地地理沿革】

自北宋《本草图经》开始，益智仁产地均记载为“岭南”，包括广东、广西、海南。民国时期提出“陵水为上等”，即海南陵水。

【现代产区情况】

结合第四次全国中药资源普查数据和实地调查，益智仁产区主要为海南、广西、广东等地。

【古代产地对应现代地区考】

（1）岭南：地区名。即岭表、岭外。泛指五岭以南地区。

（2）陵水：隋大业六年（610年）置。以境内陵栴水为名。治今海南陵水东北。北宋熙宁七年（1074年）省入万安县。元丰三年（1080年）复置。明正统间移今治。历属振州、临振郡、万安州、万安军、万州、琼州府。1959—1961年曾并入崖县。

55 黄芪

【中国药典基原】

本品为豆科植物蒙古黄芪*Astragalus membranaceus*（Fisch.）Bge. var. *mongholicus*（Bge.）Hsiao或膜荚黄芪*A. membranaceus*（Fisch.）Bge. 的干燥根。

【古籍文献产地记载】

古籍名称	古籍时期	古代地名	古籍描述
《名医别录》	汉	蜀郡 白水 汉中	一名戴椹，一名独椹，一名芰草，一名蜀脂，一名百本。生**蜀郡**，**白水**、**汉中**，二月、十月采，阴干
《本草经集注》	南北朝	陇西 洮阳 黑水 宕昌 蚕陵 白水 蜀中	第一出**陇西**、**洮阳**，色黄白甜美，今亦难得，次用**黑水宕昌**者，色白肌理粗，新者亦甘而温补。又有**蚕陵白水**者，色理胜**蜀中**者而冷补。又有赤色者，可作膏贴，俗方多用，道家不须

（续表）

古籍名称	古籍时期	古代地名	古籍描述
《新修本草》	唐	原州 华州 宜州 宁州	今出**原州**、**华州**者良，蜀汉不复采用，**宜州**、**宁州**者亦佳
《本草图经》	北宋	河东 陕西	黄耆，生蜀郡山谷、白水、汉中。今**河东**、**陕西**州郡多有之，根长二、三尺已来。独茎或作叶生，枝杆去地二、三寸。其叶扶疏做羊齿状，又如蒺藜苗。七月中开黄紫花，其实做荚子，长寸许。八月中旬采根用。其皮折之如绵，谓之绵黄芪。然有数种：有白水芪、赤水芪、木芪，功用并同，而力不及白水芪，木芪短而理横。今人多以苜蓿根假作黄芪，折皮亦似绵，颇能乱真，但苜蓿根坚而脆；黄芪至柔韧，皮微黄褐色，肉中白色，此为异而
《本草品汇精要》	明	宪州 原州 华原 宜州 宁州	【地】……（道地）**宪州**、**原州**、**华原**、**宜州**、**宁州**。【时】生春生苗。（采）二月、十月取根。【用】根折之如绵者为好。【质】类甘草而皮褐。【色】皮黄，肉白。【味】甘。【性】微温，平，缓
《本草纲目》	明	绵上白水 赤水	【集解】承曰：黄耆本出绵上者为良，故名绵黄耆，非谓其柔韧如绵也。今《图经》所绘宪州者，地与绵上相邻也。好古曰：绵上即山西沁州，白水在陕西同州。黄耆味甘，柔软如绵，能令人肥；苜蓿根，味苦而坚脆，俗呼为土黄耆，能令人瘦。用者宜审。嘉谟曰：**绵上**，沁州乡名，今有巡检司；**白水**、**赤水**二乡，俱属陇西。时珍曰：黄耆，叶似槐叶而微尖小，又似蒺藜叶而微阔大，青白色。开黄紫花，大如槐花。结小尖角，长寸许。根长二三尺，以紧实如箭竿者为良。嫩苗亦可炸淘茹食。其子收之，十月下种，如种菜法亦可
《本草原始》	明	白水乡 赤水乡 山西沁州 绵上	生**赤水乡**，名赤水耆，生**白水乡**，名白水耆；生**山西沁州绵上**，名绵耆；一云折之如绵，故谓之绵黄耆。夫耆者，年高有德之称。耆老历来久而性不燥，而药性缓如之，故得以耆称。一云耆，长也。黄芪色黄，为补药之长，故名黄耆……凡用黄芪，以紧实如箭干着良，多歧者劣。一种木耆似黄耆，体虚，芦头大；苜蓿根体坚，肉色黄，折之皆脆，不似箭干；黄耆肉白心黄，折之绵软

（续表）

古籍名称	古籍时期	古代地名	古籍描述
《本草求真》	清	山西黎城	味甘性温，质轻皮黄肉白，故能入肺补气，入表实卫，为补气诸药之最，是以有耆之称。且著其功曰：生用则能固表，无汗能发，有汗能收。出**山西黎城**。大而肥润箭直良，瘦小色黑坚硬不软者，服之令人胸满
《药物出产辨》	民国	关东 宁古塔 卜圭 东三省 伊黎 吉林 三姓 山西省浑源州 阳高县 碧江 汶县 灌县 江油 陕西岷州 大同 宜化	正芪产区有三处。一**关东**，二**宁古塔**，三**卜圭**。产**东三省**，**伊黎**、**吉林**、**三姓**地方。清明后收成，入山采掘至六七月间乃上市。冲口芪产区亦广，产**山西省浑源州**，近**阳高县**高山一带，收货在于秋后冬前。择出匀滑直壮者，先制粉芪，绵芪。专消三江一带。次下者，乃治冲口芪，染成黑皮而来。又有一种名晋芪，实为川芪，原产四川**碧江**、**汶县**、**灌县**、**江油**县等处。又有一名禹州芪，乃有口外运至禹州，扎把而来。原色白皮，亦是生芪，非产禹州。粉芪原是**陕西岷州**、**大同**、**宜化**等处
《增订伪药条辨》	民国	大同府五台山 山西太原里陵府	又**大同府五台山**出。粗皮细硬，枝短味淡，做小把，为台芪，俗称小把芪。略次。 黄芪伪品介芪，介或作盖，条硬无味，色白不黄……闻盖芜性极发散，有人误服，汗流不止，其性与绵芪大相反，用者当明辨之。**山西太原府里陵**地方出者，名上芪，其货直长糯软而无细枝，细皮皱纹，切断有菊花纹，兼有金井玉栏杆之纹。色白黄，味甜鲜洁，带有绿豆气，为最道地。又大同府五台山出，粗皮细硬，枝短味淡，做小把，为台芪，俗称小把芪，略次。亳州出者，性硬筋多而韧，肉色黄，为亳芪，俗称奎芪，亦次。陕西出者，为西芪，性更硬，味极甜，更次。蛟城出着，为蛟芪。枝短皮粗无枝，极次。四川出者，为川芪，做小把，皮红黑色，性硬筋韧如麻，味青草气，为最下品。服之致腹满，最能害人

【古籍文献产地图示】

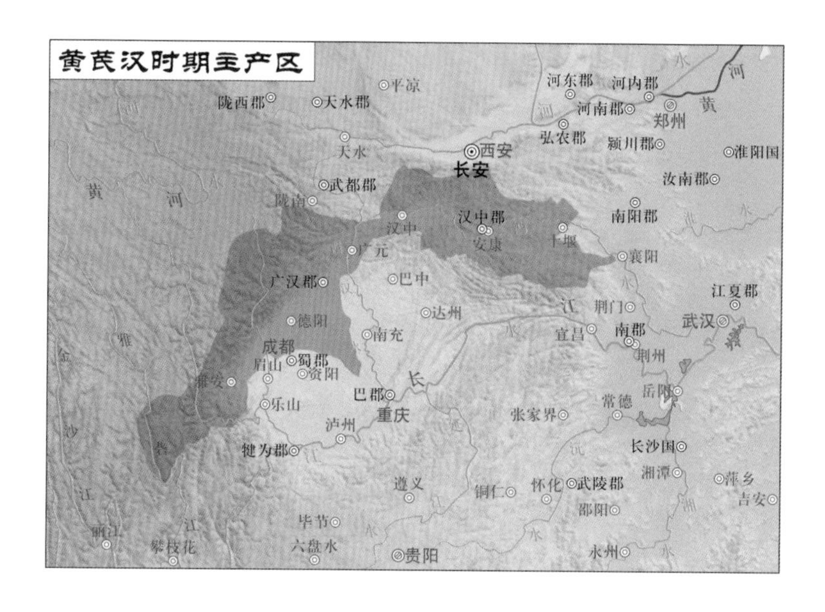
黄芪汉时期主产区
陇西郡
天水郡
平凉
河东郡
河内郡
河南郡
郑州
弘农郡
颍川郡
淮阳国
西安
长安
天水
武都郡
汝南郡
陇南
汉中
汉中郡
安康
十堰
南阳郡
广元
襄阳
广汉郡
巴中
江夏郡
德阳
达州
荆门
武汉
成都
蜀郡
南充
宜昌
南郡
眉山
资阳
荆州
雅安
岳阳
巴郡
乐山
重庆
张家界
常德
泸州
犍为郡
长沙国
湘潭
萍乡
遵义
铜仁
怀化
武陵郡
吉安
邵阳
毕节
丽江
攀枝花
六盘水
贵阳
永州
黄
河

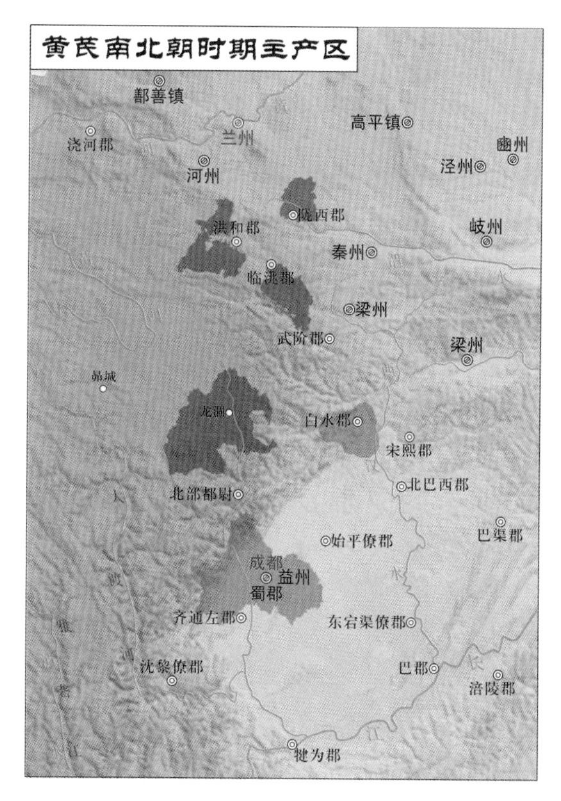
黄芪南北朝时期主产区
鄯善镇
高平镇
兰州
浇河郡
豳州
泾州
河州
陇西郡
洪和郡
岐州
秦州
临洮郡
梁州
武阶郡
梁州
白水郡
宋熙郡
北部都尉
北巴西郡
巴渠郡
始平僚郡
成都
益州
蜀郡
齐通左郡
东宕渠僚郡
沈黎僚郡
巴郡
涪陵郡
犍为郡

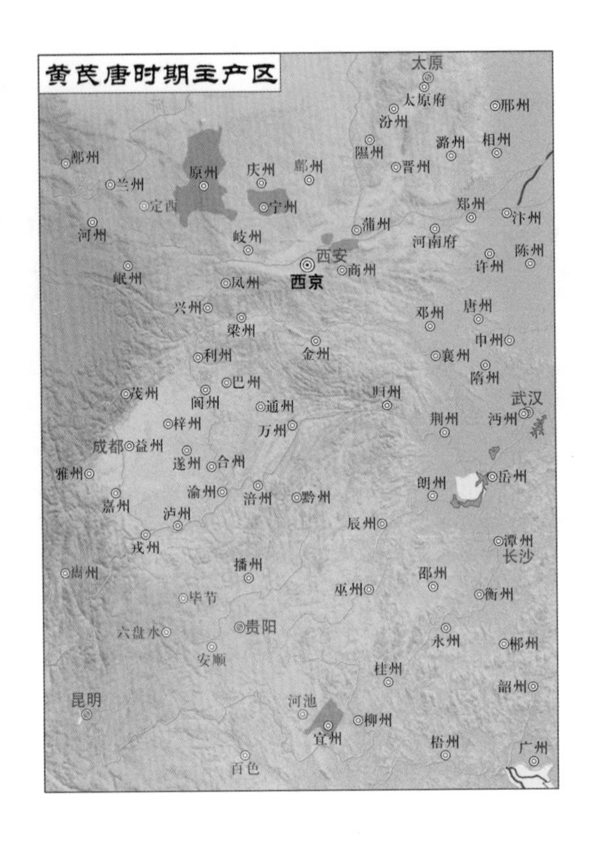

黄芪唐时期主产区

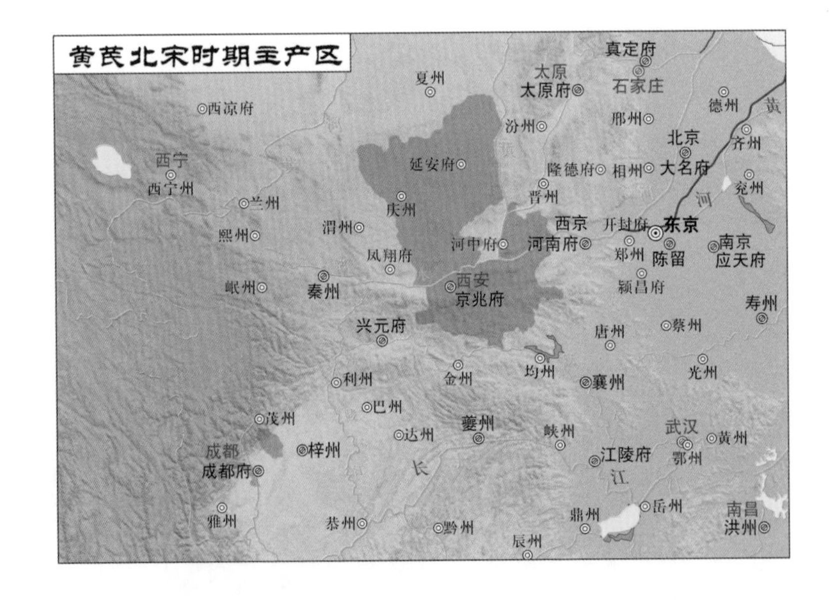

黄芪北宋时期主产区

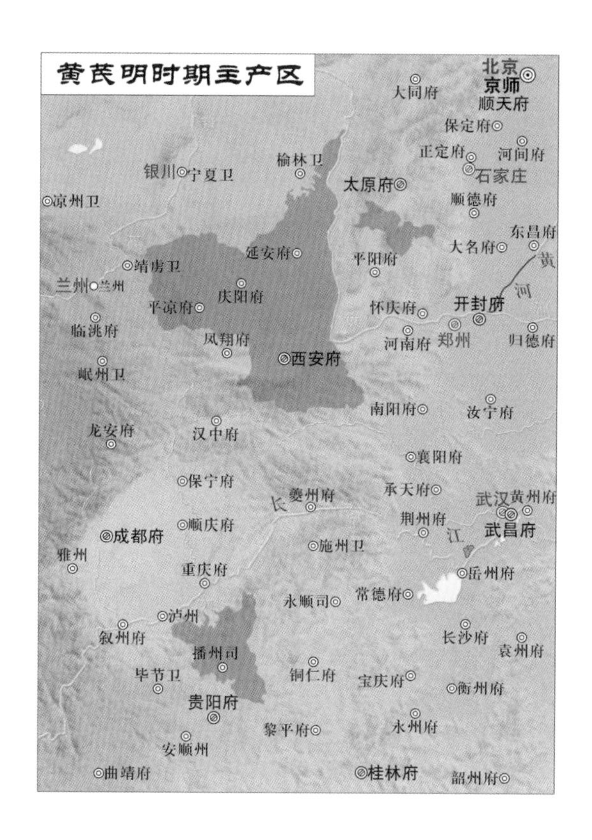

黄芪明时期主产区
北京
京师
顺天府
大同府
保定府
正定府
河间府
石家庄
榆林卫
银川
宁夏卫
太原府
凉州卫
顺德府
东昌府
大名府
延安府
平阳府
靖虏卫
兰州
庆阳府
平凉府
怀庆府
开封府
临洮府
凤翔府
河南府
郑州
归德府
西安府
岷州卫
南阳府
汝宁府
龙安府
汉中府
襄阳府
保宁府
夔州府
承天府
武汉
黄州府
长
荆州府
顺庆府
成都府
武昌府
施州卫
江
雅州
重庆府
岳州府
常德府
永顺司
泸州
叙州府
长沙府
袁州府
播州司
铜仁府
毕节卫
宝庆府
衡州府
贵阳府
黎平府
永州府
安顺州
曲靖府
桂林府
韶州府
黄
河

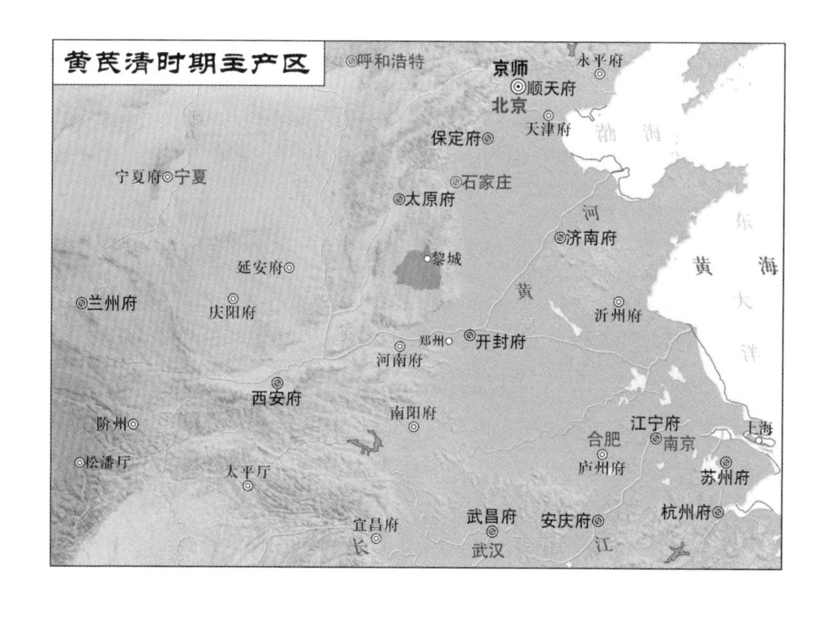

黄芪清时期主产区
呼和浩特
京师
永平府
顺天府
北京
天津府
渤
海
保定府
宁夏府
宁夏
石家庄
太原府
河
东
济南府
黎城
黄
海
延安府
大
兰州府
庆阳府
黄
沂州府
洋
郑州
开封府
河南府
西安府
南阳府
阶州
江宁府
合肥
南京
上海
松潘厅
庐州府
苏州府
太平厅
宜昌府
武昌府
安庆府
杭州府
长
武汉
江

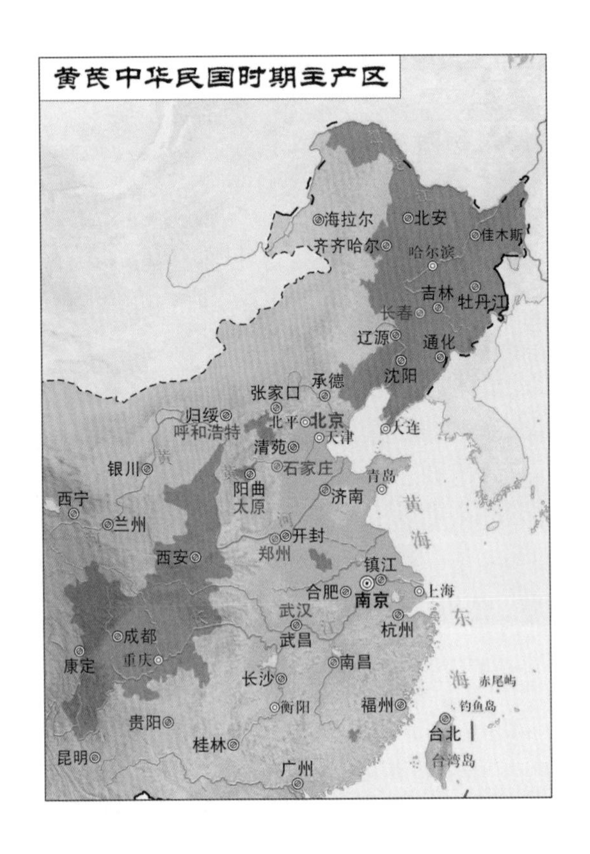

【古籍文献产地地理沿革】

《名医别录》记载黄芪"生蜀郡山谷，白水、汉中"，主要集中在四川和陕西；南北朝时产区向西、向南移动，包括"陇西、洮阳""黑水、宕昌""蚕陵、白水""蜀中"，即陕西、甘肃和四川；唐代《新修本草》提出"原州""华州""宜州""宁州"者良；宋时期产区又向东移动，包括"河东""陕西"；明代《本草品汇精要》提出"宪州、原州、华原、宜州、宁州"为道地产区；清时期产区单一，为"山西黎城"；民国时期产区集中在东北三省、山西、四川、陕西等地。

【现代产区情况】

结合第四次全国中药资源普查数据和实地调查，黄芪分布于甘肃大部分地区，黑龙江、辽宁、内蒙古，以及宁夏、山西、河北、河南、湖北、湖南、新疆等地，产地集中在甘肃陇西、岷县、漳县、宕昌、民乐，内蒙古土默特右旗、固阳、武川，山西大同、浑源、繁峙，陕西绥德、子洲等地。

【古代产地对应现代地区考】

(1) 白水：即白水县。西汉置。治今四川青川东北白水镇北。属广汉郡。三国蜀改属梓潼郡。东晋改属晋寿郡。南朝宋侨置白水郡于此。梁为平兴郡治。隋开皇初改名平兴县，十八年（598年）又改名景谷县。

（2）汉中：即汉中郡，战国秦惠王十三年（前325年）置。治南郑县（今陕西汉中）。辖境相当于今陕西秦岭以南，米仓山、大巴山以北，留坝、勉县以东，湖北郧阳、保康以西地区。西汉移治西城县（今陕西安康西北）。东汉复还旧治，后为张鲁所据，改名汉宁郡。

（3）陇西：即陇西郡。战国秦昭襄王二十八年（前279年）以义渠地置。因在陇山以西得名。治狄道县（今甘肃临洮）。西汉时辖境相当于今甘肃陇西、天水等地以西，礼县、舟曲、卓尼、岷县等地以北及广河以东、以南的洮河中游地区。东汉西境扩大至今青海尖扎、同仁等地以东，南境缩小至今岷县一带，东境仅有今武山、礼县以西地区。

（4）洮阳：即今甘肃临潭。魏、晋属临洮。

（5）黑水：即黑水城。在今甘肃舟曲西南，西濒黑水。

（6）宕昌：北周天和五年（570年）以宕昌羌地置。治阳宕县（隋改良恭县，今甘肃宕昌东南）。辖境相当于今甘肃宕昌。属宕州。隋开皇三年（583年）废。大业三年（607年）复置。唐武德元年（618年）改为宕州。

（7）蚕陵：汉元鼎间置，因在蚕陵山下得名。治今四川茂县西北。两汉属蜀郡，三国蜀汉、西晋属汶山郡。东晋以后废。

（8）原州：北魏正光五年（524年）改高平镇置。治高平县（西魏末改平高县，今宁夏固原）。隋大业初改为平凉郡，唐武德初复为原州。辖境相当于今宁夏同心、泾原、隆德、固原及甘肃平凉、静宁、崇信等地。广德元年（763年）地入吐蕃，置行原州于灵台县百里城（今甘肃灵台西南）。贞元十九年（803年）移治平凉县（今甘肃平凉），元和三年（808年）移治临泾县（今甘肃镇原），大中三年（849年）收复关、陇，还治平高县，广明后复没吐蕃，又侨治临泾县。北宋辖境相当于今甘肃镇原及宁夏固原东部地区，属秦凤路，金属庆原路，元改为镇原州。

（9）华州：西魏废帝三年（554年）改东雍州置。治郑县（今陕西华州西南）。隋大业初废。唐武德元年（618年）复置。治郑县（今华州）。圣历后辖境相当于今陕西华州、华阴、潼关等地及渭南渭河北岸地区。垂拱、上元初两度曾改名太州，辖境亦屡有变迁。属关内道。宋属永兴军路。金属京兆府路。元省郑县入州，属奉元路。明属西安府。清不辖县，属同州府。1913年改为县。

（10）宜州：唐乾封中改粤州置。治龙水（今广西宜州），辖境相当于今广西宜州一带。属岭南道。北宋西部扩大，辖今广西河池等地，属广南西路。南宋咸淳元年（1265年）升为庆远府。

（11）宁州：西魏废帝三年（554年）改幽州置。治定安县（金改为安定县，今甘肃宁县）。隋大业二年（606年）复为幽州。旋改为北地郡。唐武德初复为宁州，辖境相当于今甘肃宁县、正宁。北宋属永兴军路。金属庆原路。元初省安定县入州，属巩昌总帅府。明属庆阳府，万历二十九年（1601年）后不辖县，辖境仅有今宁县。1913年废，改为宁县。

（12）宪州：唐龙纪元年（889年）于楼烦监置，治楼烦县（今山西娄烦）。辖境相当于今山西娄烦及静乐部分地区。寻废。北宋初复置。咸平五年(1002年)移治静乐县(今山西静乐)。寻又废。

(13)山西太原府:本并州。唐开元十一年(723年)因为高祖发祥地,建为北都,升为太原府,后曾改为北京,并为河东节度使治。治太原、晋阳两县(今山西太原西南古城营)。辖境相当于今山西文水以北、阳曲以南的汾水中游及其以东地区。五代时,北汉建都于此。北宋太平兴国四年(979年)灭北汉,降为并州,并移治阳曲县(今太原)。嘉祐四年(1059年)复为太原府。唐属河东道,北宋为河东路治,金为河东北路治。元初改为太原路,大德九年(1305年)改为冀宁路。明初复为太原府,辖境相当于今山西内长城以南,中阳、文水、祁县、昔阳等地以北地区。清辖境缩小。明、清为山西省会。1912年废。

56 黄　连

【中国药典基原】

本品为毛茛科植物黄连*Coptis chinensis* Franch.、三角叶黄连*C. deltoidea* C. Y. Cheng et Hsiao或云连*C. teeta* Wall.的干燥根茎。

【古籍文献产地记载】

古籍名称	古籍时期	古代地名	古籍描述
《名医别录》	汉	蜀郡 巫阳 太山	生**巫阳**及**蜀郡**、**太山**。二月、八月采
《本草经集注》	南北朝	巫阳 蜀郡 太山 东阳 新安	一名王连。生**巫阳**川谷及**蜀郡太山**。二月、八月采。巫阳在建平。今西间者色浅而虚,不及**东阳**、**新安诸县**最胜。临海诸县者不佳。用之当布裹去毛,令如连珠。世方多治下痢及渴,道方服食长生
《千金翼方·药出州土》	唐	婺州 睦州 歙州 建州 宣州 饶州 柘州	江南东道: **婺州**、**睦州**、**歙州**、**建州**:并出黄连。 江南西道: **宣州**:半夏、黄连。 **饶州**:黄连。 剑南道: **柘州**:黄连

（续表）

古籍名称	古籍时期	古代地名	古 籍 描 述
《新修本草》	唐	蜀道 江东 沣州	生巫阳川谷及蜀郡太山。二月、八月采。巫阳在建平，今西间者色浅而虚，不及东阳、新安诸县最胜。临海诸县不佳。［谨案］**蜀道**者粗大节平，味极浓苦，疗渴为最。**江东**者节如连珠，疗痢大善。今**沣州**者更胜
《本草图经》	北宋	巫阳 蜀郡 泰山 江 湖 荆 夔 宣城 施 黔	生**巫阳**川谷及**蜀郡泰山**，今**江**、**湖**、**荆**、**夔**州郡亦有，而以**宣城**者为胜，**施**、**黔**者次之。苗高一尺以来，叶似甘菊，四月开花黄色，六月结实似芹子，色亦黄。二月、八月采根用。生江左者根若连珠，其苗经冬不凋，叶如小雉尾草，正月开花，作细穗，淡白微黄色，六、七月根紧始堪采
《本草品汇精要》	明	宣城 秦地 杭州 柳州 蜀道 澧州 东阳 新安	【名】支连王连【苗】（《图经》曰）……【地】生巫阳山谷及泰山，今江湖荆夔州郡亦有之。（陶隐居云）生临海诸县者不佳。（别录云）歙州处州者次之。（道地）出**宣城**、**秦地**及**杭州**、**柳州**、**蜀道**、**澧州**、**东阳**、**新安诸县**者最胜。【时】（生）春生苗四月开花。（采）二月、八月取。【收】曝干。【用】根连珠九节者为好。【质】类巴戟。【色】黄。【味】苦。【性】微寒泄……
《本草纲目》	明	吴 蜀 雅州 眉州	【集解】……恭曰：蜀道者粗大，味极浓苦，疗渴为最。江东者节如连珠，疗痢大善。澧州者更胜。时珍曰：黄连，汉末李当之本草，惟取蜀郡黄肥而坚者为善。唐时以澧州者为胜。今虽**吴**、**蜀**皆有，惟以**雅州**、**眉州**者为良。药物之兴废不同如此。大抵有二种：一种根粗无毛有珠，如鹰鸡爪形而坚实，色深黄；一种无珠多毛而中虚，黄色稍淡。各有所宜
	后蜀*	秦地 杭州 柳州	保升曰：苗似茶，丛生，一茎生三叶，高尺许，凌冬不凋，花黄色。江左者，节高若连珠；蜀都者，节下不连珠。今**秦地及杭州**、**柳州**者佳
	北宋*	东阳 歙州 处州	颂曰：今江、湖、荆、夔州郡亦有，而以宣城九节坚重相击有声者为胜，施、黔者次之，**东阳**、**歙州**、**处州**者又次之

（续表）

古籍名称	古籍时期	古代地名	古 籍 描 述
《本草备要》	清	宜州 四川	出**宜州**者粗肥，出**四川**者瘦小。状类鹰爪、连珠者良
《本草求真》	清	四川	出**四川**。瘦小状类鹰爪。连爪连珠者良
《本草从新》	清	宣州 四川	出**宣州**者粗肥，出**四川**者瘦小，毛多刺多。能刺手。状类鹰爪，连珠者良。新山连毛少刺少，不能刺手，色反黄，皮色反光，细。服之损人。去毛
《本草述》	清	雅州 眉州	核曰：汉取**雅州**、**眉州**者为良。苗似茶，丛高尺许，一茎三叶，花黄色，凌冬不凋。有二种：一种根粗无毛，有连珠，形如鹰爪，质坚实，色深黄；一种无珠，多毛中虚，色淡黄。用各有所宜。原始曰：节多坚重相击有声者佳，黄色鲜明者善，芦多者劣，瘦小须多者不堪入药。又曰：用连不必分地土，惟择肥大连珠者……［修治］非真川黄连不效，折之中又孔，色如赤金者良……
《药物出产辨》	民国	四川 雅州 峨眉山 云南古涌县 四川万县 夔州府 陕西兴安县汉中府	**四川**出者为川黄连，产**雅州**及**峨眉山**等处。秋季出新，产云**南者**为云年，出**古涌县**。有名西连者，出**四川万县**，**夔州府**各属。有南岸、北岸之分。南岸连根瘦小无肉，北岸连根粗壮。**陕西兴安县汉中府**均有出。云连大条者为官连，色淡而通心，川连、西连色红而不通心。有种名野连带梗来者，又名凤尾连，即川连也。有称名鸡爪连者，即云连头，亦属云连也。前时日本又来，去净毛来者名光连，有毛须来者名毛连。色淡通心，状若云连，味薄不适用
《增订伪药条辨》	民国	四川雅州 峨眉山	伪名广连，即洋川连，色不黄，中有花点，皮黑，面有毛。按黄连以**四川雅州**出者为佳，故名雅连，形如鸡距，故又名鸡爪连。气味苦寒，色极黄，易于辨识。近有办**峨眉山**所产者，价格甚昂，漳、泉人喜购之。若此种广连，色不黄则名不称，性味既殊，功用自劣，误服之则贻害多矣

【古籍文献产地图示】

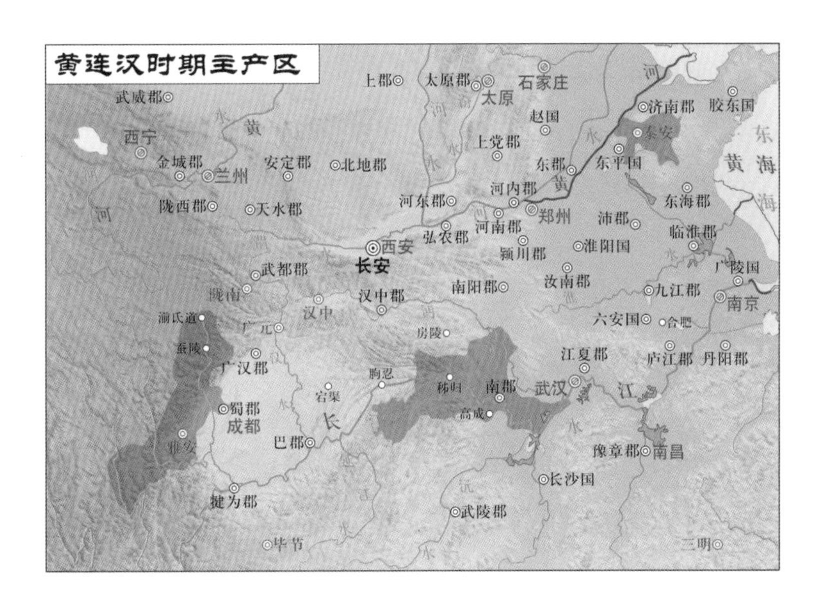

黄连汉时期主产区
上郡
太原郡
太原
石家庄
武威郡
济南郡
胶东国
赵国
西宁
泰安
上党郡
东
金城郡
兰州
安定郡
北地郡
东郡
东平国
黄
海
河内郡
东海郡
陇西郡
天水郡
河东郡
郑州
沛郡
弘农郡
河南郡
临淮郡
西安
淮阳国
长安
颍川郡
广陵国
武都郡
汝南郡
南阳郡
九江郡
南京
汉中郡
汉中
湔氐道
六安国
合肥
广元
房陵
蚕陵
江夏郡
庐江郡
丹阳郡
广汉郡
朐忍
秭归
南郡
武汉
宕渠
蜀郡
成都
高成
长
巴郡
雅安
豫章郡
南昌
长沙国
犍为郡
武陵郡
毕节
三明

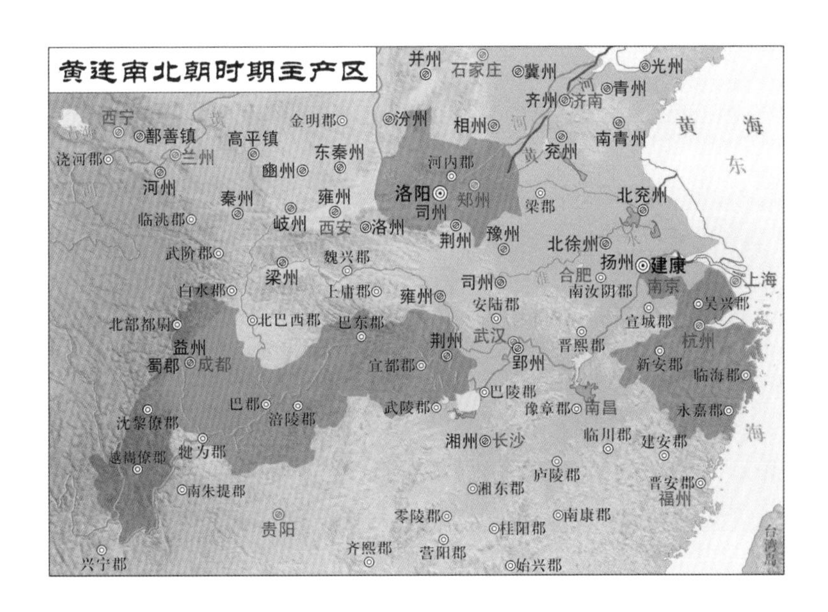

黄连南北朝时期主产区
并州
石家庄
冀州
光州
青州
齐州
济南
西宁
金明郡
汾州
黄
海
鄯善镇
高平镇
相州
兖州
南青州
洮河郡
兰州
东秦州
东
豳州
河内郡
河州
秦州
雍州
洛阳
郑州
北兖州
临洮郡
岐州
西安
洛州
司州
梁郡
荆州
豫州
北徐州
武阶郡
魏兴郡
扬州
建康
梁州
上海
合肥
白水郡
上庸郡
雍州
司州
南京
南汝阴郡
安陆郡
吴兴郡
北部都尉
北巴西郡
巴东郡
宣城郡
荆州
武汉
益州
晋熙郡
杭州
蜀郡
成都
郢州
宜都郡
新安郡
临海郡
巴陵郡
巴郡
涪陵郡
武陵郡
豫章郡
南昌
沈黎僚郡
永嘉郡
海
湘州
长沙
临川郡
建安郡
越嶲僚郡
犍为郡
庐陵郡
晋安郡
福州
南朱提郡
湘东郡
贵阳
零陵郡
南康郡
桂阳郡
台湾岛
齐熙郡
营阳郡
兴宁郡
始兴郡

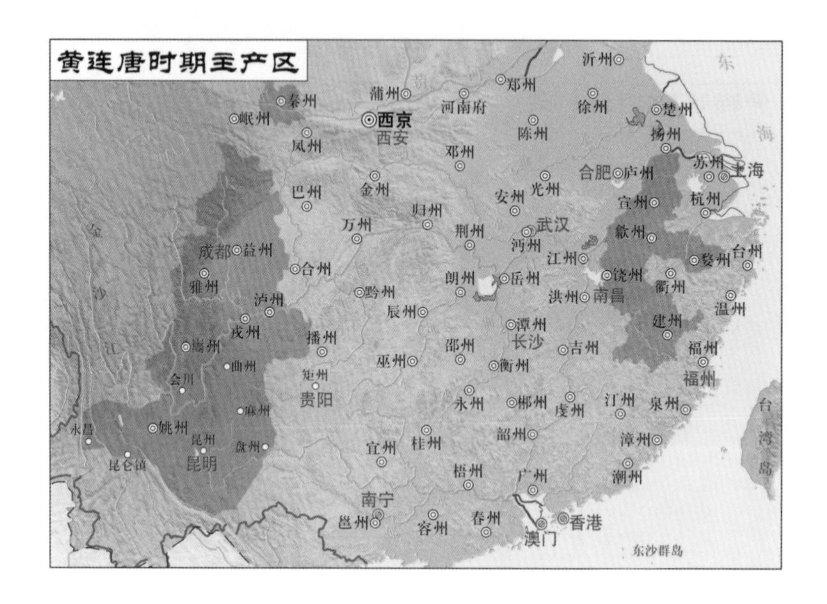
黄连唐时期主产区
沂州
东
海
郑州
蒲州
秦州
河南府
徐州
楚州
岷州
西京
西安
陈州
扬州
凤州
邓州
苏州
上海
合肥
庐州
巴州
金州
光州
安州
宣州
杭州
归州
万州
荆州
武汉
沔州
歙州
金
沙
江
成都
益州
台州
江州
婺州
雅州
合州
朗州
岳州
饶州
泸州
黔州
洪州
南昌
衢州
温州
辰州
潭州
戎州
播州
长沙
建州
巂州
邵州
吉州
福州
巫州
衡州
曲州
会川
矩州
贵阳
永州
郴州
虔州
汀州
泉州
台湾岛
永昌
姚州
麻州
昆州
盘州
昆仑镇
昆明
宜州
桂州
韶州
漳州
梧州
广州
潮州
南宁
邕州
容州
春州
香港
澳门
东沙群岛

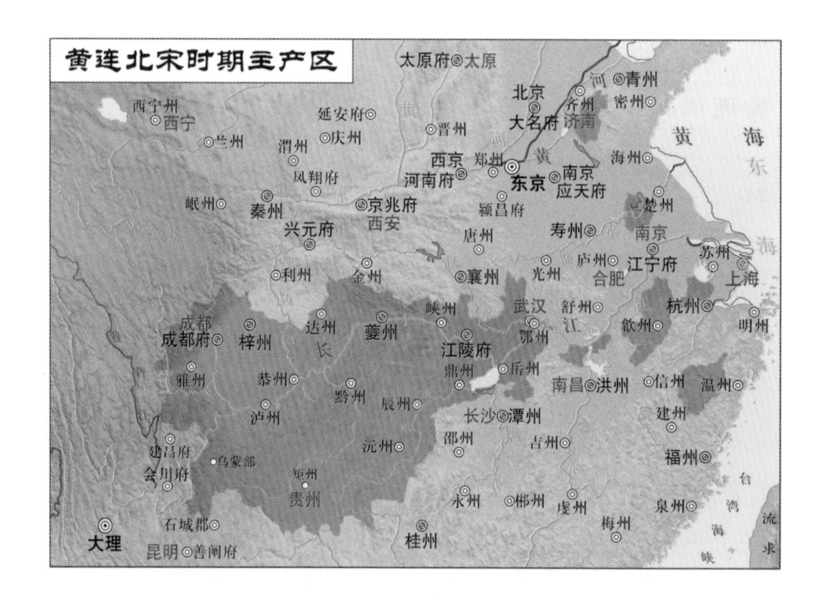
黄连北宋时期主产区
太原府
太原
河
青州
北京
齐州
密州
西宁州
西宁
延安府
晋州
大名府
济南
黄
黄　海
兰州
渭州
庆州
海州
西京
郑州
东
海
河南府
东京
南京
应天府
凤翔府
颍昌府
楚州
岷州
秦州
京兆府
西安
兴元府
寿州
南京
唐州
苏州
庐州
江宁府
利州
金州
襄州
光州
合肥
上海
武汉
舒州
杭州
峡州
成都
达州
成都府
梓州
夔州
江陵府
鄂州
江
歙州
明州
长
鼎州
岳州
雅州
恭州
黔州
辰州
南昌
洪州
信州
温州
泸州
长沙
潭州
建州
沅州
邵州
吉州
建昌府
乌蒙部
会川府
矩州
贵州
福州
台
湾
海
峡
永州
郴州
虔州
泉州
梅州
流
求
石城郡
大理
桂州
昆明
善阐府

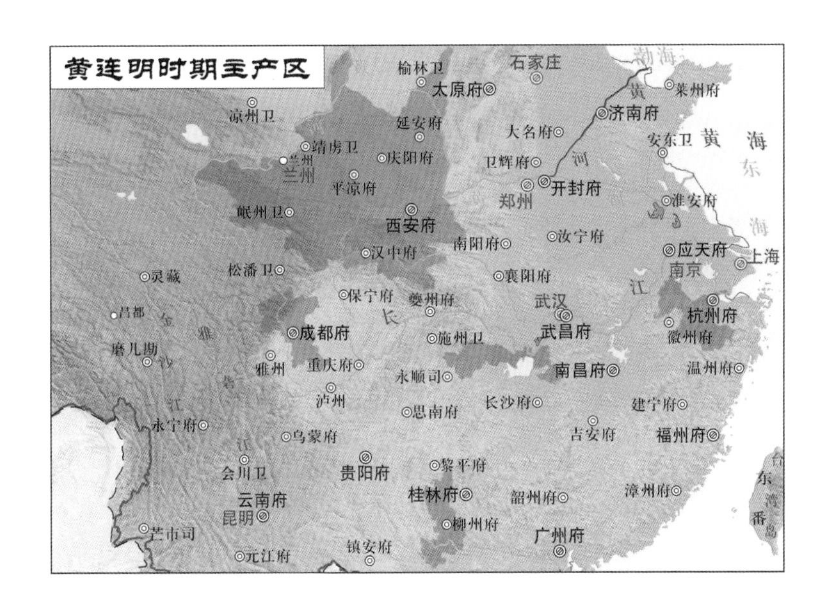

黄连明时期主产区

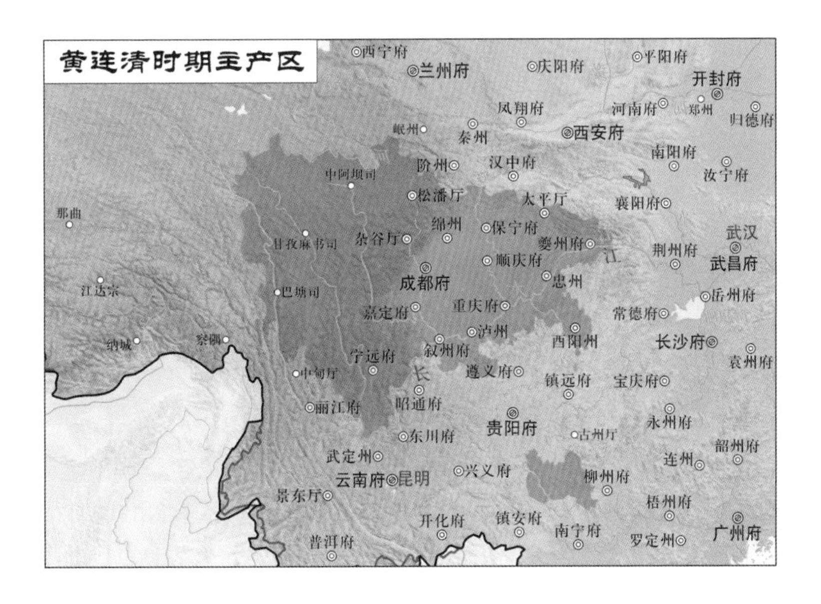

黄连清时期主产区

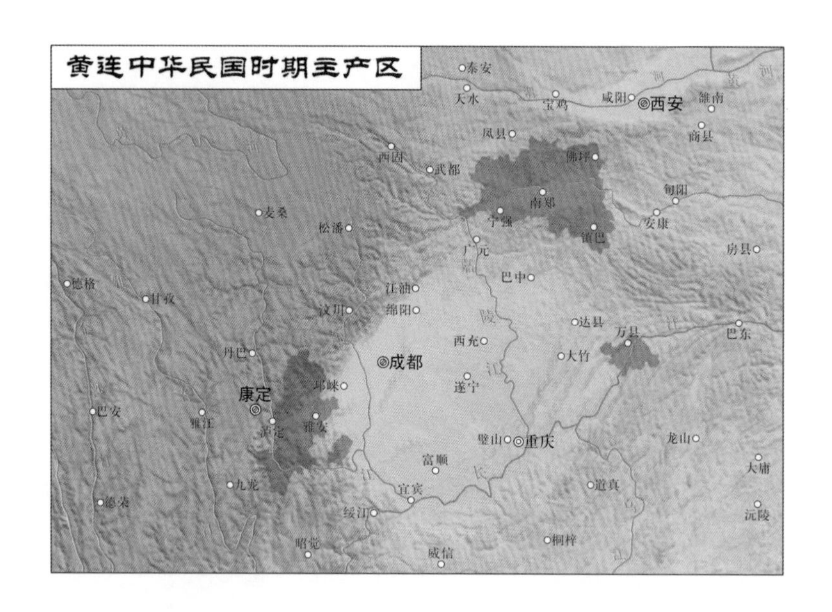

【古籍文献产地地理沿革】

南北朝时期到宋代，黄连产区主要集中在四川和长江中下游地区；明代产区比较分散，北到银川，南至柳州，李时珍提出“雅州、眉州”者良；清主要集中在四川、重庆、湖北西部和广西柳州；民国时期产区缩小，主要集中在四川“雅州”“峨眉山”，重庆“万县”、云南和陕西汉中地区。

【现代产区情况】

结合第四次全国中药资源普查数据和实地调查，黄连产区为四川彭州、峨眉山，重庆石柱，湖北利川等地。

【古代产地对应现代地区考】

（1）太山：“太山”之名，始见于沈约（南朝梁文学家）的《宋书》。泰山最早出处春秋时期《诗经 · 鲁颂》：“泰山岩岩，鲁邦所詹。”所以《名医别录》中“太山”应该指泰山，位于山东泰安北。

（2）东阳：三国吴宝鼎元年（266年）分会稽郡西部置。以在金华山之阳，瀫水之东得名。治长山县（今浙江金华）。西晋辖境相当于今浙江金华、衢州两市（包括所属市、县）及遂昌。属扬州。陈天嘉三年（562年）改为金华郡。隋大业初又改婺州为东阳郡。治金华县（今浙江金华）。唐武德四年（621年）复为婺州。天宝、至德时又改婺州为东阳郡。

（3）新安：东魏兴和中置。治新安（今河南渑池东，隋移治今新安）。辖境相当于今河南新安一带。隋开皇初废；义宁间复，唐初改为谷州。

（4）婺州：隋开皇九年（589年）置。以其地天文为婺女之分野而得名。治金华县（今浙江金华）。辖境约当今浙江金华和衢州、开化、常山、江山，江西玉山等地。大业初改为东阳郡。唐初复为婺州，并分置衢州，辖境缩小至今浙江金华兰溪、永康、义乌、武义、浦江、东阳等地。天宝元年（742年）又改东阳郡，乾元元年（758年）复为婺州。五代属吴越国，北宋属两浙路，南宋属两浙东路。元至元十三年（1276年）升为路。

（5）歙州：隋开皇九年（589年）置。治休宁县（今安徽休宁万安）。义宁元年移治歙县（今安徽歙县）。唐辖境相当于今安徽歙县、绩溪、黟县、休宁、祁门等地和黄山部分地区及江西婺源。北宋宣和三年（1121年）改为徽州。隋大业，唐天宝、至德间曾改歙州为新安郡。

（6）建州：唐武德四年（621年）置。治建安县（今福建建瓯）。辖境相当于今福建南平以上的闽江流域（沙溪中上游除外）。北宋属福建路，辖境西北部及南部缩小，仅有今建瓯以北的建溪流域及寿宁、周宁等地。五代晋天福八年（943年）王延政在此称帝，建国号为殷。南宋建炎四年（1130年）范汝为起义于此。绍兴三十二年（1162年）升为建宁府。

（7）宣州：隋开皇九年（589年）改南豫州置，取宣城郡号为名。治宣城县（今安徽宣州），大业三年（607年）改为宣城郡。唐武德三年（620年）复为宣州。辖境相当于今安徽长江以南，黄山、九华山以北地区及江苏溧阳、溧水、高淳等地。天宝元年（742年）复改宣城郡，乾元元年（758年）复为宣州。北宋属江南东路。南宋乾道二年（1166年）升为宁国府。唐以后以产纸、兔毫笔著名。

（8）饶州：隋开皇九年（589年）置。治鄱阳县（今江西鄱阳）。大业三年（607年）改为鄱阳郡。唐武德初复为饶州，辖境相当于今江西鄱江、信江流域（婺源、玉山除外）。天宝元年（742年）复为鄱阳郡，乾元元年（758年）仍为饶州，辖境缩小，仅限今鄱江流域及信江下游地区。两宋属江南东路。元至元十四年（1277年）升为路。

（9）柘州：唐高宗显庆三年（658年），开置柘州。下设柘、乔珠二县。以山多柘木为名，治柘县。天宝元年（742年），改为蓬山郡。乾元元年（758年），复为柘州。广德后陷落吐蕃，故治在今四川茂县叠溪。

（10）施：即施州。北周武帝建德三年（574年）置。治沙渠县（隋改清江县，今湖北恩施）。隋大业初废，义宁二年（618年）复置。唐辖境相当于今湖北建始、五峰以西地。两宋属夔州路。明洪武二十三年（1390年）废，入施州卫。

（11）黔：即黔州。北周建德三年（574年）改奉州置，不领郡、县。隋开皇十三年（593年）置彭水县（今重庆彭水东，唐移今重庆彭水）为州治。辖境相当于今重庆彭水和贵州务川、德江、思南等地部分地区。大业三年（607年）改为黔安郡。唐武德元年（618年）复为黔州。天宝元年（742年）改为黔中郡，乾元元年（758年）复为黔州。辖境约当今重庆彭水、黔江等地。贞观四年（630年）置都督府，都督务、施、业、辰、智、牂、充、应、庄等州，至乾元中都督五十州，皆羁縻，寄治山谷。宋属夔州路。领羁縻州数十。绍定元年（1228年）升为绍庆府。

（12）歙州：隋开皇九年（589年）置。治休宁县（今安徽休宁东万安）。义宁元年（617年）移治歙县（今安徽歙县）。唐辖境相当于今安徽歙县、绩溪、黟县、休宁、祁门等地和黄山部分地及江西婺源。北宋宣和三年（1121年）改为徽州。隋大业，唐天宝、至德间曾改歙州为新安郡。

（13）处州：隋开皇九年（589年）改永嘉郡置。治括苍县（今浙江丽水东南括苍山麓，唐改治今浙江丽水）。十二年（592年）改为括州。大业三年（607年）复为永嘉郡。唐武德四年（621年）仍为括州。大历十四年（779年）因避德宗名讳，又改为处州。辖境相当于今浙江丽水等地。北宋属两浙路，南宋属两浙东路。元至元十三年（1276年）改为处州路。

（14）雅州：隋仁寿四年（604年）置，治蒙山县（旋改严道县，今四川雅安）。大业初改为临邛郡，唐武德元年（618年）复为雅州。天宝元年（742年）改为卢山郡，乾元元年（758年）复为雅州。辖境相当于今四川名山、雅安、芦山、天全、荥经、宝兴等地。开元中置都督府，都督羁縻会野、当马等十九州，后增至五十余州。宋属成都府路，元属吐蕃宣慰司，明、清属四川省。明洪武四年（1371年）以州治严道县省入。清雍正七年（1729年）升为雅州府。

（15）眉州：西魏废帝二年（553年）平蜀，三年（554年）改青州置。治齐通县（隋改通义县，宋改眉山县。今四川眉山）。大业初废。唐武德二年（619年）复置。天宝元年（742年）改为通义郡，乾元元年（758年）复为眉州。辖境相当于今四川眉山等地，宋属成都府路。辖境略为缩小。元属嘉定府路。至元二十年（1283年）废州治眉山县。明洪武九年（1376年）降为县，十三年（1380年）复升为州。治今眉山。直隶四川布政司。清属四川省。1913年废，改本州为眉山县。

（16）夔州府：明洪武四年（1371年）改夔州路置。治奉节县（今重庆奉节）。辖境相当于今四川万源、达川和重庆梁平等地以东地区。明、清属四川省。清时辖境缩小，仅有今重庆开州、万州以东地区。1913年废。

57 黄柏和关黄柏

【中国药典基原】

黄柏为芸香科植物黄皮树 *Phellodendron chinense* Schneid. 的干燥树皮。

关黄柏为芸香科植物黄檗 *P. amurense* Rupr. 的干燥树皮。

【古籍文献产地记载】

古籍名称	古籍时期	古代地名	古籍描述
《名医别录》	汉	汉中 永昌	生**汉中**及**永昌**
《本草经集注》	南北朝	汉中 永昌 邵陵 东山	味苦，寒，无毒……一名檀桓。根，名檀桓……生**汉中**山谷及**永昌**。今出**邵陵**者，轻薄色深为胜。出**东山**者，浓重而色浅
《本草图经》	北宋	蜀中	黄蘗也。生汉中川谷及永昌，今**处处**有之，以**蜀中**者为佳，木高数丈，叶类茱萸及椿、楸叶……根如松下茯苓作结块。五月、六月采皮，去皱粗，曝干用。其根名檀桓
《本草品汇精要》	明	房 商 合 蜀州	檗木，黄檗也，出神农本经……【地】出**房**、**商**、**合**等州山谷，**蜀州**者为佳。【时】春生新叶。（采）五月、六月取皮。【时】曝干
《本草原始》	明	蜀中	檗木，即黄檗也。始生汉中山谷及永昌，今处处有之，以**蜀中**者为佳。木高数丈，叶类茱萸及紫椿……根如松下茯苓。二月、五月采皮晒干。别录名黄蘗，俗作黄柏者，省写之谬也……（修治）择皮紧厚二三分鲜黄者，削去粗皮，用生蜜水浸半日，漉出晒干。用蜜涂，文武火炙，令蜜尽为度
《本草汇言》	明	蜀中 永昌 邵陵 山东	黄蘗，味苦，气寒，无毒……苏氏曰：今取**蜀中**皮紧厚，色深黄者为上，如**永昌**、**邵陵**、**山东**者。薄而色浅黄者稍次。树高数丈。叶似吴茱萸，又似紫椿，经冬不凋。外皮浅黄，其里深黄。其根名檀桓，结块如松下茯苓。雷氏曰：凡使削去粗皮，用生蜜水浸半日，晒干用
《本草备要》	清	川	黄蘗，苦寒微辛，沉阴下降……**川**产肉厚色深者良。生用降实火，蜜炙则不伤胃，炒黑能止崩带。酒制治上，蜜制治中，盐制治下
《本草求真》	清	川	黄柏……味苦性寒……**川**产肉厚色深者良。生用降实火，蜜炙则不伤胃，炒黑能止崩带，酒制治上，蜜制治中，盐制治下
《本草述》	清	蜀	性寒味苦……**蜀**产皮厚二三分，色鲜黄者良。生用降实火，熟用不伤胃。酒制治上，盐制治下
《植物名实图考》	清	湖南辰沅山	檗木，本经上品，即黄檗。根名檀桓，**湖南辰沅山**中所产极多

（续表）

古籍名称	古籍时期	古代地名	古籍描述
《增订伪药条辨》	民国	汉中 蜀中 四川顺庆府南充县	柏，古字作蘗，今省笔作柏。黄柏，本出**汉中**山谷，今以**蜀中**产者皮厚色深者为佳。树高数丈，叶似紫椿，经冬不凋，皮外白里深黄色。入药用其根，结块如松下茯苓，气味苦寒无毒。炳章按：黄柏，**四川顺庆府南充县**出者为川柏，色老黄，内外皮黄黑，块小者，佳，可做染料用。湖南及关东出者，为关柏，块片甚大而薄，色淡黄者，次。东洋出者，为洋柏，色亦淡黄，质松，更不入药

【古籍文献产地图示】

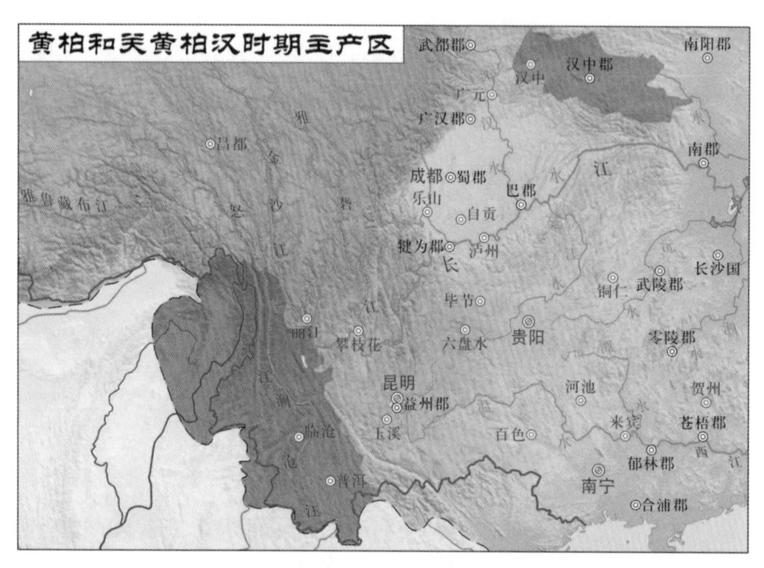

黄柏和关黄柏汉时期主产区

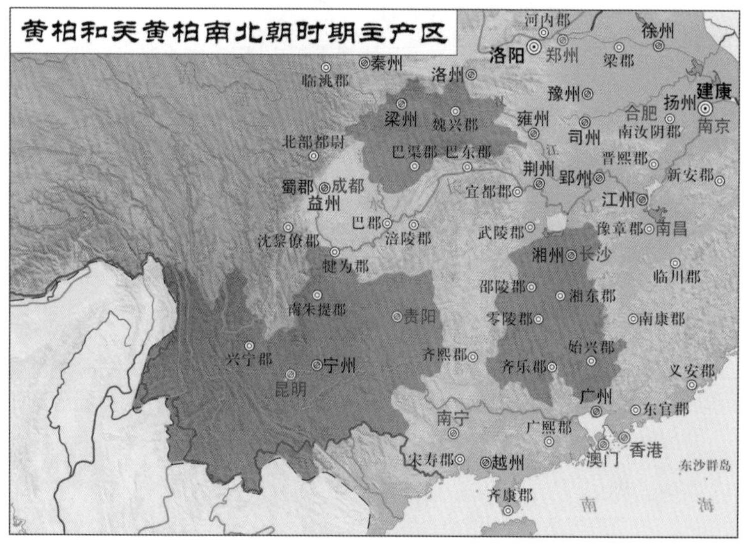

黄柏和关黄柏南北朝时期主产区

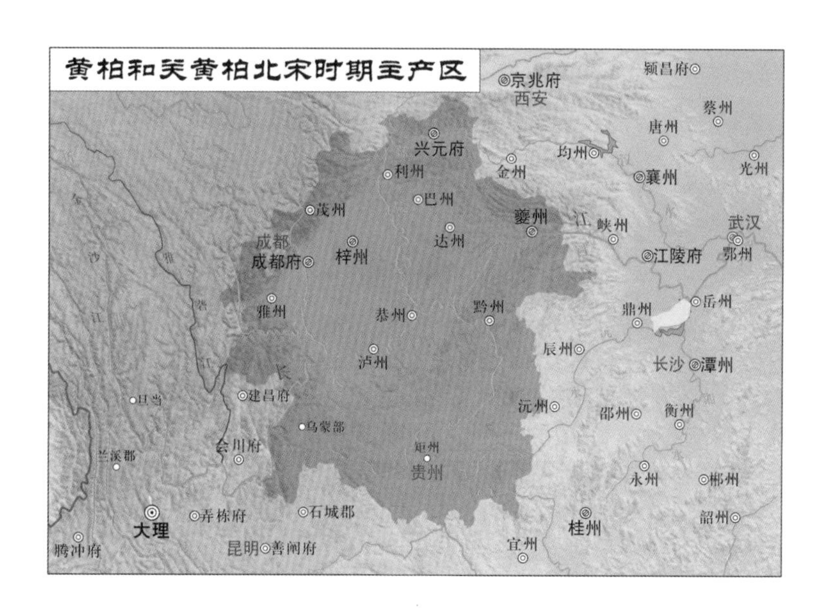

黄柏和关黄柏北宋时期主产区

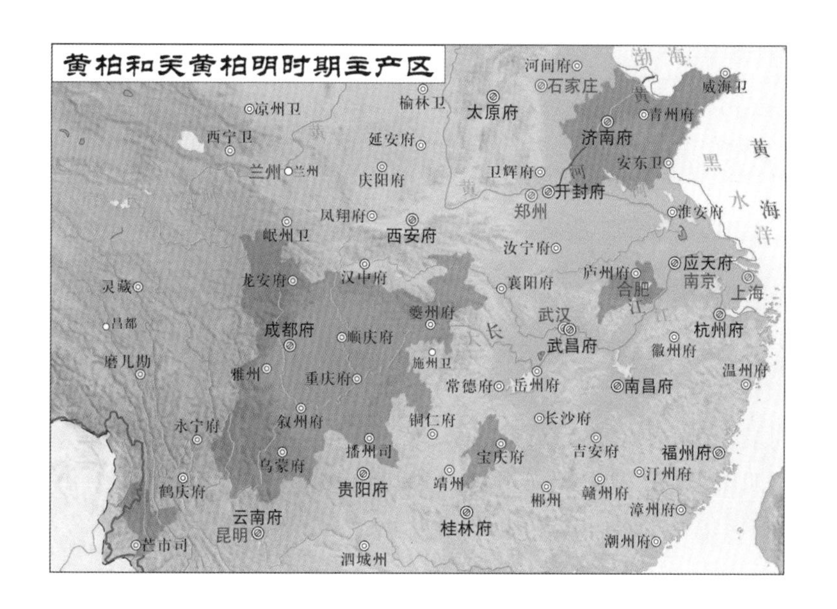

黄柏和关黄柏明时期主产区

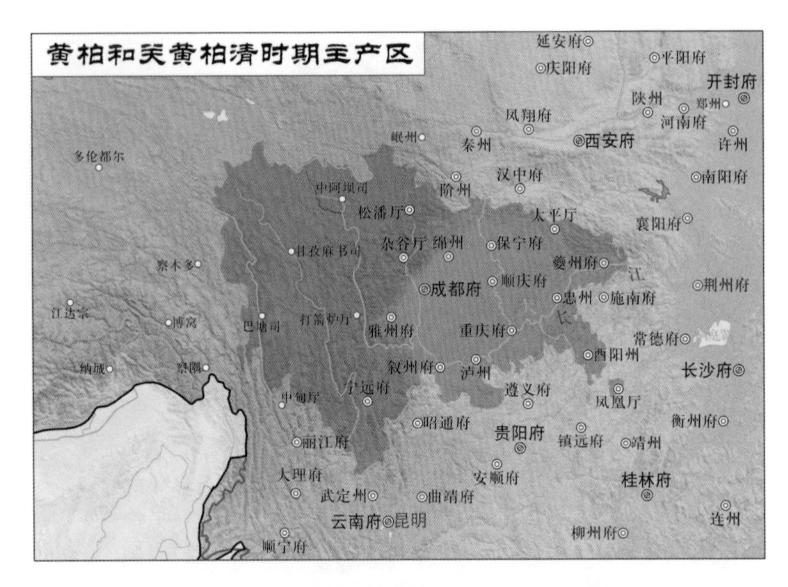

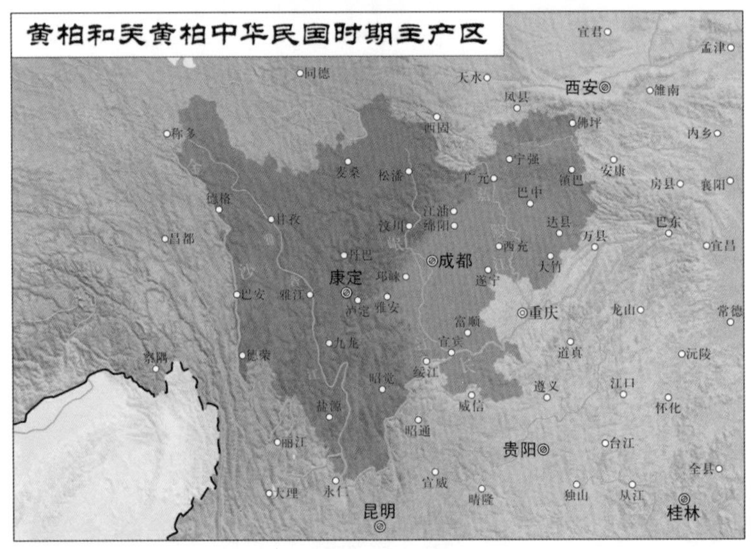

【古籍文献产地地理沿革】

《名医别录》记载黄柏产“汉中”“永昌”；南北朝时期转移至“邵陵”，即当今湖南邵阳；宋代至四川、重庆；明产区较分散，包括云南、四川、重庆、贵州以及山东、湖南；清代以后，黄柏产区集中在四川和重庆，且质量为好。

【现代产区情况】

结合第四次全国中药资源普查数据和实地调查，黄柏产区为四川马边、峨眉、嘉山、屏山、通江，辽宁盖平、岫岩、海城，黑龙江虎林、密山，贵州遵义、黎平、岑帆、江口等地。

【古代产地对应现代地区考】

（1）汉中：即汉中郡，战国秦惠王十三年（前325年）置。治南郑县（今陕西汉中）。辖境相当于今陕西秦岭以南，米仓山、大巴山以北，留坝、勉县以东，湖北郧阳区、保康以西地区。西汉移治西城县（今陕西安康西北）。东汉复还旧治，后为张鲁所据，改名汉宁郡。

（2）永昌：即永昌郡。东汉永平十二年（69年）置。治不韦县（今云南保山东北），辖境相当于今云南保山和大理永平、云龙、漾濞、洱源、剑川、鹤庆、祥云、弥渡、巍山等地。东晋成帝时废。南朝齐复置。隋又废。

（3）邵陵：即邵陵郡。本昭陵郡，晋太康中避司马昭名讳改名。治邵陵县（今湖南邵阳）。属荆州。辖境相当于今湖南新化以南的资水流域（其支流夫夷水上游除外）和巫水上游。南朝宋属湘州。隋开皇九年（589年）废。

（4）四川顺庆府南充县：南宋宝庆三年（1227年）以果州为“理宗初潜之地”，升顺庆府。治南充县（今四川南充北，明移今四川南充）。辖境相当于今四川南充、西充、蓬安等地。蒙古至元四年（1267年）改置东川路，后改为府，元至元十五年（1278年）复为顺庆府，二十年（1283年）升为路。明洪武中复为府。辖境较宋时扩大，还有今大竹、邻水、渠县、广安、营山、岳池、仪陇等地。清嘉庆十九年（1814年）以后，大竹、渠县改属绥定府，辖境缩小。宋属潼川府路，元属陕西四川行省，明、清属四川省。南充县位于顺庆府的南部。

58 黄 精

【中国药典基原】

本品为百合科植物滇黄精*Polygonatum kingianum* Coll. et Hemsl.、黄精*P. sibiricum* Red. 或多花黄精*P. cyrtonema* Hua的干燥根茎。

【古籍文献产地记载】

古籍名称	古籍时期	古代地名	古 籍 描 述
《本草图经》	北宋	嵩山 茅山	黄精，旧不载所出州郡，但云生山谷，今**南北皆有**之。以**嵩山**，**茅山**者为佳。三月生苗，高一、二尺以来；叶如竹叶而短，两两相对；茎梗柔脆，颇似桃枝，本黄末赤；四月开细青黄花，如小豆花状；子白如黍，亦有无子者。根如嫩生姜，黄色；二月采根，蒸过暴干用。今通八月采，山中

（续表）

古籍名称	古籍时期	古代地名	古 籍 描 述
			人九蒸九暴，作果卖，甚甘美，而黄黑色。江南人说黄精苗叶，稍类钩吻，但钩吻叶头极尖，而根细。苏恭注云：钩吻蔓生，殊非此类，恐南北所产之异耳。初生苗时，人多采为菜茹，谓之笔菜，味极美，采取尤宜辨之。隋·羊公服黄精法云：黄精是芝草之精也。一名萎蕤，一名仙人余粮，一名苟格，一名菟竹，一名垂珠，一名马箭，一名白及。二月，三月采根，入地八，九寸为上。细切一石，以水二石五斗，煮去苦味，漉出，囊中压取汁，澄清，再煎如石膏乃止……《抱朴子》云：服黄精花胜其实。花，生十斛，干之可得五六斗，服之十年，乃可得益
《本草品汇精要》	明	嵩山 茅山 崧阳永宁县	【苗】(《图经》曰)……【地】(《图经》曰)：生山谷，今处处有之。(永嘉记云)**出崧阳永宁县**。(道地)**嵩山，茅山**。【时】(生)三月出苗。(采)二月取根。【收】曝干。【用】根肥而脂润者佳。【质】类嫩生姜。【色】黄，熟黑
《本草原始》	明	茅山 嵩山	出**茅山**、**嵩山**者良。二月始生，一枝多叶，状似竹而鹿兔食之，故《别录》名鹿竹、菟竹。根如嫩生姜，黄色，故俗呼为野生姜。洗净，九蒸九晒，味甚甘美。代粮可过凶年，故《救荒本草》名救穷草，《蒙筌》名米脯。仙家以为芝草之类，以其得坤土之精髓，故谓之黄精……黄精，《别录》上品。生淡黄色，类白及；熟深黑色，象熟地黄。有二三岐者。入药用根，故予惟画根形，后仿此

【古籍文献产地图示】

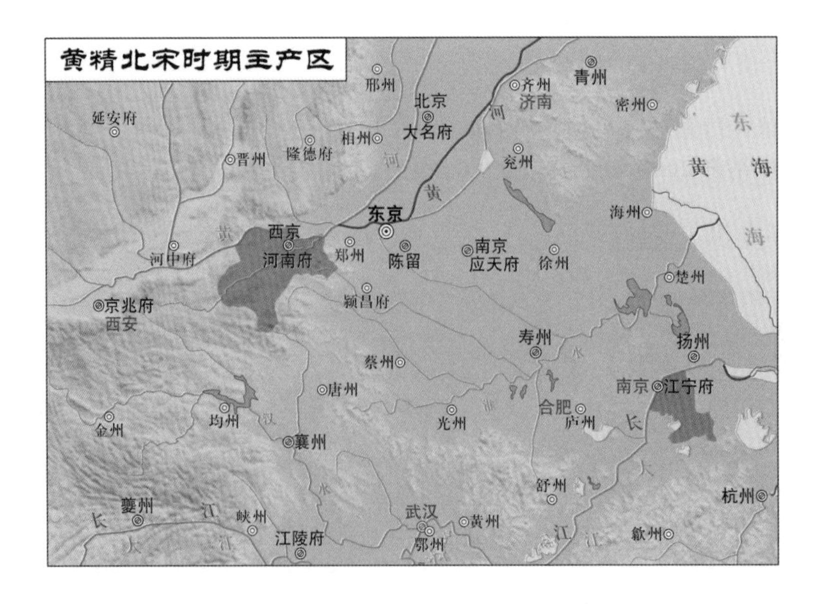

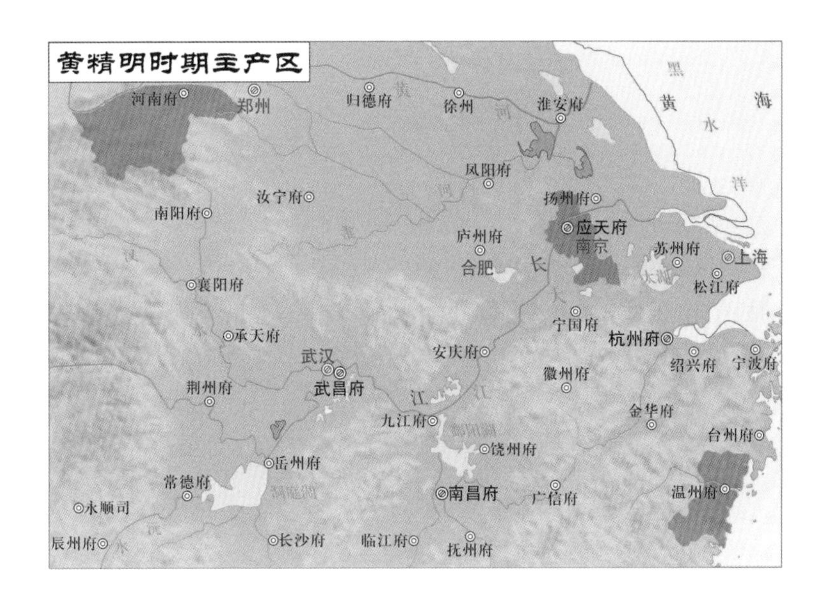

【古籍文献产地地理沿革】

黄精产区记载比较稳定，宋、明时期主要集中在“嵩山”和“茅山”两大产区。

【现代产区情况】

结合第四次全国中药资源普查数据和实地调查，黄精分布非常广泛，产区主要为湖北、湖南、云南、贵州、北京、山西、江西、福建等地。

【古代产地对应现代地区考】

（1）茅山：即句曲山。相传汉有咸阳三茅君得道，来掌此山，故谓之“茅山”(《梁书·陶弘景传》)。在江苏句容东南，跨金坛、溧水、溧阳等地界。齐、梁时陶弘景隐居于此。

（2）崧阳：即松阳县。东汉建安四年(199年)，分章安县南乡地置。治今浙江遂昌东南。属会稽郡。三国吴太平二年(257年)属临海郡。东晋太宁元年(323年)属永嘉郡。隋开皇中属处州(旋改为括州)。大业初复属永嘉郡。唐武德初曾一度于县置松州，旋废，改属括州。大历末属处州。五代梁开平四年(910年)吴越改为长松县。五代晋天福四年(939年)改为白龙县。北宋咸平二年(999年)复为松阳县。仍属处州。元属处州路，明、清属处州府。1958年并入遂昌县。

（3）永宁：东汉永建四年(129年)分章安县东瓯乡置；一说永和三年(139年)置。治今浙江温州。属会稽郡。三国吴太平二年(257年)属临海郡。东晋太宁元年(323年)为永嘉郡治。隋开皇九年(589年)改为永嘉县。唐武德五年(622年)又分永嘉县置永宁县，属东嘉州。贞观元年(627年)废。

59 菊　花

【中国药典基原】

本品为菊科植物菊 *Chrysanthemum morifolium* Ramat. 的干燥头状花序。

【古籍文献产地记载】

古籍名称	古籍时期	古代地名	古籍描述
《名医别录》	汉	雍州	一名日精，一名女节，一名女华，一名女茎，一名更生，一名周盈，一名傅延年，一名阴成。生**雍州**及田野。正月采根，三月采叶，五月采茎，九月采花，十一月采实，皆阴干
《本草经集注》	南北朝	南阳郦县	一名节华。一名日精，一名女节，一名女华，一名女茎，一名更生，一名周盈，一名傅延年，一名阴成。生雍州川泽及田野。正月采根，三月采叶，五月采茎，九月采花，十一月采实，皆阴干。菊有两种：一种茎紫气香而味甘，叶可作羹食者，为真；一种青茎而大，作蒿艾气。味苦不堪食者，名苦薏，非真。其华正相似，唯以甘苦别之而。**南阳郦县**最多，今**近道处处**有，取种之便得。又有白菊，茎叶都相似，唯花白，五月取
《千金翼方·药出州土》	唐	邓州	山南东道： **邓州**：夜干、甘菊花、蜥蜴、蜈蚣、栀子花、牡荆子
《本草图经》	北宋	雍州 南阳菊潭 南京	菊花，生**雍州**川泽及田野，今处处有之，以**南阳菊潭**者为佳。初春布地生细苗，夏茂，秋花，冬实。然菊之种类颇多。有紫茎而气香，叶浓至柔嫩可食者，其花微小，味甚甘，此为真；有青茎而大，叶细作蒿艾气味苦者，华亦大，名苦薏，非真也。南阳菊亦有两种：白菊，叶大似艾叶，茎青，根细，花白，蕊黄；其黄菊，叶似茼蒿，花、蕊都黄。然今服饵家多用白者。**南京**又有一种开小花，花瓣下如小珠子，谓之珠子菊。云入药亦佳。正月采根，三月采叶，五月采茎，九月采花，十一月采实，皆阴干用。《唐天宝单方图》：……元生南阳山谷及田野中。川人呼为回蜂

（续表）

古籍名称	古籍时期	古代地名	古 籍 描 述
			菊。汝南名荼苦蒿。上党及建安郡、顺政郡并名羊欢草。河内名地薇蒿。诸郡皆有……秋八月，合花收，曝干，切取三大斤，以生绢囊盛，贮三大斗酒中，经七日服之，日三，常令酒气相续为佳……
《本草品汇精要》	明	南阳菊潭	菊花，无毒，丛生……【名】节花、日精、女节、傅延年、更生、周盈、女华、回蜂菊、阴成、玉英、女茎、蔡苦蒿、容成、金精、长生、地薇蒿、羊欢草。【苗】……【地】……（道地）**南阳菊潭**者佳。【时】（生）春生苗。（采）正月根，三月叶，五月茎，九月花。【收】阴干。【用】花蕊甘美者为好。【质】类旋复花。【色】黄白……
《本草从新》	清	杭	家园所种，**杭**产者良。有黄、白二种，单瓣味甘者入药。点茶、酿酒、作枕俱佳
《药物出产辨》	民国	安徽亳州 河南怀庆府 广东潮州 浙江杭州府 安徽滁州	有黄白之分，白者以产**安徽亳州**为最，其次**河南怀庆府**，又其次则产**广东潮州**，色黑味苦，又有一种白杭菊，产**浙江杭州府**。合药用少，茶居用多。又有一种黄杭菊，亦产浙江杭州府。又有一种大朵者，名黄菊王，亦产浙江杭州府。 黄菊，近日广东小榄有种，花瓣略大，色黄而带红，味不香。杭州产者，色黄而带青，味温香。大有可别。 白菊，再有一种名绿蒂菊，产**安徽滁州**，又名滁州菊，味最清凉，不甜不苦，白菊之中以此味合药为适当
《增订伪药条辨》	民国	安徽滁州 浙江德清县 苏州浒墅关 海宁 江西南昌府 厦门 河南	（炳章按）白滁菊出**安徽滁州**者，其采法先剪枝连花带叶倒挂檐下，阴干后，再摘花，故气味更足，其花瓣细软千层，花蕊小嫩黄色，花蒂绿尖小而平，气芬芳，味先微苦后微甘。口含后香气甚久不散，为最佳。出**浙江德清县**者，花瓣阔而糙，蕊心微黄，蒂大柄脐凹陷，气味香不浓。为略次。 又按：白菊**河南**出者为亳菊，蒂绿，千瓣细软无心蕊，气青香，味苦微甘为最佳。**苏州浒墅关**出，为杜菊，色白味甘，又出单瓣亦佳。**海宁**出者，名白茶菊，色白瓣粗，心蕊黄，味甜，多茶叶店卖。亦佳。**江西南昌府**出，名淮菊，朵小色白带红，味苦，气浊，梗多，亦次。**厦门**出者曰洋菊，朵大而扁，心亦大，气浊味甘，更次。

【古籍文献产地图示】

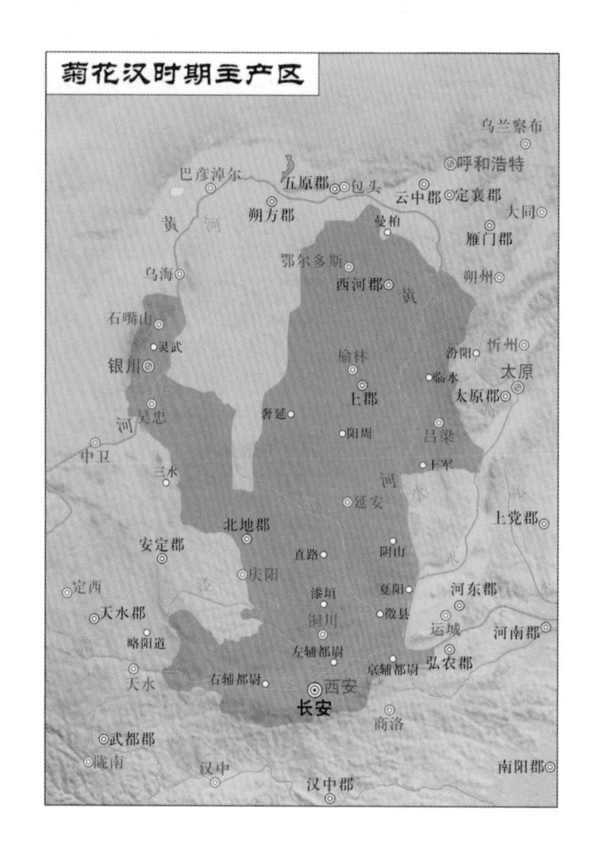

菊花汉时期主产区

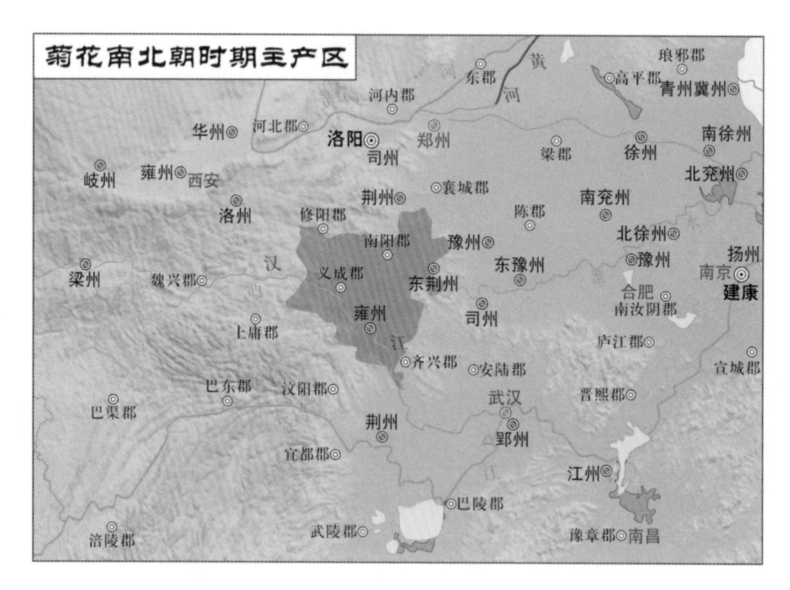

菊花南北朝时期主产区

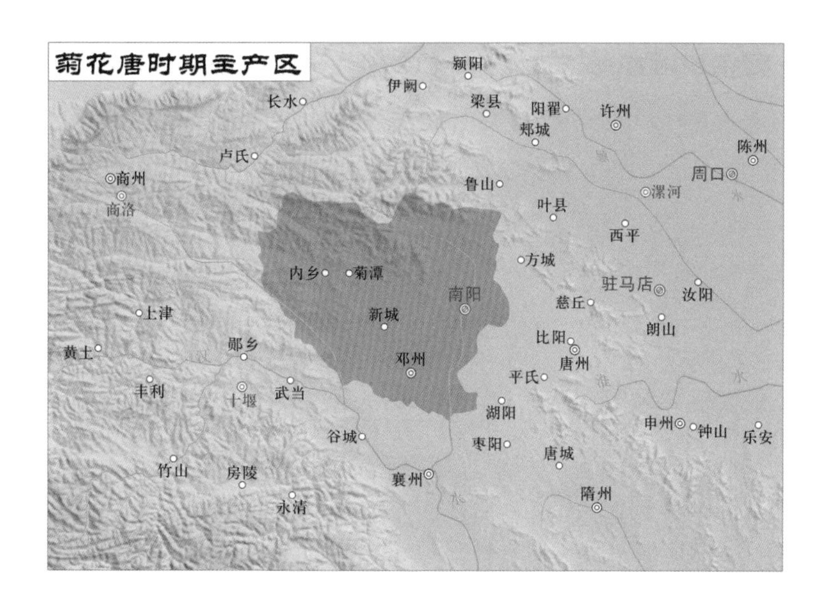
菊花唐时期主产区
颍阳
伊阙
长水
梁县
阳翟
许州
郏城
陈州
卢氏
周口
商州
商洛
鲁山
漯河
叶县
西平
方城
内乡
菊潭
南阳
驻马店
汝阳
慈丘
上津
新城
朗山
黄土
郧乡
比阳
唐州
邓州
丰利
十堰
武当
平氏
湖阳
申州
钟山
乐安
谷城
枣阳
唐城
竹山
房陵
襄州
随州
永清

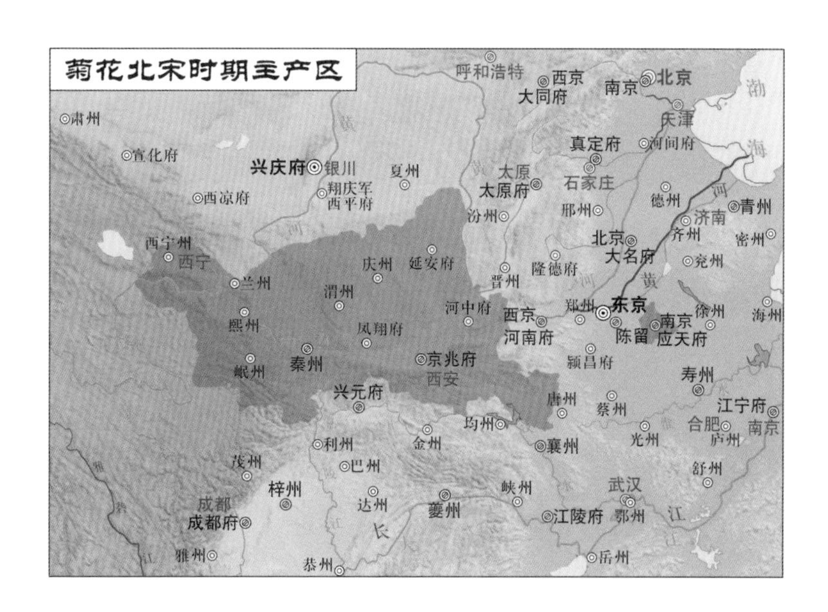
菊花北宋时期主产区
呼和浩特
西京
大同府
南京
北京
肃州
天津
渤
海
真定府
河间府
宣化府
兴庆府
银川
夏州
太原
太原府
石家庄
西凉府
翔庆军
西平府
德州
汾州
邢州
济南
青州
西宁州
西宁
北京
齐州
密州
庆州
延安府
大名府
兖州
隆德府
兰州
晋州
渭州
河中府
西京
郑州
东京
徐州
海州
熙州
凤翔府
河南府
陈留
南京
应天府
京兆府
颍昌府
岷州
秦州
西安
寿州
兴元府
唐州
蔡州
江宁府
均州
合肥
南京
利州
金州
襄州
光州
庐州
茂州
巴州
舒州
梓州
峡州
武汉
成都
达州
夔州
江陵府
鄂州
成都府
雅州
恭州
岳州

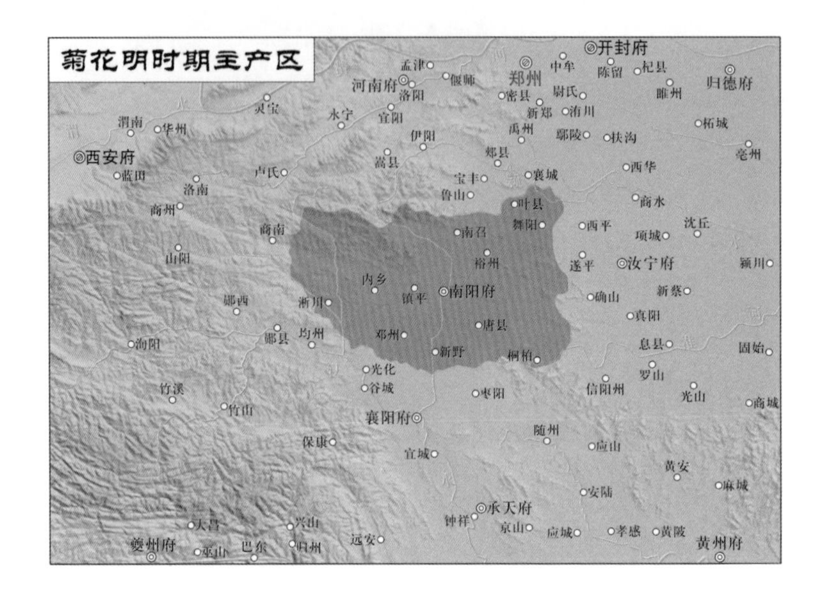

菊花明时期主产区

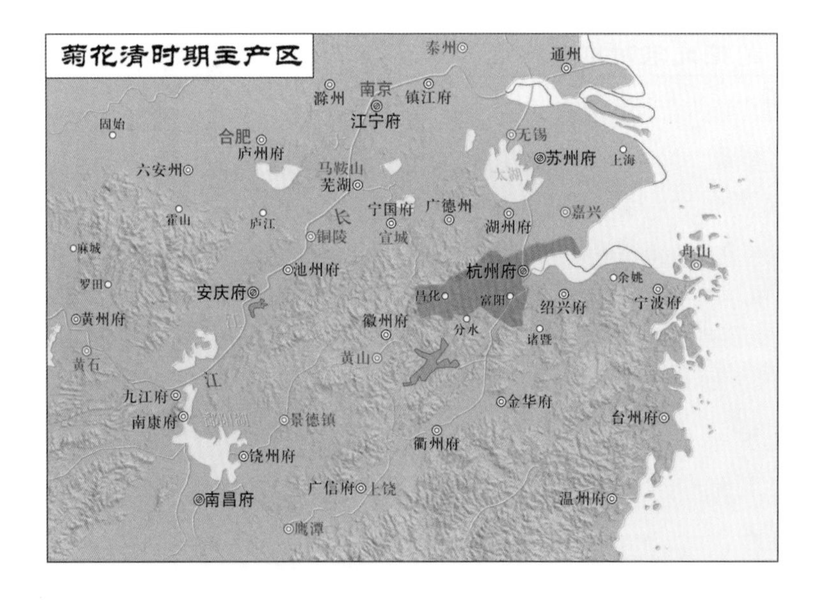

菊花清时期主产区

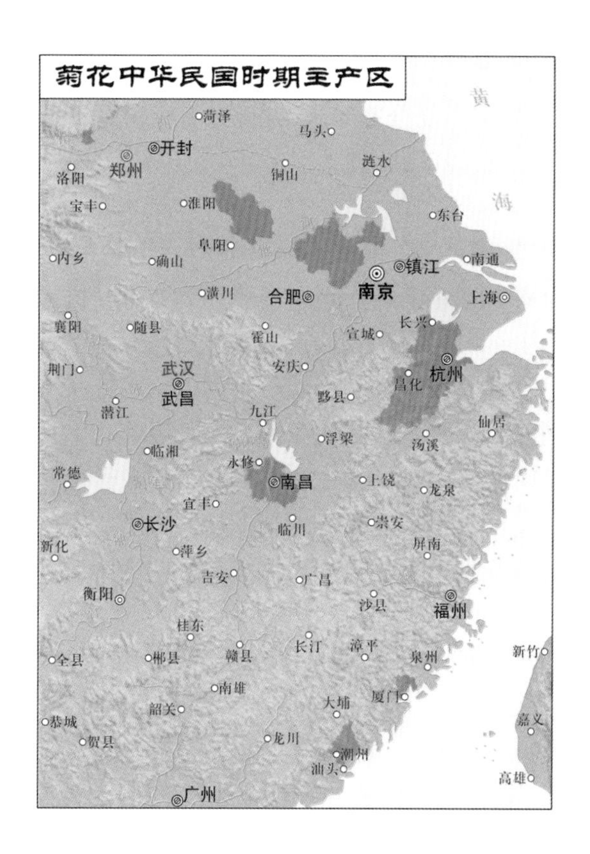

【古籍文献产地地理沿革】

《名医别录》记载菊花生“雍州”，此后《本草经集注》《新修本草》《本草图经》《本草品汇精要》均有提及。明代以前菊花另一个主要产区为“南阳”，北宋《本草图经》、明代《本草品汇精要》均提出“南阳菊潭者佳”。清代《本草从新》记载“杭产者良”。民国时期记载菊花“有黄白之分，白者以产安徽亳州为最，其次河南怀庆府，又其次则产广东潮州，色黑味苦，又有一种白杭菊，产浙江杭州府……白菊，再有一种名绿蒂菊，产安徽滁州，又名滁州菊”。《药物出产辨》记载“浙江德清县”“苏州浒墅关”“海宁”“江西南昌府”“厦门”“河南”均有菊花出产。

【现代产区情况】

结合第四次全国中药资源普查数据和实地调查，菊花分布非常广泛，产区主要集中于安徽亳州、滁州，河南孟州，河北安国、博野，山西芮城，四川中江等地。

【古代产地对应现代地区考】

（1）雍州：东汉兴平元年（194年）分凉州河西四郡置。治姑臧县（今甘肃武威），辖境相当于今甘肃河西走廊地区。建安十八年（213年）复《禹贡》九州，遂并三辅之地及凉州入雍州。治长安县（今陕西西安西北），辖境相当于今陕西中部，甘肃、宁夏南部及青海湟水流域。魏文帝复分置凉州，辖境只有今陕西中部及甘肃东南部。其后逐渐缩小。唐时辖今陕西秦岭以北、乾县以东、铜川以南、渭南以西地。为关内道采访使治。

（2）南阳郦县：本楚郦邑，秦置县。治今河南南阳西北。秦至魏属南阳郡，晋属南阳国。北魏分为南、北两郦县。北郦县属东恒农郡，仍治汉、魏郦城；南郦县属恒农郡，治今河南内乡北。北周复合为郦县，治今河南内乡北。隋开皇初为菊潭县。

（3）邓州：隋开皇七年（587年）改荆州置。治穰县（今河南邓州）。唐辖境相当于今河南伏牛山以南的丹江、湍河、白河流域。北宋属京西南路。金属南京路。元属南阳府，辖境缩小，仅仅邓州、新野、内乡等地。明清不辖县。位于南北交通孔道，为防守荆、襄的外围要地。南宋时宋、金双方争夺剧烈。1913年改为县。1988年改为市。

（4）南京：北宋景德三年（1006年），因太祖在后周末曾为宋州节度使，升宋州为应天府，大中祥符七年（1014年）建为南京。在今河南商丘区南。建炎元年（1127年）高宗即帝位于南京，即此。

（5）南阳菊潭：位于河南南阳西峡丹水镇菊花山。

60 蛇床子

【中国药典基原】

本品为伞形科植物蛇床 *Cnidium monnieri*（L.）Cuss.的干燥成熟果实。

【古籍文献产地记载】

古籍名称	古籍时期	古代地名	古籍描述
《名医别录》	汉	临淄	一名虺床，一名思益，一名绳毒，一名枣棘，一名墙蘼。生**临淄**。五月采实，阴干
《本草经集注》	南北朝	临淄	一名蛇粟，一名蛇米，一名虺床，一名思益，一名绳毒，一名枣棘，一名蔷蘼。生**临淄**川谷及田野，五月采实，阴干。**近道**田野墟落间甚多。花、叶正似蘼芜
《千金翼方·药出州土》	唐	扬州	淮南道： **扬州**：白芷、鹿脂、蛇床子、鹿角

（续表）

古籍名称	古籍时期	古代地名	古籍描述
《本草图经》	北宋	临淄 扬州 襄州	生**临淄**川谷及田野，今处处有之，而**扬州**、**襄州**者胜。三月生苗，高三、二尺；叶青碎，作丛似蒿枝；每枝上有花头百余，结同一窠，似马芹类；四、五月开白花，又似散水；子黄褐色，如黍米，至轻虚。五月采实，阴干。《尔雅》谓之盱，一名虺床
《本草品汇精要》	明	扬州 襄州 南京	【名】蛇粟、虺床、思益、绳毒、盱、蛇米、马床、墙蘼、枣棘。【苗】(《图经》曰)……【地】(《图经》曰)……(道地)**扬州**、**襄州**、**南京**。【时】三月生苗，五月取实。【收】阴干。【用】子。【质】类莳萝而细。【色】黄褐……
《本草纲目》	明		【集解】……时珍曰：其花如碎米攒簇。其子两片合成，似莳罗子而细，亦有细棱。凡花实似蛇床者，当归、芎、水芹、本、胡萝卜是也
	后蜀*	扬州 襄州	保升曰：叶似小叶芎，花白，子如黍粒，黄白色。生下湿地，所在皆有，以**扬州**、**襄州**者为良
《药物出产辨》	民国	广东 广西 江苏镇江府	**广东**、**广西**各属均有出，以**江苏镇江府**为多。各省所产味同。《万国药方》卷五，一百三十一篇所称，野芹菜又名野胡荽，即蛇床子之草根也。但《万国药方》所论功用不当

【古籍文献产地图示】

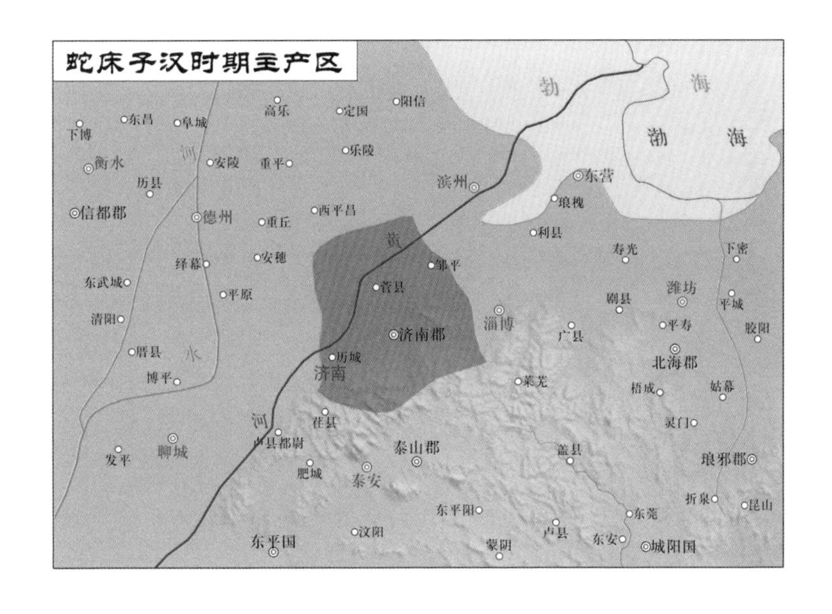

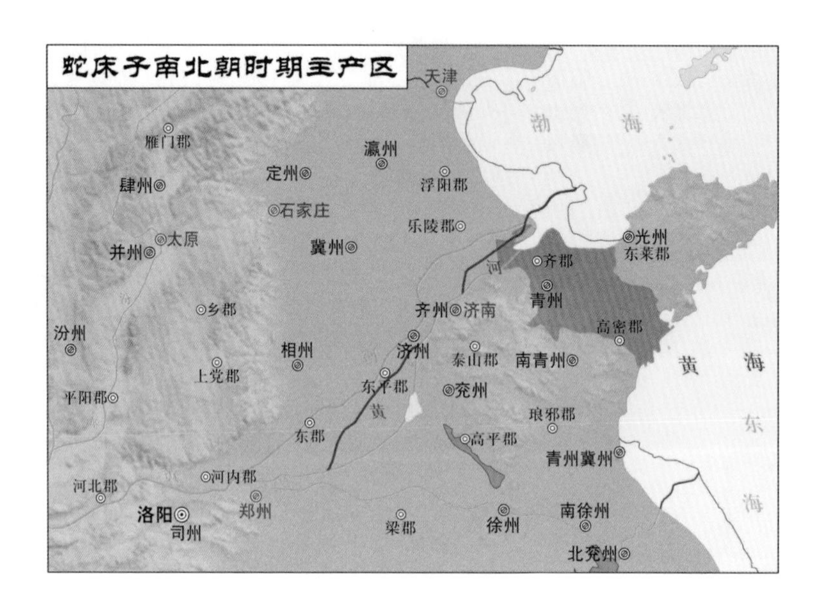
蛇床子南北朝时期主产区
天津
渤 海
雁门郡
瀛州
定州
浮阳郡
肆州
石家庄
乐陵郡
光州
东莱郡
并州
太原
冀州
齐郡
河
青州
乡郡
齐州
济南
高密郡
汾州
相州
济州
泰山郡
南青州
黄 海
上党郡
东平郡
兖州
东
平阳郡
黄
琅邪郡
东郡
高平郡
青州冀州
河内郡
河北郡
海
郑州
洛阳
南徐州
司州
梁郡
徐州
北兖州

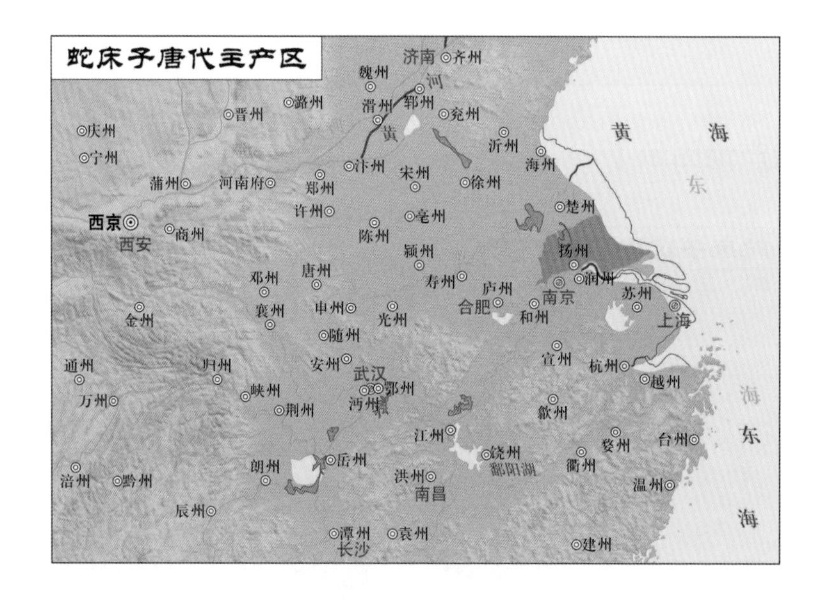
蛇床子唐代主产区
济南
齐州
魏州
河
潞州
滑州
郓州
晋州
兖州
庆州
黄
黄 海
沂州
海州
宁州
汴州
宋州
蒲州
河南府
郑州
徐州
东
许州
楚州
西京
亳州
商州
陈州
西安
颍州
扬州
邓州
唐州
寿州
润州
庐州
苏州
南京
合肥
襄州
申州
光州
金州
和州
上海
随州
宣州
通州
归州
安州
杭州
武汉
越州
海
峡州
鄂州
万州
沔州
荆州
歙州
江州
东
婺州
台州
饶州
朗州
岳州
鄱阳湖
衢州
涪州
黔州
洪州
温州
南昌
辰州
海
潭州
袁州
长沙
建州

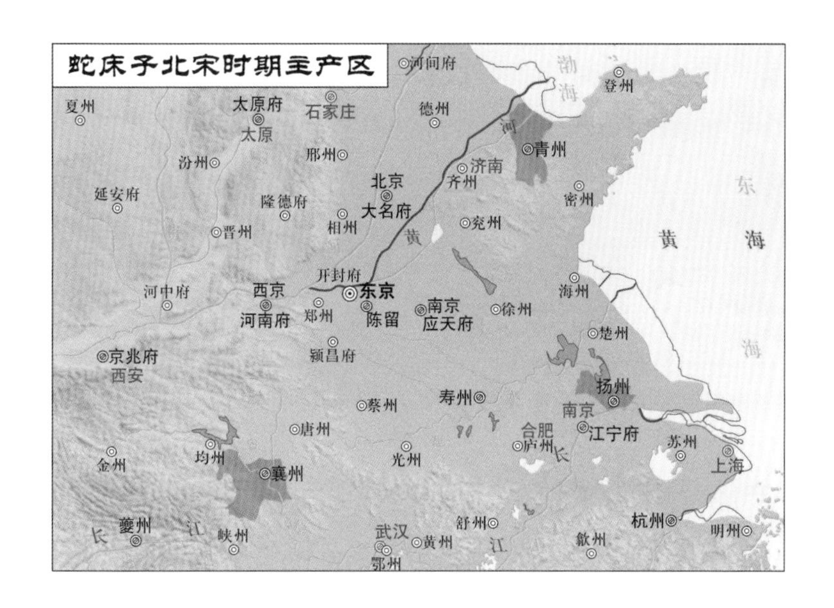
蛇床子北宋时期主产区
河间府
渤海
登州
夏州
太原府
太原
石家庄
德州
河
青州
汾州
邢州
济南
齐州
东
延安府
隆德府
北京
大名府
密州
相州
晋州
黄
兖州
黄
海
开封府
河中府
西京
东京
海州
河南府
郑州
陈留
南京
应天府
徐州
京兆府
西安
颍昌府
楚州
海
扬州
寿州
蔡州
南京
唐州
合肥
江宁府
庐州
苏州
金州
均州
光州
长
上海
襄州
舒州
杭州
夔州
江
峡州
武汉
黄州
江
歙州
明州
长
鄂州

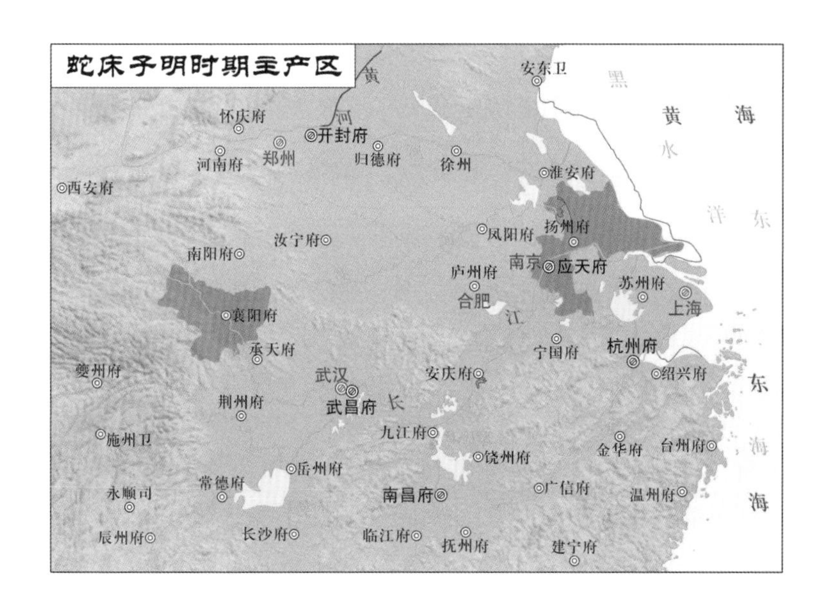
蛇床子明时期主产区
黄
安东卫
黑
黄
海
怀庆府
河
开封府
郑州
归德府
徐州
水
河南府
淮安府
西安府
洋
东
凤阳府
扬州府
汝宁府
南阳府
南京
应天府
庐州府
苏州府
合肥
襄阳府
江
上海
承天府
宁国府
杭州府
夔州府
安庆府
绍兴府
东
武汉
长
荆州府
武昌府
九江府
施州卫
金华府
台州府
海
饶州府
岳州府
常德府
广信府
永顺司
南昌府
温州府
海
辰州府
长沙府
临江府
抚州府
建宁府

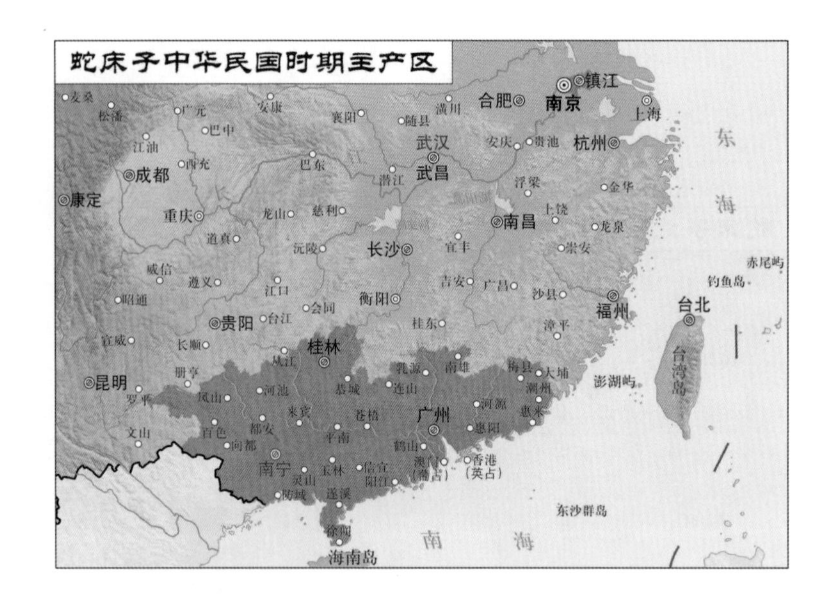

【古籍文献产地地理沿革】

南北朝时期以前记载蛇床子产“临淄”；后蜀保升曰“以扬州、襄州者为良”；宋代“临淄”“扬州”“襄州”均产；明代提出“扬州、襄州、南京”为道地产区；民国时期产区向南扩大，广东、广西亦产。

【现代产区情况】

结合第四次全国中药资源普查数据，蛇床子产区为广西、山东、浙江、江苏等地。

【古代产地对应现代地区考】

（1）临淄：都城名。“甾”亦做“甾”或“淄”。在今山东淄博临淄北，因城临甾水得名。周初封吕尚于齐，建都营丘，后改名临甾。齐胡公迁都薄姑（今山东博兴）。周厉王时，献公袭杀胡公，复由薄姑徙都于此。春秋至战国，建都达600余年。春秋时已是规模宏大的城市。

（2）扬州：隋开皇九年（589年）改吴州为扬州，治江都（今江苏扬州）。唐辖境相当于今江苏扬州、泰州、六合、海安、如皋和安徽天长等地。为淮南道治。五代吴都此，改为江都府。五代周显德五年（958年）平南唐后，复改为扬州。宋为淮南东路治。元至元十四年（1277年）改为扬州路。

（3）襄州：西魏恭帝改雍州置。治襄阳县（今襄阳襄城、樊城、襄州）。隋大业，唐天宝、至德间曾改为襄阳郡。唐时辖境相当于今湖北襄阳谷城、老河口、南漳、宜城等地。北宋宣和元年（1119年）升襄阳府。唐前期为山南东道采访使、后期为节度使驻地。宋为京西南路治。

（4）南京：北宋景德三年（1006年），因太祖在后周末曾为宋州节度使，升宋州为应天府，大中祥符七年（1014年）建为南京。在今河南商丘南。建炎元年（1127年）高宗即帝位于南京，即此。

（5）江苏镇江府：北宋政和三年（1113年）以润州为徽宗潜邸，升为镇江府。治丹徒县（今江苏镇江）。属两浙路。辖境相当于今江苏镇江、金坛等地。元至元十三年（1276年）改为镇江路。至正十六年（1356年）朱元璋改为江淮府，同年又改为镇江府。明属南京。清康熙后属江苏省，雍正后辖境领有今江苏镇江、溧阳、金坛等地。1912年废。

61 银 杏

【中国药典基原】

本品为银杏科植物银杏 *Ginkgo biloba* L. 的干燥叶。

【古籍文献产地记载】

古籍名称	古籍时期	古代地名	古 籍 描 述
《本草品汇精要》	明	宣域郡 江南	无毒，植生。银杏炒食、煮食皆可，生食发病（出饮膳正要）。【名】鸭脚白果。【苗】（谨按）树高五六丈，径三四尺，叶似鸭脚，五六月结实如李，八九月熟则青黄色，采之浸烂去皮。取核为果，亦名鸭脚……【地】出**宣域郡**及**江南**，皆有之。【时】（生）五六月生。（采）八月、九月取实。【收】曝干。【用】核中肉。【色】壳白肉青黄。【味】甘苦
《本草纲目》	明	江南 宣城	【集解】时珍曰：银杏生**江南**，以**宣城**者为胜。树高二、三丈。叶薄纵理，俨如鸭掌形，有刻缺，面绿背淡。二月开花成簇，青白色，二更开花，随即卸落，人罕见之。一枝结子百十，状如楝子，经霜乃熟烂。去肉取核为果，其核两头尖，三棱为雄，二棱为雌。其仁嫩时绿色，久则黄。须雌雄同种，其树相望，乃结实；或雌树临水亦可；或凿一孔，内雄木一块，泥之，亦结……熟食，小苦微甘，性温有小毒。多食令人胪胀……银杏，宋初始著名，而修本草者不收。近时方药亦时用之。其气薄味浓，性涩而收，色白属金。故能入肺经，益肺气，定喘嗽，缩小便。生捣能浣油腻，则其去痰浊之功，可类推矣。其花夜开，人不得见，盖阴毒之物，故又能杀虫消毒。然食多则收令太过，令人气壅胪胀昏顿

【古籍文献产地图示】

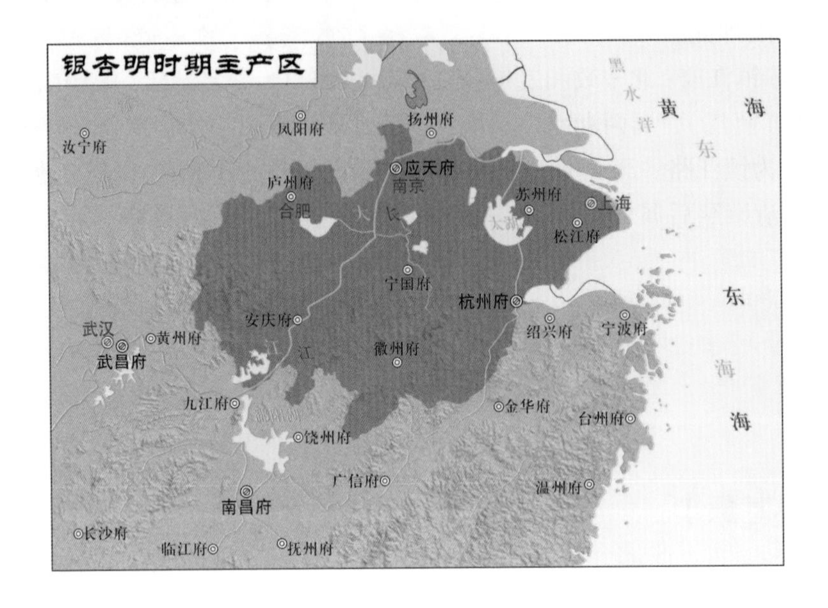

【古籍文献产地地理沿革】

明代记载银杏产区集中在江南，质量以安徽宣城为好。

【现代产区情况】

结合第四次全国中药资源普查数据和实地调查，银杏分布非常广泛，产区主要集中于山东、江苏等地。

【古代产地对应现代地区考】

宣域郡："域"错误，应该是"城"，即宣城郡。西晋太康二年（281年）置。治宛陵县（今安徽宣州区）。辖境相当于今安徽长江以东繁昌、宣州、南陵、青阳、泾县、铜陵、广德、宁国、黄山、石台等地。隋开皇九年（589年）废。大业初及唐天宝、至德间，又曾改宣州为宣城郡。

62 蔓荆子

【中国药典基原】

本品为马鞭草科植物单叶蔓荆 *Vitex trifolia* L. var. *simplicifolia* Cham. 或蔓荆

V. trifolia L. 的干燥成熟果实。

【古籍文献产地记载】

古籍名称	古籍时期	古代地名	古籍描述
《名医别录》	汉	益州	蔓荆实……生**益州**
《新修本草》	唐	益州	蔓荆实，味苦，辛，微寒，平，温，无毒……生**益州**……生水滨，叶似杏叶而细，茎长丈余，花红白色
《本草图经》	北宋	近京 秦 陇 明 越	蔓荆实，旧不载所出州土，今**近京**及**秦**、**陇**、**明**、**越**多有之。苗茎高四尺，对节生枝。初春因旧枝而生，叶类小楝，至夏盛茂；有花作穗浅红色，蕊黄白色，花下有青萼；至秋结实，斑黑如梧子许大而轻虚。八月、九月采。一说作蔓生，故名蔓荆。而今所有，并非蔓也
《本草品汇精要》	明	眉州	【苗】……【地】(《图经》曰)……(道地)**眉州**。【时】(生)春生叶。(实)八月、九月取实。(收)晒干。【用】实。【色】苍黑。【味】辛苦。【性】温，微寒。【质】类荜澄茄稍大而有白膜。【气】气味俱轻，阳中之阴……
《本草纲目》	明		【集解】……宗奭曰：诸家所解，蔓荆、牡荆，纷纠不一。《经》既言蔓荆明是蔓生，即非高木也；既言牡荆，则自木上生，又何疑焉？时珍曰：其枝小弱如蔓，故名蔓生
	五代*	海盐	大明曰：**海盐**亦有之，大如豌豆，蒂有轻软小盖子，六七八月采之
《本草从新》	清	南皮县	味苦辛平……产**南皮县**。去膜，打碎用。亦有酒蒸炒用者
《药物出产辨》	民国	山东牟平县	产**山东牟平县**为多出。各省均有出，四月新

【古籍文献产地图示】

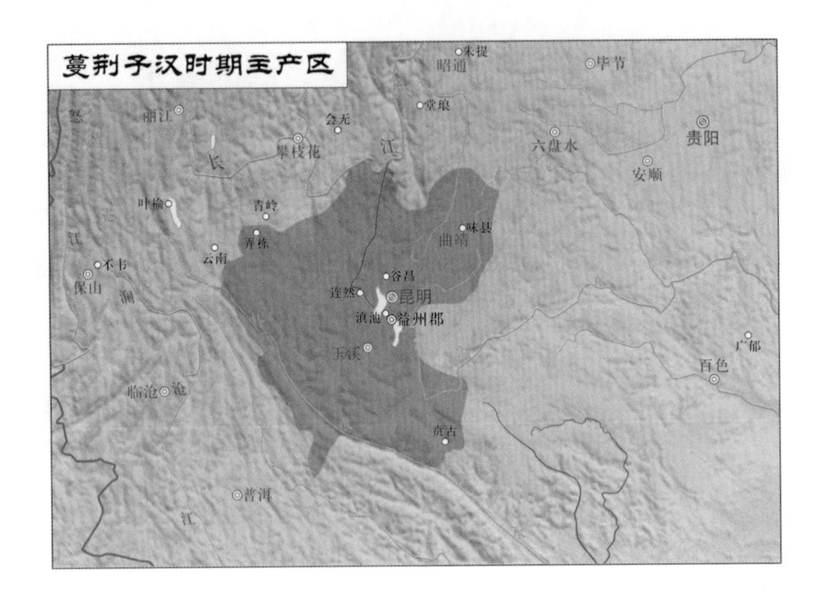
蔓荆子汉时期主产区
朱提
昭通
毕节
丽江
会无
堂琅
攀枝花
长
江
六盘水
贵阳
安顺
叶榆
青岭
弄栋
云南
味县
曲靖
不韦
保山
澜
谷昌
连然
昆明
滇池
益州郡
玉溪
广郁
百色
临沧
沧
贲古
普洱
江

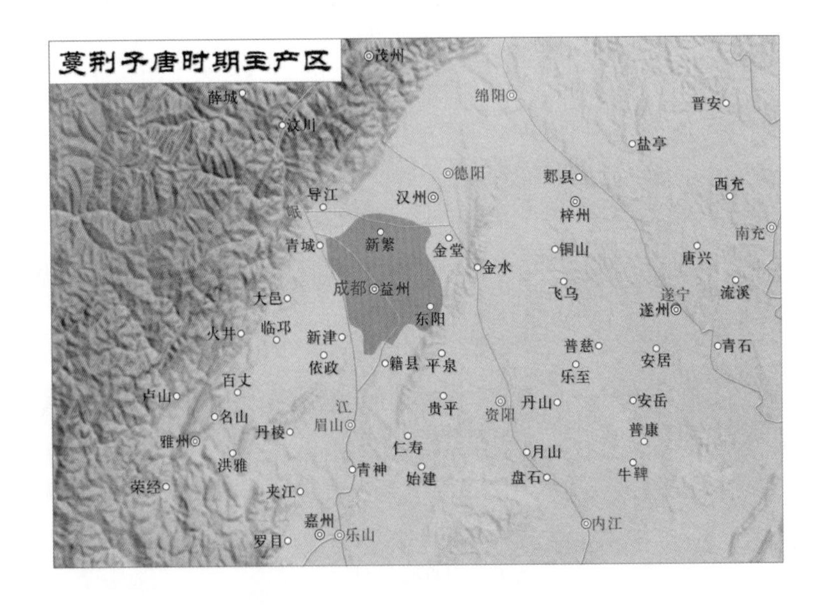
蔓荆子唐时期主产区
茂州
薛城
绵阳
晋安
汶川
盐亭
德阳
郪县
西充
导江
汉州
梓州
岷
南充
青城
新繁
金堂
铜山
唐兴
金水
成都
益州
飞乌
遂宁
流溪
大邑
东阳
遂州
火井
临邛
新津
普慈
青石
依政
籍县
平泉
安居
乐至
百丈
卢山
贵平
资阳
丹山
安岳
名山
江
眉山
丹棱
普康
雅州
仁寿
月山
洪雅
青神
始建
盘石
牛鞞
荥经
夹江
嘉州
内江
罗目
乐山

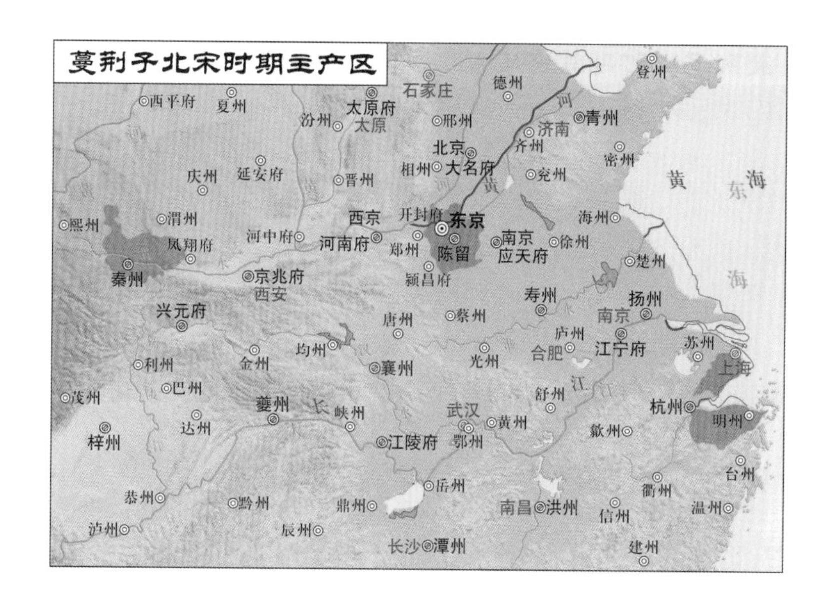
蔓荆子北宋时期主产区
登州
德州
石家庄
西平府
夏州
太原府
汾州
太原
邢州
青州
济南
齐州
密州
庆州
延安府
晋州
北京
相州
大名府
兖州
黄
东
海
熙州
渭州
西京
开封府
东京
海州
河中府
河南府
郑州
陈留
南京
应天府
徐州
凤翔府
秦州
京兆府
西安
颍昌府
楚州
寿州
扬州
兴元府
唐州
蔡州
南京
庐州
合肥
江宁府
苏州
均州
利州
金州
襄州
光州
上海
巴州
茂州
舒州
杭州
明州
夔州
峡州
达州
武汉
黄州
梓州
江陵府
鄂州
歙州
台州
衢州
岳州
恭州
黔州
鼎州
南昌
洪州
信州
温州
泸州
辰州
长沙
潭州
建州

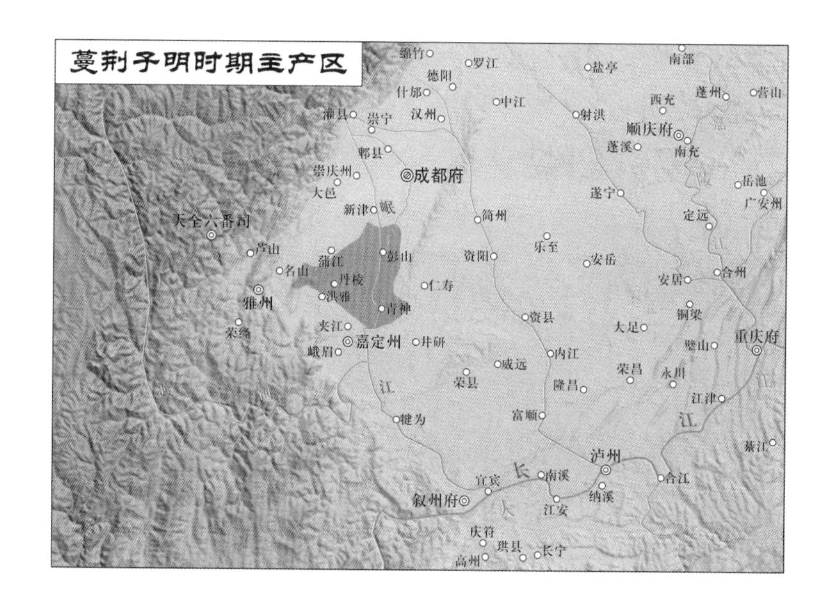
蔓荆子明时期主产区
绵竹
罗江
盐亭
南部
德阳
什邡
中江
西充
蓬州
营山
灌县
崇宁
汉州
射洪
顺庆府
郫县
蓬溪
南充
崇庆州
成都府
岳池
大邑
遂宁
广安州
新津
简州
定远
天全六番司
芦山
乐至
彭山
名山
蒲江
资阳
安岳
丹棱
合州
洪雅
仁寿
安居
雅州
青神
铜梁
资县
荥经
夹江
大足
嘉定州
井研
重庆府
璧山
峨眉
内江
威远
荣昌
永川
荣县
隆昌
江津
富顺
犍为
綦江
泸州
长
南溪
合江
宜宾
叙州府
纳溪
江安
庆符
珙县
长宁
高州

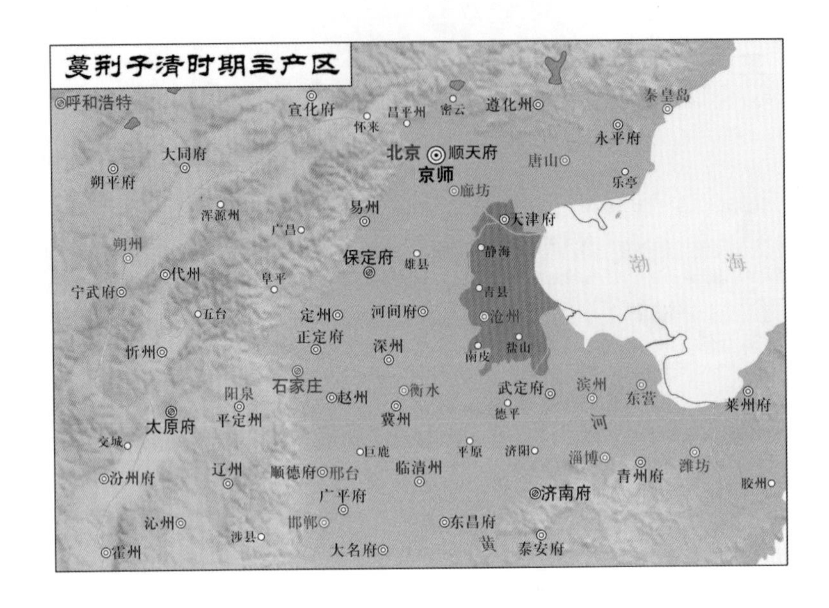
蔓荆子清时期主产区
呼和浩特
宣化府
怀来
昌平州
密云
遵化州
秦皇岛
永平府
北京
顺天府
京师
唐山
大同府
朔平府
廊坊
乐亭
浑源州
易州
天津府
广昌
朔州
保定府
雄县
静海
渤
海
代州
阜平
宁武府
青县
五台
定州
河间府
沧州
正定府
深州
盐山
忻州
南皮
石家庄
阳泉
赵州
衡水
武定府
滨州
东营
莱州府
太原府
平定州
冀州
德平
河
交城
巨鹿
平原
济阳
淄博
潍坊
汾州府
辽州
顺德府
邢台
临清州
青州府
胶州
广平府
济南府
沁州
邯郸
东昌府
涉县
黄
霍州
大名府
泰安府

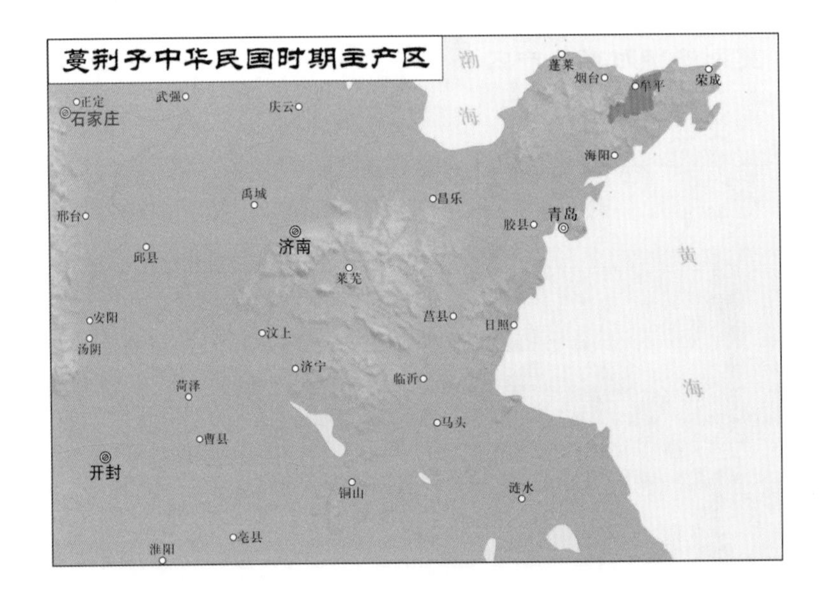
蔓荆子中华民国时期主产区
渤
海
蓬莱
烟台
牟平
荣成
正定
武强
庆云
石家庄
海阳
禹城
昌乐
邢台
青岛
胶县
济南
邱县
黄
莱芜
安阳
莒县
日照
汶上
汤阴
济宁
菏泽
临沂
海
马头
曹县
开封
铜山
涟水
亳县
淮阳

【古籍文献产地地理沿革】

唐代以前，记载“蔓荆实”生“益州”；宋代产区扩大，主要集中在“秦州”“东京”和“明州”；明代《本草品汇精要》记载“眉州”为道地产区；清代产区为“南皮县”，即今河北沧州南皮；民国时期向南移，以山东烟台多产。

【现代产区情况】

结合第四次全国中药资源普查数据和实地调查，蔓荆子产区为江西、山东、广东、海南、安徽、浙江、湖南、福建、云南等地。

【古代产地对应现代地区考】

（1）益州：西汉武帝以《禹贡》梁州益以新开辟西南夷地置，故名。为十三刺史部之一。察郡八。有今四川、贵州、云南三地大部分及湖北西北部和甘肃小部分地区。东汉初治雒县（今四川广汉北）；中平中移治绵竹县（今四川德阳东北）；兴平中又移治成都县（今四川成都）。东汉时北部武都郡地分属凉州，辖境缩小；南部因哀牢夷内属，增置永昌郡，辖境扩大。三国魏以后辖境不断缩小。东北部分置梁州，西晋南部分置宁州，南朝梁及西魏，北周又多所分置。隋大业三年（607年）改为蜀郡，唐武德初复为益州，辖境仅有今成都周围数县。天宝元年（742年）改为蜀郡。至德二载（757年）升为成都府。北宋太平兴国六年（981年）降为益州，端拱元年（988年）复为成都府，淳化五年（994年）又降为益州，嘉祐五年（1060年）复为成都府。

（2）明：即明州。唐开元二十六（738年）年分越州鄮县地为鄮、奉化、慈溪、翁山四县，置州，治鄮县（今浙江鄞州区南四十里），大历、长庆中州县先后移治今宁波。因境内四明山得名。辖境相当于今浙江甬江流域及舟山群岛等地。天宝元年（742年）改为余姚郡。乾元元年（742年）复为明州。北宋淳化三年（992年）移杭州市舶司于州属定海县（今镇海），次年复旧。南宋绍熙五年（1194年）升为庆元府。

（3）眉州：西魏废帝二年（553年）平蜀，三年（554年）改青州置，“因峨眉山为名”（《元和志》）。治齐通县（隋改通义县，宋改眉山县。今四川眉山）。大业初废。唐武德二年（619年）复置。天宝元年（742年）改为通义郡，乾元元年（758年）复为眉州。辖境相当于今四川眉山等地，宋属成都府路。至元二十年（1283年）废州治眉山县。明洪武九年（1376年）降为县，十三年（1380年）复升为州。治今眉山。直隶四川布政司。清属四川省。1913年废，改本州为眉山县。

（4）海盐：即海盐县。秦置。治今上海金山南柘林。西汉移治武原乡（今浙江平湖东），属会稽郡。东汉永建二年（127年），移治故邑山（今平湖东南）。永建四年（129年）后属吴郡。东晋咸康七年（341年）移治今海盐县。南朝梁天监六年（507年）属信义郡。太清三年（549年）侯景于此置武原郡。陈永定二年（558年）属海宁郡。寻省入盐官县。唐景云二年(711年)分嘉兴县复置。先天元年(712年)又废,开元五年(717年)再置,属苏州。五代唐属杭州,晋天福三年(938年)改属秀州。南宋庆元元年(1195年)属嘉兴府。元元贞元年(1295年)升为海盐州。明洪武二年(1369年)复降为县。明、清属嘉兴府。

(5)南皮县:秦置。治今河北南皮东北古城。楚、汉之际,项羽以南皮旁三县封陈余,即此。西汉属渤海郡。文帝后七年(前157年),封窦彭祖为南皮侯,东汉为渤海郡治。建安十年(205年)曹操攻杀袁谭于此。东魏移治今河北南皮。唐属沧州,元和、长庆后一度属景州。清雍正九年(1731年)改属天津府。

63 薏苡仁

【中国药典基原】

本品为禾本科植物薏苡 *Coix lacryma-jobi* L. var. *mayuen.* (Roman.) Stapf 的干燥成熟种仁。

【古籍文献产地记载】

古籍名称	古籍时期	古代地名	古籍描述
《名医别录》	汉	真定	一名屋菼,一名起实,一名赣。生**真定**。八月采实,采根无时
《本草经集注》	南北朝	真定	生**真定**平泽及田野。八月采实,采根无时
《千金翼方·药出州土》	唐	益州	剑南道 **益州**:……薏苡……
《新修本草》	唐	真定	生**真定**平泽及田野。八月采实,采根无时。真定县属常山郡,近道处处有,多生人家
《药物出产辨》	民国	山东牛庄 广西昭平	以产**山东牛庄**为上,其次**广西昭平**

【古籍文献产地图示】

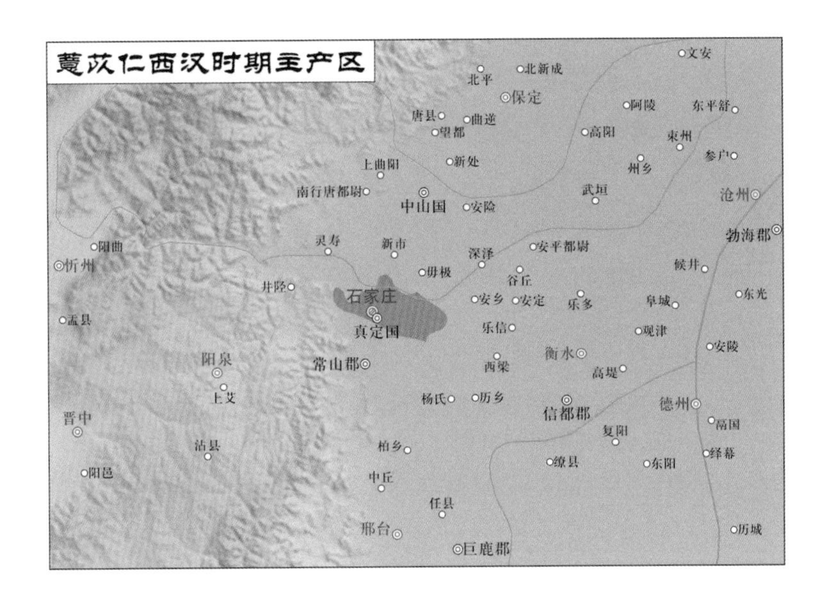
薏苡仁西汉时期主产区
文安
北新成
北平
保定
阿陵
东平舒
唐县
曲逆
望都
高阳
束州
上曲阳
新处
参户
州乡
南行唐都尉
中山国
安险
武垣
沧州
勃海郡
灵寿
新市
深泽
安平都尉
阳曲
忻州
毋极
候井
井陉
谷丘
石家庄
安乡
安定
乐多
阜城
东光
盂县
真定国
乐信
观津
阳泉
衡水
安陵
常山郡
西梁
高堤
上艾
杨氏
历乡
德州
晋中
信都郡
鬲国
复阳
沾县
柏乡
缭县
东阳
绎幕
阳邑
中丘
任县
邢台
历城
巨鹿郡

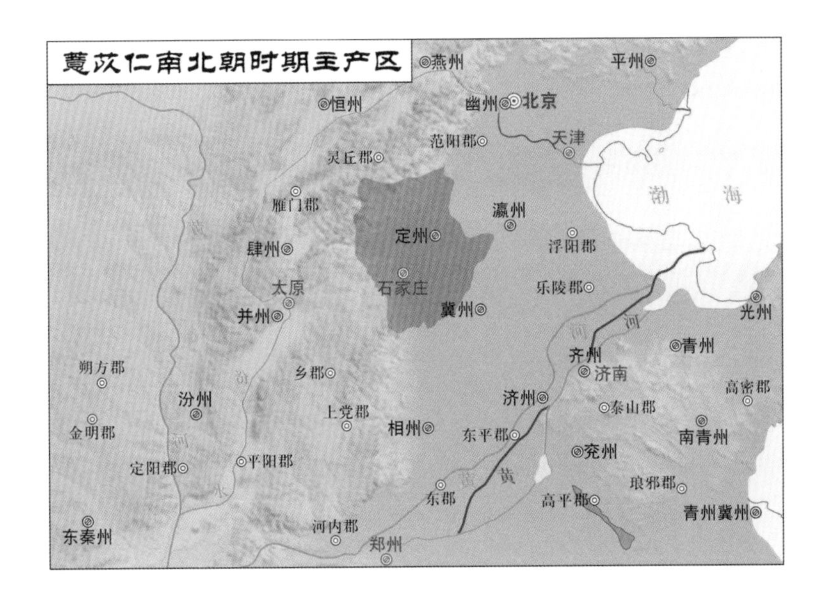
薏苡仁南北朝时期主产区
燕州
平州
恒州
幽州
北京
范阳郡
天津
灵丘郡
渤海
雁门郡
瀛州
定州
肆州
浮阳郡
太原
石家庄
乐陵郡
光州
并州
冀州
青州
齐州
济南
朔方郡
乡郡
高密郡
汾州
济州
泰山郡
上党郡
金明郡
相州
东平郡
南青州
兖州
定阳郡
平阳郡
东郡
高平郡
琅邪郡
河内郡
青州冀州
东秦州
郑州

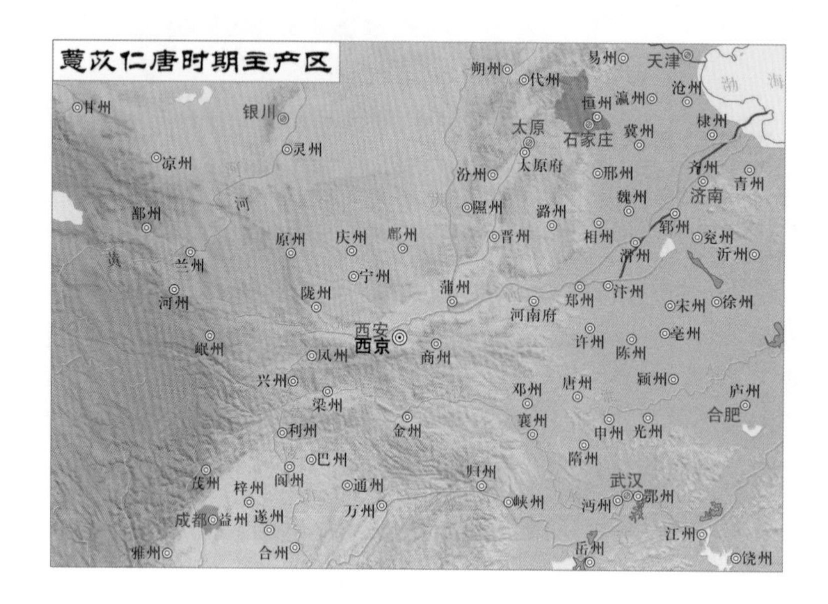

薏苡仁唐时期主产区

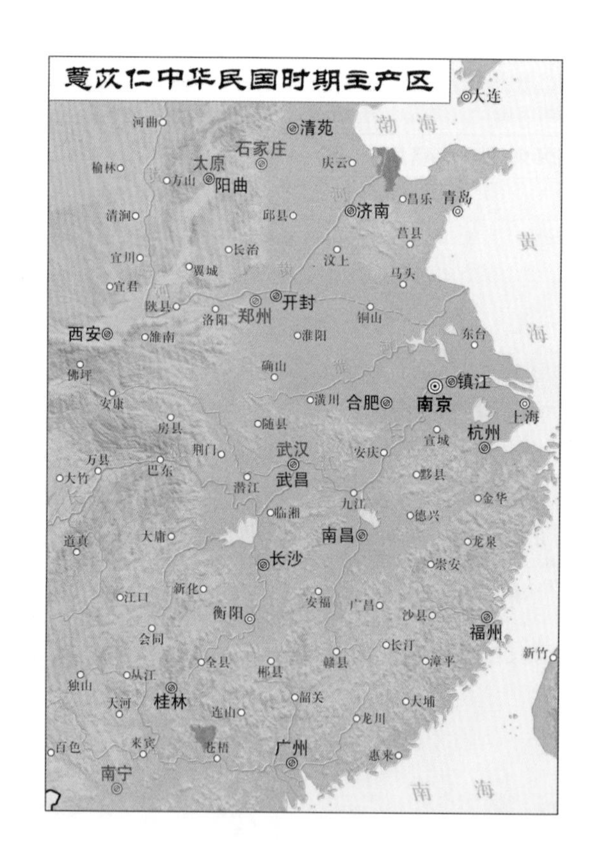

薏苡仁中华民国时期主产区

【古籍文献产地地理沿革】

唐代《千金翼方》记载薏苡仁产益州;《新修本草》记载产地为真定;明代《本草品汇精要》也记载"生交趾及汉梁,今处处有之,真定平泽及田野为佳";民国时期《药物出产辨》记载"以产山东牛庄为上,其次广西昭平"。

【现代产区情况】

结合第四次全国中药资源普查数据和实地调查,薏苡仁产区主要集中于贵州、福建等地。

【古代产地对应现代地区考】

(1) 真定:即真定县。西汉高帝十一年(前196年)以东垣县改名,治今河北正定南。唐初移治今河北正定。载初元年(690年)改为中山县,神龙元年(705年)复为真定县。历为真定国、常山郡、恒山郡、恒州、镇州、真定府及真定路治所。清改为正定。

(2) 益州:西汉武帝以《禹贡》梁州益以新开辟西南夷地置,故名。为十三刺史部之一,察郡八。有今四川、贵州、云南三地大部分及湖北西北部和甘肃小部分地区。东汉初治雒县(今四川广汉北);中平中移治绵竹县(今四川德阳东北);兴平中又移治成都县(今四川成都)。东汉时北部武都郡地分属凉州,辖境缩小;南部因哀牢夷内属,增置永昌郡,辖境扩大。三国魏以后辖境不断缩小。东北部分置梁州,西晋南部分置宁州,南朝梁及西魏,北周又多所分置。隋大业三年(607年)改为蜀郡,唐武德初复为益州,辖境仅有今成都周围数县。天宝元年(742年)改为蜀郡。至德二载(757年)升为成都府。北宋太平兴国六年(983年)降为益州,端拱元年(988年)复为成都府,淳化五年(994年)又降为益州,嘉祐五年(1060年)复为成都府。

(3) 广西昭平:北宋宣和六年(1124年)改龙平县置。治今广西昭平。属昭州。南宋淳熙六年(1179年)改为龙平县。明洪武十八年(1385年)废入平乐县。万历四年(1576年)分平乐、富川两县地复置,次年又分贺县地益之。明、清属平乐府。

64 薄 荷

【中国药典基原】

本品为唇形科植物薄荷 *Mentha haplocalyx* Briq. 的干燥地上部分。

【古籍文献产地记载】

古籍名称	古籍时期	古代地名	古 籍 描 述
《本草图经》	北宋	江浙 江南 近京	薄荷，旧不著所出州土，而今**处处**皆有之。茎、叶似荏而尖长，经冬根不死，夏秋采茎叶、暴干……又有胡薄荷，与此相类，但味少甘为别。生**江浙**间，彼人多以作茶饮之，俗呼新罗薄荷。**近京**僧寺或植一二本者。《天宝方》名连钱草者是。石薄荷，生**江南**山石上，叶微小，至冬而紫色，此一种不问有别功用……
《本草品汇精要》	明	南京 岳州 苏州郡	名龙脑薄荷、新罗菝、石薄荷、连连钱草、新罗薄荷、吴菝、胡菝。【苗】〔《图经》曰〕……【地】……（道地）出**南京**、**岳州**，及**苏州郡**学前者为佳。【时】（生）春生苗。（采）夏秋取。【收】暴干。【用】茎、叶。【质】类荏而叶尖长。【色】青绿。【味】辛、苦。【性】温。【气】气味俱薄，阳中之阴。【臭】香……
《本草纲目》	明	苏州 江西 川蜀	【集解】恭曰：薄荷……一种蔓生者，功用相似。时珍曰：薄荷，人多栽莳。二月宿根生苗，清明前后分之。方茎赤色，其叶对生，初时形长而头圆，及长则尖。吴、越、川、湖人多以代茶。**苏州**所莳者，茎小而气芳，**江西**者稍粗，**川蜀**者更粗，入药以**苏**产为胜。《物类相感志》云：凡收薄荷，须隔夜以粪水浇之，雨后乃可刈收，则性凉，不尔不凉也。野生者，茎叶气味都相似
《本草原始》	明	苏州	旧不著所出州土，今处处有之。茎叶似荏而尖长，经冬根不死，夏秋采茎叶暴干……《本草纲目》曰：薄荷，俗称也。陈士良《食性本草》作菝。扬雄《甘泉赋》作茇葀。吕忱《安林》作茇。则薄荷之为讹称可知矣。孙思邈《千金方》作蕃荷，又方音之讹也。今人药用多以**苏州**者为胜，故《食性本草》谓之吴菝。《本草衍义》谓之南薄荷
《本草备要》	清	苏	轻，宣。散风热……**苏**产、气芳者良
《本草求真》	清	苏	专入肝，兼入肺……**苏**产气芳者良
《本草从新》	清	苏州 江西 四川	**苏州**所莳者，茎小而气芳，最佳。**江西**者稍粗，次之。**四川**者更粗，又次之。野生者，茎叶气味都相似。入药以苏产者为胜

古籍名称	古籍时期	古代地名	古 籍 描 述
《本草述》	清	江右 蜀汉 苏州	薄荷多栽莳，亦有野生者，茎叶气味皆相似也。经冬根不死，二月抽苗，清明分株排种，方茎赤节，绿叶对生，初则圆长，久则叶端渐锐。夏秋采取，日曝令干，先期灌以粪壤，雨后方可刈收，不尔气味亦不辛凉矣。吴、越、川、湖以之代茗，唯吴地者茎小叶细，臭胜诸方，宛如龙脑，即称龙脑薄荷，**江右**者茎肥，**蜀汉**者更肥，入药俱不及**吴地**者良。吴地指**苏州**，即《蒙筌》所云种于苏州府学名龙脑者是也。敩曰：薄荷根茎真似紫苏，但叶不同尔，薄荷茎燥，紫苏茎和
《增订伪药条辨》	民国	苏州 吴 太仓 常州 杭州笕桥	土薄荷色淡无香味，不若**苏州**所莳者佳，茎小气芳，方堪入药，故陈士良食性本草，谓之吴菝。可见薄荷当以**吴**产者为上品。〔炳章按〕薄荷六七月出新，**苏州**学宫内出者，其叶小而茂，梗细短，头有螺蛳蒂，形似龙头，故名龙脑薄荷，气清香，味凉沁。为最道地。**太仓**、**常州**产者，叶略大，梗亦细，一茎直上，无龙头形，气味亦略淡，有头二刀之分。头刀力全，叶粗梗长，香气浓厚。二刀乃头刀割去后，留原根抽茎再长，故茎梗亦细，叶亦小，气味亦略薄，尚佳。**杭州笕桥**产者，梗红而粗长，气浊臭，味辣，甚次。山东产者，梗粗叶少不香，更次。二种皆为侧路，不宜入药

【古籍文献产地图示】

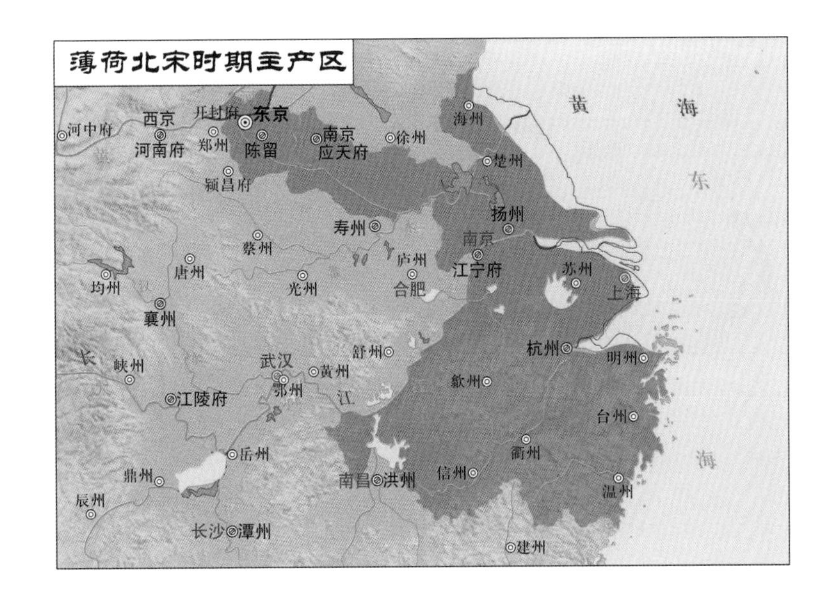

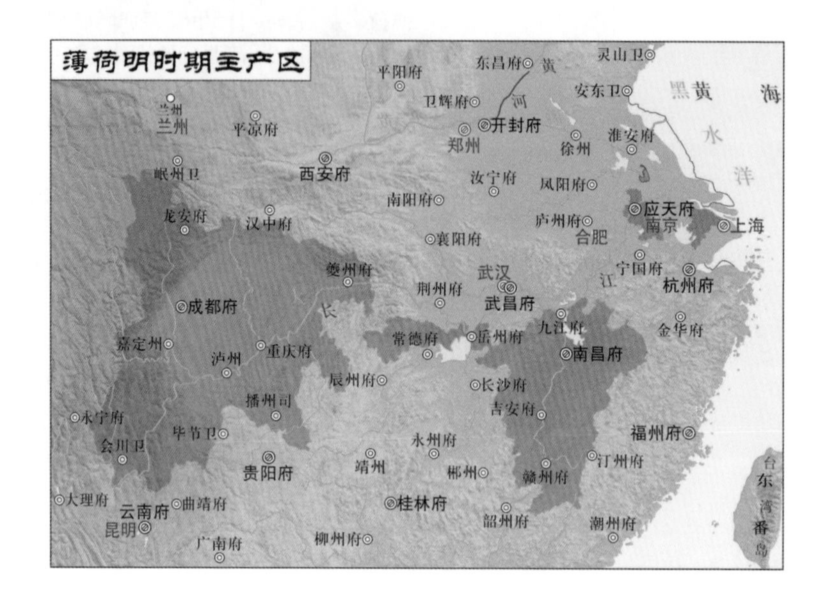
薄荷明时期主产区
平阳府
东昌府
黄
河
灵山卫
安东卫
黑黄
海
水
洋
兰州
平凉府
卫辉府
开封府
郑州
淮安府
徐州
岷州卫
西安府
汝宁府
凤阳府
南阳府
应天府
南京
上海
龙安府
汉中府
庐州府
合肥
襄阳府
夔州府
武汉
宁国府
江
杭州府
荆州府
武昌府
成都府
长
九江府
金华府
嘉定州
泸州
重庆府
常德府
岳州府
南昌府
辰州府
长沙府
播州司
吉安府
永宁府
毕节卫
福州府
会川卫
永州府
汀州府
贵阳府
靖州
郴州
赣州府
台
东
湾
番
岛
大理府
云南府
曲靖府
桂林府
昆明
韶州府
潮州府
广南府
柳州府

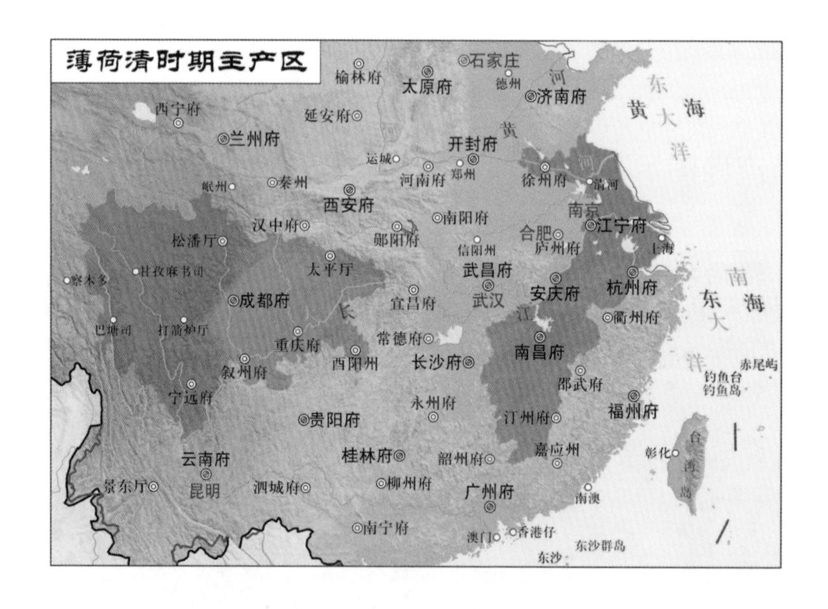
薄荷清时期主产区
榆林府
石家庄
太原府
德州
河
东
济南府
黄
海
西宁府
延安府
大
兰州府
开封府
黄
洋
运城
河南府
郑州
河
徐州府
清河
岷州
秦州
西安府
南京
汉中府
南阳府
合肥
江宁府
郧阳府
松潘厅
信阳州
庐州府
上海
察木多
甘孜麻书司
太平厅
武昌府
杭州府
南
成都府
安庆府
东
海
宜昌府
武汉
衢州府
巴塘司
打箭炉厅
长
江
大
重庆府
常德府
南昌府
洋
赤尾屿
叙州府
酉阳州
长沙府
钓鱼台
钓鱼岛
邵武府
宁远府
永州府
福州府
贵阳府
汀州府
台
彰化
湾
云南府
桂林府
韶州府
嘉应州
岛
景东厅
昆明
泗城府
柳州府
广州府
南澳
南宁府
澳门
香港仔
东沙群岛
东沙

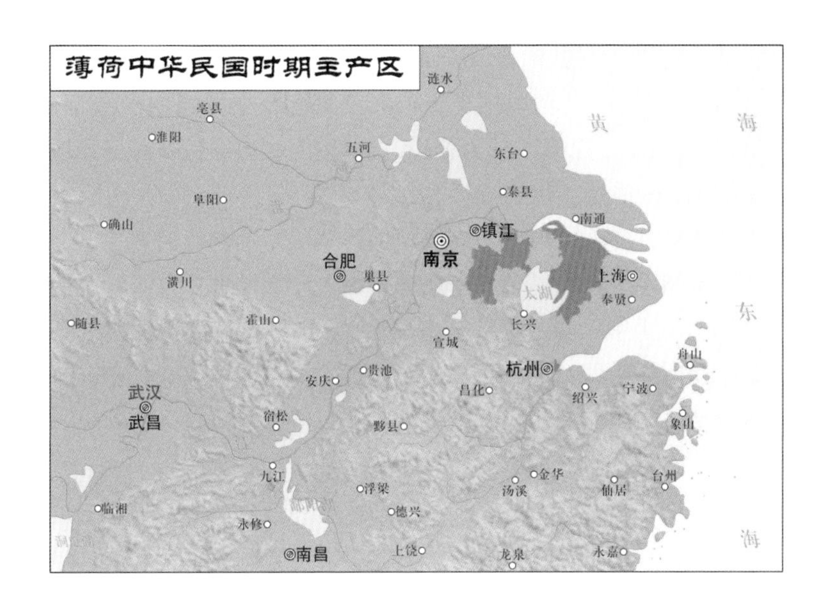

【古籍文献产地地理沿革】

从宋代开始，薄荷产区以江浙为主；明、清时期增加了四川、重庆、江西等地；民国时期主要产区包括苏州、杭州、常州，多以苏州产者质量佳。

【现代产区情况】

结合第四次全国中药资源普查数据和实地调查，薄荷分布非常广泛，产区主要为江苏、浙江、安徽、江西、河北、四川等地。

【古代产地对应现代地区考】

（1）南京：北宋景德三年（1006年）因太祖在后周末曾为宋州节度使，升宋州为应天府，大中祥符七年（1014年）建为南京。在今河南商丘南。建炎元年（1127年），高宗即帝位于南京，即此。

（2）岳州：即岳州府。元至正二十四年（1364年）朱元璋改岳州路置。明洪武九年（1376年）降为州，十四年（1381年）又复为府。治巴陵县（今湖南岳阳），属湖广省。辖境相当于今湖南岳阳、安乡、南县等地。三十年（1397年）澧州划属本府，辖境扩大至今澧县、临澧、石门、慈利、桑植、大庸等地。清属湖南省。雍正七年（1729年）澧水流域分置澧州直隶州，辖境缩小。1913年废。

（3）苏州：即苏州府。元至正二十七年（1367年）朱元璋改平江路置。治吴县、长洲两县（今江苏苏州。清雍正初又分置元和县，同为府治）。属江南行中书省。明洪武元年（1368年）直隶南京。清属江苏省。辖境相当于今苏州等地。1912年废。明宣德后为应天巡抚治。清为江苏巡抚治和江苏省会。

（4）太仓：即太仓州。明弘治十年（1497年）割昆山、常熟、嘉定三县地于太仓卫（今江苏太仓）置。属苏州府。辖境相当于今江苏太仓及上海崇明。清雍正二年（1724年）升为直隶州，属江苏省，置镇洋县为州治。辖境扩大至今上海嘉定等地。1912年改本州为太仓县，将镇洋县并入。1993年改为市。

（5）常州：隋开皇九年（589年）于常熟县置。因县为名。后割常熟县入苏州，移治晋陵县（今江苏常州）。辖境相当于今江苏常州、无锡等地。大业初改为毗陵郡。唐武德三年（620年）复为常州。垂拱二年（686年）又分晋陵县西界置武进县，同为州治。天宝、至德间又曾改为晋陵郡。五代南唐分江阴县置军，辖境缩小（北宋时又曾扩大）。宋属两浙路。元至元十四年（1277年）升为常州路。